临床多学科
情境模拟教学案例集

主　审　姜冠潮　|　主　编　罗乐宣　|　副主编　周丽萍　赖金明

人民卫生出版社
·北　京·

图书在版编目（CIP）数据

临床多学科情境模拟教学案例集 / 罗乐宣主编. —
北京：人民卫生出版社，2022.4（2024.8 重印）
ISBN 978-7-117-32889-0

Ⅰ. ①临… Ⅱ. ①罗… Ⅲ. ①临床医学 —病案 Ⅳ.
①R4

中国版本图书馆 CIP 数据核字（2022）第 030182 号

人卫智网	www.ipmph.com	医学教育、学术、考试、健康，购书智慧智能综合服务平台
人卫官网	www.pmph.com	人卫官方资讯发布平台

临床多学科情境模拟教学案例集
Linchuang Duoxueke Qingjing Moni Jiaoxue Anliji

主　　编：罗乐宣
出版发行：人民卫生出版社（中继线 010-59780011）
地　　址：北京市朝阳区潘家园南里 19 号
邮　　编：100021
E - mail：pmph @ pmph.com
购书热线：010-59787592　010-59787584　010-65264830
印　　刷：北京铭成印刷有限公司
经　　销：新华书店
开　　本：889 × 1194　1/16　　印张：32
字　　数：968 千字
版　　次：2022 年 4 月第 1 版
印　　次：2024 年 8 月第 3 次印刷
标准书号：ISBN 978-7-117-32889-0
定　　价：198.00 元
打击盗版举报电话：010-59787491　E-mail：WQ @ pmph.com
质量问题联系电话：010-59787234　E-mail：zhiliang @ pmph.com

编委（按姓氏笔画排序）

于爱真　深圳市儿童医院
王　芳　深圳市人民医院
王　霜　北京大学深圳医院
王海霞　深圳市儿童医院
叶小满　华中科技大学协和深圳医院
冯丽琴　深圳市宝安人民医院
冯洁华　华中科技大学协和深圳医院
朱　薇　华中科技大学协和深圳医院
任　锋　深圳市儿童医院
刘军辉　华中科技大学协和深圳医院
齐　颖　深圳市儿童医院
李　恋　华中科技大学协和深圳医院
李亚珍　深圳市人民医院
李馥宣　深圳市卫生健康委员会
杨　超　深圳市人民医院
杨文聪　中山大学附属第七医院
吴定宇　北京大学深圳医院
何　彬　华中科技大学协和深圳医院
张　莉　深圳市儿童医院
张　蕾　深圳市儿童医院
陈　叶　华中科技大学协和深圳医院
陈传煌　华中科技大学协和深圳医院
陈晶晶　北京大学深圳医院
武宇辉　深圳市儿童医院
罗小娟　深圳市儿童医院
罗乐宣　深圳市卫生健康委员会
罗耀文　深圳市人民医院
周丽萍　深圳市卫生健康委员会
周秀兰　深圳市龙岗区妇幼保健院
郑　妍　深圳市卫生健康能力建设和继续教育中心
房晓祎　中山大学附属第七医院
孟利刚　深圳市儿童医院
项明方　深圳市第二人民医院
赵小红　深圳市人民医院
胡现俊　深圳市人民医院
钟世林　北京大学深圳医院
洪澄英　深圳市人民医院
袁　静　深圳市第三人民医院
高　洁　深圳市妇幼保健院
章能华　深圳市卫生健康能力建设和继续教育中心
曾玲芸　深圳市康宁医院
赖金明　深圳市卫生健康能力建设和继续教育中心
蔡　琳　华中科技大学协和深圳医院
谭　芳　中山大学附属第七医院

编写秘书

刘　礼　深圳市卫生健康能力建设和继续教育中心

主审简介

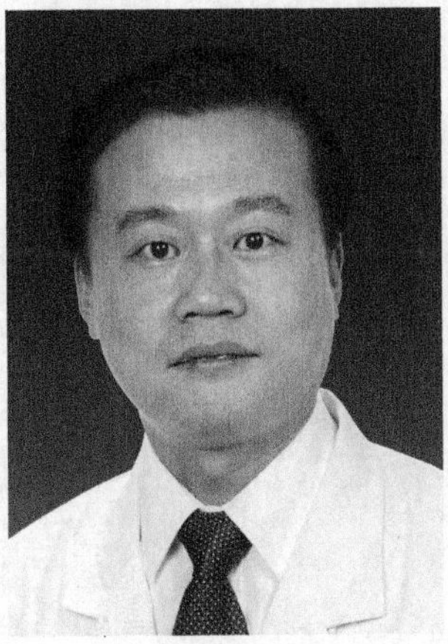

姜冠潮 北京大学人民医院胸外科教授、主任医师，博士研究生导师，教育处处长，临床能力培训中心主任。兼任教育部临床实践教学指导分委员会委员，中华医学会医学教育分会委员，中国医师协会毕业后医学模拟教育专家委员会委员兼总干事，中国医药教育协会医学模拟教育专业委员会副主任委员、秘书长。《中华医学教育杂志》编委。

1992 年毕业于北京医科大学临床医学专业，长期从事临床医疗和教学工作，临床专业上以肺癌的微创外科治疗为特长；承担包括国家自然科学基金“基于生物高仿真材料及增强现实技术腔镜训练平台建设”在内的多项教学研究课题；在医学教育方面，担任一线教师兼职教学管理工作，发表医学教育教学论文 10 多篇。在模拟中心建设与管理、培训课程设计、考核认证等方面积累较多经验。2012 年获北京市优秀教师。2013 年获得国家科学技术进步奖二等奖。2014 年获国家级教学成果一等奖，同年带领北京大学人民医院模拟医学中心团队通过国际医学模拟协会(SSH)认证；多次担任全国高等医学院校大学生临床技能竞赛命题专家及分赛区裁判长；组织全国多名专家共同起草《医学模拟中心建设标准专家共识(2017)》。

主编简介

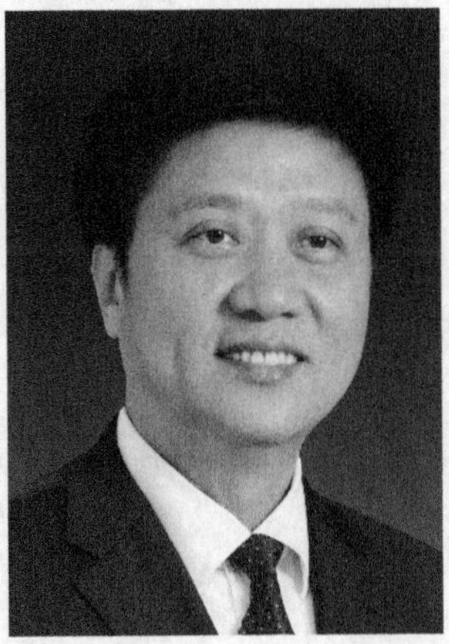

罗乐宣　医学博士，副主任医师。现任深圳市卫生健康委员会党组成员、一级巡视员。广东省医学会副会长。

长期从事医院管理、医药卫生体制改革等工作，致力于医学科教管理与研究工作。发表医院管理与改革论文近80余篇，主编《现代医院管理》等著作10余部。获得国家科技进步二等奖1项，多项省部级科技进步奖。主导中山大学、香港大学等知名院校来深合作办医，支持南方科技大学、香港中文大学(深圳)创建医学院；推动构建国际化的专科医师培训体系；建立"四位一体"住院医师规范化培训体系；构建医学模拟教育体系的建设，实现全市医学模拟培训教学设施统一规划建设、资源共享。

副主编简介

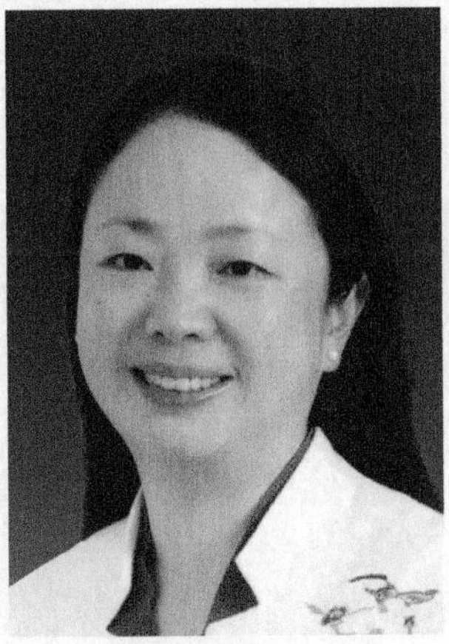

周丽萍 硕士研究生，深圳市卫生健康委科技教育和国际合作处处长。

长期从事医学科技教育管理工作，主要负责毕业后医学教育，继续医学教育，医学科技、学科建设，“三名工程”（名医、名院、名诊所）建设，国际合作与交流等工作。参与过市级重点学科绩效评估、科研课题评审、临床教学实践等领域卫生政策研究项目十余项，在《中华医院管理杂志》等核心刊物发表学术论文十余篇。主导制定住院医师、专科医师规范化培训及各类学科人才等教育培训政策，建立医院临床教学绩效评估指标体系等。推动构建医学模拟教育体系，制定全市临床技能模拟培训中心建设规划，创建临床技能模拟培训中心建设与管理绩效评估模式。

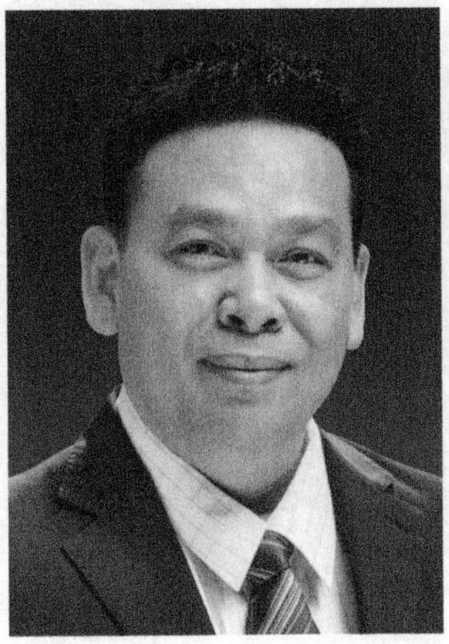

赖金明 深圳市卫生健康能力建设和继续教育中心党总支书记、主任，深圳市卫生人才交流服务中心主任，深圳市卫生健康人才协会会长。

赖金明主任具有丰富的医疗卫生管理工作经验，深度参与深圳市“1+N”医学模拟教育体系的论证、立项及实施，主导深圳市医学模拟培训与研究中心的规划、建设和运营。牵头创建国家医师资格考试（临床类别）实践技能考试基地，推动深圳市公立医院临床技能模拟中心的互联互通，主导推进模拟师资库（含考官库）、模拟教案库和标准化病人库建设，并通过信息化平台实现全市共享。致力于将医学模拟技术系统整合到住院医师规范化培训、全科医师培训和继续医学教育项目中，积极推动“真实模拟”教育理念在医学教育中的应用和推广。

序　一

健康中国战略期待高水平医务工作者服务于民众的健康需求，临床医疗工作需要缜密的临床思维和熟练的操作能力。胜任力导向的临床思维的培养是院校教育和毕业后教育的关键，是一个医学生和住院医师如何应对未来复杂临床工作的基本能力。在当今医学科学发展和社会人文环境变化的背景下，如何培养医学生和住院医师具有良好的临床思维，是一个医学教育工作者面临的重要课题。

现代教育技术的进步为医学生和住院医师临床思维的培养提供了新的技术手段和临床医学教育教学方法，情境模拟教学就是其中之一。它是通过各种技术手段模拟出临床场景，让学员身临其境，在模拟环境中去学习、去实践、去反思、去提升。这种学习方式有诸多优点，难度可控，资源丰富，同质化好，可重复开展，最关键的是保护了患者利益，提高了医疗安全。情境教学在提升学员临床思维方面的成效已经得到广泛认可，成为近年来快速发展的教学方法之一。

情境教学的主要难点之一是课程的开发，好的模拟教学案例又是课程开发的重点。在深圳市政府的支持下，深圳市卫生健康委员会利用覆盖全市的临床医学模拟教学培训体系，组织国内多家单位专家与深圳各医院专家一起，设计开发了覆盖临床多个学科的情境模拟教学案例，经过多年教学运行与不断改进，总结出一套教学效果较好的情境模拟教学案例，这些案例的推广使用，将有助于广大师生开展情境模拟教学。

本案例由深圳市11家医院67名一线临床医生、护理工作者执笔撰写，覆盖内科、外科、妇产科、儿科、急诊科、麻醉科、全科、精神医学、传染病学、检验医学、口腔医学、护理等专业方向。案例内容包括主题、授课对象、教学目标、病例信息、模拟场和设备、助演任务或标准化病人脚本、情境运行流程和复盘指引、参考资料等部分组成，具有较好的应用价值。

值得强调的是，医学模拟教育作为近年来在医学教育领域出现的一种教育手段，对于医学生的培养可以通过安全的环境，依照剧本情景进行演练，免除了对真实患者可能造成的影响，可使被培训者处于沉浸式的学习环境中，体验到临床思维、团队合作、临场决策、技能操作等临床必备能力的训练过程，对于医学生和住院医师的成长具有一定的帮助，但毕竟是模拟过程，面对的还不是真实的患者。在临床场景下面对真实的患者，相信他们心理上的压力是明显不同的，由于患者个体反应也不同，与模拟训练结果也不完全一致。因此，对于模拟训练的定位要有清醒的认识，模拟教学是理论教学与临床实践教学的桥梁，医学生和住院医师的培养最后还是要回归到临床实践教学。

期待各位使用者在实践中提出反馈，使我国的医学教育发展得到长足的进步。我们共同努力！

王维民

2021年9月

序　二

深圳经济特区作为我国改革开放的窗口，也是中国走向全球化的先行者。为推进“健康中国”与“健康深圳”的战略，由深圳市卫生健康委员会牵头，2019 年率先建立了“1+N”的模拟医学教育中心，实现覆盖全市、资源信息共享、综合与专科并举的深圳市模拟医学教育体系。作为一位从事医学教育的工作者，3 年来，目睹了深圳市模拟医学教育体系从无到有，从小到大，从 1 到“1+N”，见证了深圳市医学模拟教育的“航空母舰战斗群”的建设与发展。我常常被深圳市卫健委领导对深圳市医疗卫生人才队伍高质量发展的高瞻远瞩、运筹帷幄，卫生健康能力建设与继续教育中心领导对模拟医学教育的远见卓识、卓越领导能力和一批热心于模拟医学教育、想干一番事业的年轻人克服各种困难、全心投入所感动。感动之余也看到了我国模拟医学教育的未来。

深圳市模拟医学教育体系，从环境到硬件的建设高起点、高标准、高规格。但是软件的建立，往往知易行难，既需要领导层的深谋远虑，又需要执行层的雷厉风行，在建设之初，深圳市卫健委科教处就明确要求，重点做好“模拟教师库（含考官库）、教学案例库（含试题库）和标准化病人库”三大领域的建设，提升深圳医学教育的软实力。这三个领域的建设目标，是医学教育的重点与难点。我作为汕头大学医学院新教学模式改革的直接参与者，2002 年创建“临床基本技能”课程（2005 年成为国家级精品课程），建立临床技能中心（2007 年国家级教学示范中心），引入国内第一个综合模拟人等一大批高端的模型，组建了教学团队，开始探索将传统的临床教学与现代教育技术的结合，利用模拟医学、标准化病人与临床（床边）实践教学紧密结合。让学生从技能中心学习到临床（见 / 实习）实践、又从临床回到技能中心，反复不断的螺旋式循环上升，近 20 年的改革实践，对提升医学生临床能力的培养起着重要的作用。通过自身实践，深切地体会到教师队伍建设、培养体系的构建、标准化病人是实施模拟教学的关键点。

深圳市在构建模拟医学教育教学体系时，就抓住了这些关键点。通过学习借鉴国外医学模拟教育体系，创建深圳市模拟教师库，市卫健委选派一批热爱教学的教师，到美国匹兹堡大学医学模拟教育研究中心（WISER）进行访问与交流，深入学习模拟医学教育的理论、模拟中心管理与运行方法、模拟课程开发等，使他们成为深圳市模拟医学教育发展的骨干力量。近年来多次举办模拟教师培训、模拟案例培训、标准化病人培训和临床技能竞赛等，全面推动了深圳市模拟医学教育教学工作。2020 年，深圳市启动了医学模拟教学案例设计竞赛，收到本市 20 多家医院，200 多份模拟教学案例。经过国内知名的医学教育和医学模拟专家多轮的（网络评审与线下答辩）评审。撰写者在专家们的指导下，对案例进行反复的修改，精心的打磨，一批优秀的教学案例脱颖而出，体现了深圳市模拟医学教育的优秀成果。为了能让全国更多的同行分享这些案例，我参与推动《临床多学科情境模拟教学案例集》的出版工作，并得到人民卫生出版社的大力支持。

来自临床各个学科的临床医生、护理工作的案例撰写者，他们将一个个典型的临床病例根据临床情景、临床指南以及教学大纲的要求，转换成临床模拟教学的案例。从 3 月准备出版案例集开始，半年来不断地演练、打磨、修改和完善案例，很好地诠释了敢干敢拼的特区人精神。这些案例既是深圳市临床一线医务工作者的成果展示，也是国内模拟医学知名专家集体智慧的结晶。

如同教材对于教师和学生的重要性一样，模拟教学案例是情境模拟教学实施的关键所在。希望本案例集能为我国模拟医学教育教学的课程开发和案例开发提供重要参考，推动情境模拟教学发展，为培养高质量医学人才做贡献。

杨棉华

2021 年 9 月

前言

医学模拟教育(Medical Simulation Education)是近年来在医学教育领域得到快速发展的一种教育手段,因其安全性高、可重复性好,在世界范围被广泛运用到医学教学、临床能力考核评价及系统整合之中。医学模拟教育最大的优势在于可以根据培养对象、教学目标的要求,构建一个安全的临床诊疗环境,在模拟导师的带领和指导下,依照剧本情景进行演练,让学员或案例运行参与者通过角色扮演方式,身临其境地体验诊疗或抢救的全过程,以提升学员的临床思维、团队合作、临场决策、技能操作等临床必备的能力。这种医学情境模拟教学可以让每一位参与者“勇敢”地去实践,不至于“只敢说不敢做”或者“想做却不敢做”。这种教学方法充分展示了其强大的实用价值,得到医学教育界越来越多的认可和推广。

尽管医疗卫生领域的同仁们和越来越多的教师们意识到医学模拟教育乃至情境模拟教学的重要性,也有更多的教师愿意加入到模拟教学的队伍中,但情境模拟教学高经济成本、时间成本及模拟导师培养难等还是目前的难题。开展一场情境模拟教学,需做好场景布置、人员调配、案例撰写、参演人员预培训、设备调用和设置、复盘方案设计、教学评估等一系列要素。对一般的机构来说,这些本身就是一件非常困难的事情,需要花费导师或者组织者大量的时间和精力,这也是阻碍情境模拟教学大范围推广的主要原因。

深圳是一个新兴的城市,近年来,通过政府主导,深圳市卫生健康委进行顶层设计,创新性地构建了深圳市“1+N”医学模拟教育体系,通过以1个深圳市卫生健康能力建设和继续教育中心建立的深圳市医学模拟培训中心和N个全市公立医院建立的临床技能模拟培训中心,共同打造模拟教师库(考官库)、案例库和标准化病人库,并通过信息化系统平台实现资源的共建共享和互联互通。2020年举行的“深圳市医学模拟教学案例设计竞赛”便是这个体系的共促共建。这次竞赛收到市内20余家教学医院的200余份医学模拟教学案例。为进一步推进全市医学模拟教育的发展,我们决定把模拟教学案例设计竞赛优选的案例集中起来,再请国内模拟医学知名专家和同行进行指导,反复运行演练和修改。在长达半年多的分组修改中,我们得到了国内知名模拟专家的精心指导和斧正,如杨棉华教授、史霆教授、李瑛教授、黎尚荣教授、田京教授、胡文杰教授、陈志桥教授、唐晓鸿教授、施楚君教授、徐爱京主任、王晓怡主任、韦秋文主任、刘小娥主任、任增福老师等。还有不少专家通过视频会议、邮件咨询等远程指导的方式,向案例作者提出修改意见与建议,经过多番打磨最后才得以形成此书。

本案例包含了内科学、外科学、妇产科学、儿科学、传染病学、精神医学、全科医学、麻醉学、急诊医学、检验医学、护理等11个学科,学科覆盖面广。书中案例由深圳市11家医院,67名一线临床医生、护理工作者执笔撰写和运行演练。案例集的编制体现了深圳市临床骨干教师探索创新的勇气,敢于将自己的工作实践提炼升华为情境模拟教学案例,展示给同行参考,不求为上但求为善,希望能给国内开展医学模拟教学的同行一些经验和思路。当然,这本参考书从酝酿到出版,由于修订时间和案例作者既有认知水平和能力的限制，不少案例的修改还未能达到尽善尽美，但每一份案例都凝聚着编写团队及指导专家的心血和汗水，不足之处还待专家和同行多加指正，以便我们在后续案例运行和参考书改版再版时不犯同样的错误。

谨对各位作者的辛苦工作和奉献精神，以及对医学模拟教育的热爱表示诚挚的敬意和感谢。衷心感谢中国医药教育协会医学模拟教育专业委员会主任委员、北京大学医学部副主任王维民教授亲自为本书撰写序言。感谢人民卫生出版社对本书选题的充分肯定和大力指导，使得该书能够尽快出版。

目 录

第一章 内科学模拟教案

第一节　高钾血症并发心律失常的急诊处理

第一部分：案例概况（Overview）

案例主题（Title）				
案例主题	高钾血症并发心律失常的急诊处理			
授课对象、场景布置及辅助人员（Roles & Guidelines）				
授课对象及人数	学员学科：内科	学员层级：住培三年级		学员人数：4人
教学地点	☑模拟实训室	☐原位模拟		☐其他____
授课导师	导师：1人			
辅助人员	☐标准化病人：__人，☑助演：2人			
	☑模拟工程师：1人，☐其他人员：__人			
模拟时间分配（合计43分钟，不含场景布置和复原）	场景布置	30分钟	课前介绍（Prebriefing）	3分钟
	情境运行	15分钟	复盘（Debriefing）	25分钟
	场景复原	10分钟		
案例简介（Summary）				
案例简介	本模拟案例设定于模拟急诊抢救室，42岁男性患者主因“恶心、纳差2周，心悸8小时”由家属陪同至急诊就诊。2名三年级内科住培学员作为值班医生接诊患者，通过询问病史、体格检查及血气分析等，快速诊断为高钾血症并发心律失常，予药物降钾、急诊透析等处理后患者病情好转。			
教学目标（Learning Objectives）（※ 标识为本案例的教学重点）				
知识目标（Knowledge）	※1. 明确高钾血症的诊断标准、处理原则； 2. 正确描述降钾治疗的具体药物方案； 3. 正确描述高钾血症的临床表现。			
技能目标（Skill）	※1. 能够快速识别高钾血症； ※2. 能够正确急诊处理高钾血症并心律失常； 3. 能够识别潜在危机并进行监护管理。			
情感目标（Attitude）	※1. 建立良好医患关系，展示人文关怀； 2. 培养团队合作能力。			

续表

供给导师信息（Information for Faculty & Education & Simulation Theory/Framework）

1. 案例信息

患者陈某，42 岁，男性，主因“恶心、纳差 2 周，心悸 8 小时”由家属陪同至急诊就诊。既往高血压、慢性肾炎病史，长期口服缬沙坦 160mg 每日一次治疗，未规律诊治，2 年前查血肌酐 160μmol/L，后未复查。近 2 周有服用中药史。查体可见双下肢轻度浮肿，余无特殊。接诊医生通过询问病史、体格检查，完善心电图检查提示 T 波高尖，考虑高钾血症可能，行血气分析快速诊断高钾血症，予保护心脏、药物降钾等处理。患者出现心悸加重，心率减慢，立即予重新评估病情，吸氧、重复使用钙剂，并请肾内专科会诊，协助急诊透析治疗，及时请示上级医师，向家属交代病情及风险，正确处理后患者心率恢复正常，病情好转。

2. 教学策略（Instructional Strategy）

（1）混合式模拟教学（Simulation-Based Blended Learning）

（2）高仿真模拟教学（High-Fidelity Simulation）

（3）循证教学（Evidence-Based Teaching/Learning）

3. 教学组织形式（Instructional Organization Forms）

小组（Small Group）形式展开高仿真模拟课堂学习和沉浸式学习

4. 教学方法（Instructional Methods）

启发式教学法、互动式教学法、循证教学法、复盘、沉浸式教学法、高仿真模拟教学法、案例教学法、深入教学 / 学习法（Deepen Learning）、鼓励性教学法（Incentive Teaching Method）、同伴互学 / 同伴互相核查的方法（Peer to Peer Learning，P2P）

5. 教学工具（Instructional Aids）

成人高仿真综合模拟人、模拟监护仪、评估录播系统、核查表

6. 核查工具 / 方法（Checklist Tools/Methods）

（1）工具：核查表（Checklist）

（2）方法：团队复盘（Team Debriefing）

首次供给学员信息（Learner Information Needed Prior to Scenario）

患者陈某，42 岁，男性，主因“恶心、纳差 2 周，心悸 8 小时”由家属陪同至急诊就诊。请您作为值班医生接诊患者并进行诊疗处理。

模拟教学前学员应具备的知识和技能（Participant Requirements & Pilot Test）

1. 知识：已完成高钾血症、慢性肾脏病、心电图判读的理论课程学习，通过相应理论考核。
2. 技能：已完成病史采集、体格检查、心电图检查等技能培训，通过相应考核。

第二部分：病例信息（Case Information）

初始病例信息（Initial Brief Description of Case）

患者姓名：陈某	年龄：42 岁	性别：☑男　☐女　☐其他	体重：85kg

主诉：恶心、纳差 2 周，心悸 8 小时。

（提示：以下所有病史均需要学员询问后获得）

现病史

患者 2 周前无明显诱因出现恶心、纳差，无呕吐，伴尿量偏少（具体不详），服用中药治疗（具体不详），症状无改善。8 小时前静息时出现心悸，感乏力，休息后不能缓解，无胸闷、胸痛，无肩部放射痛，无头晕、头痛，无发热、咳嗽、咳痰等不适。现为进一步诊治来院就诊。胃纳差，精神、睡眠一般，尿量较前减少（具体不详），大便正常，体重近 2 周增加 3kg。

其他相关病史

既往史

高血压病史 10 年，最高血压 170+/100+mmHg，长期服用缬沙坦 160mg 每日一次降压治疗，间断监测血压，波动于（140~160）/（90~100）mmHg 左右。慢性肾炎病史 8 年，未规律诊治，2 年前查血肌酐 160μmol/L，后未再次复查。否认冠心病、糖尿病病史，否认肝炎、结核等，否认手术、外伤、输血史。否认药物及食物过敏史。

续表

初始病例信息（Initial Brief Description of Case）

个人史

吸烟 20 年，每天 1 包，应酬性饮酒。

婚育史、家族史无特殊。

体格检查

HR 68 次 /min，BP 138/86mmHg，T 36.5℃，SpO_2 99%，RR 20 次 /min，神志清醒，自主体位。慢性病容，查体合作。双肺呼吸音清，未闻及干啰音、湿啰音，心律齐，未闻及心脏杂音。腹软，全腹无压痛、反跳痛。双下肢轻度浮肿。

辅助检查

2 个月前体检心电图：窦性心律，88 次 /min，轻度 ST-T 改变，请结合临床。

补充病例信息（Supplementary Information & Significant Lab and Diagnostic Findings）

1. 血气（首次）：pH 7.31，PCO_2 38mmHg，PO_2 98mmHg，Na^+ 140mmol/L，K^+ 7.5mmol/L，Ca^{2+} 1.8mmol/L，HCO_3^- 16mmol/L，BE −6mmol/L，SaO_2 98%。
2. 血气（复查）：pH 7.33，PCO_2 40mmHg，PO_2 92mmHg，Na^+ 142mmol/L，K^+ 7.1mmol/L，Ca^{2+} 1.8mmol/L，HCO_3^- 20mmol/L，BE −4mmol/L，SaO_2 94%。
3. 血常规：白细胞计数 8.23×10^9/L，红细胞计数 2.52×10^{12}/L，血细胞比容 21.6%，血红蛋白浓度 71g/L，血小板计数 128×10^9/L，中性粒细胞比值 68%，淋巴细胞比值 22.75%；
4. 血生化：K^+ 7.8mmol/L，Na^+ 142.1mmol/L，Cl^- 103.3mmol/L，Ca^{2+} 1.91mmol/L，P 2.14mmol/L，CO_2P 15mmol/L，ALT 14U/L，AST 7U/L，ALB 42g/L，BUN 31.85mmol/L，Cr 1 185μmol/L。
5. 心肌酶：肌钙蛋白 I 0.09μg/L，肌钙蛋白 T 0.049μg/L，肌酸激酶 118U/L，肌酸磷酸激酶同工酶质量 3.97μg/L，乳酸脱氢酶 266U/L
6. 心电图 1：窦性心律，心率 68 次 /min，T 波高尖（图 1-1-1）。
   心电图 2：窦性心律，特宽 QRS 波考虑窦室传导，注意血钾（图 1-1-2）。
7. 心脏彩超：左室壁肥厚，左室收缩功能正常，左室射血分数 65%，左室舒张功能轻度减低。

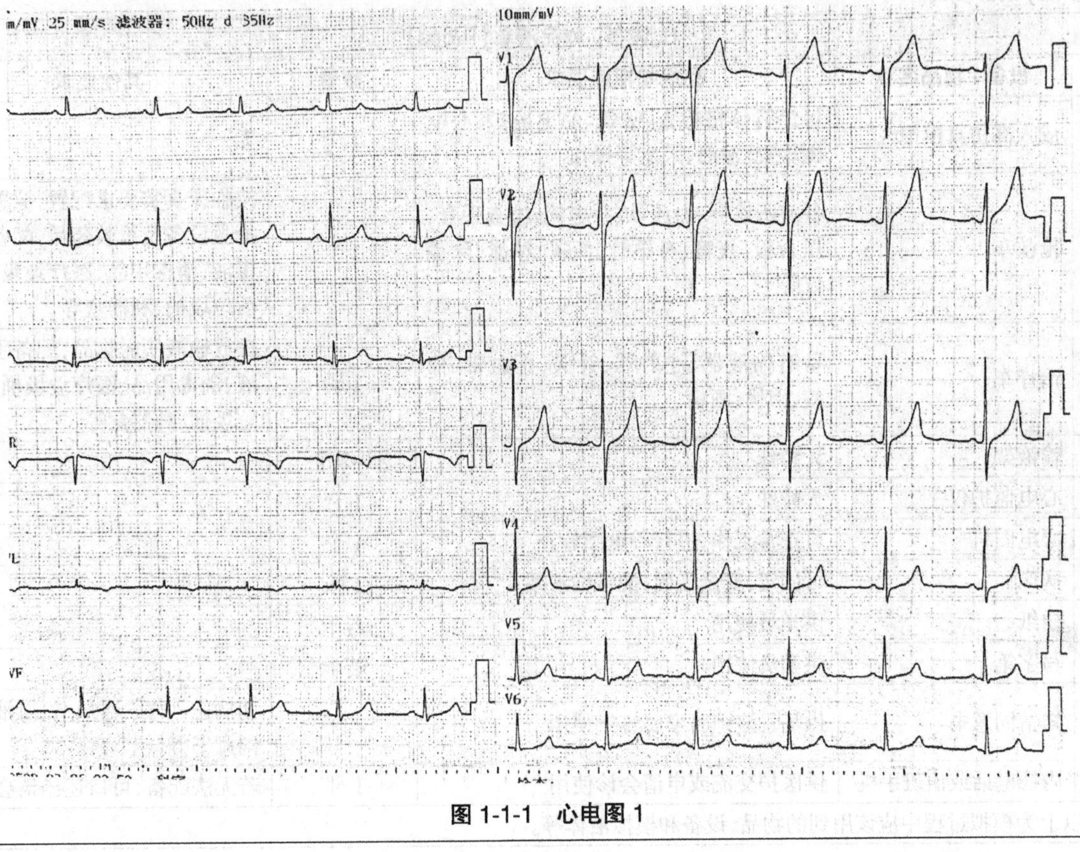

图 1-1-1 心电图 1

续表

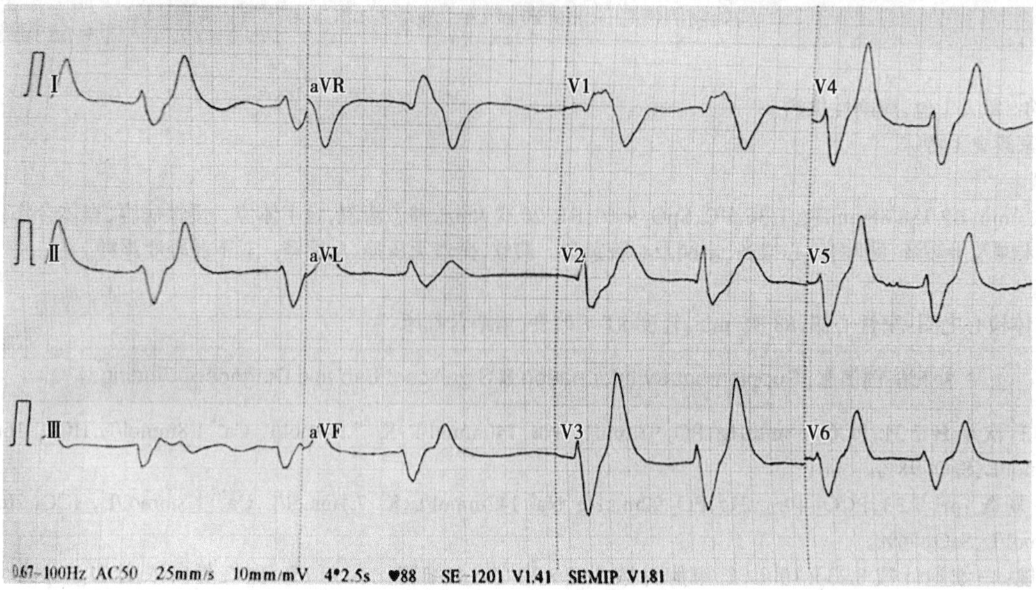

图 1-1-2　心电图 2

第三部分：模拟设备要求 / 场景布置要求（Equipment & Scene Layout）

A. 模拟患者（Fidelity/Modality & Simulated Patient Type）
☑ 高仿真模拟人 / 器
☐ 标准化病人
☐ 任务训练器
☐ 混合（Hybrid）模式

B. 设备 / 物品清单（Props）

序号	设备 / 物品名称	品规或相应要求	数量	其他要求
1	成人高仿真模拟人	可进行体格检查、吸氧、心电监护、心电图检查、输液、采血等操作	1个	无
2	抢救车	备有听诊器、血压计、手电筒、检查手套、压舌板、氧管、鼻导管、面罩、球囊、除颤仪等	1个	按临床真实要求配置，放置常见抢救设备及抢救药品，配备手消毒液、消毒用品、医疗垃圾桶、生活垃圾桶、利器盒等
3	治疗车	备有输液器、注射器、针头、止血带、棉签、碘伏、酒精	1辆	摆放输液所需物品，配备手消毒液、消毒用品、医疗垃圾桶、生活垃圾桶、利器盒等
4	输液架	无特殊	1~2个	
5	心电监护仪	无特殊	1台	
6	心电图机	可正常工作，进行心电图检查	1个	
7	病床	可固定，安全稳固，配备输液架	1张	
8	白纸	供学员使用	若干	
9	写字笔	供学员使用	若干	
10	知情同意书	供场景演练时家属签字使用	若干	如病重 / 病危通知书、血液透析同意书等
11	内线电话或值班手机	供医护交流或申请会诊使用	1部	若无法配备，可口述已请会诊

备注：以上为模拟过程中应该用到的物品、设备和模拟液体等。

续表

C. 模拟药品和液体清单(Medications and Fluids)

模拟葡萄糖酸钙溶液、模拟呋塞米注射液、模拟 5% 碳酸氢钠溶液、5%/25%/50% 葡萄糖溶液,模拟重组人胰岛素,100mL/250mL/500mL 生理盐水,模拟复方氯化钠,模拟肾上腺素,模拟阿托品,模拟利多卡因,模拟胺碘酮,模拟洛贝林等

D. 模拟人化妆及场地布置(Simulated Patient Makeup & Simulation Location & Setting/Environment)

1. 模拟人化妆:双下肢展示脚踝凹陷性浮肿
2. 场地布置如图 1-1-3:

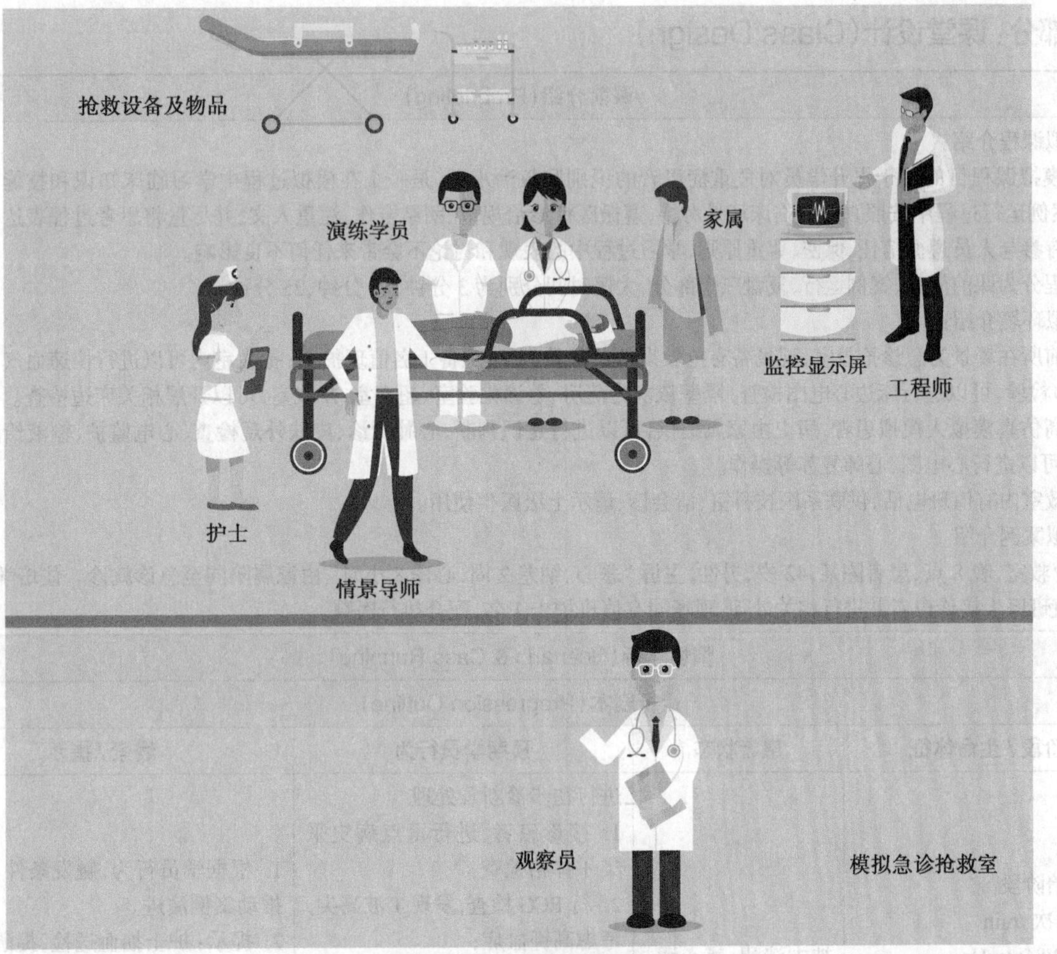

图 1-1-3　场地布置图

E. 初始监护状态(Initial Monitoring State)

☐初始状态患者已经接监护
☑初始状态患者未接监护

F. 患者(模拟人)初始设定(Initial State Setting)

T:36.5℃	HR:68 次 /min	RR:20 次 /min	SpO_2:99%
NIBP:138/86mmHg	IBP:无	CVP:无	
神志:清醒	瞳孔及对光反射:双侧瞳孔等大等圆,直径 3mm,直接及间接对光反射灵敏		
其他:双肺呼吸音清,未闻及干湿性啰音,心律齐,68 次 /min,未闻及心脏杂音。腹软,全腹无压痛、反跳痛。双下肢轻度浮肿			

第四部分：标准化病人和助演分工及职能(Standardized Patient & Confederate & Observer)

标准化病人和助演分工及职能(Standardized Patient & Confederate & Observer)	
角色(Roles)	职能(Functions)
标准化病人	无
助演	1. 扮演家属，已通过标准化角色培训及考核，负责提供患者病史，与接诊医生沟通病情。 2. 标准化护士，已通过标准化角色培训及考核，配合执行医嘱，必要时起提示及引导作用。

第五部分：课堂设计(Class Design)

课前介绍(Prebriefing)

1. 模拟课程介绍：

(1)本模拟课程目的用于提升学员对危重症患者的识别和救治水平，是一个在模拟过程中学习临床知识和技能的过程。要求案例运行过程中按照真实的临床场景对待，遵循医疗诊治规范、团结合作、注重人文，并尽量将思考过程表达出来。

(2)所有参与人员遵循信任、保密、尊重原则，学习过程中的表现和讨论不会带来任何不良影响。

(3)课程分为课前简介、案例运行、复盘三个部分，大概时间分别为 3 分钟、15 分钟、25 分钟。

2. 模拟环境介绍：

(1)目前所在场景为急诊抢救室，现场备有抢救设备及急救药品，配备 1 名值班护士；抢救室内可以进行快速血气、心肌酶的床边检验，可以进行床边心电图检查；隔壁依次为药房、急诊化验室、超声室、X 线室，可以开展相关床边检查。

(2)由高仿真模拟人模拟患者，病史由家属提供，可以进行意识判断、心肺听诊、皮肤外观检查、心电监护、输液给药、抽血送检，可以进行心电图、心肺复苏等操作。

(3)抢救室内有值班电话，供联系医技科室、请会诊、请示上级医生使用。

3. 模拟案例介绍

急诊抢救室，晚 8 点，患者陈某，42 岁，男性，主诉"恶心、纳差 2 周，心悸 8 小时"由家属陪同至急诊就诊。住培学员 A、B 作为值班医生接诊患者并进行相关处理，现场同有值班护士 1 名，配合执行医嘱。

情境运行(Scenario & Case Running)

运行剧本(Progression Outline)

阶段 / 生命体征	患者状态	预期学员行为	线索 / 提示
1. 初始阶段 HR 68 次 /min BP 138/86mmHg RR 20 次 /min SpO_2 99% T 36.5℃	神志清醒，感心悸、乏力，双下肢浮肿。	进行初步诊断及处理 1. 接诊患者，进行重点病史采集 + 体格检查； 2. 行 ECG 检查，发现 T 波高尖，考虑高钾血症； 3. 行血气分析、血电解质、肝肾功能等检查，血气结果协助快速诊断高钾血症； 4. 进行心电监护，交代风险； 5. 停用含钾及保钾药物，行药物降钾处理。	1. 根据学员行为，触发条件(trigger)推动案例演进。 2. 提示：护士抽血送检，提醒医生血生化检测结果需要等待 1 小时(促使学员寻找快速诊断的替代方法)。 3. 触发进下阶段事件：学员完成相关处理步骤或者时间到达第 8 分钟。
2. 阶段 2 病情恶化，心率进一步减慢 HR 52 次 /min BP 108/68mmHg RR 24 次 /min SpO_2 96% T 36.5℃	神志清醒，心悸明显，双下肢浮肿。	1. 沟通病情，准备抢救； 2. 吸氧，重复使用钙剂； 3. 重新评估病情(血压、脉搏、指脉氧饱和度、末梢循环、意识状态等)； 4. 复查血气、心电图等； 5. 请肾内专科会诊； 6. 请示上级医师。	1. 提示：家属询问病情或护士询问有无新的医嘱； 2. 触发进下阶段事件：学员完成相关处理步骤或时间到达第 13 分钟。

续表

情境运行（Scenario & Case Running）			
运行剧本（Progression Outline）			
阶段/生命体征	患者状态	预期学员行为	线索/提示
3. 阶段 3 检验室回报危急值 HR 50 次/min BP 100/65mmHg RR 24 次/min SpO_2 95% T 36.5℃	神志清醒，心悸明显，双下肢浮肿。	1. 与肾内科医师及上级医师汇报病情，提议急诊透析； 2. 告病危，沟通病情； 3. 进行医疗决策，签署透析同意书。	1. 提示：第 13 分钟，检验室回报危急值：K^+ 7.8mmol/L，Cr 1 185μmol/L。 2. 触发进下阶段事件：学员完成相关处理或时间到达第 15 分钟。 3. 未能正确处理，停留阶段 3 直至案例结束。
4. 阶段 4 病情缓解 HR 85 次/min BP 135/85mmHg RR 20 次/min SpO_2 99% T 36.5℃	神志清醒，心悸症状缓解，双下肢浮肿。	1. 沟通病情，后续转肾内专科进一步治疗。 2. 汇报上级医师。	提示：家属询问后续处理方案。 案例结束。

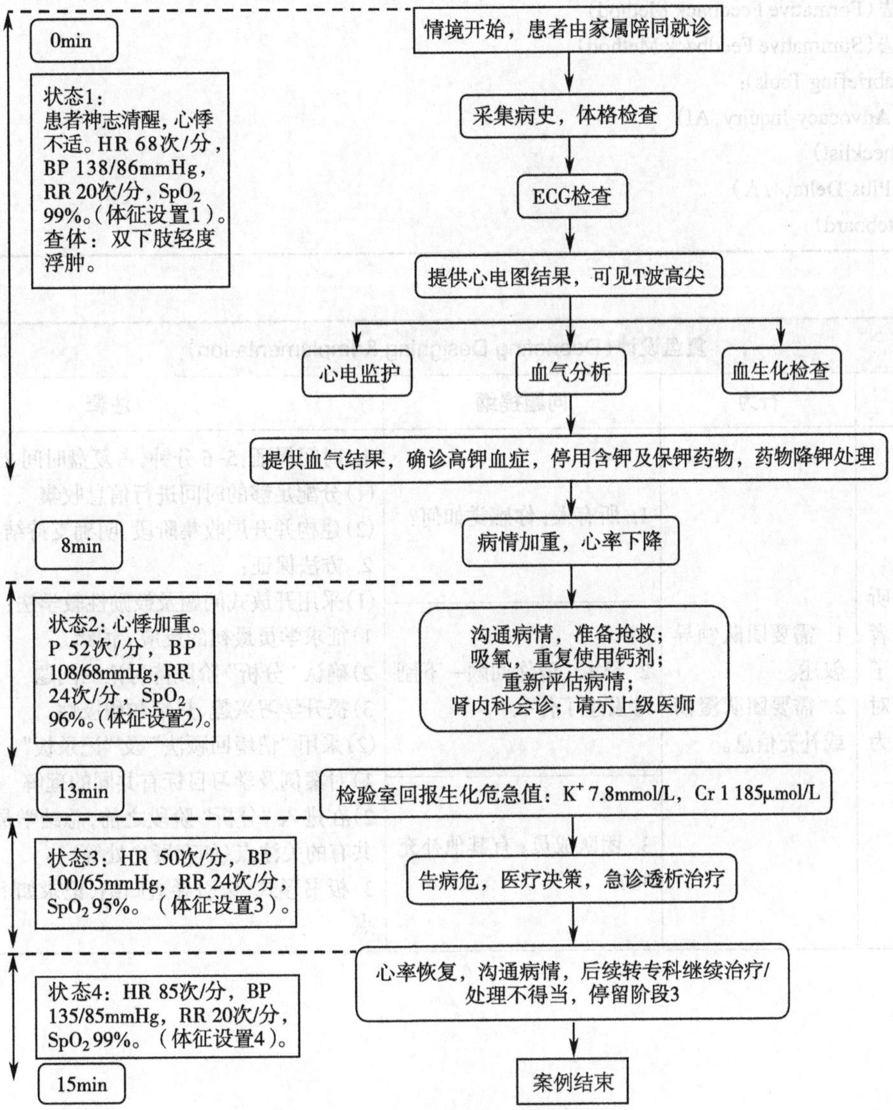

图 1-1-4　情境运行流程图

复盘方案（Debriefing）
1. 复盘策略（Debriefing Strategy）： (1) 支持结构化复盘（Structured and Supported Debriefing，SSD） (2) 引导反思（Guided Reflection） (3) 指导反馈（Directive Feedback） 2. 复盘组织形式（Debriefing Organization Forms）： 小组（Small Group）形式 3. 复盘地点（Debriefing Location）： 讨论室（Discussion Room） 4. 复盘导师（Debriefer）： 促进者（Facilitator） 5. 复盘方法（Debriefing Technique）： (1) 收集 - 分析 - 总结（Gather-Analyze-Summarize，GAS） (2) 情境回顾法（After action review Method） (3) 同伴复盘法（Pear-Assisted Debriefing Method） (4) 团队复盘法（Team Debriefing Method） (5) 主张 - 探寻法（Advocacy-Inquiry Method） (6) 优点 - 不足（Plus-Delta，+/Δ） (7) 形成性反馈法（Formative Feedback Method） (8) 总结性反馈法（Summative Feedback Method） 6. 复盘工具（Debriefing Tools）： (1) 主张 - 探寻（Advocacy-Inquiry，AI） (2) 核查清单（Checklist） (3) 优点 - 不足（Plus-Delta，+/Δ） (4) 记录板（Whiteboard）

复盘设计（Debriefing Designing & Implementation）

阶段	目的	行为	问题提纲	注释
收集	积极地听取参与者的意见，了解他们对自己行为的看法	1. 需要团队领导叙述。 2. 需要团队澄清或补充信息。	1. 所有人：你感觉如何？ 2. 队长：请你回顾一下刚才发生了什么？ 3. 团队成员：有其他补充吗？	1. 时间保证：5~6 分钟，占复盘时间 25% (1) 分配足够的时间进行信息收集 (2) 建构并开展收集阶段，明确支持结构化复盘策略 2. 方法保证： (1) 采用开放式问题及鼓励性教学法： 1) 征求学员最初的反应 / 情绪 2) 确认“分析”阶段待讨论的问题 3) 提升学习兴趣、热情和积极性 (2) 采用“情境回顾法”及“记录板”： 1) 对案例及学习目标有共同的理解 2) 在进入“分析”阶段之前，总结学员在收集阶段所共有的关注点（如存疑之处等） 3) 板书形式，边引导边归纳，记录如上所共有的关注点

续表

阶段	目的	行为	问题提纲	注释
分析	促进学生反思并分析他们的行为	1. 检查事件的准确记录。 2. 报告观察正确和不正确的步骤。 3. 利用咨询来阐明思考的过程。 4. 在必要的地方刺激反射并提供重定向。 5. 利用基于证据的指南作为临床查询/关注的基准。	1. 我注意到……，请告诉我更多…… 2. 你觉得怎么样？你当时在想什么？但是，我了解到场景的更多“×”方面 3. 解决冲突：让我们重新集中注意力，重要的不是谁对，而是对病人来说什么是正确的	1. 时间保证：12分钟，占复盘时间50% (1)分配足够的时间来执行分析阶段 (2)保证课堂收益，突出教学重点 2. 方法保证： (1)采用“引导反思”“同伴、团队及混合复盘法”及“核查清单”： 1)将学员的个人观点与观察相结合 2)以学员对具体而准确的某一行为、互动或先前评论作为探究的基础 (2)采用“主张-探寻”“形成性反馈法”及“记录板”“优点-不足”： 1)引导学员分享积极的行为、想法 2)引导学员对需要改进的方面/领域进行自我发现 3)选择学员模拟过程中的表现或观察到的差距，进行引导并同时总结学员的共识之处 4)板书形式，边引导边归纳，记录学员“表现差距”(Performance Gap) (3)采用“指导反馈法”： 1)为学员需要进行的改变或改进提供建议 2)提供建议变更/改进的理论依据和/或事实 3)反馈集中在全体学员(而不是个人)、表现差距(Performance Gap)、学习目标及场景与临床真实存在的差距(Gap)，并给予建议、解决其差距(Closed Performance Gap)
总结	便于识别和审查所吸取的经验教训	1. 验证所有必要的覆盖。 2. 教学/汇报点。 3. 总结讨论/结束。 4. 会议/听取任何意见。 5. 保证足够的时间来执行总结阶段。	1. 使用两种你认为有效或者做得好的行动和事件 2. 描述两个你认为你/团队需要工作的领域	1. 时间保证：5~6分钟，占复盘时间25% (1)保证时间用来执行总结阶段 (2)强化课堂收益及重要性 2. 方法保证： (1)采用“引导反思”“记录板”“优点-不足”：根据板书中“优点-不足”的板图形式已呈现的学员表现差距，让学员从中来总结模拟过程中的主要收益(学习目标、表现差距及场景与临床真实存在的差距要点) (2)采用“总结性反馈法” 1)学员总结应用这些关键信息(要点和策略)来改变其未来的临床实践(如时间不足，由导师总结关键的信息) 2)提升临床实践诊疗自信心，提升临床胜任力

备注：
1. 此次医学模拟课堂教学复盘以“支持结构化复盘”为主要的复盘策略，辅以“引导反思”和“指导反馈”等复盘策略。
2. 整合“主张-探寻法”等多种复盘方法和多种复盘工具，保证教学重点，解决教学难点。
3. 结合实际模拟情境整合多种“基于证据的复盘”(Evidence-Based Debriefing)策略及方法，综合高效执行混合复盘，以实现并提升学员自信心和临床胜任力。

相关问题(Supplementary Questions)

1. 请你回顾一下刚才发生了什么？

2. 患者主诉心悸，你当时考虑可能有哪些常见原因？你是通过哪些手段进行鉴别诊断的？

3. 在得到确切的血钾检验结果之前，我注意到你刚刚考虑是高钾血症，有哪些信息让你作出这种判断？

4. 护士提示你生化结果需要等待1小时才能出结果，你当时是怎么想的？有没有考虑其他方法？

5. 我注意到患者确诊严重高钾血症后，你立即给予心电监护，当时是怎么考虑的？

6. 你觉得你们团队表现得怎样？说出优点和有待提高的地方。

7. 你觉得你的团队队员很好地执行了你的指令吗？

8. 你对你的分工满意吗？

9. 你觉得有什么经验教训？哪些可以应用到今后的临床实践当中？

10. 你认为你跟家属解释病情足够清楚吗？如果再次遇到这种病例，你跟患者家属的沟通会有改进的地方吗？

11. 作为家属，你对刚刚两位医生的处理及病情解释满意吗？（家属现场反馈）

第六部分：本次授课使用的教材及参考资料（References，Evidence-Based Practice Guidelines，Protocols，or Algorithms）

教材
1. 葛均波，徐永健，王辰．内科学．9版．北京：人民卫生出版社，2018.
参考资料
无

第七部分：教学评估方案（Evaluations & Recommendations）

学习效果核查方案（Outcome-Based Learning Verification Program & Post Simulation Exercises）
1. 核查量表（Checklist），详见附件1-1-3。 为评价模拟教学实施进展和项目完成度，分别用“√”和“×”标识项目有/无操作或执行/未执行。 2. 医学模拟教学课程质量及教学质量评价表，详见附件1-1-4。

第八部分：案例权属及审修（Ownership & Revision & Validation & Peer Review）

案例权属（Ownership）	
编写日期	2021年6月
案例作者	赵小红
作者单位	深圳市人民医院
联系邮箱	season.zhao@163.com
审核修订（Revision & Validation & Peer Review）	
案例审核	李瑛
审稿校正	刘圆

附件 1-1-1

助演或标准病人台词脚本	
角色	描述角色、预期行为以及干预/提示学习者的关键时刻。包括所需的任何脚本（包含在患者无反应时传达该患者相关信息）

续表

助演任务及对学员可能提问或要求的回答	1. 学员询问病史或查体无重点且用时过长，患者家属提出质疑：医生，这么久了，怎么还不开药呢？我爸很不舒服啊！ 2. 学员要求做不相关的重大检查或者大包围全套检查时，患者家属提出质疑：医生，我爸为什么要做那么多检查啊？你是不是过度检查想多收钱啊？ 3. 诊治过程中无主动医患沟通时，患者家属主动询问病情。 4. 护士抽血送检，提醒医生血生化检测结果需要等待 1 小时（引导学生思考及寻找其他快速诊断方法）。如果学员选择等待血液生化结果，护士提醒：医生，是否还进行其他检查或检验？ 5. 学员要求上级医师支援时，情境导师告知目前上级医师正在病区抢救，最快 15 分钟后方可到场，要求学员口头汇报患者情况，必要时给予相关诊疗指示。 6. 接诊医生要求心内科急会诊时（ECG 检查前），告知无法及时赶到，要求学员汇报患者情况，会诊建议动态观察心电图、完善心肌酶、电解质检查等。 7. 下达降钾口头医嘱时，要求药物及配伍详细，护士可立刻执行，药物降钾处理方案不全、用法不详或错误时，让护士提出问题或质疑。
SP 台词	SP 家属脚本（提供相关病史） 医生：您好！我是某某医生，是您的接诊医生，请问您有哪里不舒服？ SP：觉得心跳不舒服。 医生：这种情况多久了？ SP：今天早上开始的。 医生：有胸闷、胸痛吗？ SP：没有，就是觉得心跳不舒服。 医生：有去哪里看过吗？ SP：没有，早上（8 小时前）觉得不舒服，睡了一下仍然没有缓解，就来这里看了。 医生：还有其他不舒服吗？ SP：最近觉得恶心、想吐，不想吃东西，脚也有点肿了。 医生：这种情况多久了？ SP：大概 2 个星期了，还吃了中药调理，没有好转。 医师：尿怎么样？ SP：好像比以前少了，但是没去量有多少。 医师：以前有什么病？ SP：以前有高血压、肾炎，高血压 10 年了，肾炎 8 年。 医师：肾功能怎么样？ SP：2 年前查肌酐 160μmol/L，后面回老家了就没有复查了。 医师：怎么治疗的？ SP：吃缬沙坦治疗，一天一次，每次 2 颗，吃好多年了。 医生：血压控制怎么样？ SP：平时（140~160）/（90~100）mmHg。 要点：主要症状心悸，伴有恶心、纳差、少尿、浮肿，既往慢性肾炎、高血压病史，近期服用缬沙坦及中药治疗（具体不详）。吸烟 20 年，每天 1 包，应酬性饮酒。余病史无特殊，可回答不清楚。家族史、过敏史、个人史、婚育史无特殊。

附件 1-1-2　教学目标答案

1. 高钾血症的诊断

有导致血钾增高和 / 或肾排钾减少的基础疾病，血清钾高于 5.5mmol/L。

2. 高钾血症的典型心电图表现

（1）血清钾高于 5.5~6.5mmol/L 时，出现基底窄而高尖的 T 波。

（2）血清钾高于 7~9mmol/L 时，P-R 间期延长，P 波逐渐消失，QRS 波群变宽，R 波渐低，S 波渐深，ST

段与 T 波融合。

(3)血清钾高于 9~10mmol/L 时,出现正弦波,QRS 波群延长,T 波高尖,进而心室颤动。

(4)由于许多高钾血症常用时合并代谢性酸中毒,低钙及低钠等,也对 ECG 改变有影响,因此有时必须仔细加以分析,方能确诊。

3. 高钾血症的处理

(1)钙剂:10% 葡萄糖酸钙 /5% 氯化钙(10~20)mL + 10%/25% 葡萄糖注射液(20~40)mL 静脉注射(推注时间>10min,5~10min 内无效可重复应用);

(2)葡萄糖和胰岛素:一般用 25%~50% 葡萄糖注射液,按每 3~4g 葡萄糖给予 1U 葡萄糖持续静脉滴注,如 25% 葡萄糖注射液 40ml+50% 葡萄糖注射液 40ml+6~7U 胰岛素静脉滴注(肾衰患者,注意控制液体量);

(3)碳酸氢钠液:5% $NaHCO_3$ 100~200mL 静脉滴注;

(4)选择性 β_2 受体激动剂:可促进钾转入细胞内,如沙丁胺醇 10~20mg 雾化吸入

(5)经肾排出(利尿):0.9% 氯化钠注射液 20mL + 呋塞米 40~80mg 静脉滴注;注意肾衰患者可能效果欠佳。

(6)经消化道排出:环硅酸锆钠 10g 口服每日三次 / 聚苯乙烯磺酸钙 / 聚苯乙烯磺酸钠 10g 口服每日三次。

(7)减少钾来源:低钾饮食或停用含钾及保钾药物(中药及缬沙坦)。

4. 高钾血症临床表现

症状轻的患者可能无特殊不适反应,常被原发病掩盖,严重时可引起肌肉、心肌和呼吸功能抑制,常有心悸、乏力、恶心、肌肉刺痛、感觉异常等症状,易引起心律失常,严重时可引发心搏骤停。

5. 高钾血症的识别(鉴别诊断)

心悸由各种原因导致的心律失常引起,常见于器质性心脏病、电解质紊乱、甲亢等,本案例中为肾衰患者,近期服用中药、缬沙坦,出现少尿,考虑出现高钾可能。

6. 高钾血症并心律失常的急诊处理:

早期识别和积极治疗原发病,尽快解除病因。高钾血症对机体的重要威胁是心脏抑制,治疗原则是迅速降低血钾水平,保护心脏。

附件 1-1-3 核查量表(Checklist)

项目	是(有执行)	否(未执行)
明确高钾血症的诊断		
进行鉴别诊断		
连接心电监护		
停用含钾及保钾药物		
钙剂		
葡萄糖胰岛素(肾衰患者,注意控制液体量)		
碳酸氢钠液		
选择性 β_2 受体激动剂雾化吸入		
利尿		
经消化道排出		

续表

项目	是(有执行)	否(未执行)
重复使用钙剂		
重新评估患者状态		
急诊血液透析治疗		
团队角色分工明确,合作良好		
指令清晰,团队内达到闭环式沟通		
互相尊重,团队内能够发现问题,适时提出合理意见及帮助		
合理利用资源(请相关专科会诊及请示上级医师)		
问候病人,自我介绍,说明目的		
用心倾听(如面朝病人,肯定性语言、非语言的意见反馈)		
体现关怀(如查体时避免不必要的暴露,避免患者着凉等)		
告知患者目前病情及存在风险,避免专业术语		
说明下一步诊治方案,成功取得患者配合		

为评价模拟教学实施进展和项目完成度,分别用"√"和"×"标识项目有/无操作或执行/未执行。

附件 1-1-4　医学模拟教学课程质量及教学质量评价表

组别:第____组　授课题目:__________　授课时间:______　学员:______

评价指标		指标内涵	分值	得分
课程质量	教学对象	教学对象明确,层次清晰	10	
	教学主题	教学主题定位准确,难度适宜,符合教学对象的层次	10	
	教学目标	教学目标设定具体,明确,量化,可达到	10	
	场景设定	场景布置合理,组织有序,可操作性强	10	
	课程内容	课程内容面向全体教学对象,难易适中	10	
		课程内容与时间安排恰当,重点、难点分布恰当	10	
教学质量	复盘	问题设计与学习目标相呼应,注重发现问题、解决问题的能力	10	
	教学效果	采用有效的方式、方法对课堂教学及学习效果进行评价	10	
	教姿教态	着装典雅庄重,精神饱满,教态自然大方	10	
	综合评价(与教案的吻合度)	课堂演示总体评价: 现场授课的内容、重点、时间安排在本节课教案计划内进行	10	
总分			100	
专家建议:				

第二节 胸痛起病的急性肺血栓栓塞症高危患者的救治

第一部分：案例概况（Overview）

案例主题（Title）				
案例主题	胸痛起病的急性肺血栓栓塞症高危患者的救治			
授课对象、场景布置及辅助人员（Roles & Guidelines）				
授课对象及人数	学员学科：呼吸与危重症医学科	学员层级：专科规范化培训医师二年级		学员人数：4人
教学地点	☑模拟实训室	□原位模拟		□其他______
授课导师	☑导师：1人			
辅助人员	☑标准化病人：1人，☑助演：1人			
	☑模拟工程师：1人，□其他人员：___人			
模拟时间分配（合计50分钟，不含场景布置和复原）	场景布置	20分钟	课前介绍（Prebriefing）	5分钟
	情境运行	15分钟	复盘（Debriefing）	30分钟
	场景复原	10分钟		
案例简介（Summary）				
案例简介	本案例发生在医院急诊室，呼吸与危重症医学科专科规范化培训医师（以下简称专培医师）带领的医疗小组接诊一例66岁男性患者，因"胸痛、气促2天"就诊。接诊过程中患者病情恶化，心脏彩超及CT肺动脉造影检查后确诊为急性肺血栓栓塞症（Pulmonary Thromboembolism，PTE）（高危），经支持及溶栓治疗后好转。案例旨在提升专培医师对高危PTE的诊治水平。			
教学目标（Learning Objectives）（※标识为本案例的学习重点）				
知识目标（Knowledge）	※1. 描述PTE临床可能性的评估工具（简化Wells评分）； 2. 描述高危PTE的诊断标准及流程； 3. 列举PTE的支持治疗方法； 4. 列举PTE常用溶栓药物及用法。			
技能目标（Skill）	※1. 围绕胸痛重点问诊及查体，评估PTE临床可能性； ※2. 对疑诊高危PTE患者及时予以支持治疗； ※3. 应用高危PTE诊断流程，选择合适的检查手段； 4. 在上级医生指导下开展高危PTE溶栓治疗。			
情感目标（Attitude）	1. 体现人文关怀； 2. 展示良好的团队沟通及合作。			
供给导师信息（Information for Faculty & Education & Simulation Theory/Framework）				
1. 案例信息： 患者王某，男，66岁。因"胸痛、气促2天"来急诊抢救室就诊。患者2天前无明显诱因出现胸痛、气促，胸痛位于左侧心前区，持续隐痛，在活动及深呼吸时加重，无放射，无出汗，无恶心、呕吐，快走及上2楼出现气促，伴心悸，休息后可缓解。偶咳嗽，少量白痰，一过性痰中带血丝，无发热，无腹痛、腹泻，无头痛及意识障碍。病程中饮食可，精神稍差，大小便正常。 既往有高血压病史5年，服用氨氯地平5mg每日一次，平时血压控制在（120~140）/（75~90）mmHg。2周前因腰痛诊断腰椎间盘突出，卧床休息，近3天出现左小腿肿痛。吸烟20年，每天1包。初始体格检查：T 36.7℃，HR 108次/min，RR 22次/min，BP 90/65mmHg，神志清醒，双肺呼吸音清，未闻及干湿啰音，心率108次/min，律齐，各瓣膜区未闻及杂音，腹软，无压痛、反跳痛，肝脾肋下未触及，左下肢肿胀，皮色、皮温正常。				

续表

供给导师信息（Information for Faculty & Education & Simulation Theory/Framework）
期待学员围绕胸痛重点问诊及查体，考虑到冠心病、肺栓塞、气胸、主动脉夹层等可能危及生命的病因，完成心电图、血常规、凝血功能、血气分析、心肌损伤标志物、D-二聚体、胸片等检查。结合患者有制动史，利用简化 Wells 评分，判断为 PTE 高度可能。患者出现病情恶化，血压、血氧饱和度下降，危险分层高危，下病危，立即予以吸氧、个体化补液、去甲肾上腺素治疗。在生命体征不稳定时，急查床旁超声心动图，进一步寻找 PTE 的证据；再次评估病情，临床情况稳定后行 CT 肺动脉造影确诊，在上级医师指导下溶栓，患者抢救成功。期待抢救过程关爱患者，组织有序，沟通良好。 2. 教学策略（Instructional Strategy）： （1）混合式模拟教学（Simulation-Based Blended Learning）； （2）高仿真模拟教学（High-Fidelity Simulation）； （3）循证教学（Evidence-Based Teaching/Learning）。 3. 教学组织形式（Instructional Organization Forms）： 小组（Small Group）形式展开高仿真模拟课堂学习和沉浸式学习。 4. 教学方法（Instructional Methods）： 启发式教学法、互动式教学法、循证教学法、复盘、同伴互学（Peer to Peer Learning，P2P）、沉浸式教学法、高仿真模拟教学法、案例教学法、深入教学 / 学习法（Deepen Learning）、问卷调查法（Survey-Based Teaching）、鼓励性教学法（Incentive Teaching Method）。 5. 教学工具（Instructional Aids）： 成人高仿真综合模拟人、模拟监护仪、核查表、调查问卷。 6. 核查工具 / 方法（Checklist Tools/Methods）： （1）工具：核查表（Checklist）。 （2）方法：团队复盘（Team Debriefing）。
供给学员信息（Learner Information Needed Prior to Scenario）
首次案例信息： 急诊抢救室晚 8 点，患者王某，男，66 岁，因"胸痛、气促 2 天"就诊，神志清楚。
模拟教学前学员应具备的知识和技能（Participant Requirements & Pilot Test）
1. 知识：已完成 PTE 理论课程学习，已通过 PTE 诊断、治疗理论测试。 2. 技能：已完成心肺复苏、气管插管、球囊辅助通气技能培训考核；已完成团队合作技能培训。

第二部分：病例信息（Case Information）

初始病例信息（Initial Brief Description of Case）			
患者姓名：王某	年龄：66 岁	性别：☑男　☐女　☐其他	体重：70 kg
主诉：胸痛、气促 2 天。			
根据剧情需要，可先告诉学员或学员询问或进行检查后才提供。 现病史：患者 2 天前无明显诱因出现胸痛、气促，胸痛位于左侧心前区，持续隐痛，在活动及深呼吸时加重，无放射，无出汗，无恶心、呕吐，快走及上 2 楼出现气促，伴心悸，休息后可缓解。偶咳嗽，少量白痰，一过性痰中带血丝，无发热，无腹痛、腹泻，无头痛及意识障碍。病程中饮食可，精神稍差，大小便正常，近期体重无明显变化。 其他相关病史：既往有高血压病史 5 年，服用氨氯地平 5mg 每日一次.，血压控制在（120~140）/（75~90）mmHg。2 周前因腰痛诊断腰椎间盘突出，卧床休息，近 3 天出现左小腿肿痛。否认冠状动脉硬化性心脏病、糖尿病等其他慢性病史，否认乙肝、结核等传染病史，否认手术、输血史，否认食物、药物过敏史。吸烟 20 余年，每天 1 包，否认其他不良嗜好。其他个人史及家族史无特殊。 体格检查：T 36.7℃，HR 108 次 /min，RR 22 次 /min，BP 90/65mmHg，神志清醒，双肺呼吸音清，未闻及干湿啰音，心率 108 次 /min，律齐，各瓣膜区未闻及杂音，腹软，无压痛、反跳痛，肝脾肋下未触及，左小腿轻度可凹性浮肿，皮色、皮温正常。			
补充病例信息（Supplementary Information & Significant Lab and Diagnostic Findings）			
随剧情演进，可以提供给学员的辅助检查结果： 1. 血气报告：pH 7.456，$PaCO_2$ 29mmHg，PaO_2 59mmHg，FiO_2 29%； 2. 血电解质：钾 3.9mmol/L，钠 141mmol/L，氯 96mmol/L；			

续表

补充病例信息（Supplementary Information & Significant Lab and Diagnostic Findings）

3. 血常规：白细胞计数 6.7×10^9/L，血红蛋白浓度 135g/L，血小板计数 128×10^9/L，中性粒细胞比值 68%；
4. 心肌损伤标志物：肌酸激酶同工酶 0.25ng/mL（参考值<0.3ng/mL），肌红蛋白 3.5ng/mL（参考值<5ng/ml），肌钙蛋白 I <5ng/mL（参考值<100ng/mL）；
5. D- 二聚体：6 898.04ng/mL（参考值<500ng/mL）；
6. 脑利尿钠肽：280.39pg/mL（参考值<100pg/mL）；
7. 凝血功能：凝血酶原时间（对照）13.0 秒、凝血酶原时间（测定）11.6 秒，活化部分凝血活酶时间（对照）34.0 秒、活化部分凝血活酶（测定）31.3 秒，纤维蛋白原测定 5.72g/L；
8. 心电图（图 1-2-1）：

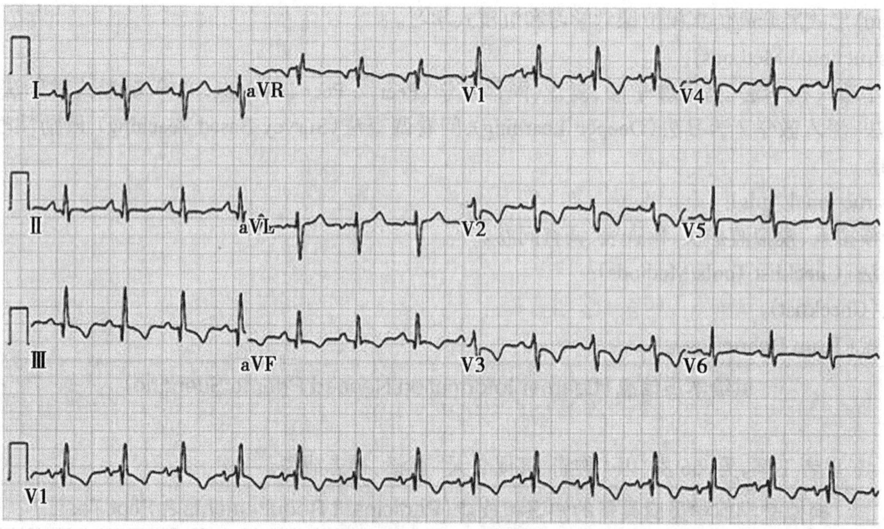

图 1-2-1　心电图

9. 胸片：双肺纹理增多且模糊，右下肺散在渗出，右肺门稍增大，请结合临床（图 1-2-2）。

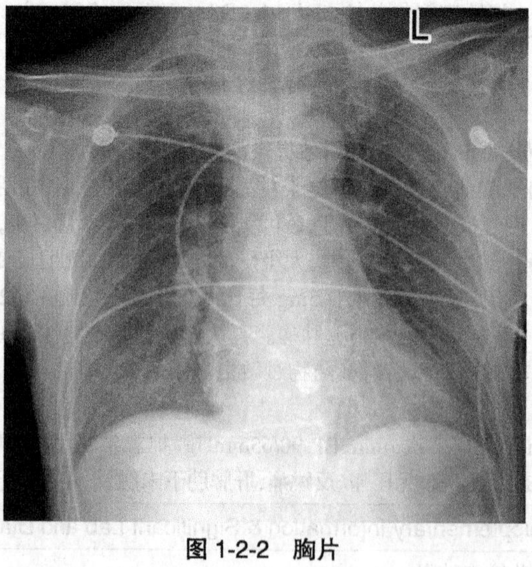

图 1-2-2　胸片

10. 超声心动图：右心扩大，三尖瓣中度反流，肺动脉高压，左室整体收缩功能正常（图 1-2-3），建议进一步检查。

续表

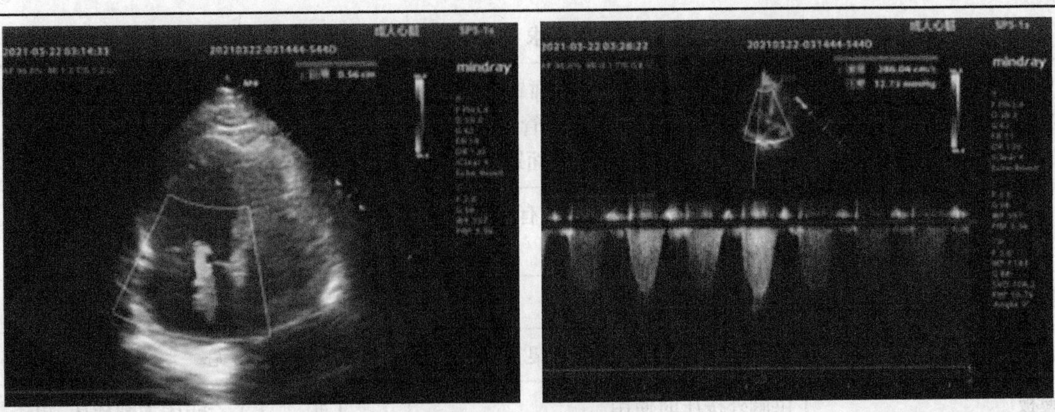

图 1-2-3　超声心动图

11. CT 肺动脉造影：左右肺动脉主干及分支广泛肺栓塞形成。下腔静脉血栓形成未能除外，必要时进一步检查，两肺下叶少许炎症，请结合临床（图 1-2-4，图 1-2-5）。

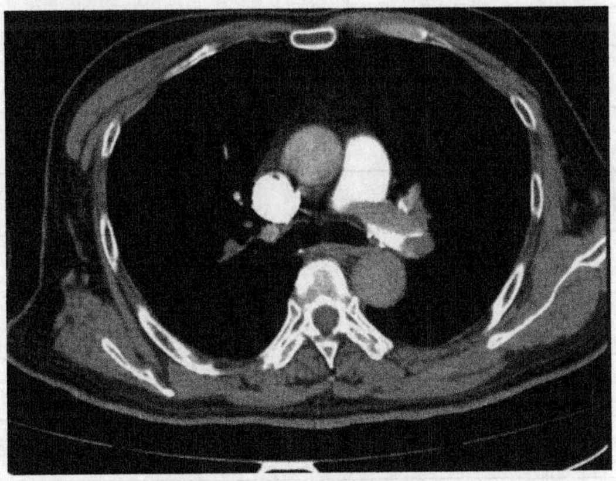

图 1-2-4　CT 肺动脉造影 1

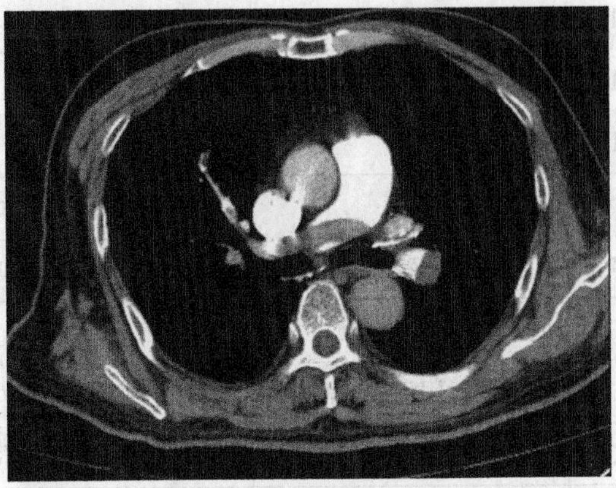

图 1-2-5　CT 肺动脉造影 2

第三部分：模拟设备要求 / 场景布置要求（Equipment & Scene Layout）

A. 模拟患者（Fidelity/Modality & Simulated Patient Type）
☑高仿真模拟人 / 器
☑标准化病人
□任务训练器
□混合（Hybrid）模式

B. 设备 / 物品清单（Props）

序号	名称	品规或相应要求	数量	其他要求
1	成人高仿真综合模拟人	可进行体格检查、吸氧、心电监护、输液、胸外按压、气管插管	1 个	无
2	抢救车	配备医用橡胶手套 1 盒，听诊器、血压计、手电筒及放置抢救药品及液体	1 部	摆放有序，配备手消毒液
3	1 号治疗车	配备输液治疗用品：输液架，输液器、输液泵、棉签、碘伏、胶布、5mL/10mL/60mL 注射器各 2 支	1 部	摆放有序，配备手消毒液，下层备有医疗垃圾桶、生活垃圾桶、利器盒

续表

序号	名称	品规或相应要求	数量	其他要求
4	2号治疗车	配备氧管，鼻导管，吸氧面罩、气管插管箱（包括喉镜，气管导管，润滑油，管芯，胶布，牙垫、球囊及面罩各1个）	1部	摆放有序，配备手消毒液，下层备有医疗垃圾桶、生活垃圾桶、利器盒
5	模拟心电监护仪	可显示心电监护参数、备有电极线可与模拟人相连	1台	无
6	除颤仪	可正常工作	1部	无
7	病床	可固定及移动，配备输液架	1张	无
8	硬板	供胸外按压时使用	1张	若病床为硬板床，可不需要
9	皮肤粘贴物	模拟下肢肿胀	2片	标准化病人及模拟人用
10	值班电话	供联系医技科室、请会诊、请示上级医生使用	1部	无
11	写字笔	供记录用	若干	无
12	白纸	供记录用	若干	无
13	提示卡片	供演练时提示用	若干	由导师填写相关内容

C. 模拟药品和液体清单（Medications and Fluids）

序号	药品 / 液体名称	品规	数量	其他要求
1	模拟去甲肾上腺素	1mg/ 支	15支	无
2	模拟注射用阿替普酶	50mg/ 支	1盒	无
3	模拟注射用尿激酶	10万单位 / 支	15支	无
4	模拟注射用链激酶	10万单位 / 支	15支	无
5	复方氯化钠注射液	500mL/ 瓶	2瓶	无
6	生理盐水注射液	500mL/ 瓶	2瓶	无
7	生理盐水注射液	250mL/ 瓶	2瓶	无
8	生理盐水注射液	100mL/ 瓶	2瓶	无

D. 模拟人化妆及场地布置（Simulated Patient Makeup & Simulation Location & Setting/Environment）

标准化病人及模拟人左小腿用皮肤粘贴物，模仿凹陷性浮肿

E. 初始监护状态（Initial Monitoring State）

☐ 初始状态患者已经接监护
☑ 初始状态患者未接监护

F. 患者（模拟人）初始设定（Initial State Setting）

T：36.7℃	HR：108次 /min	RR：22次 /min	SpO_2：94%
NIBP：90/65mmHg	IBP：无	CVP：无	
神志：清楚	瞳孔及对光反射：直径2.5mm，对光反射灵敏		
其他：左小腿轻度可凹性浮肿，余无特殊			

第四部分：标准化病人和助演分工及职能（Standardized Patient & Confederate & Observer）

标准化病人和助演分工及职能（Standardized Patient & Confederate & Observer）	
角色（Roles）	职能（Functions）
标准化病人	在起始阶段向医生讲述病史，配合医生完成初始体格检查（台词详见附件 1-2-1）
助演	标准化护士：执行医嘱，按导师要求承担提醒任务（台词详见附件 1-2-2）

第五部分：课堂设计（Class Design）

课前介绍（Prebriefing）

1. 导师、学员自我介绍。
2. 课程简介：本课程目的旨在提升专培医师对危重症的救治水平和团队合作能力，所有参与人员遵循信任、保密、尊重原则，学习过程的表现和讨论不会带来任何不良影响。课程分为课前简介、案例运行、复盘三部分，时间大概分别为 5 分钟、15 分钟、30 分钟。案例运行过程请按照真实临床场景对待，遵循医疗诊治规范、注重人文，并尽量将思考过程及所做操作大声表达出来，案例运行的结束时间以导师宣布为准。
3. 环境及模拟人介绍：场所为急诊抢救室，备有抢救设备及药品，现场可以进行快速血气、心肌损伤标志物、D- 二聚体、脑利尿钠肽床边检验，室内有值班电话，可用于联系医技科室、上级医生。隔壁依次为急诊药房、检验室、超声室、放射科，急诊 CT 室距此 200 米。可对成人高仿真综合模拟人进行意识判断、心肺听诊、皮肤外观检查、心电监护、输液给药、抽血送检、胸外按压、气管插管、电除颤等操作。
4. 案例初始信息及角色分配：急诊抢救室晚 8 点，患者王某，男，66 岁，因“胸痛、气促 2 天”就诊。一名专培医生为值班医生，负责接诊病人、组织抢救，现场还有一位专培医生和一名值班护士协助抢救。另外两位专培医师为观察者，不进入案例运行现场，参与复盘讨论。

情境运行（Scenario & Case Running）

运行剧本（Progression Outline）

阶段 / 生命体征	患者状态	预期学员行为	线索 / 提示
阶段 1　问诊及查体 (0—5min) HR：108 次 /min BP：90/65mmHg RR：22 次 /min SpO_2：94% T：36.7℃	神志清楚，诉胸痛、气促。查体：左下肢肿胀。	1. 安排护士测生命体征及 SpO_2，1 名医生做记录； 2. 重点病史采集：胸痛的性质、程度、有无放射，持续时间，与呼吸有无关系，气促的程度及与活动的关系，伴随症状，既往病史（包括外伤手术，制动史，药敏史），不良嗜好； 3. 重点查体：听诊心肺，查看下肢； 4. 临床评估 PTE 高度可能（利用简化 Wells 评分）。	触发进下阶段事件：项目 1~4 均完成或时间到 5 分钟，进入阶段 2。
阶段 2　初步处理 (5—7min) HR：126 次 /min BP：86/50mmHg RR：24 次 /min SpO_2：92% ECG：窦性心动过速	神志清楚，诉胸痛加剧，仍能回答问题，但其后操作在模拟人身上进行。	1. 做心电图（口头医嘱）； 2. 上心电监护； 3. 鼻导管吸氧； 4. 开通静脉通路； 5. 抽血送检（口头医嘱）：血气分析、血常规、凝血功能、心肌损伤标志物、脑利尿钠肽、D- 二聚体、电解质、肾功能，联系床旁胸片（口头医嘱）。	1. 提示：如接近 7 分钟，项目 1~5 未完成，重要内容护士可予暗示。 如要外出检查，护士可拒绝：患者血压低，不宜外出。 2. 触发进下阶段事件：项目 1~4 均完成或时间到 7 分钟，进入阶段 3 。

续表

阶段 / 生命体征	患者状态	预期学员行为	线索 / 提示
阶段 3 病情恶化、支持治疗 (7—10min) HR：138 次 /min BP：75/45mmHg RR：28 次 /min SpO_2：85% ECG：窦性心动过速	意识模糊，不应答。	1. 面罩高流量吸氧； 2. 补液； 3. 血管活性药物(去甲肾上腺素)； 4. 准备球囊、气管插管用品。	1. 提示：如接近 10 分钟，项目 1~4 仍未完成，护士可予提示。 如直接气管插管，护士提示：是否可以调高氧流量？ 如坚持气管插管，护士回答：家属拒绝气管插管。 2. 触发进下阶段事件：项目 1~4 均完成，进入阶段 4； 项目 2、3 完成之一，时间到 10 分钟，进入阶段 4； 项目 2、3 均未完成，时间到 10 分钟进入阶段 7。
阶段 4 疑诊高危、超声检查 (10—12min) HR：136 次 /min BP：80/48mmHg RR：28 次 /min SpO_2：88% ECG：窦性心动过速	意识模糊，不应答。	1. 结合检查结果，疑诊高危 PTE； 2. 生命体征不稳定，告病危； 3. 联系床旁超声心动图检查。	1. 护士提供已查检验结果。 2. 提示：如接近 12 分钟，未完成项目 1、3，护士提示：能否做一些其他床旁检查协助诊断？仍无效，再提示：是否要请示上级医师？ 3. 如直接送 CT 肺动脉造影，护士可拒绝：患者血压低，不宜外出。 4. 如直接溶栓，护士回答：诊断不明确，家属拒绝。 5. 触发进下阶段事件： 项目 3 完成，进入阶段 5；项目 3 未完成，时间到 12 分钟，进入阶段 7。
阶段 5 再次评估、确诊溶栓 (12—15min) HR：128 次 /min BP：95/65mmHg RR：23 次 /min SpO_2：94% ECG：窦性心动过速	神志转清醒，能发声。	1. 解读心脏彩超结果，支持 PTE； 2. 再次评估病情，生命体征好转，医护陪同外送 CT 肺动脉造影检查(口头医嘱)； 3. CT 肺动脉造影回报确诊 PTE，电话请示上级医师、签溶栓知情同意书，溶栓(口头医嘱)。	1. 护士提供超声心动图结果。 提示：如接近 15 分钟未做项目 2。 护士提示：生命体征好转，可外出检查了。 2. 未做 CT 肺动脉造影直接溶栓或溶栓药物有误，护士提示：是否要请示上级医师？若无效，护士回答：上级医师来电话了。 3. 项目 2、3 完成，进入阶段 6。 项目 2 及 3 未完成，时间到 15 分钟，进入阶段 7。
阶段 6 抢救成功、运行结束 HR：106 次 /min BP：115/75mmHg RR：20 次 /min SpO_2：96% ECG：窦性心动过速	神志转清醒，能发声。	收住院(口头医嘱)。	案例运行结束。
阶段 7 再度恶化 (持续 2min) HR：158 次 /min BP：75/40mmHg RR：30 次 /min SpO_2：75% ECG：窦性心动过速	昏迷。	来自阶段 3：执行本阶段项目 2、3；	必要时护士再提示。 触发进下阶段事件：完成项目 2、3 之一，进入阶段 4，否则 2 分钟后宣布案例结束。
		来自阶段 4：执行本阶段项目 3；	必要时护士再提示。 触发进下阶段事件：完成项目 3，进入阶段 5；否则 2 分钟后宣布案例结束。
		来自阶段 5：执行本阶段项目 2、3；	必要时护士再提示。 触发进下阶段事件：完成项目 2、3，进入阶段 6；否则 2 分钟后宣布案例结束。

续表

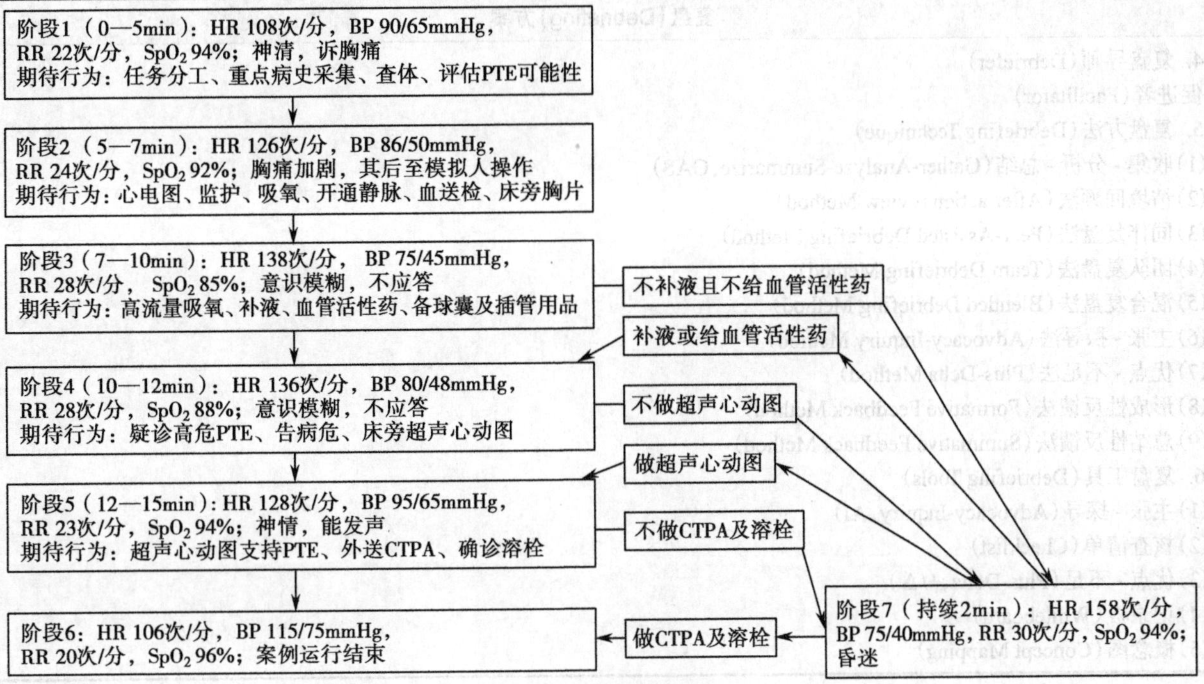

图 1-2-6　运行流程图

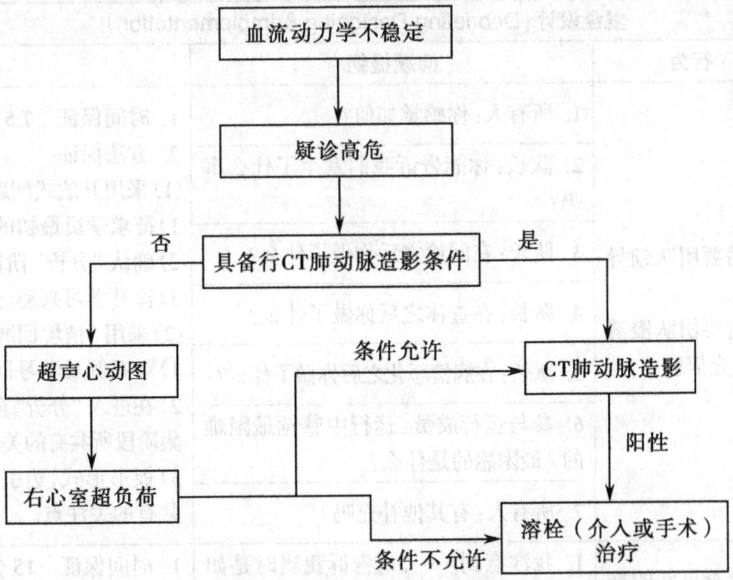

图 1-2-7　高危 PTE 诊断流程

复盘（Debriefing）方案

1. 复盘策略（Debriefing Strategy）

(1) 支持结构化复盘（Structured and Supported Debriefing，SSD）

(2) 引导反思（Guided Reflection）

(3) 指导反馈（Directive Feedback）

2. 复盘组织形式（Debriefing Organization Forms）

小组（Small Group）形式

3. 复盘地点（Debriefing Location）

讨论室（Discussion Room）或以问题为导向教学室（Problem-Based Learning Room）或复盘室（Debriefing Room）

续表

复盘（Debriefing）方案
4. 复盘导师（Debriefer） 促进者（Facilitator） 5. 复盘方法（Debriefing Technique） (1) 收集 - 分析 - 总结（Gather-Analyze-Summarize，GAS） (2) 情境回顾法（After action review Method） (3) 同伴复盘法（Pear-Assisted Debriefing Method） (4) 团队复盘法（Team Debriefing Method） (5) 混合复盘法（Blended Debriefing Method） (6) 主张 - 探寻法（Advocacy-Inquiry Method） (7) 优点 - 不足法（Plus-Delta Method） (8) 形成性反馈法（Formative Feedback Method） (9) 总结性反馈法（Summative Feedback Method） 6. 复盘工具（Debriefing Tools） (1) 主张 - 探寻（Advocacy-Inquiry，AI） (2) 核查清单（Checklist） (3) 优点 - 不足（Plus-Delta，+/Δ） (4) 记录板（Whiteboard） (5) 概念图（Concept Mapping）

复盘设计（Debriefing Designing & Implementation）				
阶段	目的	行为	问题提纲	注释
收集	积极听取参与者的意见，了解他们对自己行为的看法。	1. 需要团队领导叙述。 2. 需要团队澄清或补充信息。	1. 所有人：你感觉如何？ 2. 队长：你能告诉我们发生了什么事吗？ 3. 队长：在问诊之后你做了什么？ 4. 队长：在查体之后你做了什么？ 5. 队长：在病情恶化之后你做了什么？ 6. 参与运行成员：运行中感觉最困难的 / 最困惑的是什么？ 7. 所有人：有其他补充吗？	1. 时间保证　7.5 分钟。 2. 方法保证 (1) 采用开放式问题及鼓励性教学法： 1) 征求学员最初的反应 / 情绪； 2) 确认“分析”阶段待讨论的问题； 3) 提升学习兴趣、热情和积极性。 (2) 采用“情境回顾法”及“记录板”： 1) 对案例及学习目标有共同的理解； 2) 在进入“分析”阶段之前，总结学员在收集阶段所共有的关注点（如：存疑之处等）； 3) 板书形式，边引导边归纳，记录如上所共有的关注点。
分析	促进学生反思并分析他们的行为。	1. 检查事件的准确记录。 2. 报告观察正确和不正确的步骤。 3. 利用咨询来阐明思考的过程。 4. 在必要的地方刺激反射并提供重定向。 5. 利用基于证据的指南作为临床查询 / 关注的基准。	1. 我注意到……，请告诉我当时是如何考虑的？ 2. 你觉得怎么样？你当时在想什么？但是，我了解到该问题还有一些其他方面需要考虑？ 3. 能不能解释一下原因，再具体一些？ 4. 如果再做一次，有没有其他想法？ 5. 解决冲突：让我们重新集中注意力，重要的不是谁对，而是对病人来说什么是正确的。 6. 对运行过程中的行为能否做个评价？	1. 时间保证　15 分钟。 (1) 分配足够的时间来执行分析阶段。 (2) 保证课堂收益，突出教学重点。 2. 方法保证 (1) 采用“引导反思”“同伴、团队及混合复盘法”及“核查清单”： 1) 将学员的个人观点与观察相结合； 2) 以学员对具体而准确的某一行为、互动或先前评论作为探究的基础。 (2) 采用“主张 - 探寻”“形成性反馈法”及“记录板”“优点 - 不足”： 1) 引导学员分享积极的行为、想法； 2) 引导学员对需要改进的方面 / 领域进行自我发现。

续表

<table>
<tr><th>阶段</th><th>目的</th><th>行为</th><th>问题提纲</th><th>注释</th></tr>
<tr><td rowspan="5">总结</td><td rowspan="5">便于识别和审查吸取的经验教训。</td><td rowspan="5">1. 总结讨论。
2. 听取任何意见。
3. 结束讨论。</td><td>1. 今天有哪些体会印象深刻?</td><td rowspan="5">1. 时间保证 7.5 分钟。
(1)保证时间用来执行总结阶段;
(2)强化课堂收益及重要性。
2. 方法保证
(1)采用"引导反思""记录板""优点-不足":根据板书中"优点-不足"的板图形式已呈现的学员表现差距,让学员从中来总结模拟过程中的主要收益[学习目标、表现差距及场景与临床真实存在的差距(Gap)要点]。
(2)采用"总结性反馈法":
1)学员总结应用这些关键信息(要点和策略)来改变其未来的临床实践;(如时间不足,由导师总结关键的信息)
2)提升临床实践诊疗自信心,提升临床胜任力。</td></tr>
<tr><td>2. 今天哪些行为是合适的,需要继续?</td></tr>
<tr><td>3. 今天哪些行为或想法需要改进?</td></tr>
<tr><td>4. 今天哪些内容会对你今后的临床行为产生影响?</td></tr>
<tr><td>5. 对今天的案例运行及讨论还有哪些问题?</td></tr>
<tr><td colspan="5">备注:
1. 此次医学模拟课堂教学复盘以"支持结构化复盘"为主要的复盘策略,辅以"引导反思"和"指导反馈"等复盘策略;
2. 整合"主张-探寻法"等多种复盘方法和多种复盘工具,保证教学重点,解决教学难点;
3. 结合实际模拟情境整合多种"基于证据的复盘"(Evidence-Based Debriefing)策略及方法,综合高效执行混合复盘,以实现并提升学员自信心和临床胜任力。</td></tr>
<tr><td colspan="5">相关问题:
1. 对以胸痛为主诉的患者,问诊及查体的重点包括哪些方面?主要考虑哪些鉴别诊断?
2. 该患者存在哪些静脉血栓栓塞(Venous Thromboembolism,VTE)的危险因素?如何利用 Wells 评分对其进行 PTE 临床可能性评估?
3. 该患者的心电图对诊断有哪些提示作用?急性 PTE 患者的心电图常有哪些改变?
4. 该患者的超声心动图有什么提示作用,急性 PTE 患者超声心动图还可能会有哪些改变?
5. 哪些检查手段可以确诊 PTE,有什么优缺点,如何选择?
6. 该患者 PTE 的危险分层是什么,为什么?
7. 该患者病情恶化时应该予以哪些支持治疗?
8. 高危 PTE 患者的溶栓药物有哪些,如何使用?
9. 抢救过程中团队的沟通合作还有哪些可以改进的方面?</td></tr>
</table>

第六部分：本次授课使用的教材及参考资料(References, Evidence-Based Practice Guidelines, Protocols, or Algorithms)

教材
1. 葛均波,徐永健,王辰. 内科学. 9 版. 北京:人民卫生出版社,2018.
2. 王辰,乔人立. 呼吸与危重症医学专科医师规范化培训核心教程. 北京:人民卫生出版社,2019.
参考资料
1. 王辰. 肺血栓栓塞症诊治与预防指南. 中华医学杂志,2018,98(14):1060-1087.
2. Konstantinides SV, Meyer G, Becattini C, et al. 2019 ESC Guidelines for the diagnosis and management of acute pulmonary embolism developed in collaboration with the European Respiratory Society (ERS): The Task Force for the diagnosis and management of acute pulmonary embolism of the European Society of Cardiology (ESC). Eur Respir J, 2019, 54(3): 1901647.
3. Kearon C, Akl EA, Ornelas J, et al. Antithrombotic Therapy for VTE Disease: CHEST Guideline and Expert Panel Report. Chest, 2016, 149(2): 315-352.

第七部分：教学评估方案（Evaluations & Recommendations）

学习效果核查方案（Outcome-Based Learning Verification Program & Post Simulation Exercises）
1. 核查表（Checklist）见附件 1-2-4。 为评价模拟教学实施进展和项目完成度，分别用“√”和“×”标识项目有／无操作或者是执行／未执行。 2. 医学模拟教学课程质量及教学质量评价表，附件 1-2-5。

第八部分：案例权属及审修（Ownership & Revision & Validation & Peer Review）

案例权属（Ownership）	
编写日期	2021 年 6 月
案例作者	李亚珍
作者单位	深圳市人民医院
联系邮箱	gj2003@sina.com
审核修订（Revision & Validation & Peer Review）	
案例审核	李瑛
审稿校正	刘圆

附件 1-2-1　标准化病人台词脚本

问题	SP 台词
您怎么不舒服？	左胸痛、气促
这种情况多久了？	2 天
胸痛在哪个位置？	左侧前胸
胸痛持续存在还是发作性？	一直存在
胸痛的性质？	持续隐痛，在呼吸和活动时更明显
有向肩背部、手臂放射吗？	没有
有出汗吗？	没有
有恶心、呕吐吗？	没有
气促和活动有关系吗？	有
什么情况下会出现气促？	快走及上 2 楼就会出现气促，休息后好转
有心慌吗？	有
有咳嗽	偶尔有
有痰吗？	少量白痰
有咯血吗？	有一次痰中带血丝
无发热吗？	没有
有腹痛、腹泻吗？	没有
有头痛吗？	没有
有晕厥及意识障碍吗？	没有
有下肢浮肿吗？	这 3 天左小腿有点肿痛
吃饭怎么样？	正常
大小便怎么样？	正常

续表

问题	SP 台词
以前得过什么病？	高血压
多久了？	5 年了
吃什么降压药？	每天服用氨氯地平 1 片
血压控制得如何？	血压一般在（120~140）/（75~90）mmHg 左右
有心脏病吗？	没有
有糖尿病吗？	没有
得过什么传染病吗？	没有
有手术、外伤史吗？	没有
有食物药物过敏史吗？	没有
平时吸烟、饮酒吗？	吸烟 20 年，每天 1 包，不饮酒。
家里人有什么遗传病或传染病吗？	没有
你还有其他什么病或不舒服吗？	这 2 周腰椎间盘突出犯了，腰痛，医生让我在家卧床休息
你走路好像有点瘸，一直扶着腰是怎么了？	这 2 周腰椎间盘突出犯了，腰痛，医生让我卧床休息

附件 1-2-2　助演（值班护士）脚本

阶段	场景	助演台词
阶段 1	未安排人做记录	要有人来做记录吧？
	病史采集未问到腰椎间盘突出、卧床病史	患者为何走路有点瘸，一直扶着腰？
阶段 2	要送病人行 CT、计算机体层血管成像、CT 肺动脉造影或其他需要外出的检查	患者情况不好，血压低，不宜外出
阶段 3	未注意患者血压、SpO_2 进一步下降	患者情况不好，血压、SpO_2 更低了
	要直接气管插管	是否可以尝试用高流量面罩吸氧或球囊辅助通气？
	坚持直接气管插管	家属不同意气管插管
	要求心内科急会诊	心内科会诊医生在抢救，暂不能到
	要求电话请示上级	上级医师正在病房抢救病人，暂不能接电话
阶段 4	迟迟未考虑 PTE	化验结果出来了，考虑什么诊断？
	要求心内科急会诊	心内科会诊意见：目前不考虑急性心肌梗死及主动脉夹层
	考虑到 PTE，就直接送查 CT 肺动脉造影	患者血压低，不宜外出
	考虑到 PTE，就下医嘱溶栓	诊断不明确，家属拒绝
	迟迟未考虑床边心脏彩超	能否做一些床边检查协助诊断？ 若无效，再提示：是否要请示上级医师？
阶段 5	未发现患者生命体征好转，重新评估病情	患者生命体征好转，可外出检查了
	未安排 CT 肺动脉造影直接溶栓	患者生命体征好转，可外出检查了； 若无效继续提示：是否要请示上级医师？
	溶栓医嘱有误	是否要请示上级医师？
阶段 7	来自阶段 3：未予补液 / 输注去甲肾上腺素	患者血压低，是否需要补液或用药啊？
	来自阶段 4：未行床边心脏彩超检查	是否需要请示上级医师？
	来自阶段 5：未行 CT 肺动脉造影检查及正确溶栓	是否需要请示上级医师？

附件 1-2-3 教学目标答案参考(结合病例)

<table>
<tr><th>教学目标</th><th>答案</th></tr>
<tr><td>急性胸痛需要鉴别诊断的常见疾病</td><td>1. 心源性：急性冠脉综合征、主动脉夹层、心包疾病
2. 呼吸系统疾病：肺栓塞、气胸、肺炎
3. 消化系统疾病：胰腺炎、胆囊炎、脾破裂、胃食管反流病
4. 焦虑
5. 其他原因：肋软骨炎、带状疱疹、外伤</td></tr>
<tr><td>PTE 临床可能性评估工具之一：简化版 Wells 评分</td><td>
<table>
<tr><th colspan="3">简化版 Wells 评分表</th></tr>
<tr><th colspan="2">评分项目</th><th>计分</th></tr>
<tr><td colspan="2">PTE 或深静脉血栓形成病史</td><td>1</td></tr>
<tr><td colspan="2">4 周内制动或手术</td><td>1</td></tr>
<tr><td colspan="2">活动性肿瘤</td><td>1</td></tr>
<tr><td colspan="2">心率≥ 100 次 /min</td><td>1</td></tr>
<tr><td colspan="2">咯血</td><td>1</td></tr>
<tr><td colspan="2">深静脉血栓形成的症状或体征</td><td>1</td></tr>
<tr><td colspan="2">其他鉴别诊断的可能性低于 PTE</td><td>1</td></tr>
<tr><td rowspan="2">临床可能性</td><td>低度可能</td><td>0~1</td></tr>
<tr><td>高度可能</td><td>≥ 2</td></tr>
</table>
注：PTE——肺血栓栓塞症。</td></tr>
<tr><td>高危 PTE 的诊断标准</td><td>以休克和低血压为主要表现的 PTE 患者，即体循环收缩压<90mmHg 或较基础值下降幅度≥ 40mmHg，持续 15min 以上。须除外新发生的心律失常、低血容量或感染中毒症所致的血压下降。</td></tr>
<tr><td>疑诊高危 PTE 的诊断流程 /(疑诊高危 PTE 选择检查的原则)</td><td>图 1-2-7：高危 PTE 诊断流程</td></tr>
<tr><td>急性 PTE 的患者的支持治疗原则</td><td>1. 严密监测呼吸、心率、血压、心电图及血气的变化，给予积极的呼吸与循环支持。
2. 如合并低氧血症，应使用经鼻导管或面罩吸氧；当合并呼吸衰竭时，可采用经鼻 / 面罩无创机械通气或经气管插管机械通气。
3. 对于合并休克或低血压的患者，必须进行血流动力学监测，血管活性药物的应用至关重要，去甲肾上腺素仅限于急性 PTE 合并低血压的患者，肾上腺素也可用于急性 PTE 合并休克的患者，多巴酚丁胺及多巴胺用于心指数较低的患者。
4. 合并高血压患者尽快控制血压，其他还包括适当的镇静、止痛、止咳等对症治疗，保持大便通畅。</td></tr>
<tr><td>高危 PTE 常用溶栓药物及用法</td><td>重组组织型纤溶酶原激活剂(rt-PA)50mg、尿激酶 20 000U/kg 或重组链激酶 150 万 U，2 小时持续静脉滴注。</td></tr>
</table>

附件 1-2-4 核查表

项目	是(有执行)	否(未执行)	备注
1. 安排护士测生命体征及 SpO_2，安排 1 名医生负责做记录			
2. 问诊：胸痛性质、气促程度、相关伴随症状、高血压病史、卧床史			
3. 查体：听诊心肺，查看下肢			
4. 临床评估 PTE 可能性			
5. 心电图(口头医嘱)			

续表

<table>
<tr><th colspan="2">项目</th><th>是(有执行)</th><th>否(未执行)</th><th>备注</th></tr>
<tr><td colspan="2">6. 心电监护</td><td></td><td></td><td></td></tr>
<tr><td colspan="2">7. 吸氧</td><td></td><td></td><td></td></tr>
<tr><td colspan="2">8. 开通静脉通路</td><td></td><td></td><td></td></tr>
<tr><td colspan="2">9. 抽血送检:血气分析、血常规、凝血功能、心肌损伤标志物、脑利尿钠肽、D-二聚体、床旁胸片</td><td></td><td></td><td></td></tr>
<tr><td colspan="2">10. 提高吸氧浓度</td><td></td><td></td><td></td></tr>
<tr><td colspan="2">11. 补液</td><td></td><td></td><td></td></tr>
<tr><td colspan="2">12. 去甲肾上腺素</td><td></td><td></td><td></td></tr>
<tr><td colspan="2">13. 准备球囊、气管插管用品</td><td></td><td></td><td></td></tr>
<tr><td colspan="2">14. 考虑 PTE 高度可能(高危)</td><td></td><td></td><td></td></tr>
<tr><td colspan="2">15. 告病危</td><td></td><td></td><td></td></tr>
<tr><td colspan="2">16. 床旁心脏彩超</td><td></td><td></td><td></td></tr>
<tr><td colspan="2">17. 解读心脏彩超结果,支持 PTE</td><td></td><td></td><td></td></tr>
<tr><td colspan="2">18. 再次评估病情,可以行 CT 肺动脉造影</td><td></td><td></td><td></td></tr>
<tr><td colspan="2">19. 请示上级医师、签溶栓知情同意书、溶栓医嘱正确</td><td></td><td></td><td></td></tr>
<tr><td rowspan="4">20. 团队合作情况</td><td>任务分配合理</td><td></td><td></td><td></td></tr>
<tr><td>指令清晰、职责明确</td><td></td><td></td><td></td></tr>
<tr><td>闭环式沟通</td><td></td><td></td><td></td></tr>
<tr><td>互相尊重、知识共享</td><td></td><td></td><td></td></tr>
</table>

附件 1-2-5 医学模拟教学课程质量及教学质量评价表

组别:第____组 授课题目:____________ 授课时间:____________ 学员:____________

<table>
<tr><th colspan="2">评价指标</th><th>指标内涵</th><th>分值</th><th>得分</th></tr>
<tr><td rowspan="6">课程质量</td><td>教学对象</td><td>教学对象明确,层次清晰</td><td>10</td><td></td></tr>
<tr><td>教学主题</td><td>教学主题定位准确,难度适宜,符合教学对象的层次</td><td>10</td><td></td></tr>
<tr><td>教学目标</td><td>教学目标设定具体,明确,量化,可达到</td><td>10</td><td></td></tr>
<tr><td>场景设定</td><td>场景布置合理,组织有序,可操作性强</td><td>10</td><td></td></tr>
<tr><td rowspan="2">课程内容</td><td>课程内容面向全体教学对象,难易适中</td><td>10</td><td></td></tr>
<tr><td>课程内容与时间安排恰当,重点、难点分布恰当</td><td>10</td><td></td></tr>
<tr><td rowspan="4">教学质量</td><td>复盘</td><td>问题设计与学习目标相呼应,注重发现问题、解决问题的能力</td><td>10</td><td></td></tr>
<tr><td>教学效果</td><td>采用有效的方式、方法对课堂教学及学习效果进行评价</td><td>10</td><td></td></tr>
<tr><td>教姿教态</td><td>着装典雅庄重,精神饱满,教态自然大方</td><td>10</td><td></td></tr>
<tr><td>综合评价
(与教案的吻合度)</td><td>课堂演示总体评价:
现场授课的内容、重点、时间安排在本节课教案计划内进行</td><td>10</td><td></td></tr>
<tr><td colspan="3">总分</td><td>100</td><td></td></tr>
<tr><td colspan="5">专家建议:</td></tr>
</table>

第三节 脓毒症休克早期病情评估与复苏治疗

第一部分：案例概况（Overview）

<table>
<tr><th colspan="5">案例主题（Title）</th></tr>
<tr><td>案例主题</td><td colspan="4">脓毒症休克早期病情评估与复苏治疗</td></tr>
<tr><th colspan="5">授课对象、场景布置及辅助人员（Roles & Guidelines）</th></tr>
<tr><td>授课对象及人数</td><td>学员学科：内科</td><td colspan="2">学员层级：住培三年级</td><td>学员人数：3人</td></tr>
<tr><td>教学地点</td><td>☑模拟实训室</td><td>☐原位模拟</td><td colspan="2">☐其他___</td></tr>
<tr><td>授课导师</td><td colspan="4">导师：1人</td></tr>
<tr><td rowspan="2">辅助人员</td><td colspan="4">☐标准化病人：___人，☑助演：护士1人，泌尿外科医生1人</td></tr>
<tr><td colspan="4">☑模拟工程师1人，☐其他人员：___人</td></tr>
<tr><td rowspan="3">模拟时间分配（合计50分钟，不含场景布置和复原）</td><td>场景布置</td><td>30分钟</td><td>课前介绍
（Prebriefing）</td><td>5分钟</td></tr>
<tr><td>情境运行</td><td>15分钟</td><td>复盘
（Debriefing）</td><td>30分钟</td></tr>
<tr><td>场景复原</td><td>10分钟</td><td></td><td></td></tr>
<tr><th colspan="5">案例简介（Summary）</th></tr>
<tr><td>案例简介</td><td colspan="4">一例68岁女性患者因“输尿管结石合并感染”行“经尿道右侧输尿管支架置入术”，术后当天出现高热，血压下降考虑脓毒症休克转入重症监护室（ICU），住培三年级学员作为值班医师接诊并给予治疗。案例目的旨在提高住培医师对脓毒症休克患者的病情评估及治疗水平。</td></tr>
<tr><th colspan="5">教学目标（Learning Objectives）（※标识为本案例的学习重点）</th></tr>
<tr><td>知识目标
（Knowledge）</td><td colspan="4">※1. 描述脓毒症休克初始复苏策略；
2. 描述脓毒症休克早期病情评估；
3. 描述脓毒症休克复苏常用药物及用法。</td></tr>
<tr><td>技能目标
（Skill）</td><td colspan="4">※1. 结合病史，查体及辅助检查，完成脓毒症休克早期病情评估；
※2. 应用脓毒症休克初始复苏策略，给予正确的治疗；
3. 及时完善病原学检查，早期、合理抗感染治疗。</td></tr>
<tr><td>情感目标
（Attitude）</td><td colspan="4">1. 高效完成危重患者交接班；
2. 培养团队合作意识。</td></tr>
<tr><th colspan="5">供给导师信息（Information for Faculty & Education & Simulation Theory/Framework）</th></tr>
<tr><td colspan="5">1. 案例信息
患者张某，68岁，女性，50kg，因“右腰腹痛2天”收入泌尿外科，诊断“输尿管结石合并感染”，行“经尿道右侧输尿管支架置入术”。患者术后当天出现发热，最高体温39.8℃，血压84/45mmHg，考虑泌尿系感染、脓毒症休克，转入ICU。
要求学员作为值班医师与泌尿外科医师完成交接班，进行重点查体及评估病情，根据脓毒症休克治疗原则及早期复苏策略，完善相关检查，给予降温、抗感染、个体化补液、升压、激素等治疗，经上述治疗，患者病情逐渐平稳，案例运行时间大约15分钟。
如学员经提醒，始终不给予补液、血管活性药物升压治疗，患者病情恶化，血压逐渐下降至65/32mmHg，案例运行结束。
2. 教学策略（Instructional Strategy）
（1）混合式模拟教学（Simulation-Based Blended Learning）；
（2）高仿真模拟教学（High-Fidelity Simulation）；
（3）循证教学（Evidence-Based Teaching/Learning）；</td></tr>
</table>

续表

供给导师信息(Information for Faculty & Education & Simulation Theory/Framework)
(4)模拟提升跨学科教学(Simulation-Enhanced Interprofessional Education,Sim-IPE)。 3. 教学组织形式(Instructional Organization Forms) 小组(Small Group)形式展开高仿真模拟课堂学习和沉浸式学习。 4. 教学方法(Instructional Methods) (1)启发式教学法、互动式教学法、循证教学法、复盘; (2)沉浸式教学法、高仿真模拟教学法、案例教学法、深入教学/学习法(Deepen Learning)、问卷调查法(Survey-Based Teaching)、鼓励性教学法(Incentive Teaching Method)、同伴互学(Peer to Peer Learning,P2P)。 5. 教学工具(Instructional Aids) 成人高仿真综合模拟人、模拟监护仪、评估录播系统、核查表、学前调查问卷。 6. 核查工具/方法(Checklist Tools/Methods) (1)工具:核查表(Checklist); (2)方法:团队复盘(Team Debriefing)。
首次供给学员信息(Learner Information Needed Prior to Scenario)
患者张某,68岁,女性,50kg,因"右腰腹痛2天"收入我院泌尿外科,诊断"输尿管结石合并感染",行"经尿道右侧输尿管支架置入术"。患者术后当天出现发热,最高体温39.8℃,血压84/45mmHg,考虑泌尿系感染、脓毒症休克,转入ICU。学员作为ICU值班医师接诊,完成交接班、病情评估及早期治疗。患者由成人高仿真模拟人扮演,治疗过程中需口述完整医嘱,有1名泌尿外科医生进行脓毒症休克患者交班,1名护士协助完成相关治疗。
模拟教学前学员应具备的知识和技能(Participant Requirements & Pilot Test)
1. 知识 已学习以下理论知识并通过理论测试。 (1)于凯江,杜斌.重症医学.北京:人民卫生出版社,2015:72-85. (2)中国医师协会急诊医师分会,中国研究型医院学会休克与脓毒症专业委员会.中国脓毒症/脓毒性休克急诊治疗指南(2018).临床急诊杂志,2018,19(9):567-588. 2. 技能 能熟练应用动态检测指标预测液体反应性。

第二部分:病例信息(Case Information)

初始病例信息(Initial Brief Description of Case)			
患者姓名:张某	年龄:68岁	性别:☐男 ☑女 ☐其他	体重:50kg
主诉:右腰腹痛2天			
提醒:根据剧情需要,可先告诉学员或学员询问后才提供。 现病史:患者2天前无明显诱因出现右腰腹部绞痛,间断发作,当时无畏寒发热,无恶心呕吐,无尿频、尿急、尿痛,偶伴血尿,为求诊治遂来院门诊就诊。CT提示"右侧输尿管结石,右侧输尿管及右侧肾盂肾盏扩张积液",拟"右侧输尿管结石并梗阻"收入泌尿外科。发病以来,饮食、睡眠、精神差,大便正常,小便如上,近期体重无明显减轻。 其他病史无特殊,无食物、药物过敏史。 入院后考虑输尿管结石并梗阻,急诊送手术室行"经尿道右侧输尿管支架置入术",患者术后当天出现发热,最高体温39.8℃,血压84/45mmHg,给予补液扩容,抗感染等对症治疗,监测血压仍偏低,考虑合并泌尿系感染、脓毒症休克,转入ICU进一步治疗。			

补充病例信息(Supplementary Information & Significant Lab and Diagnostic Findings)
提醒:根据剧情演进需要,学员询问后可以提供给学员的病史、检验结果、心电图和影像学检查结果等。 1. 学员接诊时泌尿外科医生可提供以下检查结果: (1)血常规报告:白细胞25.70×10^9/L,红细胞压积35%,中性粒细胞百分比89.8%,血红蛋白浓度104g/L;(门诊) (2)脓毒血症检测组合报告:降钙素原>200.0ng/mL,C反应蛋白:159.90mg/L,白介素-6 3 618pg/mL; (3)凝血四项报告:凝血酶原时间PT(对照)13.0秒,凝血酶原时间PT(测定)16.6秒,活化部分凝血活酶APTT(对照)34.0秒,活化部分凝血活酶APTT(测定)41.2秒,纤维蛋白原测定6.72g/L;

续表

补充病例信息(Supplementary Information & Significant Lab and Diagnostic Findings)

(4)肾功能报告:尿素氮 10.2mmol/l,肌酐 190μmol/L;

(5)肝功能报告:谷丙转氨酶 40.2U/L,谷草转氨酶 42.1U/L,碱性磷酸酶 50U/L,血清总蛋白 54.8g/L,血清白蛋白 32.2g/L,γ 谷氨酰转肽酶 88U/L,总胆红素 30.1μmol/L,直接胆红素 25.3μmol/L,间接胆红素 4.80μmol/L;

(6)电解质报告:cK^+ 3.5mmol/L,cNa^+ 132mmol/L,cCa^{2+} 1.06mmol/L;

(7)尿常规报告:红细胞数 200 个 /μL,白细胞数 500 个 /μL;

(8)床旁心电图:窦性心动过速;

(9)床旁胸片报告:考虑双肺少许炎症,主动脉硬化;

(10)泌尿系 CT 报告提示"双肾结石、右侧输尿管上段结石,右侧输尿管及右侧肾盂肾盏扩张积液"。

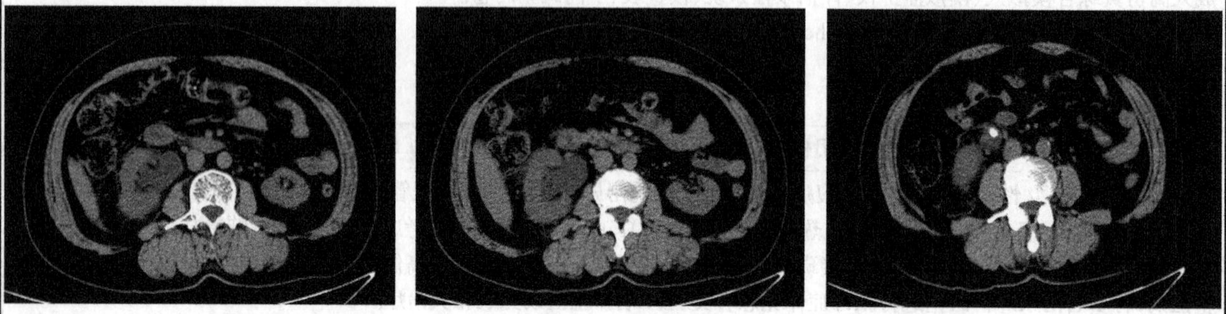

图 1-3-1 泌尿系 CT

2. 治疗过程中由护士提供的检查结果

(1)心肌损伤标志物:肌钙蛋白 I 0.10ng/mL(参考值<0.3ng/mL),肌酸激酶同工酶 CK-MB<1.00ng/mL(参考值<5ng/mL),肌红蛋白 I <5ng/mL(参考值<100ng/mL);

(2)脑利尿钠肽 105.39pg/mL(参考值<100pg/mL);

(3)第一次血气分析:pH 7.42,PCO_2 31.7mmHg,PO_2 72mmHg,FiO_2 35%,Hb 10g/dL;

(4)第二次血气分析:pH 7.35,PCO_2 35.7mmHg,PO_2 102mmHg,FiO_2 45%;

(5)第一次血乳酸:6mmol/L;

(6)第二次复查血乳酸:1.8mmol/L;

(7)床旁心脏彩超报告:左室整体收缩功能减低,左室射血分数 40%。

第三部分:模拟设备要求 / 场景布置要求(Equipment & Scene Layout)

A. 模拟患者(Fidelity/Modality & Simulated Patient Type)

☑ 高仿真模拟人 / 器

☐ 标准化病人

☐ 任务训练器

☐ 混合(Hybrid)模式

B. 设备 / 物品清单(Props)

序号	名称	品规或相应要求	数量	其他要求
1	高仿真模拟人	可进行体格检查、吸氧、心电监护、心电图检查、输液、采血	1 个	无
2	病床	可固定及移动,配备输液架	1 张	无
3	枕头	无	1 个	无
4	1 号治疗车	输液治疗用品(输液架,输液器、输液泵、止血带、棉签、碘伏、酒精等),5mL/10mL/20mL/50mL 注射器	1 台	放置注射液,摆放有序,配备手消毒液,下层备有医疗垃圾桶、生活垃圾桶、利器盒

续表

序号	名称	品规或相应要求	数量	其他要求
5	2号治疗车	氧管,鼻导管,吸氧面罩,氧气筒等	1台	放置吸氧及氧气筒用品,摆放有序,配备手消毒液,下层备有医疗垃圾桶、生活垃圾桶等
6	心电监护显示屏	可显示心电监护参数、备有电极线可与模拟人相连	1台	无
7	听诊器	可正常使用	1个	无
8	中心静脉导管	可正常使用	1个	若无,可口述
9	动脉留置针	可正常使用	1套	若无,可口述
10	胶带	可正常使用	1卷	无
11	大黑板	供记录用	1个	无
12	纸、笔	供记录用	4~5份	无
13	尿管、尿袋	可正常使用	1套	尿袋中装淡黄色澄清液体

备注:以上为模拟过程中应该用到的设备和物品。

C. 模拟药品和液体清单(Medications and Fluids)

序号	名称	品规或相应要求	数量	其他要求
1	模拟重酒石酸去甲肾上腺素注射液	1mL∶2mg	10盒	无
2	模拟盐酸多巴胺注射液	2mL∶20mg	15盒	无
3	模拟盐酸多巴酚丁胺注射液	2mL∶20mg	15盒	无
4	模拟盐酸肾上腺素注射液	1mL∶1mg	10盒	无
5	模拟血管升压素注射液/特利加压素	1mL∶10U	5盒	无
6	模拟5%碳酸氢钠溶液	250mL	1瓶	无
7	模拟复方氯化钠溶液	500mL	3瓶	无
8	模拟0.9%氯化钠溶液	500mL	3瓶	无
9	模拟氢化可的松注射液	20mL∶200mg	2瓶	无
10	模拟20%白蛋白注射液	50mL	1瓶	无

备注:以上为模拟过程中应该用到模拟药品和液体等。

D. 模拟人化妆及场地布置(Simulated Patient Makeup & Simulation Location & Setting/Environment)

无

E. 初始监护状态(Initial Monitoring State)

□初始状态患者已经接监护
☑初始状态患者未接监护

F. 患者(模拟人)初始设定(Initial State Setting)

T:39.0℃	HR:146次/min	RR:30次/min	SpO_2:90%
NIBP:85/42mmHg	IBP:–	CVP:–(如学员提出,显示4cmH_2O)	
神志:清楚	瞳孔及对光反射:双侧瞳孔等大同圆,直径3mm,对光反射存在		

其他(如气道、心肺听诊等):

鼻导管吸氧:35%。神志清醒,心肺无异常,停留尿管,引出澄清液体。

如学员做相关查体或询问体征,阳性体征由导师提供提示卡:右侧腹压痛,无反跳痛,右侧肾区叩击痛(+),左侧肾区叩击痛(–)。双下肢无水肿。皮肤湿冷,四肢末梢稍发绀,皮肤未见瘀点、瘀斑。

第四部分：标准化病人和助演分工及职能（Standardized Patient & Confederate & Observer）

标准化病人和助演分工及职能（Standardized Patient & Confederate & Observer）	
角色（Roles）	职能（Functions）
助演	标准化护士 1 名，运行模拟课程前已完成相应培训。主要承担执行医嘱及提供检查结果等，并在运行过程中根据学员反应以提问的方式给予提醒。助演脚本 / 台词见附件 1-3-1。 标准化泌尿外科医生 1 名，主要承担患者的交班工作。

第五部分：课堂设计（Class Design）

课前介绍（Prebriefing）
1. 课程介绍 (1) 本模拟课程的目的旨在提高住培学员对脓毒症休克患者的病情评估及治疗水平； (2) 要求案例运行过程中按照真实的临床场景对待，遵循医疗诊治规范、团结合作、注重人文，并尽量将思考过程表达出来； (3) 所有参与人员遵循信任、保密、尊重原则，学习过程中的表现和讨论不会带来任何不良影响； (4) 课程分为课前简介、案例运行、复盘三个部分，大概时间分别为 5 分钟、15 分钟、30 分钟，其中运行阶段的结束时间由导师宣布为准。 2. 环境及模拟人介绍 (1) 目前所在地为 ICU 病房，现场备有抢救设备及急救药品；可以进行快速血气、肌钙蛋白、D- 二聚体、脑利尿钠肽的床边检验；可以开展相关床边检查，如床边胸片，床旁彩超检查等； (2) 由高仿真模拟人模拟患者时，可以进行意识判断、心肺听诊、心电监护、输液给药、抽血送检，做心电图等； (3) 病房内有值班电话，供联系医技科室、请会诊、请示上级医生使用。 3. 案例初始信息 重症医学科病房，下午 3 点，住培医生 A 为值班医生（组长），负责接诊病人、进行病情评估及初步治疗，在案例运行过程中所下口头医嘱必须是明确的完整医嘱，如“0.9% 氯化钠溶液 500mL 静脉滴注，立即执行”；另有两名住培医生 B、C 在现场，B 学员可在黑板上记录过程中所有医嘱及处理，C 学员旁观演练记录观察到的优点及问题；现场还有泌尿外科医生 1 名，主要承担患者的交班工作，值班护士 1 名，协助抢救。 患者 68 岁，女性，50kg，因“右腰腹痛 2 天”收入我院泌尿外科，诊断“输尿管结石合并感染”，行“经尿道右侧输尿管支架置入术”。患者术后当天出现发热，最高体温 39.8℃，血压 84/45mmHg，考虑泌尿系感染、脓毒症休克，转入 ICU。

情境运行（Scenario & Case Running）			
运行剧本（Progression Outline）			
阶段 / 生命体征	患者状态	预期学员行为	线索 / 提示
1. 初始阶段 HR：146 次 /min BP：85/42mmHg RR：30 次 /min SpO_2：90% T：39.0℃	神志清楚，心律齐，双肺未闻及异常。 以下体征由学员讯问，阳性体征由导师提供提示卡：急性病面容，右侧腹压痛，右侧肾区叩击痛（+），皮肤湿冷，四肢末梢稍发绀。	1. 询问病史　包括出入量，术中有无出血，基础肾功能等。 2. 查看转入 ICU 前检查结果炎症指标，肾功，血常规等。 3. 重点查体　评估心肺功能等。 4. 心电监护。 5. 进一步完善检查。 6. 给予广谱抗生素。 7. 提高吸氧浓度，降温，补液等治疗。 备注： (1) 需完善的检查包括：血气分析，血乳酸，脓毒症组合，脑利尿钠肽，心肌酶，心电图，心彩超及血、尿培养等，必要时完善输血前检查。 (2) 抗生素选择针对泌尿系感染的广谱抗生素。	1. 完成上述行为，心电监护显示患者血压进一步下降进入阶段 2。 2. 或仅完成部分治疗，持续 4min 转入阶段 2。 3. 如学员始终未给予补液，持续 4min 转入阶段 6，并由护士通过询问提示下一步治疗：“医生，病人心率这么快，血压低，要不要给予什么治疗啊？需要给点补液吗？”

续表

阶段 / 生命体征	患者状态	预期学员行为	线索 / 提示
2. 快速补液阶段 HR：150 次 /min BP：80/38mmHg RR：27 次 /min SpO_2：92% T：38.4℃ 心电监护 ECG：窦性心动过速	神志清楚，心律齐，双肺未闻及异常。	1. 预测液体反应性：通过直腿抬高试验 / 补液试验，监测 CVP 等（口述即可）。 2. 快速补液（3 小时内 30mL/kg） 首选晶体溶液。 3. 或联合输注白蛋白。 备注：本阶段护士回复血乳酸结果为 6mmol/L，脑利尿钠肽正常以及第一次血气分析结果。	1. 完成阶段 1~2 即可进入阶段 3； 2. 仅完成上述部分治疗，或学员给予血管活性药物，持续 4min 转入阶段 3； 3. 经护士提醒，学员始终不给予补液治疗，持续 4min 转入阶段 6。 备注：护士可通过询问提示补液速度及治疗药物如下。 (1) 补液总量大概多少，补液速度有要求吗？ (2) 首选哪种液体治疗？
3. 血管活性药物维持阶段 HR：135 次 /min BP：95/45mmHg 1min 后： BP：80/35mmHg RR：26 次 /min SpO_2：95%（鼻导管吸氧） T：38.0℃ 心电监护 ECG：窦性心动过速	神志清楚，心律齐，双肺未闻及异常。	1. 动态监测血流动力学情况，继续补液。 2. 给予去甲肾上腺素升压治疗，并根据血压情况增加药物剂量。 3. 有创动脉血压监测（口述）。 4. 必要时去甲肾上腺素联合血管升压素治疗。	1. 完成阶段 1~2 即可进入阶段 4； 2. 未给予血管活性药物持续 4min 转入阶段 6。 备注： 护士可通过询问： (1) 血管活性药物首选哪种？使用剂量多少？ (2) 血压维持目标多少？ (3) 去甲肾上腺素已经很大剂量了，要不要加别的药物？等问题协助确认学员是否真正掌握相关知识点
4. 强心药物及激素治疗阶段 BP：105/40mmHg 1min 后 BP：85/40mmHg SpO_2：95% HR：105 次 /min RR：24 次 /min T：38.0℃	神志清楚，心律齐，双肺未闻及异常。	1. 结合心脏彩超结果，加用多巴酚丁胺治疗。 2. 加用氢化可的松。 3. 复查血乳酸及血气。 4. 动态监测各器官功能。 备注：本阶段护士回报心脏彩超提示左室射血分数 40%，心肌酶学正常，第二次血气结果。	1. 完成阶段 1~2 可进入阶段 5；案例结束； 2. 仅给予 1 或 2，或未给予上述治疗，持续 3min 转阶段 7；案例结束。 备注：护士可通过询问以下问题给予提示： (1) 血压还是偏低，上次某医生用过氢化可的松治疗，这个患者可以用吗？用多少剂量？ (2) 心脏彩超提示左室射血分数偏低，需要加用什么药物吗？
5. 病情稳定阶段 BP：100/65mmHg SpO_2：95% HR 105 次 /min RR：20 次 /min T：37.0℃	神志清楚，心律齐，双肺未闻及异常。		案例结束。 备注：护士回报复查血乳酸 1.8mmol/L。
6. 病情恶化阶段 BP：65/32mmHg RR：28 次 /min SpO_2：80% HR：145 次 /min	意识障碍，呼吸促，心率快。		备注：由护士通过询问提示学员针对病情进行下一步治疗。

续表

阶段 / 生命体征	患者状态	预期学员行为	线索 / 提示
7. 病情部分缓解阶段 BP:88/40mmHg SpO_2:92% HR:120 次 /min RR:22 次 /min T:37.0℃	神志清楚，心律齐，双肺未闻及异常。		案例结束。

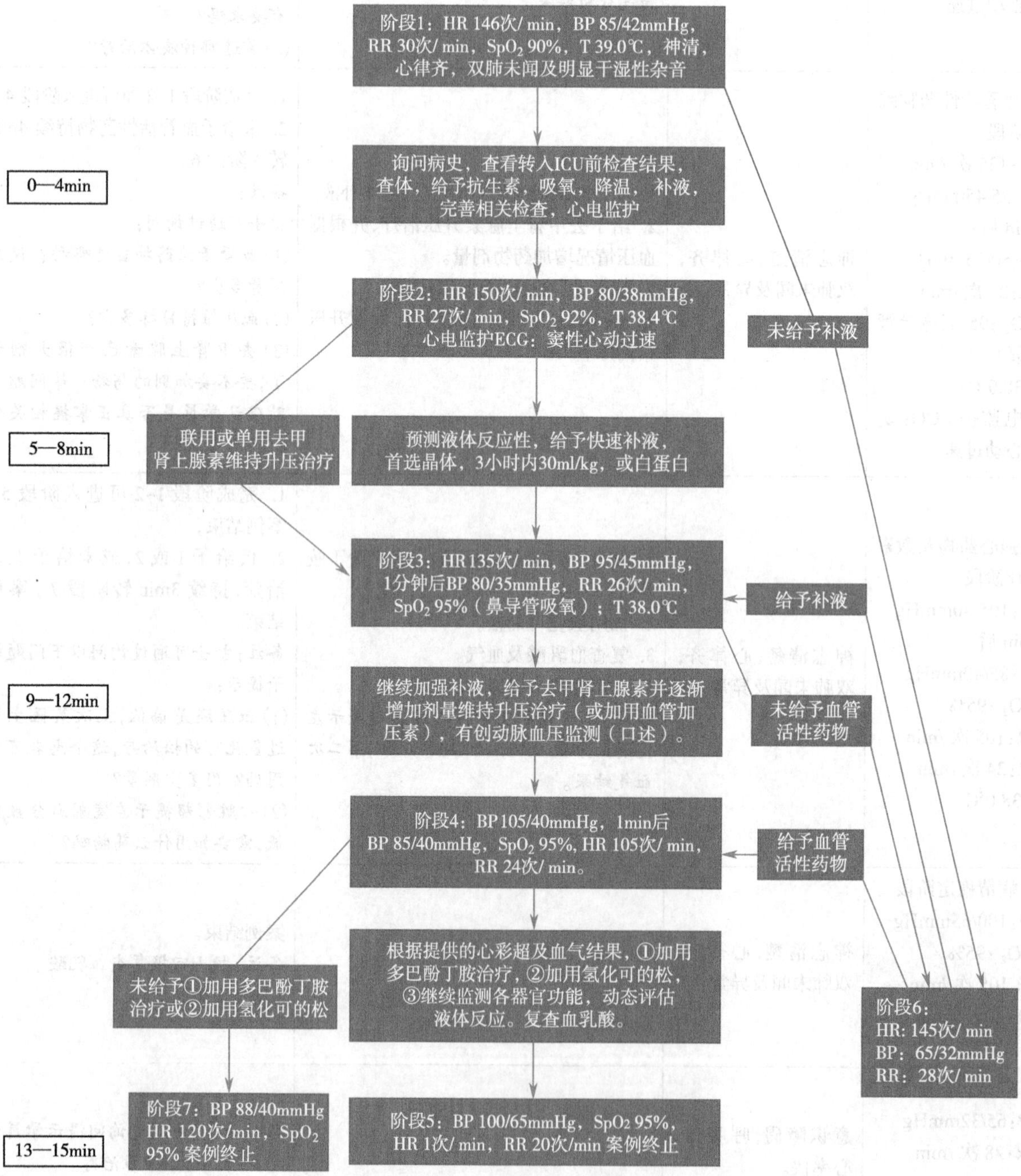

图 1-3-2　案例运行流程图

复盘方案(Debriefing)
1. 复盘策略(Debriefing Strategy) (1)支持结构化复盘(Structured and Supported Debriefing,SSD) (2)音视频支持复盘(Video-Audio assisted Debriefing) (3)引导反思(Guided Reflection) (4)指导反馈(Directive Feedback) 2. 复盘组织形式(Debriefing Organization Forms) 小组(Small Group)形式 3. 复盘地点(Debriefing Location): 讨论室(Discussion Room)或以问题为导向教学室(Problem-Based Learning Room)或复盘室(Debriefing Room) 4. 复盘导师(Debriefer) 促进者(Facilitator) 5. 复盘方法(Debriefing Technique) (1)收集 - 分析 - 总结(Gather-Analyze-Summarize,GAS) (2)音视频支持复盘法(Video-Audio assisted Debriefing Method) (3)情境回顾法(After action review Method) (4)同伴复盘法(Pear-Assisted Debriefing Method) (5)团队复盘法(Team Debriefing Method) (6)混合复盘法(Blended Debriefing Method) (7)主张 - 探寻法(Advocacy-Inquiry Method) (8)优点 - 不足法(Plus-Delta Method) (9)形成性反馈法(Formative Feedback Method) (10)总结性反馈法(Summative Feedback Method) 6. 复盘工具(Debriefing Tools) (1)评估录播系统 (2)主张 - 探寻(Advocacy-Inquiry,AI) (3)核查清单(Checklist) (4)优点 - 不足(Plus-Delta,+/Δ) (5)记录板(Whiteboard) (6)概念图(Concept Mapping)

复盘设计(Debriefing Designing & Implementation)				
阶段	目的	行为	问题提纲	注释
收集	积极地听取参与者的意见,了解他们对自己行为的看法。	1. 需要团队领导叙述。 2. 需要团队澄清或补充信息。	1. 所有人:你感觉如何? 2. 队长:你能告诉我们病人发生了什么事吗? 3. 团队成员:有其他补充吗?	1. 时间保证 7.5分钟,约占复盘时间25%。 (1)分配足够的时间进行信息收集; (2)建构并开展收集阶段,明确支持结构化复盘策略。 2. 方法保证 (1)采用开放式问题及鼓励性教学法: 1)征求学员最初的反应/情绪; 2)确认“分析”阶段待讨论的问题; 3)提升学习兴趣、热情和积极性。 (2)采用“情境回顾法”及“记录板”: 1)对案例及学习目标有共同的理解; 2)在进入“分析”阶段之前,总结学员在收集阶段所共有的关注点(如存疑之处等); 3)板书形式,边引导边归纳,记录如上所共有的关注点。

续表

阶段	目的	行为	问题提纲	注释
分析	促进学生反思并分析他们的行为。	1. 检查事件的准确记录。 2. 报告观察正确和不正确的步骤。 3. 利用咨询来阐明思考的过程。 4. 在必要的地方刺激反射并提供重定向。 5. 利用基于证据的指南作为临床查询/关注的基准。	1. 我注意到 ××，请告诉我更多 ××。 2. 治疗过程中我注意到患者经过治疗，血压仍反复下降，你当时在想什么？为什么给予 ×× 治疗？ 3. 解决冲突：让我们重新集中注意力，重要的不是谁对，而是对病人来说什么是正确的。	1. 时间保证 15 分钟，占复盘时间 50%。 (1)分配足够的时间来执行分析阶段； (2)保证课堂收益，突出教学重点。 2. 方法保证 (1)采用“引导反思”“同伴、团队及混合复盘法”及“核查清单”： 1)将学员的个人观点与观察相结合； 2)以学员对具体而准确的某一行为、互动或先前评论作为探究的基础。 (2)采用“主张-探寻”“形成性反馈法”及“记录板”“优点-不足”： 1)引导学员分享积极的行为、想法； 2)引导学员对需要改进的方面/领域进行自我发现； 3)选择学员模拟过程中的表现或观察到的差距，进行引导并同时总结学员的共识之处； 4)板书形式，边引导边归纳，记录学员“表现差距”(Performance Gap)。 (3)采用“指导反馈”“音视频支持复盘法”及“概念图”： 1)为学员需要进行的改变或改进提供建议； 2)提供建议变更/改进的理论依据和/或事实； 3)反馈集中在全体学员(而不是个人)、表现差距(Performance Gap)、学习目标及场景与临床真实存在的差距(Gap)，并给予建议、解决其差距(Closed Performance Gap)。
总结	便于识别和审查所吸取的经验教训。	1. 验证所有必要的覆盖。 2. 教学/汇报点。 3. 总结讨论/结束。 4. 会议/听取任何意见。 5. 保证足够的时间来执行总结阶段。	1. 在本次治疗中，请你总结两件你认为做的好的行动。 2. 描述两个你认为你/团队需要重点关注的内容。 3. 如果再次抢救这样的病人，你还会做出哪些改进？	1. 时间保证 7.5 分钟，约占复盘时间 25%。 (1)保证时间用来执行总结阶段； (2)强化课堂收益及重要性。 2. 方法保证 (1)采用“引导反思”“记录板”“优点-不足”：根据板书中“优点-不足”的板图形式已呈现的学员表现差距，让学员从中来总结模拟过程中的主要收益[学习目标、表现差距及场景与临床真实存在的差距(Gap)要点]。 (2)采用“总结性反馈法”： 1)学员总结应用这些关键信息(要点和策略)来改变其未来的临床实践(如时间不足，由导师总结关键的信息)； 2)提升临床实践诊疗自信心，提升临床胜任力。
备注： 1. 此次医学模拟课堂教学复盘以“支持结构化复盘”为主要的复盘策略，辅以“引导反思”和“指导反馈”等复盘策略。 2. 整合“主张-探寻法”等多种复盘方法和多种复盘工具，保证教学重点，解决教学难点。 3. 结合实际模拟情境整合多种“基于证据的复盘”(Evidence-Based Debriefing)策略及方法，综合高效执行混合复盘，以实现并提升学员自信心和临床胜任力。				

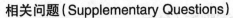

相关问题(Supplementary Questions)

1. 该患者诊断脓毒症休克明确,诊断依据是什么?
2. 当你刚接诊病人,患者主要的临床表现有哪些?
3. 关于脓毒症休克患者的治疗,针对感染方面,处理原则包括哪些?针对患者的情况,你给予什么治疗措施?
4. 患者主要的临床表现为血压下降,你都给予什么治疗措施?治疗过程中有什么是需要特别注意的吗?
5. 在治疗过程中,你选择了哪些血管活性药物治疗?为什么?
6. 当经过补液,血管活性药物治疗,血压仍难以维持于正常范围时,我们还可以采取什么治疗措施?
7. 你觉得自己哪部分做的好?
8. 如果再次抢救这样的病人,你还会做出哪些改进?
9. 还有什么其他的东西你想讨论吗?

第六部分:本次授课使用的教材及参考资料(References,Evidence-Based Practice Guidelines,Protocols,or Algorithms)

教材
于凯江,杜斌.重症医学.北京:人民卫生出版社,2015:72-85.
参考资料
1. 中国医师协会急诊医师分会,中国研究型医院学会休克与脓毒症专业委员会.中国脓毒症/脓毒性休克急诊治疗指南(2018).临床急诊杂志,2018,19(9):567-588. 2. 尿路感染诊断与治疗中国专家共识编写组.尿路感染诊断与治疗中国专家共识(2015版):尿路感染抗菌药物选择策略及特殊类型尿路感染的治疗建议.中华泌尿外科杂志,2015,36(4):241-244.
拓展资料
1. Rhodes A, Evans LE, Alhazzani W,et al.Surviving Sepsis Campaign: International Guidelines for Management of Sepsis and Septic Shock: 2016. Intensive Care Med, 2017 Mar, 43 (3): 304-377. 2. Evans L, Rhodes A, Alhazzani W,et al. Surviving Sepsis Campaign: International Guidelines for Management of Sepsis and Septic Shock 2021. Crit Care Med. 2021 Nov 1, 49 (11): e1063-e1143.

第七部分:教学评估方案(Evaluations & Recommendations)

学习效果核查方案(Outcome-Based Learning Verification Program & Post Simulation Exercises)
1. 核查表(Checklist)(见附件 1-3-3) 2. 教学效果评价表(见附件 1-3-5)

第八部分:案例权属及审修(Ownership & Revision & Validation & Peer Review)

案例权属(Ownership)	
编写日期	2021年6月
案例作者	洪澄英
作者单位	深圳市人民医院
联系邮箱	hcy2184with@hotmail.com
审核修订(Revision & Validation & Peer Review)	
案例审核	李瑛
审稿校正	章能华

附件 1-3-1 标准化病人和助演脚本/台词

1. 泌尿外科医生交班，提供转入ICU前辅助检查结果，同时回答学员的相关问题

(1)交班：患者张某(高级模拟人)，68岁，女性，因“右腰腹痛2天”就诊，偶伴血尿，医院门诊查CT提示右输尿管结石，未予特殊治疗，门诊遂收入我科治疗。入院后考虑“输尿管结石合并感染”，予急诊送手术室行经尿道右侧输尿管支架置入术，患者术后当天出现发热，最高体温39.8℃，血压84/45mmHg，考虑泌尿系感染、脓毒症休克，转入ICU进一步抢救治疗。同时告知门诊血常规，尿常规结果。

(2)如学员提问：术中有无明显出血？

回答：无

(3)如学员提问：术后尿量怎么样？肾功能怎么样？

回答：患者术后回病房至今6小时尿量约300mL，提供肾功能结果。

2. 护士协助学员诊治病人，治疗过程中提供相关的检查结果，提示病情的变化，推进案例运行

(1)阶段1：

如学员接诊患者后未给予完善相关辅助检查，SP护士可通过询问方式提醒：医师，需要做什么检查吗？

如学员始终未给予补液，由护士通过询问方式提醒：医生，病人心电监护显示心率这么快，血压偏低，要不要给予什么治疗啊？需要给点补液吗？

(2)阶段2：

如治疗措施不到位，护士可通过询问的方式给予适当提醒。

如学员只下医嘱：0.9%氯化钠注射液500mL静脉滴注。

护士：补液速度有要求吗？大概多久滴完？

如学员给予补液量不足，护士可通过询问的方式给予适当提醒。

护士：医生，患者这种情况，我们总共大概需要补多少液体啊？多久补完？

(3)阶段3：

如学员未给予血管活性药物：

护士：医生，血压好像更低了，还要加什么药物吗？好像上次有医生用了去甲肾上腺素，这个病人可以用吗？

如给予血管活性药物治疗，但未告知具体剂量：

护士：需要给多少剂量？血压维持目标多少啊？

(4)阶段4：

如学员治疗过程中遗漏某些治疗：

护士：医生，升压药物剂量已经很大了，患者血压还是偏低，上次抢救的时候好像还用了 ××× 药物治疗，这个患者能不能用？

医生：心脏彩超结果拿回来了，你要不要先看看？

附件 1-3-2 教学目标答案

1. 背景资料

(1)脓毒症的定义及诊断标准

脓毒症定义：脓毒症是指因感染引起的宿主反应失调导致的危及生命的器官功能障碍。

诊断标准：对于感染或疑似感染的患者，脓毒症相关性器官功能衰竭评价(SOFA)评分较基线上升 ≥2分。

(2)脓毒症休克的定义

脓毒症休克为在脓毒症的基础上，出现持续性低血压，在充分容量复苏后仍需血管活性药来维持平均动脉压≥65mmHg以及血乳酸浓度>2mmol/L。

2. 脓毒症休克患者病情的初步评估

(1)重点查体,结合门诊检查结果及病史,评估基础器官功能;

(2)生命体征;

(3)预测液体反应性:通过给予直腿抬高试验或补液试验等以监测。

3. 脓毒症休克患者早期治疗(3小时内必须完成的治疗)

(1)急诊检查

根据需要完善实验室检查:血气,血乳酸,脓毒症组合,血常规,凝血功能,肝肾功能,电解质,脑利尿钠肽,心肌酶,心电图,尿常规,输血前检查及血/尿培养等,

影像学检查:完善胸片,明确肺部情况;必要时复查泌尿系CT明确病情变化;完善心脏彩超,鉴别休克原因。

(2)抗感染治疗

抗生素使用前留取病原学检查(1小时内)。

给予广谱抗生素(最佳1小时内,不超过3小时),主要覆盖泌尿系感染常见病原菌,如大肠埃希菌等,同时注意覆盖其他可能的病原体。

(3)液体复苏方案

复苏目标:平均动脉压≥65mmHg,血乳酸恢复正常水平。

低血压或乳酸≥4mmol/L,首先进行液体复苏,必要时加用血管活性药物;

液体复苏应尽早开始,首选晶体,在拟诊为脓毒症休克起3小时内输注至少30mL/kg晶体液进行初始复苏,在早期复苏及随后的容量替代治疗阶段,当需要大量的晶体溶液时,建议可以加用白蛋白。

监测血乳酸水平及血流动力学情况指导复苏。

4. 脓毒症休克患者其他治疗措施

(1)血管活性药物(前期充分液体复苏)的合理选择并给予动脉血压监测。

去甲肾上腺素:首选。

多巴胺:适用于快速性心律失常风险低或心动过缓的患者。

(2)血管升压素:建议在去甲肾上腺素基础上加用血管升压素(最大剂量0.03U/min)以达到目标平均动脉压或降低去甲肾上腺素的用量,特利加压素与血管升压素具有相似的效应。

(3)多巴酚丁胺的使用:经过充分液体复苏及血管活性药物治疗仍持续低灌注,可选用。

(4)氢化可的松的使用:经过充分液体复苏及血管活性药物治疗血流动力学仍不稳定,建议使用氢化可的松,每天200mg。

(5)碳酸氢钠:pH≥7.15时,不建议使用碳酸氢钠来改善血流动力学。

(6)建议所有需要血管活性药物的患者置入动脉导管进行连续性血压测定。

附件1-3-3 教学评估核查表(Checklist)

为评价模拟教学实施进展和项目完成度,分别用“√”和“×”标识项目有/无操作或者是执行/未执行。

项目	是(有执行)	否(未执行)
1. 了解基础器官功能		
(1)听诊:心肺		
(2)注意心率,血压		
(3)注意呼吸速率及 SpO_2		

续表

项目	是(有执行)	否(未执行)
(4)注意神志		
(5)了解肾功能状况及出入量		
2. 吸氧,选择鼻氧管		
3. 动态监测乳酸/血流动力学		
4. 抗生素使用前留取标本培养 尽早使用针对泌尿系感染的广谱抗生素		
5. 预测液体反应性		
6. 低血压或乳酸≥4mmol/L 的予 30mL/kg 晶体液		
7. 早期容量复苏后持续存在低血压情况下或乳酸≥4mmol/L,使用血管活性药物		
8. 选择正确的血管活性药物(前期充分液体复苏)维持平均动脉压≥65mmHg		
(1)去甲肾上腺素		
(2)血管升压素		
9. 多巴酚丁胺的使用		
10. 有创血压监测		
11. 激素使用:氢化可的松		
12. 早期复苏目标		
13. 人文关怀		

附件 1-3-4 学习效果评价表(自评)

项目	培训前					培训后				
	1	2	3	4	5	1	2	3	4	5
1. 脓毒症休克概念的理解										
2. 容量反应性判断										
3. 脓毒症休克患者 3 小时内必须完成的治疗(包括液体复苏)										
4. 血管活性药物的使用										
5. 多巴酚丁胺的使用										
6. 激素的使用										
7. 早期复苏目标										

项目	是	否
1. 愿意接受类似模拟教学		
2. 调动学习积极性		
3. 更有利于知识理解		
4. 有信心参与该类患者救治		
5. 带教整体评价(好)		
6. 是否愿意推荐别人参加本课程		

附件 1-3-5　医学模拟教学课程质量及教学质量评价表

组别：第____组　授课题目：________________　授课时间：__________　学员：__________

评价指标		指标内涵	分值	得分
课程质量	教学对象	教学对象明确，层次清晰	10	
	教学主题	教学主题定位准确，难度适宜，符合教学对象的层次	10	
	教学目标	教学目标设定具体，明确，量化，可达到	10	
	场景设定	场景布置合理，组织有序，可操作性强	10	
	课程内容	课程内容面向全体教学对象，难易适中	10	
		课程内容与时间安排恰当，重点、难点分布恰当	10	
教学质量	复盘	问题设计与学习目标相呼应，注重发现问题、解决问题的能力	10	
	教学效果	采用有效的方式、方法对课堂教学及学习效果进行评价	10	
	教姿教态	着装典雅庄重，精神饱满，教态自然大方	10	
	综合评价（与教案的吻合度）	课堂演示总体评价： 现场授课的内容、重点、时间安排在本节课教案计划内进行	10	
总分			100	
专家建议：				

第四节　急性广泛前壁 ST 段抬高心肌梗死后室性心律失常的处理

第一部分：案例概况（Overview）

案例主题（Title）				
案例主题	急性广泛前壁 ST 段抬高心肌梗死后室性心律失常的处理			
授课对象、场景布置及辅助人员（Roles & Guidelines）				
授课对象及人数	学员学科：内科	学员层级：住培三年级		学员人数：4 人
教学地点	☑模拟实训室	☐原位模拟		☐其他
授课导师	导师：1 人			
辅助人员	☑标准化病人：1 人，☑助演：2 人 ☐模拟工程师___人，☐其他人员：___人			
模拟时间分配（合计 50 分钟，不含场景布置和复原）	场景布置	30 分钟	课前介绍（Prebriefing）	5 分钟
	情境运行	15 分钟	复盘（Debriefing）	30 分钟
	场景复原	10 分钟		

续表

案例简介(Summary)	
案例简介	患者张某,45岁男性,主诉为"胸痛3小时",在家属陪同下来我院急诊就诊。学员作为急诊科医生需根据提供的病史及相关辅助检查结果对该患者进行诊断和诊疗处理。通过该案例设计,使学生掌握急性心肌梗死的诊断和一般治疗原则,充分认识急性心肌梗死后室性心律失常的处理及电复律的操作流程,提高学生面对急危重症的抢救能力及与患者家属、医学团队的沟通能力。
教学目标(Learning Objectives)(※ 标识为本案例的学习重点)	
知识目标(Knowledge)	※1. 明确急性广泛前壁ST段抬高心肌梗死的诊断标准和一般治疗原则。 ※2. 能够描述急性心肌梗死后室性心律失常的心电图特点和处理方法。
技能目标(Skill)	※1. 能够正确进行电复律操作; ※2. 能够正确使用治疗急性心肌梗死后室性心律失常的药物。
情感目标(Attitude)	1. 能够与患者家属进行有效沟通; 2. 能够与医疗团队进行有效沟通。
供给导师信息(Information for Faculty & Education & Simulation Theory/Framework)	

1. 案例信息

患者张某,45岁男性,胸痛3小时来急诊就诊。患者3小时前在搬重物过程中突发胸痛,位于心前区,约手掌大小,呈持续性压榨感,可向左肩部放射,伴大汗淋漓,无头晕、黑矇,无恶心、呕吐,无咳嗽、咳痰,休息后不能缓解,被分诊护士分入急诊抢救室。

体格检查:体温36.5℃,脉搏80次/min,呼吸20次/min,血压117/84mmHg(左上肢)、125/89mmHg(右上肢),颈静脉无怒张,两肺呼吸音清,未闻及干湿啰音,心律齐,心脏各瓣膜听诊区未闻及病理性杂音,未闻及心包摩擦音,腹软,无压痛、反跳痛,未闻及腹部血管杂音,双下肢不肿。

学员接诊患者根据病史及辅助检查诊断急性广泛前壁心肌梗死,下达指令心电监护、开通静脉通道,予"急性心梗急救一包药"及硝酸甘油处理,3分钟后患者HR 100次/min,BP 130/85mmHg,RR 20次/min,SpO_2 98%,心电监护示频发室性早搏,予胺碘酮或利多卡因治疗,5分钟后患者HR 160次/min,BP 60/40mmHg,RR 22次/min,SpO_2 85%,心电监护示室性心动过速,予电复律,患者HR 85次/min,BP 110/75mmHg,RR 19次/min,SpO_2 96%,病情平稳,与患者家属交待病情,运行结束。无论学员能否正确处理频发室性早搏,5分钟后患者均发生室性心动过速。如学员在规定时间内未行电复律,患者死亡,病例运行结束。

2. 教学策略(Instructional Strategy)

(1)混合式模拟教学(Simulation-Based Blended Learning)

(2)高仿真模拟教学(High-Fidelity Simulation)

(3)循证教学(Evidence-Based Teaching/Learning)

(4)模拟提升跨学科教学(Simulation-Enhanced Interprofessional Education, Sim-IPE)

3. 教学组织形式(Instructional Organization Forms)

小组(Small Group)形式展开高仿真模拟课堂学习和沉浸式学习

4. 教学方法(Instructional Methods)

启发式教学法、互动式教学法、循证教学法、复盘、沉浸式教学法、高仿真模拟教学法、案例教学法、深入教学/学习法(Deepen Learning)、问卷调查法(Survey-Based Teaching)、鼓励性教学法(Incentive Teaching Method)、同伴互学(Peer to Peer Learning, P2P)

5. 教学工具(Instructional Aids)

成人高仿真综合模拟人、模拟监护仪、评估录播系统、核查表、学前调查问卷

6. 核查工具/方法(Checklist Tools/Methods)

(1)工具:核查表(Checklist)

(2)方法:团队复盘(Team Debriefing)

续表

首次供给学员信息(Learner Information Needed Prior to Scenario)
患者张某,45 岁,男性,胸痛 3 小时来急诊就诊。由家属陪同至急诊就诊。请您作为值班医生接诊患者并进行诊疗处理。
模拟教学前学员应具备的知识和技能(Participant Requirements & Pilot Test)
1. 知识　已进行急性心肌梗死的诊断及治疗、心肌梗死心电图判断、心肌梗死后室性心律失常的处理的课程学习并通过考核。 2. 技能　已进行电复律技能培训并通过相关考核。

第二部分:病例信息(Case Information)

初始病例信息(Initial Brief Description of Case)			
患者姓名:张某	年龄:45 岁	性别:☑男　□女　□其他	体重:60kg
主诉:胸痛 3 小时			

现病史:根据剧情需要,可先告诉学员或学员询问后才提供,以下均同。

患者自诉 3 小时前在搬重物过程中突发胸痛,位于心前区,约手掌大小,呈持续性压榨感,可向左肩部放射,伴大汗淋漓,无头晕、黑矇,无恶心、呕吐,无咳嗽、咳痰,休息后不能缓解,自行到我院急诊就诊。起病以来,患者精神、睡眠、胃纳一般,大小便如常,体重无明显改变。既往抽烟 20 余年,每天 40 支,未戒烟。其父亲有冠心病史。

体格检查:体温 36.5℃,脉搏 80 次 /min,呼吸 20 次 /min,血压 117/84mmHg(左上肢),125/89mmHg(右上肢),颈静脉无怒张,两肺呼吸音清,未闻及干湿啰音,心律齐,心脏各瓣膜听诊区未闻及病理性杂音,未闻及心包摩擦音,腹软,无压痛、反跳痛,未闻及腹部血管杂音,双下肢不肿。

辅助检查:

1. 首份心电图(图 1-4-1)

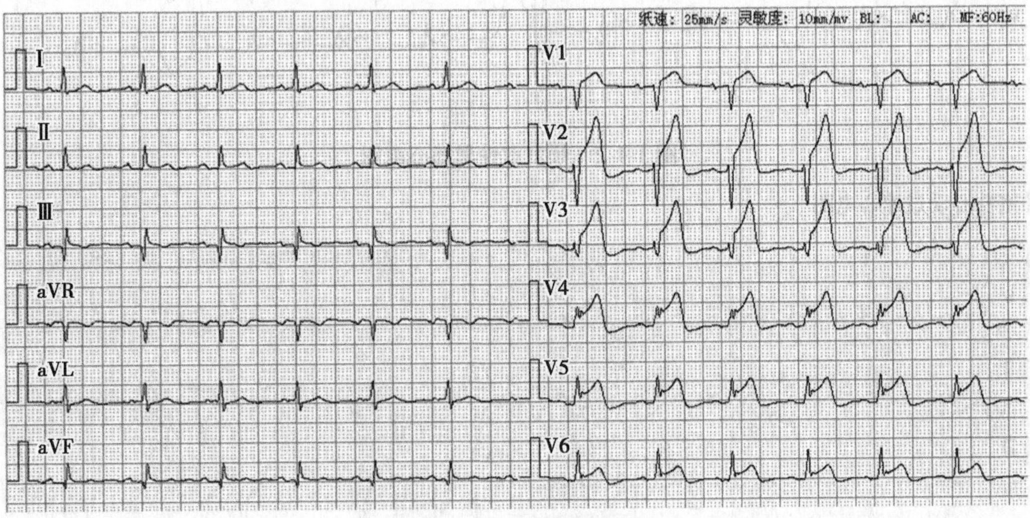

图 1-4-1　首份心电图

2. 急诊心肌损伤四项　肌红蛋白 177.23ng/mL,心肌肌钙蛋白 0.165ng/mL(<0.02ng/mL),CK-MB 2.26ng/mL,脑利尿钠肽 165ng/mL。

3. 急诊血常规、D- 二聚体、急诊生化组合均未见明显异常。

4. 床边心脏彩超　前壁室壁运动节段性减弱,未见明显瓣膜反流,左室射血分数 55%。

补充病例信息（Supplementary Information & Significant Lab and Diagnostic Findings）

1. 频发室性早搏心电图

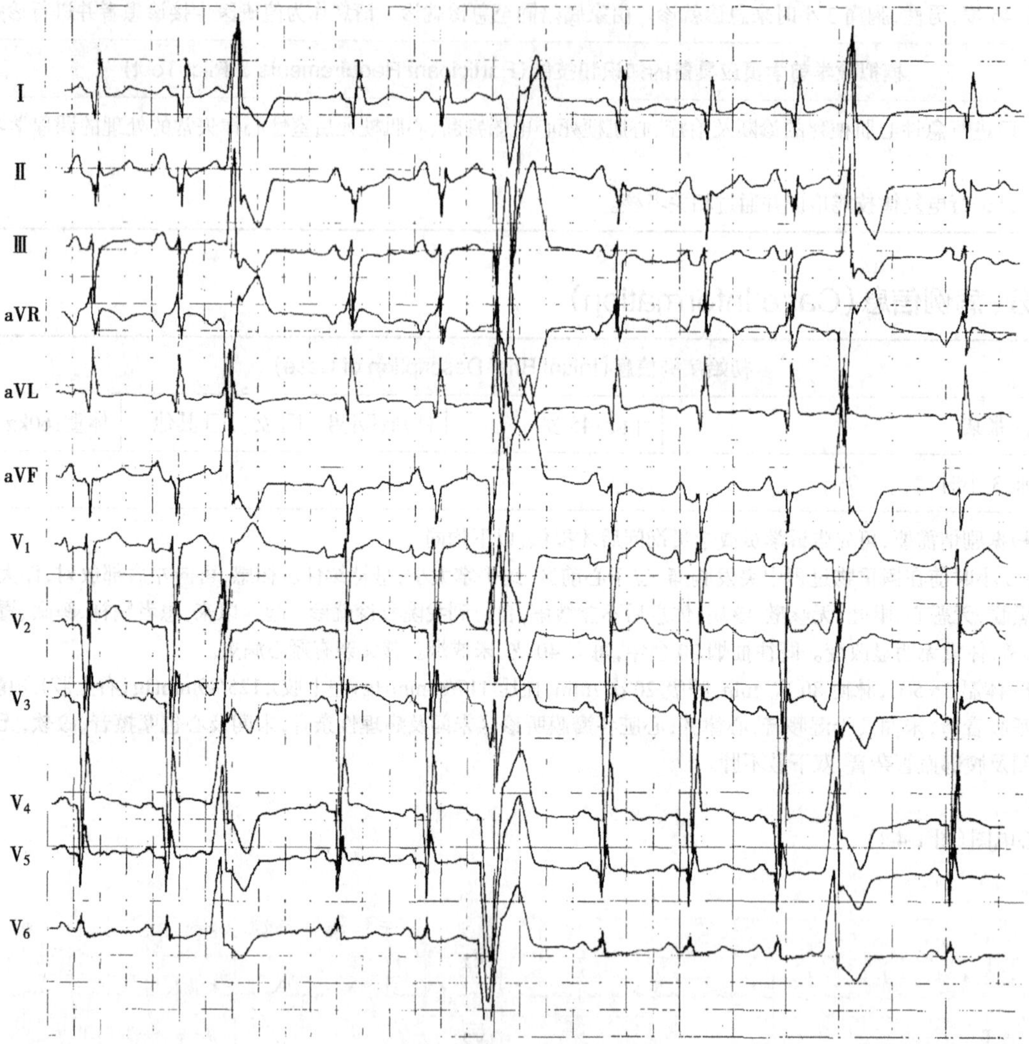

图 1-4-2　频发室性早搏心电图

2. 持续性室性心动过速心电图

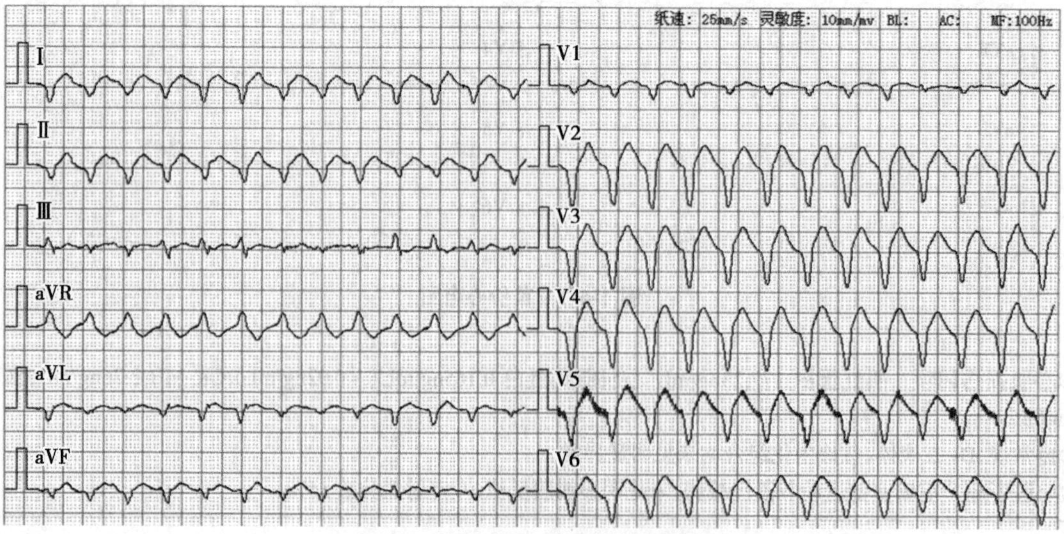

图 1-4-3　持续性室性心动过速心电图

第三部分：模拟设备要求 / 场景布置要求（Equipment & Scene Layout）

A. 模拟患者（Fidelity/Modality & Simulated Patient Type）

☑高仿真模拟人 / 器

☑标准化病人

□任务训练器

□混合（Hybrid）模式

B. 设备 / 物品清单（Props）

序号	名称	品规或相应要求	数量	其他要求
1	心电监护仪	无	1台	无
2	除颤仪	无	1台	无
3	抢救车	备抢救药品：见药品清单	1台	无
4	静脉留置针	无	1套	无
5	吸氧设备	氧气筒，氧管，蒸馏瓶	1套	无
6	病床	无	1张	无
7	心电图机	无	1台	无

以上为模拟过程中应该用到的物品、设备和模拟液体等。

C. 模拟药品和液体清单（Medications and Fluids）

序号	名称	品规或相应要求	数量	其他要求
1	"急性心梗急救一包药"	阿司匹林 300mg，替格瑞洛 180mg，瑞舒伐他汀 20mg	1包	无
2	硝酸甘油片	5mg	3片	无
3	模拟硝酸甘油注射液	1mL∶5mg	4支	无
4	模拟利多卡因注射液	5mL∶0.1g	4瓶	无
5	模拟美托洛尔注射液	5mL∶5mg	1支	无
6	模拟胺碘酮注射液	3mL∶0.15g	5支	无
7	模拟肾上腺素注射液	1mL∶1mg	5支	无
8	0.9% 氯化钠注射液	100mL；250mL；500mL	3瓶	无
9	5% 葡萄糖注射液	100mL；250mL；500mL	3瓶	无

以上为模拟过程中应该用到的药品及学员可能要用到的模拟药品和液体等。

D. 模拟人化妆及场地布置（Simulated Patient Makeup & Simulation Location & Setting/Environment）

无

E. 初始监护状态（Initial Monitoring State）

□初始状态患者已经接监护

☑初始状态患者未接监护

F. 患者（模拟人）初始设定（Initial State Setting）

T：36.5℃	HR：80 次 /min	RR：20 次 /min	SpO_2：97%
NIBP：125/89mmHg	IBP：无	CVP：无	
神志：清楚	瞳孔及对光反射：双侧瞳孔直径 3mm，等大等圆，直接及间接对光反射均灵敏		
其他（如气道、心肺听诊等）：无特殊			

第四部分：标准化病人和助演分工及职能（Standardized Patient & Confederate & Observer）

标准化病人和助演分工及职能（Standardized Patient & Confederate & Observer）	
角色（Roles）	职能（Functions）
标准化病人	负责陈述病人不适，推动剧情发展，标准化病人脚本详见附件 1-4-1。
助演	标准化护士，负责配合学员执行医嘱，在学生决策错误或无法决策时推动剧情发展，台词详见附件 1-4-1。 标准化家属，已通过标准化角色培训及考核，负责配合学员谈话。

第五部分：课堂设计（Class Design）

课前介绍（Prebriefing）
1. 课程介绍 (1)本模拟课程的目的是为了提升学员对危重症患者的救治水平和医疗团队的沟通合作能力，是一个学习体验过程。 (2)要求案例运行过程中按照真实的临床场景对待，遵循医疗诊治规范、团结合作、注重人文，并尽量将思考过程表达出来。 (3)所有参与人员遵循信任、保密、尊重原则，学习过程中的表现和讨论不会带来任何不良影响。 (4)课程分为课前简介、案例运行、复盘三个部分，大概时间分别为 5 分钟、15 分钟、30 分钟，其中运行阶段的结束时间由导师宣布为准。 2. 环境及模拟人介绍 (1)目前所在为急诊抢救室，现场备有抢救设备及急救药品；抢救室内可以进行快速血气、心肌酶的床边检验，可以进行床边心电图检查；相邻房间依次为药房、急诊化验室、超声室、X 线室，可以开展相关床边检查，急诊 CT 室距此处 200 米。 (2)由高仿真模拟人模拟患者时，可以进行意识判断、心肺听诊、皮肤外观检查、心电监护、输液给药、抽血送检，可以进行心电图、胸外按压、气管插管、电除颤等操作。 (3)抢救室内有值班电话，供联系医技科室、请会诊、请示上级医生使用。 3. 模拟案例介绍 急诊抢救室下午 4 点，住培学员 A 为值班医生，负责接诊病人、组织抢救；其他 3 名学员为住院医师，配合抢救；现场还有值班护士 1 名，配合执行医嘱。患者张某，45 岁，男性，主因“胸痛 3 小时”，由家属陪同至急诊就诊。住培学员 A 作为值班医生接诊患者并进行相关处理，其他学员作为住院医师配合抢救。

情境运行（Scenario & Case Running）			
运行剧本（Progression Outline）			
阶段 / 生命体征	患者状态	预期学员行为	线索 / 提示
1. 阶段 1 HR 80 次 /min BP 125/89mmHg RR 20 次 /min SpO_2 97% T 36.5℃	神志清楚，急性面容，心肺腹查体无特殊。	1. 能够正确诊断疾病：急性广泛前壁 ST 段抬高心肌梗死。 2. 下达口头一般医嘱：卧床休息、心电监护、开通静脉通道、吸氧。 3. 下达口头药物医嘱：“急性心梗急救一包药”、硝酸甘油片、硝酸甘油注射液、吗啡注射液。 4. 请心内科急会诊。	1. 线索 / 提示： （如情境运行第 1 分钟时学员未能诊断）标准化护士：医生，这个心电图好多导联 ST 段都抬高了，现在需要做什么处理吗？ 2.（如情境运行第 2 分钟时学员没有使用心电监护）标准化护士：这个病人看起来非常痛苦，需要给他心电监护吗？ 3. 触发：患者病情进一步发展，情境运行第 3 分钟时心率上升至 100 次 /min，心电监护报警。
2. 阶段 2 HR 100 次 /min BP 130/85mmHg RR 20 次 /min SpO_2 98% T 36.5℃	神志清楚，急性面容，心肺腹查体无特殊。	1. 正确判断心电图：频发室性早搏。 2. 下达口头药物医嘱：正确使用胺碘酮或利多卡因。	1. 线索 / 提示： 标准化护士：医生，患者心电监护报警了，有异常波形，请问是什么情况？需要处理吗？ 2. 触发： 患者出现意识不清，心率上升至 160 次 /min，血压下降至 60/40mmHg，SpO_2 下降至 85%。

续表

阶段 / 生命体征	患者状态	预期学员行为	线索 / 提示
3. 阶段 3 HR 160 次 /min BP 60/40mmHg RR 22 次 /min SpO_2 85% T 36℃	神志模糊，急性面容，全身湿冷，双肺呼吸音粗，心率快，腹部查体无特殊。	1. 正确判断心电图：室性心动过速。 2. 电复律操作。 3. 下达口头医嘱：转运病人至导管室，备好呼吸球囊面罩、除颤仪。	1. 线索 / 提示： 标准化护士：医生，患者意识不太好，心电监护又出现新的异常波形，需要处理吗？ 2. 触发： 患者血压、血氧恢复正常，心电监护报警结束，心内科会诊医师评估有急诊手术指征。 3. 未使用电复律，患者死亡。
4. 阶段 4 HR 85 次 /min BP 110/75mmHg RR 19 次 /min SpO_2 96% T 36℃	神志清楚，正常面容，心肺腹查体无特殊。	1. 交待患者的诊断、治疗经过及目前情况。 2. 交待患者下一步的治疗方案。 3. 注意人文关怀。	线索 / 提示： 标准化病人家属：医生，我的爸爸目前情况怎样啊？

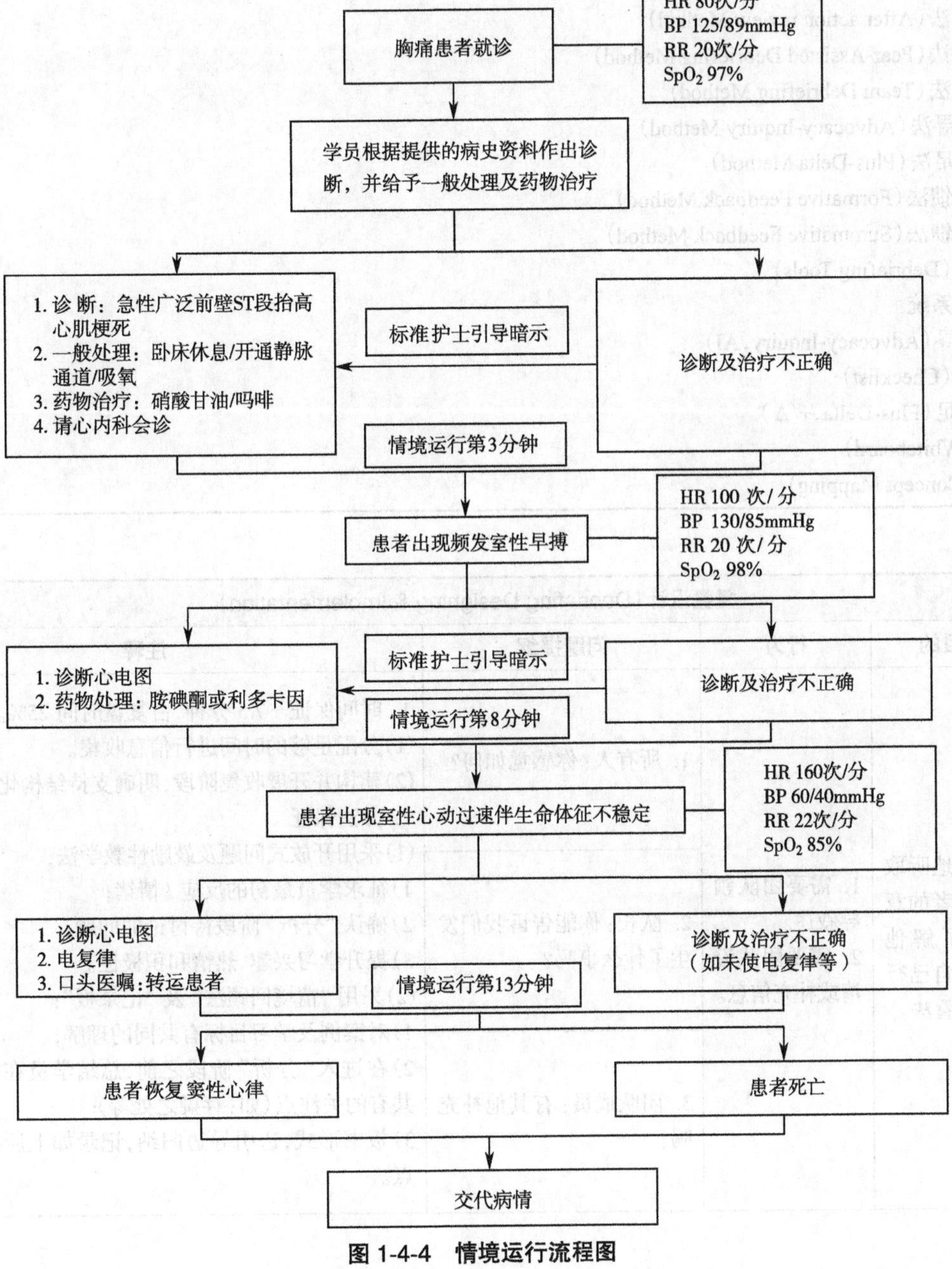

图 1-4-4 情境运行流程图

复盘方案（Debriefing）
1. 复盘策略（Debriefing Strategy） (1)支持结构化复盘（Structured and Supported Debriefing，SSD） (2)音视频支持复盘（Video-Audio assisted Debriefing） (3)引导反思（Guided Reflection） (4)指导反馈（Directive Feedback） 2. 复盘组织形式（Debriefing Organization Forms） 小组（Small Group）形式 3. 复盘地点（Debriefing Location） 讨论室（Discussion Room） 4. 复盘导师（Debriefer） 促进者（Facilitator） 5. 复盘方法（Debriefing Technique） (1)收集 - 分析 - 总结（Gather-Analyze-Summarize，GAS） (2)音视频支持复盘法（Video-Audio assisted Debriefing Method） (3)情境回顾法（After action review Method） (4)同伴复盘法（Pear-Assisted Debriefing Method） (5)团队复盘法（Team Debriefing Method） (6)主张 - 探寻法（Advocacy-Inquiry Method） (7)优点 - 不足法（Plus-Delta Method） (8)形成性反馈法（Formative Feedback Method） (9)总结性反馈法（Summative Feedback Method） 6. 复盘工具（Debriefing Tools） (1)评估录播系统 (2)主张 - 探寻（Advocacy-Inquiry，AI） (3)核查清单（Checklist） (4)优点 - 不足（Plus-Delta，+/Δ） (5)记录板（Whiteboard） (6)概念图（Concept Mapping）

复盘设计（Debriefing Designing & Implementation）				
阶段	目的	行为	问题提纲	注释
收集	积极地听取参与者的意见，了解他们对自己行为的看法。	1. 需要团队领导叙述。 2. 需要团队澄清或补充信息。	1. 所有人：你感觉如何？ 2. 队长：你能告诉我们发生了什么事吗？ 3. 团队成员：有其他补充吗？	1. 时间保证 7.5 分钟，占复盘时间 25%。 (1)分配足够的时间进行信息收集。 (2)建构并开展收集阶段，明确支持结构化复盘策略。 2. 方法保证 (1)采用开放式问题及鼓励性教学法： 1)征求学员最初的反应 / 情绪； 2)确认"分析"阶段待讨论的问题； 3)提升学习兴趣、热情和积极性。 (2)采用"情境回顾法"及"记录板"： 1)对案例及学习目标有共同的理解； 2)在进入"分析"阶段之前，总结学员在收集阶段所共有的关注点（如：存疑之处等）； 3)板书形式，边引导边归纳，记录如上所共有的关注点。

续表

阶段	目的	行为	问题提纲	注释
分析	促进学生反思并分析他们的行为。	1. 检查事件的准确记录 2. 报告观察正确和不正确的步骤 3. 利用咨询来阐明思考的过程 4. 在必要的地方刺激反射并提供新方向 5. 利用基于证据的指南作为临床查询/关注的基准	1. 我注意到××，请告诉我更多×× 2. 你觉得怎么样？你当时在想什么？但是，我了解到场景的更多“×”方面。 3. 解决冲突：让我们重新集中注意力，重要的不是谁对，而是对病人来说什么是正确的？	1. 时间保证　15分钟，占复盘时间50%。 (1)分配足够的时间来执行分析阶段。 (2)保证课堂收益，突出教学重点。 2. 方法保证 (1)采用“引导反思”“同伴、团队及混合复盘法”及“核查清单”： 1)将学员的个人观点与观察相结合； 2)以学员对具体而准确的某一行为、互动或先前评论作为探究的基础。 (2)采用“主张-探寻”“形成性反馈法”及“记录板”“优点-不足”： 1)引导学员分享积极的行为、想法； 2)引导学员对需要改进的方面/领域进行自我发现； 3)选择学员模拟过程中的表现或观察到的差距，进行引导并同时总结学员的共识之处； 4)板书形式，边引导边归纳，记录学员“表现差距”(Performance Gap)。 (3)采用“指导反馈”及“音视频支持复盘法”及“概念图”： 1)为学员需要进行的改变或改进提供建议； 2)提供建议变更/改进的理论依据和/或事实； 3)反馈集中在全体学员(而不是个人)、表现差距(Performance Gap)、学习目标及场景与临床真实存在的差距(Gap)，并给予建议、解决其差距(Closed Performance Gap)。
总结	便于识别和审查所吸取的经验教训。	1. 验证所有必要的覆盖 2. 教学/汇报点 3. 总结讨论/结束 4. 会议/听取任何意见 5. 保证足够的时间来执行总结阶段	1. 使用两种你认为有效或者做得好的行动和事件。 2. 描述两个你认为你/团队需要工作的领域。 3. 描述你认为可以改进的地方。	1. 时间保证　7.5分钟，占复盘时间25%。 (1)保证时间用来执行总结阶段； (2)强化课堂收益及重要性。 2. 方法保证 (1)采用“引导反思”“记录板”“优点-不足”： 根据板书中“优点-不足”的板图形式从呈现的学员表现差距，让学员从中来总结模拟过程中的主要收益[学习目标、表现差距及场景与临床真实存在的差距(Gap)要点]。 (2)采用“总结性反馈法”： 1)学员总结应用这些关键信息(要点和策略)来改变其未来的临床实践；(如时间不足，由导师总结关键的信息) 2)提升临床实践诊疗自信心，提升临床胜任力。

备注：
1. 此次医学模拟课堂教学复盘以“支持结构化复盘”为主要的复盘策略，辅以“引导反思”和“指导反馈”等复盘策略。
2. 整合“主张-探寻法”等多种复盘方法和多种复盘工具，保证教学重点，解决教学难点。
3. 结合实际模拟情境整合多种“基于证据的复盘”(Evidence-Based Debriefing)策略及方法，综合高效执行混合复盘，以实现并提升学员自信心和临床胜任力。

相关问题(Supplementary Questions)

1. 急性ST段抬高心肌梗死的诊断标准是什么？心电图如何定位？
2. 急性心肌梗死持续有症状患者应该给予什么处理？

3. 心肌梗死后室性心律失常的心电图特点是怎样？如何处理？

4. 电复律该如何操作？

第六部分：本次授课使用的教材及参考资料（References, Evidence-Based Practice Guidelines, Protocols, or Algorithms）

教材
1. 葛均波，徐永健，王辰. 内科学. 9 版. 北京：人民卫生出版社，2018. 2. 万学红，卢雪峰. 诊断学. 9 版. 北京：人民卫生出版社，2018.
参考资料
1. 中华医学会心血管病学分会，中华心血管病杂志编辑委员会. 急性 ST 段抬高型心肌梗死诊断和治疗指南（2019）. 中华心血管病杂志，2019，47（10）：766-783. 2. 中华医学会心电生理和起搏分会，中国医师协会心律学专业委员会. 2020 室性心律失常中国专家共识（2016 共识升级版）. 中华心律失常学杂志，2020，24（03）：188-258.
拓展资料
中华医学会急诊医学分会，中国医疗保健国际交流促进会胸痛分会. 急性胸痛急诊诊疗专家共识. 中华急诊医学杂志，2019，28（4）：413-420.

第七部分：教学评估方案（Evaluations & Recommendations）

学习效果核查方案（Outcome-Based Learning Verification Program & Post Simulation Exercises）
1. 核查表见附件 1-4-4、附件 1-4-5. 2. 医学模拟教学课程质量及教学质量评价表，附件 1-4-6.

第八部分：案例权属及审修（Ownership & Revision & Validation & Peer Review）

案例权属（Ownership）	
编写日期	2021 年 7 月
案例作者	杨文聪　杨思聪　袁清华　唐开宇　杜志民
作者单位	中山大学附属第七医院
联系邮箱	63867649@qq.com
审核修订（Revision & Validation & Peer Review）	
案例审核	李瑛
审稿校正	刘圆

附件 1-4-1

助演或标准病人台词脚本	
角色	描述角色、预期行为以及干预 / 提示学习者的关键时刻，包括所需的任何脚本（包含在患者无反应时传达该患者相关信息）。
助演任务及对学员可能提问或要求的回答	助演一（护士） 1.（引导就诊患者前来）医生，这是患者刚才的检查结果。 2.（如情景运行第 1 分钟时学员未能诊断）医生，这个心电图好多导联 ST 段都抬高了！ 3. 现在需要做什么处理吗？ 4.（如情景运行第 2 分钟时学员没有使用心电监护）这个病人看起来非常痛苦，需要给他心电监护吗？ 5.（如使用硝酸甘油或吗啡）请问用多少？怎么用？ 6. 医生，患者心电监护报警了，有异常波形，请问是什么情况？需要处理吗？

续表

助演或标准病人台词脚本	
助演任务及对学员可能提问或要求的回答	7.（如使用利多卡因）请问用多少？怎么用？ 8.（使用利多卡因或未能正确用药）医生，患者意识不太好，心电监护又出现新的异常波形，需要处理吗？ 9. 医生，患者家属想要了解病情 助演二（患者家属） 1. 医生，我的爸爸目前情况怎样啊？ 2. 我爸爸情况严重吗？ 3. 拜托您一定要医好我爸爸，谢谢医生！
SP 台词	1. 医生，我刚才做了些检查，我得了什么病啊？ 2. 医生，我胸部好痛，像石头压着一样，能不能给我止痛。 3. 医生，我现在感觉有点心慌。 4. 医生，我现在感觉心慌更厉害了，有点头晕、想吐。

附件 1-4-2 情境运行 - 剧情

学习目标	标准病人状态	标准病人台词	预期学员反应	学员可能反应	时间	模拟器	助手主动台词
1. 急性心肌梗死的诊断及初步处理	患者持续胸痛伴冷汗。	1. 医生，我刚才做了些检查，我得了什么病啊？ 2. 医生，我胸部好痛，像石头压着一样，能不能给我止痛？	1. 正确诊断：急性广泛前壁 ST 段抬高心肌梗死。 2. 作出处理：护士上心电监护，开通静脉通道。 3. 药物处理："急性心梗急救一包药"、硝酸甘油舌下 0.5mg 含服或吗啡 3~5mg 静脉注射。 4. 请心内科急会诊。	1. 诊断不正确； 2. 无评估； 3. 药物用法不正确。	3min	心电图提示 V_1~V_6 导联 ST 段抬高。	1.（引导就诊患者前来）医生，这是患者刚才的检查结果。 2.（如学员未能诊断）医生，这个心电图好多导联 ST 段都抬高了。 3. 现在需要做什么处理吗？ 4.（如学员没有使用心电监护）标准化护士：这个病人看起来非常痛苦，需要给他心电监护吗？ 5.（如使用硝酸甘油或吗啡）请问用多少？怎么用？
2. 频发室性早搏的诊断和处理	/	医生，我现在感觉有点心慌。	1. 正确诊断心律失常类型。 2. 正确使用胺碘酮或利多卡因：胺碘酮 150mg 静脉缓慢推注（10~20 分钟）后以 0.5~1mg/min 静脉泵入，或利多卡因 50~100mg 静脉推注后以 1~4mg/min 泵入。	1. 诊断错误； 2. 药物使用错误。	5min	心电监护示：频发室性早搏波形，HR 100 次 /min，BP 130/85mmHg RR 20 次 /min，SpO_2 98%。	1. 医生，患者心电监护报警了，有异常波形，请问是什么情况？需要处理吗？ 2.（如使用胺碘酮或利多卡因）请问用多少？怎么用？
3. 室性心动过速的诊断和电复律	/	医生，我现在感觉心慌更厉害了，有点头晕、想吐。	1. 正确诊断心律失常类型； 2. 正确电复律。	1. 诊断错误； 2. 除颤仪使用不熟练。	5min	心电监护示：单形性室性心动过速波形，HR 160 次 /min，BP 60/40mmHg，RR：22 次 /min，SpO_2 85%。	（使用利多卡因、胺碘酮或未能正确用药）医生，患者意识不太好，心电监护又出现新的异常波形，需要处理吗？

续表

学习目标	标准病人状态	标准病人台词	预期学员反应	学员可能反应	时间	模拟器	助手主动台词
4. 与患者家属沟通	患者家属在急诊门口等待，神情焦虑。	1. 医生，我的爸爸目前情况怎样啊？ 2. 我爸爸情况严重吗？ 3. 拜托您一定要医好我爸爸，谢谢医生！	医生向家属交待病情，告知风险及下一步手术的必要性。	1. 未告知风险； 2. 未告知正确治疗方案	2min	心电监护示：窦性心律，HR 85 次 /min，BP 110/75mmHg RR 19 次 /min，SpO_2 96%。	医生，患者家属想要了解病情。

附件 1-4-3 教学目标答案

一、急性广泛前壁 ST 段抬高心肌梗死的诊断和治疗原则

1. 急性心肌梗死的诊断

基于以下三个条件：典型的胸痛症状；心电图动态演变；肌钙蛋白阳性。以上条件满足 2 条或以上即可诊断急性心肌梗死。

(1) ST 段抬高心肌梗死（STEMI）的典型症状为胸骨后或心前区剧烈的压榨性疼痛（持续时间通常超过 10~20min），可向左上臂、下颌、颈部、背或肩部放射；常伴有恶心、呕吐、大汗和呼吸困难等；含硝酸甘油不能完全缓解。

(2) 心电图：——ST 段抬高心肌梗死的心电图演变。

1) 超急性期（发病数分钟后，持续数小时）

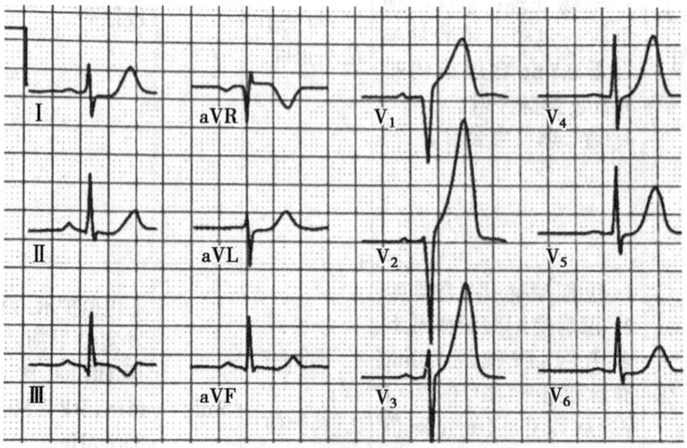

图 1-4-5 超急性期心电图

a. 主要为心内膜缺血性 T 波改变，表现为巨大高耸的 T 波，持续时间较短，几分钟到几小时。这是由于冠状动脉是从心外膜分支伸向心内膜供血的，心肌缺血往往自心内膜开始，并逐渐向外膜延伸。

b. 此时需与正常心电图、高钾血症相鉴别。病人有胸痛的病史、心电图出现动态改变有助于鉴别诊断；如患者存在可能导致高血钾的疾病，进一步测定血钾水平有助于诊断高钾血症。

2) 急性期（数小时至数周）：

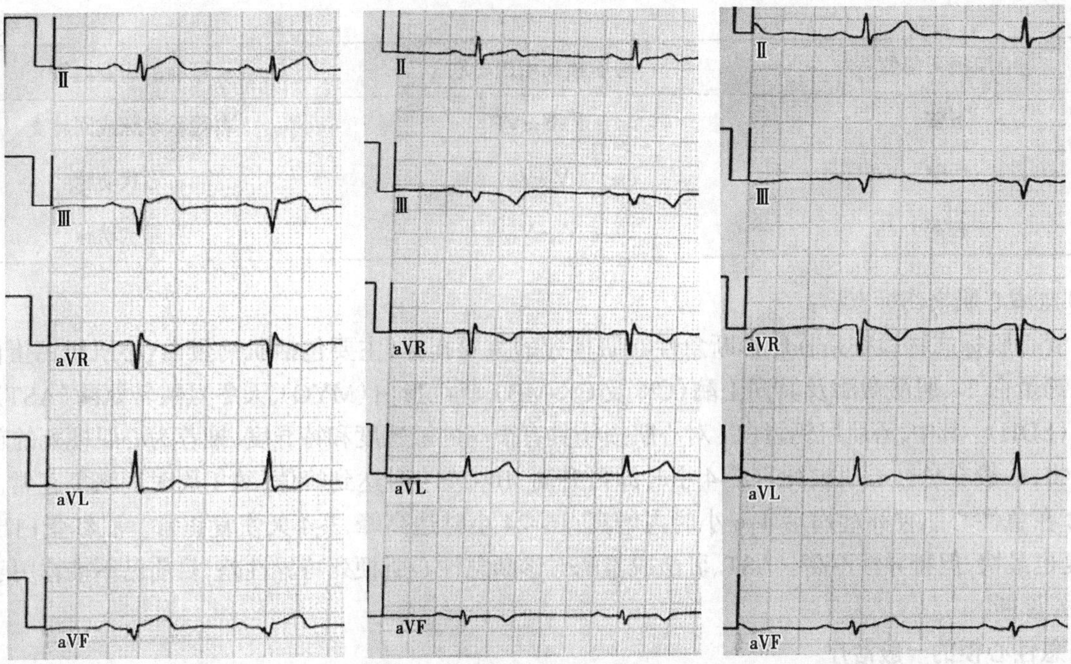

A. 急性期　　B. 亚急性期　　C. 陈旧期

图 1-4-6 心电图

a. 此期心肌进一步缺血首先出现损伤，在超急性期 T 波高尖的基础上出现损伤性 ST 段抬高，多呈弓背向上型，有时与直立的 T 波升支融合形成类似单细胞动作电位图形的单向曲线，明显者形似“墓碑样”。然后损伤中心区域的心肌发生坏死，相应导联出现病理性 Q 波，此时，“缺血型 T 波改变”“损伤型 ST 段改变”和“病理性 Q 波”可三者并存，并可在相对的导联上出现“镜影”改变。之后随着心肌坏死区域的扩展，出现病理性 Q 波的导联也逐渐增多，ST 段渐渐回落，T 波也逐渐倒置。一直持续到 Q 波稳定，ST 段回落到基线（并发室壁瘤者除外），时间一般不超过 1 个月。

b. 鉴别：心包心肌炎时，ST 段多呈弓背向下型抬高，并且累及的导联也较广。有时前间壁心肌梗死需与急性肺栓塞相鉴别。

c. 亚急性期（数周至数月）和陈旧期（数月以后）：亚急性期 T 波逐渐变浅并稳定。陈旧性心肌梗死心电图已几乎无改变，只遗留病理性 Q 波，无 Q 波心肌梗死在此期 ST-T 演变也已结束，进入静止期。陈旧期约在心肌梗死发生 3 个月后。

——心肌梗死的心电图定位

心肌梗死超急性期、急性期可根据“缺血性 T 波改变”和“损伤性 ST 段改变”出现的导联部位来进行初步定位诊断；其余各期主要根据病理性 Q 波出现的导联部位来进行定位诊断。

心肌梗死的心电图定位及可能的冠状动脉病变血管

心肌梗死部位	心肌梗死相应导联	可能的病变血管
间隔	V_1、V_2	前降支
前间壁	V_1~V_3	前降支
前壁	V_3~V_5	前降支
广泛前壁	V_1~V_6	前降支
侧壁	Ⅰ，aVL，V_5，V_6	回旋支
前侧壁	Ⅰ，aVL，V_3~V_6	前降支或回旋支

续表

心肌梗死部位	心肌梗死相应导联	可能的病变血管
下壁	Ⅱ,Ⅲ,aVF	右冠状动脉或回旋支
后壁	V_7~V_9	右冠状动脉
右室	V_{3R}~V_{5R}	右冠状动脉

(3)血清心肌损伤标志物：

血清心肌标志物检查是临床诊断急性心肌梗死的重要指标，主要包括肌钙蛋白(心肌肌钙蛋白I或心肌肌钙蛋白T)、肌酸激酶及其同工酶(CK及CK-MB)、肌红蛋白(MYO)、天冬氨酸转氨酶(AST)、乳酸脱氢酶(LDH)。其中，心肌肌钙蛋白I对心肌损伤具有很高的敏感度和特异度，推荐为心肌梗死的首选生物标志物，一般在急性心肌梗死后2~4小时即可升高，10~24小时达到峰值，约1周时间恢复正常。CK、CK-MB在急性心肌梗死起病后4~6小时内增高，16~24小时达高峰，3~4天恢复正常。肌红蛋白出现最早，恢复也最快，但特异性不高。AST、乳酸脱氢酶对诊断急性心肌梗死特异性差，目前已不推荐用于急性心肌梗死诊断。

2. 急性心梗的一般治疗

(1)监护：持续心电、血压和血氧饱和度监测，及时发现和处理心律失常、血流动力学异常和低氧血症。

(2)卧床休息和吸氧：可降低心肌耗氧量，减少心肌损害。对血流动力学稳定且无并发症的患者卧床休息1~3天，对病情不稳定及高危患者卧床时间应适当延长。

(3)建立静脉通道：保持给药途径畅通。

(4)镇痛：无禁忌证者通常使用硝酸甘油静脉滴注24~48小时，然后改用口服硝酸酯制剂，有心力衰竭的患者如血压≥90mmHg，可予以硝酸甘油改善症状。严重者吗啡3mg静脉注射，必要时每5分钟重复1次，总量不宜超过15mg。

(5)抗血小板聚集药：无禁忌证者立即嚼服"急性心梗急救一包药"(阿司匹林300mg，替格瑞洛180mg，瑞舒伐他汀20mg)。

3. 急性心梗后常见心律失常的诊断和处理

室性心律失常：ST段抬高心肌梗死急性期持续性和/或伴血液动力学不稳定的室性心律失常需要及时处理。心室颤动(室颤)或持续多形性室速应立即行非同步直流电除颤。单形性室速伴血液动力学不稳定或药物疗效不满意时，也应尽早采用同步直流电复律。

(1)室性期前收缩(室性早搏)心电图特征：提前发生QRS波群，时限通常超过0.12s、宽大畸形，ST段与T波的方向与QRS主波方向相反。其前无P波。室性期前收缩与其前面的窦性搏动之间期恒定。有完全性代偿间期，即包含室性期前收缩在内前后两个下传的窦性搏动之间期，等于两个窦性RR之间有室性并行心律的心电图表现。一分钟内出现5次以上的室性期前收缩为频发室性期前收缩。

(2)室性心动过速心电图(图1-4-3)特征：3个或以上的室性期前收缩连续出现；QRS波群形态畸形，时限超过0.12s，ST-T波方向与QRS波群主波方向相反；心室率通常为100~250次/min，心律规则，但也可轻度不规则；心房独立活动与QRS波群无固定关系，形成室房分离。偶尔个别或所有心室激动逆传夺获心房；室性融合波、心室夺获、全部心前区导联QRS波群主波方向呈同向性等心电图表现提示室性心动过速。发作持续时间大于30秒为持续性室性心动过速。

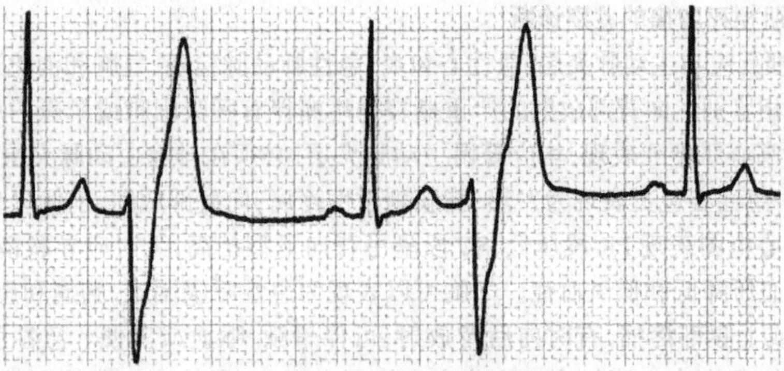

图 1-4-7　室性早搏心电图

(3) 室性心律失常的处理流程：

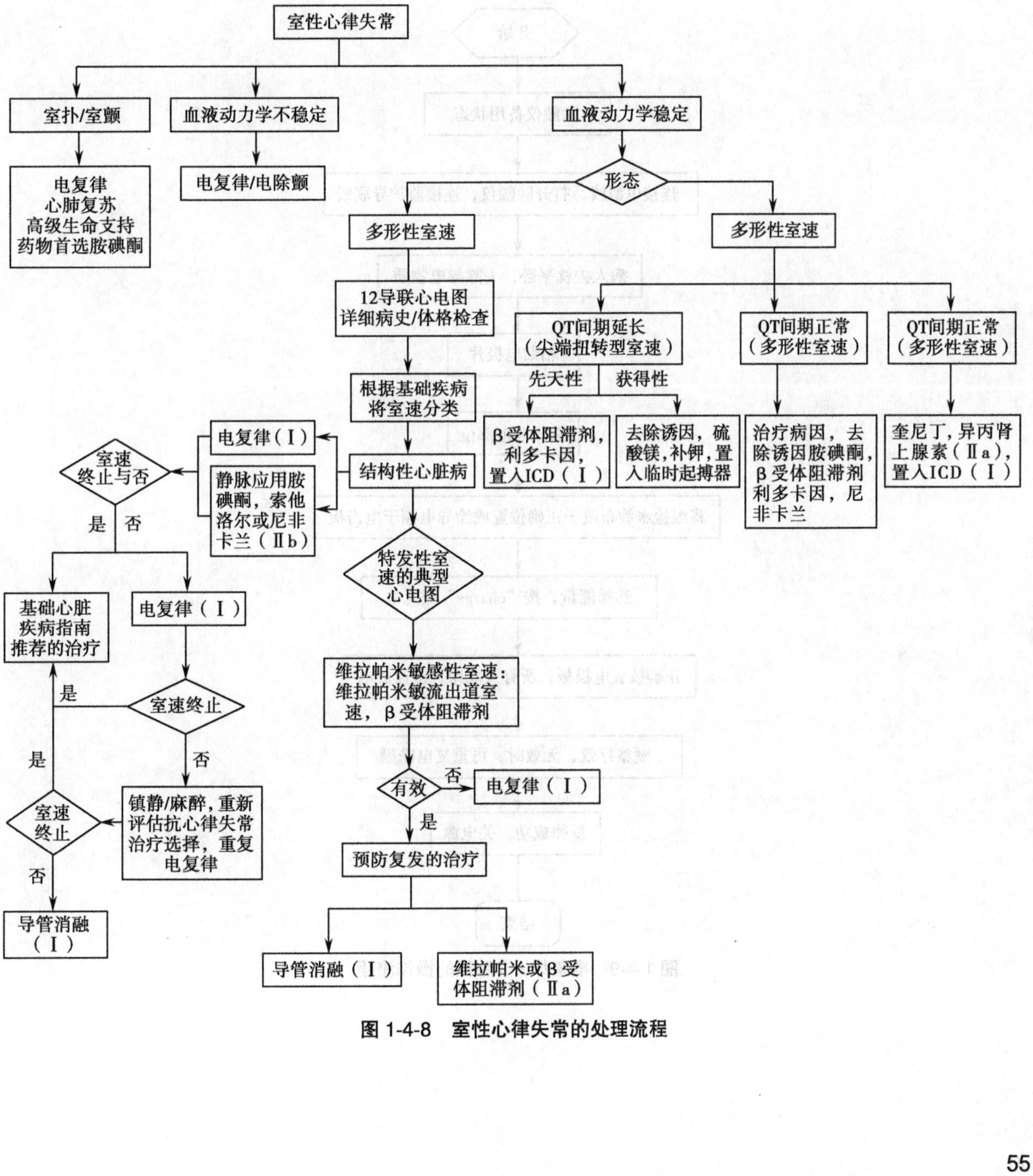

图 1-4-8　室性心律失常的处理流程

4. ST段抬高心肌梗死胸痛的鉴别诊断

ST段抬高心肌梗死应与主动脉夹层、急性心包炎、急性肺动脉栓塞、气胸和消化道疾病（如反流性食管炎）等引起的胸痛相鉴别。向背部放射的严重撕裂样疼痛伴有呼吸困难或晕厥的患者，无论心电图是否为典型的ST段抬高心肌梗死表现，均应警惕主动脉夹层，必须在排除主动脉夹层尤其是A型夹层后方可启动抗栓治疗。急性心包炎表现为发热、胸膜刺激性疼痛，向肩部放射，前倾坐位时减轻，部分患者可闻及心包摩擦音，心电图表现PR段压低、ST段呈弓背向下型抬高，无对应导联镜像性改变。肺栓塞常表现为呼吸困难、血压降低和低氧血症。气胸可以表现为急性呼吸困难、胸痛和患侧呼吸音减弱。消化性溃疡可有胸部或上腹部疼痛，有时向后背放射，可伴晕厥、呕血或黑便。急性胆囊炎可有类似ST段抬高心肌梗死症状，但有右上腹触痛。这些疾病均不出现ST段抬高心肌梗死的心电图特征和演变规律。

5. 电复律/电除颤的操作流程

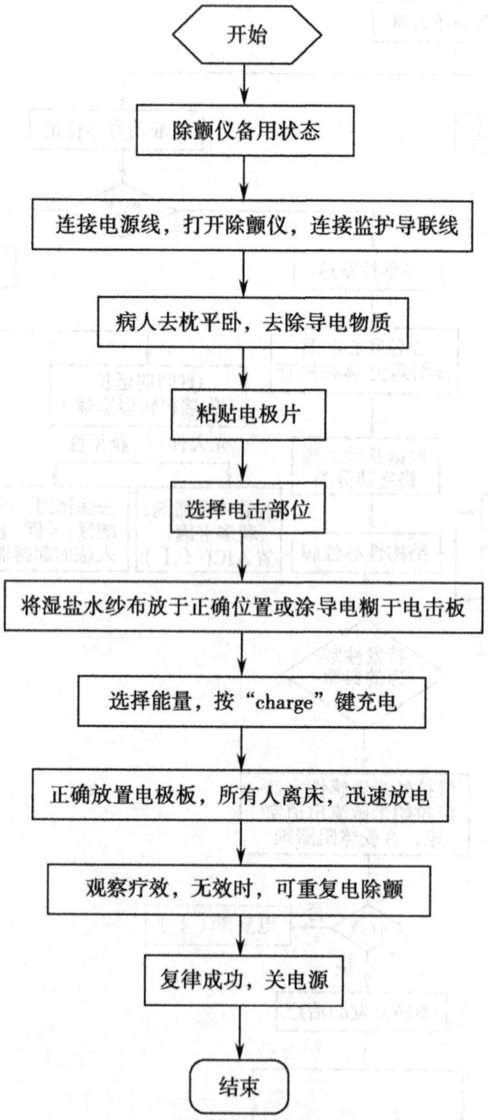

图1-4-9 电复律/电除颤的操作流程

附件 1-4-4　案例运行核查量表(Checklist)

为评价模拟教学实施进展和项目完成度,分别用"√"和"×"标识项目有 / 无操作或者是执行 / 未执行。

案例运行核查表		
项目	是(有执行)	否(未执行)
明确急性广泛前壁 ST 段抬高心肌梗死的诊断		
对急性心梗进行一般处理:卧床休息、心电监护、开通静脉通道、吸氧		
口服"急性心梗急救一包药":阿司匹林 300mg、替格瑞洛 180mg、瑞舒伐他汀 20mg		
硝酸甘油片舌下含服,硝酸甘油 15mg + 0.9% 氯化钠注射液 1mg/h 静脉滴注		
吗啡 10mg/1ml/ 支 + 0.9% 氯化钠注射液 9ml,静脉注射 3ml		
请心内科急会诊		
明确频发室性早搏的诊断		
胺碘酮注射液 150mg + 5% 葡萄糖注射液静脉注射(>10 分钟)后以 0.5~1mg/min 静脉泵入或利多卡因 50~100mg 静脉注射后以 1~4mg/min 泵入		
明确室性心动过速的诊断		
电复律		
团队角色分工明确,合作良好		
指令清晰,团队内达到闭环式沟通		
体现人文关怀		
告知患者目前病情及预后,避免专业术语		
说明下一步诊治方案,成功取得患者配合		

附件 1-4-5　电复律核查量表(Checklist)

为评价模拟教学实施进展和项目完成度,分别用"√"和"×"标识项目有 / 无操作或者是执行 / 未执行。

电复律操作核查表		
项目	是(有执行)	否(未执行)
判断患者心律情况		
评估局部情况		
除颤仪到位后皮肤准备		
打开电源		
选择能量		
选择模式		
选择导联模式		
涂导电糊		
安放电极板		
确认电复律模式——同步电复律		
充电		
再次确认电复律模式——同步电复律		
放电		
有效指征		

附件 1-4-6 医学模拟教学课程质量及教学质量评价表

组别：第____组 授课题目：____________ 授课时间：________ 学员：________

评价指标		指标内涵	分值	得分
课程质量	教学对象	教学对象明确，层次清晰	10	
	教学主题	教学主题定位准确，难度适宜，符合教学对象的层次	10	
	教学目标	教学目标设定具体，明确，量化，可达到	10	
	场景设定	场景布置合理，组织有序，可操作性强	10	
	课程内容	课程内容面向全体教学对象，难易适中	10	
		课程内容与时间安排恰当，重点、难点分布恰当	10	
教学质量	复盘	问题设计与学习目标相呼应，注重发现问题、解决问题的能力	10	
	教学效果	采用有效的方式、方法对课堂教学及学习效果进行评价	10	
	教姿教态	着装典雅庄重，精神饱满，教态自然大方	10	
	综合评价 （与教案的吻合度）	课堂演示总体评价： 现场授课的内容、重点、时间安排在本节课教案计划内进行	10	
总分			100	
专家建议：				

第二章 外科学模拟教案

第一节 多发创伤休克快速查体问诊流程

第一部分：案例概况（Overview）

案例主题（Title）				
案例主题	多发创伤休克快速查体问诊流程			
授课对象、场景布置及辅助人员（Roles & Guidelines）				
授课对象及人数	学员学科：外科、急诊、骨科	学员层级：规培二年级	学员人数：8人	
教学地点	☑ 模拟实训室	☐ 原位模拟	☐ 其他	
授课导师	导师：2人			
辅助人员	☐ 标准化病人：__人，☑ 助演：1人 ☑ 模拟工程师：1人，☐ 其他人员：__人			
模拟时间分配（合计50分钟，不含场景布置和复原）	场景布置	30分钟	课前介绍（Prebriefing）	5分钟
	情境运行	15分钟	复盘（Debriefing）	30分钟
	场景复原	10分钟		
案例简介（Summary）				
案例简介	本案例是一例骨盆骨折合并失血性休克、气胸的年轻患者，学员要及时识别急危重病症，采用创伤快速查体流程“ABCDE”，结合急诊病史采集“SAMPLE”，给予抗休克、胸腔穿刺及骨盆带固定综合处理。旨在提升学员对多发创伤休克患者病情评估及诊治水平。			
教学目标（Learning Objectives）（※ 标识为本案例的教学重点）				
知识目标（Knowledge）	※1. 描述快速病史采集“SAMPLE”模式。 2. 描述多发创伤休克急救流程“ABCDE”。 3. 描述失血性休克早期补液原则。			
技能目标（Skill）	※1. 应用创伤快速查体流程“ABCDE”。 ※2. 应用“SAMPLE”模式采集病史。 3. 骨盆骨折固定带的应用。			
情感目标（Attitude）	※1. 培训团队分工。 2. 培训团队闭环式沟通。			

续表

供给导师信息(Information for Faculty & Education & Simulation Theory/Framework)
1. 案例信息 患者,吴某,男性,28 岁,因车祸伤腹胀腹痛 30 分钟,急诊由 120 送入。患者 30 分钟前,因骑电动车送餐,通过马路,被直行货车横向撞伤,左臀部着地,人及电动车在地上滑行 10 米左右,下腹部持续性胀痛,怕冷,口渴,想喝水,120 到达现场后,测血压 102/65mmHg,心率 110 次 /min,呼吸 30 次 /min,院前急救已予以颈托外固定,吸氧及建立一条静脉通路,并启动创伤团队(TTA)。患者送抵急诊科并转移到急诊病床。无恶心、呕吐,无昏迷,无记忆缺失,无腹泻,无大小便失禁。早上 7 :40 食用早餐。发病以来未排大小便。无饮酒,偶吸烟,每天半包,吸 12 年。未婚未育。 既往史:既往体健,无其他疾病,无药物及其他过敏史、外伤手术输血史。 家族史:家族中母亲有糖尿病史 5 年。 2. 案例剧情发展 连接心电监护,血压 95/70mmHg,心率 120 次 /min,呼吸 28 次 /min,SpO_2 90%,快速查体(ABC)后,同时让护士抽血化验,配血,建立另一条大静脉通路(中央静脉),输液。血氧饱和度渐降,SpO_2 82%,血压 85/63mmHg,心率 136 次 /min,并出现发绀,一侧胸腔无呼吸运动。再次进行 ABC 查体,发现气胸,胸腔穿刺或胸腔闭式引流术,126 次 /min,BP 92/65mmHg,RR 26 次 /min,SpO_2 95%。进行“DE”检查,进行简单病史采集(SAMPLE),胸部及骨盆 X 线检查,骨盆固定带,病情好转,T 36.2℃,HR 120 次 /min,BP 102/74mmHg,RR 26 次 /min,SpO_2 96%,请骨科和介入科会诊结束。 3. 策略 (1)混合式模拟教学(Simulation-Based Blended Learning); (2)高仿真模拟教学(High-Fidelity Simulation); (3)循证教学(Evidence-Based Teaching/Learning); (4)模拟提升跨学科教学(Simulation-Enhanced Interprofessional Education, Sim-IPE)。 4. 教学组织形式 小组(Small Group)形式展开高仿真模拟课堂学习和沉浸式学习。 5. 教学方法 / 手段 启发式教学法、互动式教学法、循证教学法、复盘、沉浸式教学法、高仿真模拟教学法、案例教学法、深入教学 / 学习法、问卷调查法(Survey-Based Teaching)、鼓励性教学法(Incentive Teaching Method)。 6. 教学工具 成人高仿真综合模拟人、模拟监护仪、核查表。 7. 核查工具 / 方法 (1)工具:核查表(Checklist)。 (2)方法:团队复盘(Team Debriefing)。
首次供给学员信息(Learner Information Needed Prior to Scenario)
患者,吴某,男性,28 岁,因车祸伤腹胀腹痛 30 分钟,急诊由 120 送入。患者 30 分钟前,因骑电动车送餐,通过马路,被直行货车横向撞伤,左臀部着地,人及电动车在地上滑行 10 米左右,下腹部持续性胀痛,怕冷,口渴,想喝水,120 到达现场后,测血压 102/65mmHg,心率 110 次 /min,呼吸 30 次 /min,院前急救已予以颈托外固定,吸氧及建立一条静脉通路,并启动创伤团队(TTA)。患者送抵达急诊科并转移到急诊病床,你作为创伤团队接诊医生,请救治处理此案例。
模拟教学前学员应具备的知识和技能(Participant Requirements & Pilot Test)
知识:1. 创伤初步评估流程。 2. 病史采集 SAMPLE 模式。 技能:1. 院内团队合作。 2. 骨盆带固定使用。

第二部分:病例信息(Case Information)

初始病例信息(Initial Brief Description of Case)			
患者姓名:吴某	年龄:28 岁	性别:☑男 ☐女 ☐其他	体重:65kg
主诉:车祸伤腹胀腹痛 30 分钟			

续表

初始病例信息（Initial Brief Description of Case）
现病史：患者，吴某，男性，28岁，因车祸伤腹胀腹痛30分钟，急诊由120送入。患者30分钟前，因骑电动车送餐，通过马路，被直行货车横向撞伤，左臀部着地，人及电动车在地上滑行10米左右，下腹部持续性胀痛，怕冷，口渴，想喝水，120到达现场后，测血压102/65mmHg，心率110次/min，呼吸30次/min，院前急救已予以颈托外固定，吸氧及建立一条静脉通路，并启动创伤团队（TTA）。患者送抵急诊科并转移到急诊病床。腹部胀痛仍存在。无恶心呕吐，无昏迷，无记忆缺失，无腹泻，无大小便失禁，发病以来未排大小便。 过敏史：未发现。 最后进餐时间：早上7:40吃早餐。 既往史：体健，既往无其他疾病。 服药史：无。 烟酒等不良嗜好：无饮酒，偶吸烟，每天半包，吸烟12年。 系统回顾：无特殊。
补充病例信息（Supplementary Information & Significant Lab and Diagnostic Findings）
血常规：WBC 12.6×10^9/L，N 75%，Hb 11.5g/dL，Plt 156×10^9/L。 床边B超回报示：腹膜后大量积液，结合临床考虑积血。

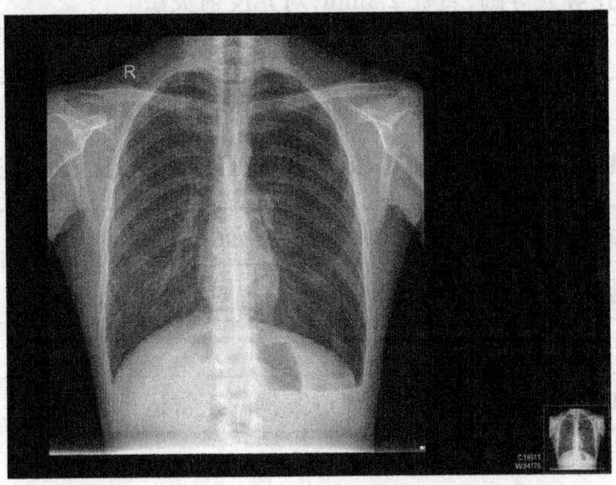

图2-1-1 胸片

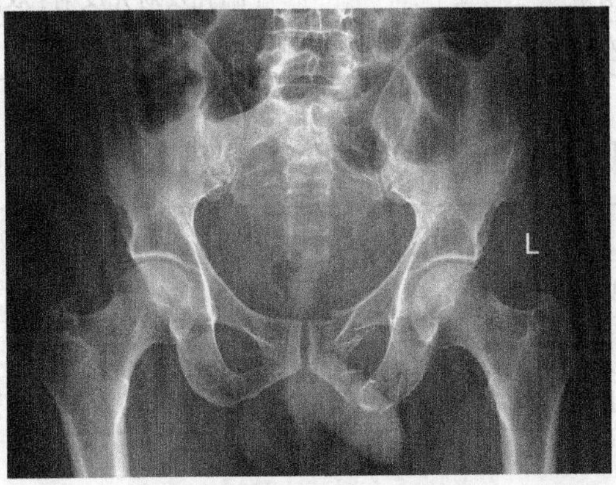

图2-1-2 骨盆平片

第三部分：模拟设备要求/场景布置要求（Equipment & Scene Layout）

A. 模拟患者（Fidelity/Modality & Simulated Patient Type）
☑高仿真模拟人/器
□标准化病人
□任务训练器
□混合（Hybrid）模式

B. 设备/物品清单（Props）

序号	设备/物品名称	品规或相应要求	数量	其他要求
1	高级模拟人		1个	
2	心电监护仪		1台	
3	抽血器		1个	
4	输液器		1套	
5	骨盆固定带		1套	

续表

C. 模拟药品和液体清单(Medications and Fluids)				
序号	设备 / 物品名称	品规或相应要求	数量	其他要求
1	模拟林格液		1袋	
2	模拟 "O" 型红悬液		1袋	
3	模拟 0.9% 生理盐水		1袋	

D. 模拟人化妆及场地布置(Simulated Patient Makeup & Simulation Location & Setting/Environment)
模拟人化妆:左侧腹股沟区及阴囊淤青。 场地布置:已留置输液于手背浅静脉。

E. 初始监护状态(Initial Monitoring State)
□ 初始状态患者已经接监护 ☑ 初始状态患者未接监护

F. 患者(模拟人)初始设定(Initial State Setting)			
T:36.3℃	HR:130 次 /min	RR:30 次 /min	SpO_2:83%
NIBP:80/55mmHg	IBP:无	CVP:无	
神志:清楚	瞳孔及对光反射:双侧瞳孔等大等圆,直径 2.5mm,对光反射灵敏。		
其他:左侧气胸,胸腔不起伏。			

第四部分:标准化病人和助演分工及职能(Standardized Patient & Confederate & Observer)

标准化病人和助演分工及职能(Standardized Patient & Confederate & Observer)	
角色(Roles)	职能(Functions)
标准化病人	无
助演	根据剧情演进需要,回答学员的询问;适当时机,主动提供信息,促进案例的正常运行。

第五部分:课堂设计(Class Design)

课前介绍(Prebriefing)
1. 模拟课程介绍 (1)模拟课程是一个学习体验的过程,在此过程我们将分享每个人所思所想所做的内容,不用担心犯错误,错误是大家成长的基石,此过程中要像对待真正的病人那样融入模拟中,要实实在在地"做"出来,而不是假装,用语言将思考过程大声说出来,同时尊重的每个人的行为。 (2)本课程分为课前简介 5 分钟、课程运行 15 分钟、复盘 30 分钟;剧情以时间到为停止操作。 (3)所有参与人员遵循信任、保密、尊重原则,学习过程中的表现和讨论不会带来任何不良影响。 2. 模拟环境介绍 (1)场景:目前场景为一间急诊抢救室,并配有相应的抢救设备和药物。 (2)模拟人:模拟人可以进行问诊,瞳孔可对光反射,可听心肺,但心脏仅在心尖区可闻及,肺部听诊在肺部中间,腹部可触诊,中间听肠鸣音,大家可以听听及触摸,模拟人不能模拟的体征,我们将提供图片。如需要打电话会诊,可用手机模拟通话过程,目前不可以进行有创操作,模拟中如有创操作,由口述代替。 3. 模拟案例介绍 患者,吴某,男性,28 岁,因车祸伤腹胀腹痛 30 分钟,急诊由 120 送入。患者 30 分钟前,因骑电动车送餐,通过马路,被直行货车横向撞伤,左臀部着地,人及电动车在地上滑行 10 米左右,下腹部持续性胀痛,怕冷,口渴,想喝水,120 到达现场后,测血压 102/65mmHg,心率 110 次 /min,呼吸 30 次 /min,院前急救已予以颈托外固定,吸氧及建立一条静脉通路,并启动创伤团队(TTA)。患者送抵达急诊科并转移到急诊病床,你们作为创伤团队(4 人)接诊医生,请救治处理此案例。 其他学员核查案例运行的步骤并标记,仔细观察模拟案例运行中的细节。

情境运行(Scenario)			
运行剧本(Progression)			
阶段/生命体征	患者状态	预期学员行为	线索/提示
1. 阶段1 第1阶段,运行0—3分钟 T:36.3℃ HR:120次/min BP:95/70mmHg RR:28次/min SpO_2:90%	神志清楚,颈托固定,四肢湿冷,诉全身痛,颈痛、胸痛及下腹部疼痛。	连接心电监护,吸氧,建立另一静脉通路,进行标准化查体ABC流程。 抽血化验:血常规/血型/生化/凝血功能/人类免疫缺陷病毒/快速血浆反应素试验/配血,输注林格液500mL。	助演提示: 如学员不正确操作,从问诊开始,助演提醒:医生我肚子痛,快帮我看看。 触发事件:按时间轴。
2. 阶段2 第2阶段,4—8分钟 T:36.2℃ HR:136次/min BP:85/63mmHg RR:36次/min SpO_2:82%	神志清楚,嘴唇发绀,四肢湿冷,烦躁不安,左侧胸廓呼吸运动消失,左侧呼吸音消失。 患者主诉:口渴,想喝水。	重新评估病人"ABC",考虑气胸。 行胸腔穿刺或胸腔闭式引流术(口述代替),请会诊B超及放射科床边检查,输O型红细胞悬液2U。	助演提示: 未重新评估病人,助演诉:喘不过气来,胸闷。病人病情恶化,HR 142次/min,BP 72/54mmHg,SpO_2 70%,RR 40次/min。 如要求查腹部增强CT,助演诉:申请中。 如运行到第7分钟,未输血,床边B超回报示:腹膜后大量积液,结合临床考虑积血。 触发事件:胸腔穿刺
3. 阶段3 第3阶段,9—13分钟 T:36.2℃ HR:126次/min BP:92/65mmHg RR:26次/min SpO_2:95%	神志清楚,嘴唇发绀消失,患者主诉:口渴好些。	评估"DE",查从头到脚体查,肛门指诊,放胸片及骨盆X线片盒,骨盆固定带,快速问诊"SAMPLE",留置尿管(口诉代替),与患者家属交代病情严重性。	助演提示: 如医生忘记肛门指诊,助演诉:想排大便。 如忘记导尿,助演诉:想排小便。 如忘记与患者家属交代,助演外来音诉:患者家属在门外,想了解患者情况。 触发事件:时间轴。
4. 阶段4 第4阶段,14—15分钟 T:36℃ HR:120次/min BP:102/74mmHg RR:26次/min SpO_2:96%	神志清楚,患者主诉:好冷、好冷。	保温处理,请骨科及介入室会诊。	助演提示: 如之前无病史采集,介入室来电,询问患者进食时间? 案例结束。

复盘方案(Debriefing)
1. 复盘策略(Debriefing Strategy): (1)支持结构化复盘(Structured and Supported Debriefing,SSD); (2)引导反思(Guided Reflection); (3)指导反馈(Directive Feedback)。 2. 复盘组织形式(Debriefing Organization Forms): 鱼缸法(Fishbowl Method)。 3. 复盘地点(Debriefing Location): 讨论室(Discussion Room)或以问题为导向教学室(Problem-Based Learning Room)或复盘室(Debriefing Room)。 4. 复盘导师(Debriefer): (1)促进者(Facilitator);

续表

复盘方案(Debriefing)
(2)联合复盘导师(Co-Debriefer)。 5. 复盘方法(Debriefing Technique): (1)收集 - 分析 - 总结(Gather-Analyze-Summarize,GAS); (2)情境回顾法(After action review Method); (3)同伴复盘法(Pear-Assisted Debriefing Method); (4)团队复盘法(Team Debriefing Method); (5)混合复盘法(Blended Debriefing Method); (6)主张 - 探寻法(Advocacy-Inquiry Method); (7)优点 - 不足法(Plus-Delta Method); (8)形成性反馈法(Formative Feedback Method); (9)总结性反馈法(Summative Feedback Method)。 6. 复盘工具(Debriefing Tools): (1)主张 - 探寻(Advocacy-Inquiry,AI); (2)核查清单(Checklist); (3)优点 - 不足(Plus-Delta,+/Δ)。

复盘设计(Debriefing Designing & Implementation)				
阶段	目的	行为	问题提纲	注释
收集	积极地听取参与者的意见,了解他们对自己行为的看法。	1. 需要团队领导叙述。 2. 需要团队澄清或补充信息。	1. 对观察者 1 我们观察到医生到达现场后,医生做了什么?是从哪里开始查体的? 2. 对观察者 2 医生当时问了病人的一些基本情况,是怎么问的? 3. 对队长:现在感觉怎样?当你进入急救室时,你看到了什么?当时你考虑到什么?做了什么处理?	1. 时间保证:5 分钟,占复盘时间 17%。 (1)分配足够的时间进行信息收集; (2)建构并开展收集阶段,明确支持结构化复盘策略。 2. 方法保证: (1)采用开放式问题及鼓励性教学法: 1)征求学员最初的反应 / 情绪; 2)确认“分析”阶段待讨论的问题; 3)提升学习兴趣、热情和积极性。 (2)采用“情境回顾法”及“记录板”: 1)对案例及学习目标有共同的理解; 2)在进入“分析”阶段之前,总结学员在收集阶段所共有的关注点(如:存疑之处等); 3)板书形式,边引导边归纳,记录如上所共有的关注点。
分析	促进学生反思并分析他们的行为。	1. 检查事件的准确记录 2. 报告观察正确和不正确的步骤 3. 利用咨询来阐明思考的过程 4. 在必要的地方刺激反射并提供重定向	1. 对参与者:当团队成员到达后,如果你是队长,你会如何分配工作? 2. 对参与者:医生腹部检查是怎样做的?我们看到医生针对骨盆,做了两个试验,是什么?做此试验要注意那些方面?	1. 时间保证:20 分钟,占复盘时间 66%。 (1)分配足够的时间来执行分析阶段; (2)保证课堂收益,突出教学重点。 2. 方法保证: (1)采用“引导反思”“同伴、团队及混合复盘法”及“核查清单”: 1)将学员的个人观点与观察相结合; 2)以学员对具体而准确的某一行为、互动或先前评论作为探究的基础。 (2)采用“主张 - 探寻”“形成性反馈法”及“记录板”“优点 - 不足”: 1)引导学员分享积极的行为、想法; 2)引导学员对需要改进的方面 / 领域进行自我发现; 3)选择学员模拟过程中的表现或观察到的差距,进行引导并同时总结学员的共识之处;

续表

<table>
<tr><th>阶段</th><th>目的</th><th>行为</th><th>问题提纲</th><th>注释</th></tr>
<tr><td>分析</td><td>促进学生反思并分析他们的行为。</td><td>5. 利用基于证据的指南作为临床查询/关注的基准</td><td>3. 对参与者：我观察到患者行胸腔穿刺或胸腔闭式，当时是怎么考虑的？给病人留置了尿管，引流术其目的是什么？假如失败，怎么办？</td><td>4) 板书形式，边引导边归纳，记录学员“表现差距”(Performance Gap)。
(3)采用“指导反馈”及“概念图”：
1)为学员需要进行的改变或改进提供建议；
2)提供建议变更/改进的理论依据和/或事实；
3)反馈集中在全体学员(而不是个人)、表现差距(Performance Gap)、学习目标及场景与临床真实存在的差距(Gap)，并给予建议、解决其差距(Closed Performance Gap)。</td></tr>
<tr><td>总结</td><td>便于识别和审查所吸取的经验教训。</td><td>1. 验证所有必要的覆盖
2. 教学/汇报点
3. 总结讨论/结束
4. 会议/听取任何意见
5. 保证足够的时间来执行总结阶段</td><td>1. 最后每人用两句话总结出这次模拟课堂给你带来最大的收获的两点？
2. 最后每人用两句话总结出这次模拟课堂，改进临床工作的两点？
3. 最后大家扫码，回答对此次课程的评价，还有什么疑问？</td><td>1. 时间保证：5分钟，占复盘时间17%。
(1)保证时间用来执行总结阶段；
(2)强化课堂收益及重要性。
2. 方法保证：
(1)采用“引导反思”“记录板”“优点-不足”：根据板书中“优点-不足”的板图形式已呈现的学员表现差距，让学员从中来总结模拟过程中的主要收益(学习目标、表现差距及场景与临床真实存在的差距(Gap)要点)。
(2)采用“总结性反馈法”：
1)学员总结应用这些关键信息(要点和策略)来改变其未来的临床实践；
(如时间不足，由导师总结关键的信息)
2)提升临床实践诊疗自信心，提升临床胜任力。</td></tr>
<tr><td colspan="5">备注：
1. 此次医学模拟课堂教学复盘以“支持结构化复盘”为主要的复盘策略，辅以“引导反思”和“指导反馈”等复盘策略。
2. 整合“主张-探寻法”等多种复盘方法和多种复盘工具，保证教学重点，解决教学难点。
3. 结合实际模拟情境整合多种“基于证据的复盘”(Evidence-Based Debriefing)策略及方法，综合高效执行混合复盘，以实现并提升学员自信心和临床胜任力。</td></tr>
</table>

第六部分：本次授课使用的教材及参考资料(References, Evidence-Based Practice Guidelines, Protocols, or Algorithms)

教材
章桂喜．高级创伤生命支持：学生课程手册．北京：人民卫生出版社，2016.
参考资料
1. 美国心脏协会．高级心血管生命支持．杭州：浙江大学出版社，2020. 2. Sheng-Der H, Chen CJ, Yu-Ching C, et al. Effect of Early Pelvic Binder Use in the Emergency Management of Suspected Pelvic Trauma: A Retrospective Cohort Study. International Journal of Environmental Research and Public Health, 2017, 14(10): 1217.
拓展资料
无

第七部分：教学评估方案（Evaluations & Recommendations）

学习效果核查方案（Outcome-Based Learning Verification Program & Post Simulation Exercises）			
核查量表（Checklist） 为评价模拟教学实施进展和项目完成度，分别用“√”和“×”标识项目有/无操作或者是执行/未执行。			
序号	项目	是（有执行）	否（未执行）
1	连接心电监护		
2	吸氧		
3	抽血化验：血常规/血型/生化/凝血功能/人类免疫缺陷病毒/快速血浆反应素试验/配血，输注林格液 500mL，建立另一静脉通路		
4	标准化查体 A——气道通畅		
5	标准化查体 B——呼吸		
6	标准化查体 C——循环维持，输液输血		
7	当生命体征有变化时，重新评估 ABC		
8	标准化查体 A——气道通畅		
9	标准化查体 B——气胸存在		
10	锁骨中线第二肋间穿刺或胸腔闭式引流术		
11	标准化查体 C——循环维持，输液输血		
12	D——残疾评估：神经系统、瞳孔，四肢感觉运动		
13	E——暴露/环境控制：从头到脚体查，重点腹部、骨盆		
14	同轴翻身		
15	肛门指诊		
16	放置胸片及骨盆 X 线片盒		
17	骨盆固定带		
18	快速采集病史 S：症状体征（Sign and Symptoms）		
19	快速采集病史 A：过敏（Allergies）		
20	快速采集病史 M：药物（Medication）		
21	快速采集病史 P：过去病史（Past Medical History）		
22	快速采集病史 L：最后进餐时间（Last Meal）		
23	快速采集病史 E：事件（Event）		
24	留置尿管		
25	E—暴露/环境控制：避免低体温		
26	请骨科及介入室会诊		
27	分配或确定团队成员的角色和责任		
28	向团队成员提供简短，清晰，具体，及时的信息		
29	使用闭环式沟通验证所传达的信息		
30	团队成员间互相支持，提供及时和建设性的反馈		

续表

学习效果核查方案（Outcome-Based Learning Verification Program & Post Simulation Exercises）				
学员课后评价表				
序号	**评价内容**	**评价选项**		
1	下一次愿意参加此项课程	不可能	中性	肯定
2	描述此课程教育中最有意义的体验			
3	描述下一次课程中您觉得可以改进的体验			
4	课程符合您所设定的主题/目标	不同意	中性	同意
5	课程的目标已明确阐述	不同意	中性	同意
6	课程的教学水平与我的水平相一致	不同意	中性	同意
7	描述您在课程教学中学到的两件事			
8	模拟教学结合了我临床经验中有价值的部分	不同意	中性	同意
9	模拟教学方案是现实版案例的体现	不同意	中性	同意
10	模拟场景是具有挑战性	不同意	中性	同意
11	模拟场景时压力很大	不同意	中性	同意
12	在同龄人面前演练让我感到紧张	不同意	中性	同意
13	模拟案例促进我的水平：a. 技能技术；b. 医学知识；c. 判断技巧；d. 自信心			
14	课前资料的准备花费的时间	<1h	≈1h	>1h
15	课前材料有助于我学习	不同意	中性	同意
16	讨论我演练时表现对我有帮助	不同意	中性	同意

第八部分：案例权属及审修（Ownership & Revision & Validation & Peer Review）

案例权属（Ownership）	
编写日期	2021年6月
案例作者	陈传煌
作者单位	华中科技大学协和深圳医院
联系邮箱	cchfang@gmail.com
审核修订（Revision & Validation & Peer Review）	
案例审核	史霆
审稿校正	刘碧君

附件 2-1-1　标准化病人和助演脚本/台词：

你怎么了？	医生，我肚子痛，骑电动车被车撞伤（焦虑）
着地部位？	左臀部着地
疼痛部位？	下腹部持续性胀痛
受伤时间？	30分钟前
腹部哪个位置最疼痛？疼痛性质？	右下腹部疼痛，呈胀痛

续表

疼痛程度,如疼痛无法忍受为 10 分,无痛为 0 分,请描述下疼痛持续时间	8 分疼痛,疼痛呈一直性持续性
缓解或加重或因素	左屈髋腹部肿痛减轻,移动时疼痛加重。
腹部肿胀的部位,持续时间,加重或缓解因素	伴全腹肿胀,持续加重,左侧卧位屈髋腹部肿痛减轻,平卧或移动时疼痛加重。
有其他部分不适?	怕冷,口渴,想喝水
有无伴随无昏迷、记忆缺失、胸痛胸闷、恶心呕吐、大小便失禁?	无昏迷、记忆缺失,无胸痛胸闷,无恶心呕吐,无大小便失禁
急救车到达现场后给予怎样治疗?疗效如何?	给予输液吸氧治疗,腹部胀痛仍存在
发病以来大小便变化情况?	发病以来未排大小便。
什么时候吃东西?	早上 7:40 左右
既往有无其他疾病,无药物及其他过敏史,外伤手术输血史?	无
从事职业?有无吸烟饮酒?	从事外卖配送工作两年,无饮酒,偶吸烟,每天半包,吸烟 12 年
家族中有什么疾病?	母亲糖尿病史 5 年
其他问题	均回答"无"或"不清楚"
下腹部按压时	痛!痛!
挤压骨盆时	啊,痛!
如医生从问诊开始	提醒:医生我肚子好痛,快帮我看看!
血氧饱和度持续下降,未重新评估病人	提醒:医生、医生,我喘不过气来,胸闷。
医生忘记肛检	提醒:医生、医生,我想排大便。
忘记病史采集过敏史	提醒:医生、医生,我皮肤好痒。
如患者之前无病史采集	准备送手术室,麻醉师来电,询问患者进食时间。

附件 2-1-2　教学目标答案

初级评估	A:气道维持 B:呼吸和通气 C:包括循环维持及出血控制 D:残疾评估——神经系统状况 E:暴露 / 环境控制——将病人衣服完全脱去,但要避免低体温
快速采集病史	1. S:症状体征(Sign and Symptoms) 2. A:过敏(Allergies) 3. M:药物(Medication) 4. P:过去病史(Past Medical History) 5. L:最后进餐时间(Last Meal) 6. E:事件(Event)
重复"ABCDE"创伤流程	初期的"ABC"检查后,患者再次出现新的症状,生命体征变化时,强调再次进行"ABC"的检查

续表

失血性休克输液流程	1. 开放中心静脉通路，首选锁骨下静脉，快速输注晶体液(林格液)和补充血容量，O型红细胞悬液2U 2. 立即通知血库交叉配血(3U红细胞+600mL血浆) 3. 使用血管活性药物(去甲肾上腺素)，减少晶体液输入 4. 允许性低血压(收缩压80mmHg)
骨盆带的使用	1. 稳定骨盆环，避免骨折断端移动 2. 恢复或者缩小盆腔容积，增加盆腔压力，减少出血 3. 部分复位骨折，纠正旋转移位，使骨折端互相挤压促进血凝块形成 4. 防止盆腔脏器移位
留置尿管意义	观察尿道是否损伤，观察尿量，如尝试一次失败，行膀胱造瘘
团队分工 团队沟通	1. 分配或确定团队成员的角色和责任，明确团队成员的责任 2. 向团队成员提供简短，清晰，具体，及时的信息 3. 使用闭环式沟通验证所传达的信息 4. 团队成员间互相支持，提供及时和建设性的反馈

附件2-1-3 医学模拟教学课程质量及教学质量评价表

组别：第____组 授课题目：____________ 授课时间：________ 学员：________

评价指标		指标内涵	分值	得分
课程质量	教学对象	教学对象明确，层次清晰	10	
	教学主题	教学主题定位准确，难度适宜，符合教学对象的层次	10	
	教学目标	教学目标设定具体，明确，量化，可达到	10	
	场景设定	场景布置合理，组织有序，可操作性强	10	
	课程内容	课程内容面向全体教学对象，难易适中	10	
		课程内容与时间安排恰当，重点、难点分布恰当	10	
教学质量	复盘	问题设计与学习目标相呼应，注重发现问题、解决问题的能力	10	
	教学效果	采用有效的方式、方法对课堂教学及学习效果进行评价	10	
	教姿教态	着装典雅庄重，精神饱满，教态自然大方	10	
	综合评价(与教案的吻合度)	课堂演示总体评价： 现场授课的内容、重点、时间安排在本节课教案计划内进行	10	
总分			100	
专家建议：				

第二节　术后感染性休克诊疗

第一部分：案例概况（Overview）

案例主题（Title）				
案例主题	术后感染性休克诊疗			
授课对象、场景布置及辅助人员（Roles & Guidelines）				
授课对象及人数	学员学科：普通外科	学员层级：住培一年级	学员人数：6人	
教学地点	☑模拟实训室	□原位模拟	□其他____	
授课导师	导师：1~2人			
辅助人员	☑标准化病人：1人，□助演：___人			
	☑模拟工程师：1人，□ 护理：1人			
模拟时间分配（合计50分钟，不含场景布置和复原）	场景布置	30分钟	课前介绍（Prebriefing）	5分钟
	情境运行	15分钟	复盘（Debriefing）	30分钟
	场景复原	10分钟		
案例简介（Summary）				
案例简介	本案例是一例阑尾炎穿孔术后并发感染性休克的老年患者，学员根据病史采集、体格检查、识别术后感染性休克，给予对症治疗液体复苏、广谱抗生素等综合处理。旨在提升低年级学员对阑尾炎术后并发症病情评估及诊治水平。			
教学目标（Learning Objectives）（※ 标识为本案例的教学重点）				
知识目标（Knowledge）	※1. 掌握阑尾炎穿孔术后并发症的诊断与鉴别。 2. 熟悉感染性休克治疗策略。			
技能目标（Skill）	※1. 加强重点病史采集和体格检查能力。 2. 加强感染性休克患者及时进行辅助检查及判读。 3. 熟悉心电图操作及导尿术。			
情感目标（Attitude）	※1. 加强职业素养训练。 2. 培养与情绪不良患者合适人际沟能技巧。			
供给导师信息（Information for Faculty & Education & Simulation Theory/Framework）				

1. 案例信息

患者张某，男性，65岁，因转移性右下腹痛12小时入院。急诊行腹腔镜下阑尾切除术，术中见坏疽性阑尾炎并穿孔，并留置腹腔引流管，术后静脉滴注头孢呋辛1.5g，每12小时1次，甲硝唑100mL，每8小时1次，监护6小时生命体征稳定撤去监护仪，术后自解小便一次，术后补液量1 000mL，腹腔引流管引流脓性浑浊液体100mL。术后12小时，患者出现发烧、乏力、胸闷、心慌。你是当班医生，值班护士呼叫医生，学员需要进一步询问症状。既往病史：患者既往有高血压病史12年，口服硝苯地平10mg，每天1次，血压波动于120~150/70~90mmHg，糖尿病病史8年，口服二甲双胍0.5g，每日三次，血糖控制具体不详。无药物过敏史，无心脏病病史及流行病学病史。术前检查心电图、胸片正常，血常规WBC 15.5×10^9/L，电解质正常，空腹血糖10mmol/L。查体：精神萎靡，嗜睡状，呼吸急促，面色潮红，四肢湿冷，应答自如，腹肌稍紧，散在轻压痛，切口无渗液，腹部有一引流管，引流出脓性浑浊液体100mL。

(1)安抚患者，开始抢救。

(2)协助护士测体温、连接心电监护（T 39.5℃，HR 125次/min，RR 30次/min，BP 85/60mmHg，SpO_2 90%），吸氧6L/min。

续表

供给导师信息（Information for Faculty & Education & Simulation Theory/Framework）
(3)体格检查：腹部伤口、压痛、引流液性状，同时注意心肺听诊。 (4)判断患者发生了感染性休克，进一步作检查检验：床边指端血糖、血常规、C反应蛋白、D-二聚体、心肌标志物、生化、血培养、引流液培养、药敏试验、血气分析、乳酸、心电图、床边超声，导尿记录尿量。 (5)根据结果给予处理： 1)扩容：首选平衡盐溶液，根据需要适当增加胶体； 2)升级抗生素的使用； 3)对症处理：冰敷退热； 4)细菌培养（血培养、引流液培养）。 (6)处理结果：神志精神状态好转，心电监护仪示生命体征改善：BP 120/80mmHg，HR 95次/min，RR 20次/min，SpO_2 95%。 2. 教学策略（Instructional Strategy） (1)混合式模拟教学（Simulation-Based Blended Learning）； (2)循证教学（Evidence-Based Teaching/Learning）。 3. 教学组织形式（Instructional Organization Forms） 小组（Small Group）形式展开高仿真模拟课堂学习和沉浸式学习 4. 教学方法（Instructional Methods） (1)启发式教学法、互动式教学法、循证教学法、复盘； (2)沉浸式教学法、高仿真模拟教学法、案例教学法、深入教学/学习法（Deepen Learning）、问卷调查法（Survey-Based Teaching）、鼓励性教学法（Incentive Teaching Method）。 5. 教学工具（Instructional Aids） 任务训练器、模拟监护仪、评估录播系统、核查表。 6. 核查工具/方法（Checklist Tools/Methods） (1)工具：核查表（Checklist）； (2)方法：团队复盘（Team Debriefing）。
首次供给学员信息（Learner Information Needed Prior to Scenario）
患者，张某，男性，65岁，因转移性右下腹痛12小时入院。急诊行腹腔镜下阑尾切除术，术中见坏疽性阑尾炎并穿孔，并留置腹腔引流管，术后静脉滴注头孢呋辛1.5g，每12小时1次，甲硝唑100mL，每8小时1次。监护6小时后，生命体征稳定撤去监护仪。术后自解小便一次，补液量1 000mL，腹腔引流管引流脓性浑浊液体100mL。术后12小时，患者出现发烧、乏力、胸闷、心慌。你是当班医生，值班护士呼叫医生，你作为值班医生处置此案例。处理过程中，你可以电话求助上级医生，病房有护士及二名医生配合执行医嘱。
模拟教学前学员应具备的知识和技能（Participant Requirements & Pilot Test）
知识：1. 感染性休克的鉴别诊断；2. 休克的急救处理流程。 技能：心电图操作、导尿术。

第二部分：病例信息（Case Information）

初始病例信息（Initial Brief Description of Case）			
患者姓名：张某	年龄：65岁	性别：☑男 ☐女 ☐其他	体重：65kg
主诉：转移性右下腹痛12小时			
现病史 患者，张某，男性，65岁，因转移性右下腹痛12小时入院。急诊行腹腔镜下阑尾切除术，术中见坏疽性阑尾炎并穿孔，并留置腹腔引流管，术后静脉滴注头孢呋辛1.5g，每12小时1次，甲硝唑100mL，每8小时1次，监护6小时生命体征稳定撤去监护仪，术后自解小便一次，术后补液量1 000mL，腹腔引流管引流脓性浑浊液体100mL。术后12小时，患者出现发烧、乏力、胸闷、心慌。你是当班医生，值班护士呼叫医生，学员需要进一步询问症状。 既往病史 患者既往有高血压病史12年，口服硝苯地平10mg，每天1次，血压波动于120~150/70~90mmHg。糖尿病病史8年，口服二甲双胍0.5g每日三次，血糖控制具体不详。无药物过敏史，无心脏病病史及流行病学病史。术前检查心电图、胸片正常，血常规WBC 15.5×10^9/L，电解质正常，空腹血糖10mmol/L。			

续表

初始病例信息(Initial Brief Description of Case)
查体 精神萎靡,嗜睡状,呼吸急促,面色潮红,四肢湿冷,应答自如,腹肌稍紧,散在轻压痛,切口无渗液,腹部有一引流管,引流出脓性浑浊液体 100mL。
补充病例信息(Supplementary Information & Significant Lab and Diagnostic Findings)
术前血常规:白细胞 15.5×10^9/L,中性粒细胞百分比为 90%,C 反应蛋白 20mg/L,电解质正常,血糖 10mmol/L。 心电图:正常结果。 胸片:双肺未见异常。 床边超声:未见异常。

第三部分:模拟设备要求 / 场景布置要求(Equipment & Scene Layout)

A. 模拟患者(Fidelity/Modality & Simulated Patient Type)
☐ 高仿真模拟人 / 器
☐ 标准化病人
☐ 任务训练器
☑ 混合(Hybrid)模式

B. 设备 / 物品清单(Props)

序号	设备 / 物品名称	品规或相应要求	数量	其他要求
1	心电图机	常规	1 台	
2	心电监护仪	可模拟出参数	1 台	
3	吸氧装置	模拟病房吸氧装置	1 套	
4	抢救车	常规	1 辆	
5	手电筒	常规	1 个	
6	录像机	常规	1 台	
7	细菌培养管	常规	2 根	
8	一次性导尿包	常规	1 个	
9	男性导尿局部训练器	常规	1 套	
10	听诊器	常规	1 个	

C. 模拟药品和液体清单(Medications and Fluids)

序号	名称	品规或相应要求	数量	其他要求
1	模拟林格液	500mL	2 袋	
2	模拟 5% 葡萄糖注射液	500mL	2 袋	
3	模拟 0.9% 生理盐水	500mL	2 袋	
4	模拟碳酸氢钠注射液	250mL	1 袋	
5	模拟甲泼尼龙注射液	40mg	2 支	
6	模拟赖氨匹林	0.9g	1 盒	
7	模拟去甲肾上腺素	1mg	1 支	
8	模拟多巴胺	20mg	1 盒	
9	模拟广谱抗生素(头孢哌酮)	2.0g	1 盒	
10	引流袋	100mL	1 袋	可用浑浊奶茶配制代替
11	冰袋	500g	2 袋	

续表

D. 模拟人化妆及场地布置(Simulated Patient Makeup & Simulation Location & Setting/Environment)			
标准化病人,男性,65岁,卧床,虚弱,腹部有三处伤口贴敷料,一处接引流袋,呼吸急促,说话有气无力。下跨部放置男性导尿模型。			
E. 初始监护状态(Initial Monitoring State)			
□ 初始状态患者已经接监护 ☑ 初始状态患者未接监护			
F. 患者(模拟人)初始设定(Initial State Setting)			
T:39.5℃	HR:125次/min	RR:30次/min	SpO_2:90%
NIBP:85/60mmHg	IBP:-	CVP:-	
神志:清楚	瞳孔及对光反射:双侧瞳孔等大等圆,直径3mm,对光灵敏。		
其他(如气道、心肺听诊等):双肺呼吸音粗。			

第四部分:标准化病人和助演分工及职能(Standardized Patient & Confederate & Observer)

标准化病人和助演分工及职能(Standardized Patient & Confederate & Observer)	
角色(Roles)	**职能(Functions)**
标准化病人	根据剧情演进需要,回答学员的询问;适当时机,主动提供信息,促进案例的正常运行。标准化病人脚本见附件2-2-1。
助演	无。

第五部分:课堂设计(Class Design)

课前介绍(Prebriefing)

1. 简介前期

大家好,欢迎各位医生参加今日的模拟课程,我是甲医生,今天由乙医生与我带大家进入普通外科病房。模拟课程是一个学习体验的过程,在此过程我们将分享每个人所思所想所做的内容,不用担心错误,错误是大家成长的基石,此过程中要像对待真正的病人那样融入到模拟中,要实实在在地“做”出来——而不是假装。用语言将思考过程大声说出来,同时尊重每个人的行为。模拟课程的结构包括:简介5分钟、模拟15分钟、复盘30分钟;剧情以时间到为准,并停止操作。复盘前请大家不要相互交流。离开模拟中心后,为了保持案例保密性及同学间相互尊重,请大家不要讨论此案例及其他学员的表现。

2. 模拟人与环境

这是一间住院的病房,SP可以进行问诊,非创伤性操作可在SP身上进行,模拟中如有创操作,可在局部训练器完成,需医生自行完成,护士仅配合液体管理。其中如需要打电话会诊,可用手机模拟,但内容需实实在在地“讲”出来。明白吗?还有什么问题?

3. 情境案例

患者,张某,男性,65岁,因转移性右下腹痛12小时入院。急诊行腹腔镜下阑尾切除术,术中见坏疽性阑尾炎并穿孔,并留置腹腔引流管,术后静脉滴注头孢呋辛1.5g,每12小时1次,甲硝唑100mL,每8小时1次,监护6小时生命体征稳定后撤去监护仪。术后自解小便一次。补液量1 000mL,腹腔引流管引流脓性浑浊液体100mL。术后12小时,患者出现发烧、乏力、胸闷、心慌。你是当班医生,值班护士呼叫医生,你作为值班医生处置此案例。处理过程中,你可以电话求助上级医生,病房有护士及二名医生配合执行医嘱。

另外3名学员,这是你们的核查清单,请核查案例运行的步骤并标记。在复盘过程中,我会让你们来描述所见所思,请仔细观察模拟案例运行中的细节。大家还有什么问题?

情境运行(Scenario)			
运行剧本(Progression)			
阶段 / 生命体征	患者状态	预期学员行为	线索 / 提示
1. 初始阶段 第1阶段,0—4分钟	精神萎靡,嗜睡状,呼吸急促,面色潮红,四肢湿冷,能够应答。	病史采集,体格检查,安慰患者,初步医嘱,测指尖血糖,物理降温,建立第二条静脉通路。吸氧、休克体位。	触发事件:连接心电监护,触发下一事件。 患者无行床边指尖血糖,3分钟后提示:SP诉医生,我会不会低血糖呀?
2. 第2阶段,4—7分钟 T:39.2℃ BP:95/60mmHg HR:125次/min RR:30次/min SpO_2:90%	同前。	心电图操作并阅心电图; 申请床边快速超声检查。	触发事件:查看完心电图报告。 无行心电图或床边超声检查,SP提示:持续诉胸闷、心跳好快,快帮我查查。 医生如下医嘱肺部CT检查:护士回应,正在申请中。
3. 第3阶段,7—12分钟 T:39.2℃ BP:95/60mmHg HR:125次/min RR:30次/min SpO_2:90%	同前。	导尿。	触发事件:第10分钟时,无导尿。SP提示:医生,我要小便。 第11分钟时,护士提示化验结果回报,触发下一事件。
4. 第4阶段,12—15分钟 T:39.2℃ BP:95/60mmHg HR:125次/min RR:30次/min SpO_2:90%	同前。	1. 扩容,首选平衡盐溶液。 2. 升级抗生素的使用。 3. 冰敷退热,赖氨匹林0.9g肌内注射。 4. 细菌培养(血培养、引流液培养)。 5. 请上级医生会诊。	触发事件:第13分钟时,如医生未开药物医嘱。 SP提示:医生,我好热,到底我得的是什么病?有好一点的药? 护士提示:医生,患者尿好少,分泌物很脓稠,要请上级会诊。
5. 第5阶段,15分钟 T:38℃ BP:110/70mmHg HR:100次/min RR:22次/min SpO_2:100%	精神好转,体温下降,呼吸平顺,面色潮红,四肢温暖。		模拟参数好转。

复盘方案(Debriefing)
1. 复盘策略(Debriefing Strategy) (1)支持结构化复盘(Structured and Supported Debriefing,SSD) (2)音视频支持复盘(Video-Audio assisted Debriefing) (3)引导反思(Guided Reflection) (4)指导反馈(Directive Feedback) 2. 复盘组织形式(Debriefing Organization Forms) 鱼缸法(Fishbowl Method) 3. 复盘地点(Debriefing Location) 讨论室(Discussion Room)或复盘室(Debriefing Room) 4. 复盘导师(Debriefer): (1)促进者(Facilitator) (2)联合复盘导师(Co-Debriefer)

续表

复盘方案(Debriefing)
5. 复盘方法(Debriefing Technique) (1)收集 - 分析 - 总结(Gather-Analyze-Summarize,GAS) (2)音视频支持复盘法(Video-Audio assisted Debriefing Method) (3)情境回顾法(After action review Method) (4)同伴复盘法(Pear-Assisted Debriefing Method) (5)团队复盘法(Team Debriefing Method) (6)混合复盘法(Blended Debriefing Method) (7)主张 - 探寻法(Advocacy-Inquiry Method) (8)优点 - 不足法(Plus-Delta Method) (9)形成性反馈法(Formative Feedback Method) (10)总结性反馈法(Summative Feedback Method) 6. 工具(Debriefing Tools) (1)评估录播系统 (2)主张 - 探寻(Advocacy-Inquiry,AI) (3)核查清单(Checklist) (4)优点 - 不足(Plus-Delta,+/Δ) (5)记录板(Whiteboard) (6)概念图(Concept Mapping)

复盘设计(Debriefing Designing & Implementation)				
阶段	目的	行为	问题提纲	注释
收集	积极地听取参与者的意见,了解他们对自己行为的看法。	1. 需要团队领导叙述。 2. 需要团队澄清或补充信息。	1. 所有人:你感觉如何? 2. 队长:你能告诉我们发生了什么事吗? 3. 团队成员:有其他补充吗?	1. 时间保证:5 分钟,约占复盘时间 17% (1)分配足够的时间进行信息收集。 (2)建构并开展收集阶段,明确支持结构化复盘策略。 2. 方法保证: (1)采用开放式问题及鼓励性教学法: 1)征求学员最初的反应 / 情绪; 2)确认“分析”阶段待讨论的问题; 3)提升学习兴趣、热情和积极性。 (2)采用“情境回顾法”及“记录板”: 1)对案例及学习目标有共同的理解; 2)在进入“分析”阶段之前,总结学员在收集阶段所共有的关注点(如:存疑之处等); 3)板书形式,边引导边归纳,记录如上所共有的关注点。
分析	促进学生反思并分析他们的行为。	1. 检查事件的准确记录。 2. 报告观察正确和不正确的步骤。 3. 利用咨询来阐明思考的过程。	1. 我注意到……,请告诉我更多…… 2. 你觉得怎么样?你当时在想什么?但是,我了解到场景的更多“×”方面。	1. 时间保证:20 分钟,约占复盘时间 66%。 (1)分配足够的时间来执行分析阶段; (2)保证课堂收益,突出教学重点。 2. 方法保证: (1)采用“引导反思”“同伴、团队及混合复盘法”及“核查清单”: 1)将学员的个人观点与观察相结合; 2)以学员对具体而准确的某一行为、互动或先前评论作为探究的基础。 (2)采用“主张 - 探寻”“形成性反馈法”及“记录板”“优点 - 不足”:

续表

阶段	目的	行为	问题提纲	注释
分析	促进学生反思并分析他们的行为。	4. 在必要的地方刺激反射并提供重定向。 5. 利用基于证据的指南作为临床查询/关注的基准。	3. 解决冲突：让我们重新集中注意力，重要的不是谁对，而是对病人来说什么是正确的。	1）引导学员分享积极的行为、想法； 2）引导学员对需要改进的方面/领域进行自我发现； 3）选择学员模拟过程中的表现或观察到的差距，进行引导并同时总结学员的共识之处； 4）板书形式，边引导边归纳，记录学员“表现差距”（Performance Gap）。 （3）采用“指导反馈”及“概念图”： 1）为学员需要进行的改变或改进提供建议； 2）提供建议变更/改进的理论依据和/或事实； 3）反馈集中在全体学员（而不是个人）、表现差距（Performance Gap）、学习目标及场景与临床真实存在的差距（Gap），并给予建议、解决其差距（Closed Performance Gap）。
总结	便于识别和审查所吸取的经验教训。	1. 验证所有必要的覆盖。 2. 教学/汇报点。 3. 总结讨论/结束。 4. 会议/听取任何意见。 5. 保证足够的时间来执行总结阶段。	1. 使用两种你认为有效或者做得好的行动和事件。 2. 描述两个你认为你/团队需要工作的领域。	1. 时间保证：5分钟，约占复盘时间17%。 （1）保证时间用来执行总结阶段； （2）强化课堂收益及重要性。 2. 方法保证： （1）采用“引导反思”“记录板”“优点-不足”：根据板书中‘优点-不足’的板图形式已呈现的学员表现差距，让学员从中来总结模拟过程中的主要收益（学习目标、表现差距及场景与临床真实存在的差距（Gap）要点）。 （2）采用“总结性反馈法”： 1）学员总结应用这些关键信息（要点和策略）来改变其未来的临床实践； （如时间不足，由导师总结关键的信息） 2）提升临床实践诊疗自信心，提升临床胜任力。
备注： 1. 此次医学模拟课堂教学复盘以“支持结构化复盘”为主要的复盘策略，辅以“引导反思”和“指导反馈”等复盘策略。 2. 整合“主张-探寻法”等多种复盘方法和多种复盘工具，保证教学重点，解决教学难点。 3. 结合实际模拟情境整合多种“基于证据的复盘”（Evidence-Based Debriefing）策略及方法，综合高效执行混合复盘，以实现并提升学员自信心和临床胜任力。				

第六部分：本次授课使用的教材及参考资料（References，Evidence-Based Practice Guidelines，Protocols，or Algorithms）

教材
陈孝平，汪建平，赵继宗．外科学．9版．北京：人民卫生出版社出版社，2018.
参考资料
中华医学会重症医学分会．中国严重脓毒症/脓毒性休克治疗指南（2014）．中华内科杂志，2015，54（6）：557-581.
拓展资料
童洪杰，胡才宝，吕晓春，等．中国严重脓毒症/脓毒性休克治疗指南：如何看待早期目标导向治疗．中华重症医学电子杂志，2016，2（1）：41-44.

第七部分：教学评估方案（Evaluations & Recommendations）

学习效果核查方案（Outcome-Based Learning Verification Program & Post Simulation Exercises）

1. Checklist 评价量表

为评价模拟教学实施进展和项目完成度，分别用“√”和“×”标识项目有/无操作或者是执行/未执行。

序号	项目	是（有执行）	否（未执行）
1	连接心电监护、吸氧		
2	开放第二条静脉通道、休克体位		
3	追问病史		
4	追问既往史		
5	心肺听诊		
6	腹部触诊		
7	观察腹部伤口及引流液		
8	指尖血糖		
9	血及腹腔分泌物培养+药敏试验		
10	心电图		
11	床边超声		
12	导尿		
13	扩容，林格液		
14	升级抗生素		
15	药物退热，赖氨匹林 0.9g 肌内注射		
16	分配或确定团队成员的角色和责任		
17	及时向上级医生请教		
18	人文关怀：简洁易懂向患者告知病情及操作，取得患者配合		
19	向团队成员提供简短，清晰，具体，及时的信息		
20	使用闭环式沟通验证所传达的信息		
21	团队成员间互相支持，提供及时和建设性的反馈		

2. 学习效果评价表（自评）

序号	评价内容	评价选项		
1	下一次愿意参加此项课程	不可能	中性	肯定
2	描述此课程教育中最有意义的体验			
3	描述下一次课程中您觉得可以改进的体验			
4	课程符合您所设定的主题/目标	不同意	中性	同意
5	课程的目标已明确阐述	不同意	中性	同意
6	课程的教学水平与我的水平相一致	不同意	中性	同意
7	描述您在课程时间教学中学到的两件事			
8	模拟教学结合了我临床经验中有价值的部分	不同意	中性	同意
9	模拟教学方案是现实版案例的体现	不同意	中性	同意

续表

序号	评价内容	评价选项		
10	模拟场景是具有挑战性	不同意	中性	同意
11	模拟场景时压力很大	不同意	中性	同意
12	在同龄人面前演练让我感到紧张	不同意	中性	同意
13	模拟案例促进我的水平： a. 技能技术；b. 医学知识；c. 判断技巧；d. 自信心			
14	课前资料的准备花费的时间	<1h	≈ 1h	>1h
15	课前材料有助于我学习	不同意	中性	同意
16	讨论我演练时表现对我有帮助	不同意	中性	同意

第八部分：案例权属及审修（Ownership & Revision & Validation & Peer Review）

案例权属（Ownership）	
编写日期	2021 年 6 月
案例作者	刘军辉
作者单位	华中科技大学协和深圳医院
联系邮箱	liujunhui456789@163.com
审核修订（Revision & Validation & Peer Review）	
案例审核	史霆
审稿校正	刘碧君

附件 2-2-1 标准化病人和助演脚本 / 台词

医生	标准化病人
你怎么不舒服？	发热，感觉喘不上气、心慌、全身疼、肚子也疼、没有力气，坐都坐不起来了……（没有力气的样子）
过去有什么病？	高血压病史 12 年，口服硝苯地平 10mg，每天 1 次，血压波动于 120~150/70~90mmHg；糖尿病病史 8 年，口服二甲双胍 0.5g，每日三次，血糖控制具体不详。
运行 3 分钟后，如无行床边指尖血糖	医生，我会不会低血糖呀？
护士报告化验结果后	医生，我好热，到底我得的是什么病？有好一点的药吗？
腹部按压时	痛！痛！

附件 2-2-2 评价量表

为评价模拟教学实施进展和项目完成度，分别用“√”和“×”标识项目有 / 无操作或者是执行 / 未执行

行为与内容	要点	是（有执行）	否（未执行）
病史采集	逻辑清晰，有条理，重点突出： 主诉、既往高血压病史、糖尿病史鉴别诊断等		
	医患沟通技巧、人文关怀		
体格检查	根据病史，查体双肺、心脏听诊、及腹部触诊		

续表

行为与内容	要点	是(有执行)	否(未执行)
初步处理	吸氧、接监护、建立第二条静脉通路、床边指端血糖		
	血常规、CRP、D- 二聚体、心肌标志物、生化、血气分析、乳酸		
	心电图、床边超声,导尿		
治疗	a. 扩容,首选平衡盐溶液		
	b. 升级抗生素的使用		
	c. 药物退热,赖氨匹林 0.9g 肌内注射		
	d. 细菌培养(血培养、引流液培养)		

附件 2-2-3　医学模拟教学课程质量及教学质量评价表

组别:第____组　授课题目:　　　　　授课时间:　　　　　学员:______

评价指标		指标内涵	分值	得分
课程质量	教学对象	教学对象明确,层次清晰	10	
	教学主题	教学主题定位准确,难度适宜,符合教学对象的层次	10	
	教学目标	教学目标设定具体,明确,量化,可达到	10	
	场景设定	场景布置合理,组织有序,可操作性强	10	
	课程内容	课程内容面向全体教学对象,难易适中	10	
		课程内容与时间安排恰当,重点、难点分布恰当	10	
教学质量	复盘	问题设计与学习目标相呼应,注重发现问题、解决问题的能力	10	
	教学效果	采用有效的方式、方法对课堂教学及学习效果进行评价	10	
	教姿教态	着装典雅庄重,精神饱满,教态自然大方	10	
	综合评价(与教案的吻合度)	课堂演示总体评价:现场授课的内容、重点、时间安排在本节课教案计划内进行	10	
总分			100	
专家建议:				

第三章 妇产科学模拟教案

第一节 胎盘早剥的识别与转运决策

第一部分：案例概况（Overview）

案例主题（Title）				
案例主题	胎盘早剥的识别与转运决策			
授课对象、场景布置及辅助人员（Roles & Guidelines）				
授课对象及人数	学员学科：妇产科学	学员层级：住培三年级	学员人数：6 人	
教学地点	☑模拟实训室	☐原位模拟	☐其他______	
授课导师	导师： 1 人			
辅助人员	☑标准化病人：1 人，☑助演：1 人			
	☑模拟工程师：1 人，☐其他人员：__人			
模拟时间分配（合计 45 分钟，不含场景布置和复原）	场景布置	30 分钟	课前介绍（Prebriefing）	5 分钟
	情境运行	10 分钟	复盘（Debriefing）	30 分钟
	场景复原	10 分钟		
案例简介（Summary）				
案例简介	该案例设置学员和低年级住培医师接诊一位因下腹痛前来就诊的孕妇，学员通过病史采集、体格检查迅速做出诊断（Ⅱ级胎盘早剥伴胎儿窘迫），并发出正确的处置指令（立即转运至手术室进行抢救），旨在培训学员及时识别胎盘早剥的能力，并树立正确的优先处置观念。			
教学目标（Learning Objectives）（※ 标识为本案例的教学重点）				
知识目标（Knowledge）	※1. 讲述胎盘早剥的严重程度分级； ※2. 讲述胎盘早剥的处理原则； 3. 讲述胎盘早剥的病因和诊断要点。			
技能目标（Skill）	※1. 能通过病史采集、查体识别胎盘早剥； ※2. 能对胎盘早剥的患者做出正确的处置指令。			
情感目标（Attitude）	※1. 建立产科危重症抢救过程中的时间观念； 2. 做到对患者的人文关怀。			

续表

供给导师信息（Information for Faculty & Education & Simulation Theory/Framework）
1. 案例信息 王某，女，30 岁，因“孕 34 周，下腹痛 1 小时”于某日前来医院急诊产科就诊。患者平时月经规则，末次月经 × 年 × 月 × 日（具体日期以就诊孕周为 34 周往前推），孕期在我院定期产检，唐氏筛查低风险，无创产前基因检测低风险。孕期甲状腺功能检查、地贫筛查、孕中期三维彩超检查均未见明显异常。妊娠 5 个月开始自觉胎动。1 小时前无明显诱因出现下腹痛，胀痛为主，持续加重，少许阴道流血，暗红色，无发热，无尿频、尿急，无腹泻等不适，前来我院就诊。 既往史：否认高血压、糖尿病等慢性疾病史，否认肝炎、结核等传染病史，否认手术史、外伤史、输血史。无食物药物过敏史。 月经史：既往月经规则，5/30 天，经量中等，无痛经。 婚育史：已婚，配偶健康；孕 1 产 0。 家族史：母亲有高血压，需要药物控制，父亲健在。 体格检查：体温 36.5℃，血压 125/78mmHg，脉搏 90 次 /min，呼吸 20 次 /min，体重 58kg。心肺查体（–）。 专科检查：宫高 35cm，腹围 95cm，子宫轮廓清，轻压痛，子宫质地硬，呈持续性，胎位扪诊不清，胎心率 125 次 /min。阴道内诊：宫颈管消退 30%，宫口闭合，先露头，S–3，胎膜未破。 辅助检查：（孕 32 周的当天）彩超检查报告：双顶径 85mm，头围 300mm，腹围 280mm，胎心率 147 次 /min，羊水指数 110mm，胎盘位于子宫后壁，胎盘下缘距离宫颈内口的距离在正常范围。 学员接诊患者后，进行病史采集、胎心音听诊、腹部触诊和胎心监测（对于“阴道内诊检查”，学员提出时，由助演告知结果，不需要操作），病史采集通过标准化病人（SP）进行，查体和胎心监测在高仿真模拟人上进行，接诊第 4 分钟时，患者诉腹痛加重，此时胎心率 110 次 /min，子宫变硬；接诊第 7 分钟的时候，患者再次诉腹痛加重伴阴道流血稍增多，询问学员“我现在是什么情况？严重吗？”，此时胎心率 105 次 /min、基线平，子宫张力大、持续性，学员做出胎盘早剥（Ⅱ级及以上）伴胎儿窘迫的诊断，并迅速做出正确决策，若未做出决策，下级医师提问“老师，怎么处理这个患者？”推动学员做出决策；接诊第 10 分钟的时候，此时胎心率 80 次 /min、基线平，学员在此刻之前做出正确决策——“立即送往急诊手术室救治！”，则宣布“患者抢救成功，案例运行结束”；若未在接诊 10 分钟内做出决策或做出其他决策，则宣布“患者抢救失败，案例运行结束”。 2. 教学策略 高仿真模拟教学（High-Fidelity Simulation） 3. 教学组织形式（Instructional Organization Forms） 小组（Small Group）形式展开高仿真模拟课堂学习 4. 教学方法（Instructional Methods） （1）启发式教学法 （2）互动式教学法 （3）循证教学法 （4）复盘 5. 教学工具（Instructional Aids） （1）成人高仿真综合模拟人 （2）模拟监护仪 （3）核查表 6. 核查工具 / 方法（Checklist Tools/Methods） 核查表（Checklist）
首次供给学员信息（Learner Information Needed Prior to Scenario）
1. 病例信息：患者王某，女，30 岁，现孕 34 周，1 小时前出现下腹痛，前来医院就诊。 2. 模拟工具：学员采用 SP 进行病史询问，在孕产妇高仿真综合模拟人上进行必要的查体。 3. 学员任务：在情境运行过程中学员需完成病史采集、体格检查、诊断识别和下达决策指令。
模拟教学前学员应具备的知识和技能（Participant Requirements & Pilot Test）
1. 知识：学员已经完成《妇产科学》（人民卫生出版社，第 9 版）中妊娠并发症、妊娠合并症相关内容的学习。 2. 技能：学员已经完成产科门急诊和病房的 1~2 次轮转，对常见妊娠并发症、合并症相关内容的诊疗原则已掌握，包括对患者作出诊断和鉴别诊断、实施初步诊疗措施等技能。 3. 标准化角色：助演（陪同的低年级住培医师）已完成预模拟角色培训与考核，认定为标准化角色。

第二部分：病例信息（Case Information）

初始病例信息（Initial Brief Description of Case）			
患者姓名：王某	年龄：30 岁	性别：☐男 ☑女 ☐其他	体重：58kg
主诉：孕 34 周，下腹痛 1 小时。			
现病史：平素月经规则，孕期在我院定期产检。现孕 34 周，1 小时前出现下腹痛，前来我院就诊。			

补充病例信息（Supplementary Information & Significant Lab and Diagnostic Findings）
1. 提示：以下内容根据剧情演进需要，学员询问可以提供给学员的病史、检验结果、心电图和影像学检查结果等
2. 现病史：平素月经规则，末次月经 × 年 × 月 × 日（具体日期以就诊孕周为 34 周往前推），孕期在我院定期产检，唐氏筛查低风险，无创产前基因检测低风险。孕期甲状腺功能检查、地贫筛查、中孕三维彩超检查均未见明显异常。妊娠 5 个月开始自觉胎动。1 小时前无明显诱因出现下腹痛，胀痛为主，持续加重，少许阴道流血，暗红色，无发热，无尿频、尿急，无腹泻等不适，前来我院就诊。
3. 既往史：否认高血压、糖尿病等慢性疾病史，否认肝炎、结核等传染病史，否认手术外伤史，否认输血史。无食物药物过敏史。
4. 月经史：既往月经规则，5/30 天，经量中等，无痛经。
5. 婚育史：已婚，配偶健康；孕 1 产 0。
6. 家族史：母亲有高血压，需要药物控制，父亲健在。
7. 体格检查：体温 36.5℃，血压 125/78mmHg，脉搏 90 次 /min，呼吸 20 次 /min，体重 58kg。心肺查体（-）。
8. 专科检查：宫高 35cm，腹围 95cm，子宫轮廓清，轻压痛，子宫质地硬，呈持续性，胎位扪诊不清，胎心 125 次 /min。阴道内诊：子宫颈管消退 30%，宫口闭合，先露头，S-3，胎膜未破。
9. 辅助检查：(孕 32 周）彩超检查结果——双顶径 85mm，头围 300mm，腹围 280mm，胎心音 147 次 /min，羊水指数 110mm，胎盘位于子宫后壁，胎盘下缘距离宫颈内口的距离在正常范围。

第三部分：模拟设备要求 / 场景布置要求（Equipment & Scene Layout）

A. 模拟患者（Fidelity/Modality & Simulated Patient Type）
☑高仿真模拟人 / 器
☑标准化病人
☐任务训练器
☐混合（Hybrid）模式

B. 设备 / 物品清单（Props）

序号	设备 / 物品名称	品规或相应要求	数量	其他要求
1	就诊工作台	无	1 个	无
2	椅子	可调整高度	2 把	无
3	签字笔	无	1 支	无
4	检查平床	高 50cm，长 2m，宽 60cm	1 张	无
5	产褥垫	产妇专用	1 个	无
6	一次性使用床垫	无	1 个	无
7	皮尺	长 1.5m	1 卷	无
8	多普勒胎心仪	产科产检专用	1 个	无
9	白大褂	中码	2 件	无
10	孕 32 周彩超报告单	内容见报告单	1 张	无
11	孕产妇高仿真综合模拟人	配备持续胎心监测功能并有相应显示屏、胎心音探头和宫缩探头各 1 个	1 个	设置详见模拟人设置内容

续表

C. 模拟药品和液体清单（Medications and Fluids）
无
D. 模拟人化妆及场地布置（Simulated Patient Makeup & Simulation Location & Setting/Environment）
1. 标准化病人（SP）腹部包扎固定一椭圆形软枕，穿宽松的外衣，使腹部外形表现为下腹部膨隆，装扮成孕晚期的孕妇体型；SP 进入诊室的时候为独立行走，但步调较慢，表情稍有痛苦，双手托住膨隆的腹部。 2. 场地布置见图 3-1-1。

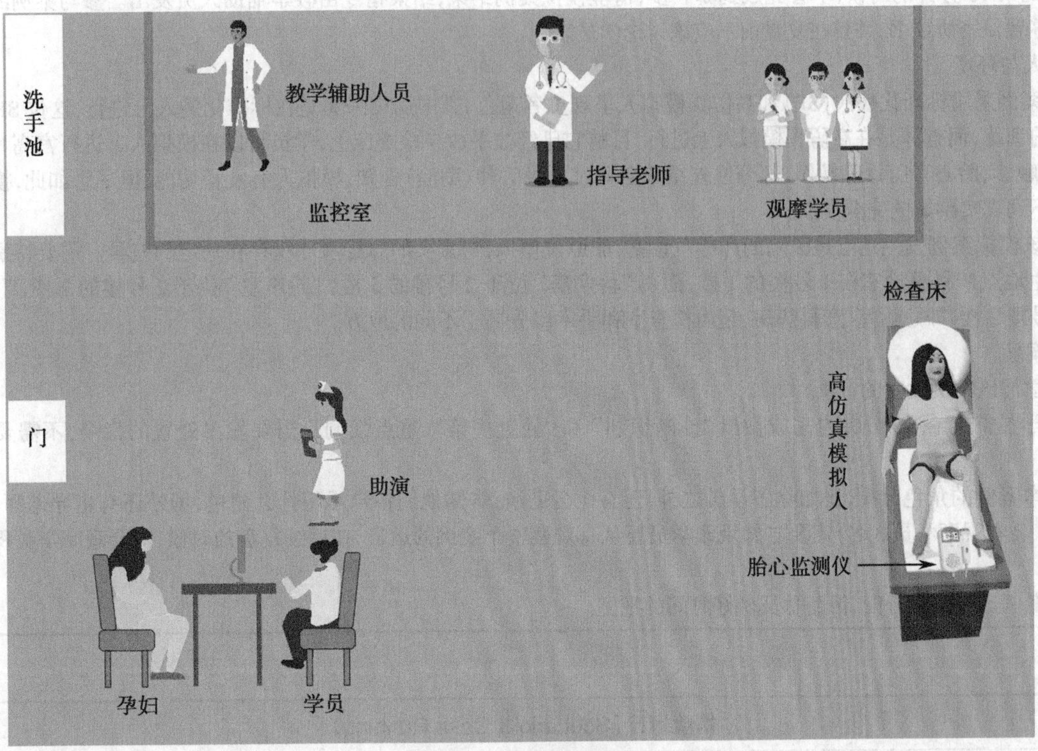

图 3-1-1 场地布置图

E. 初始监护状态			
□ 初始状态患者已经接监护 ☑ 初始状态患者未接监护			
F. 患者（模拟人）初始设定			
T：36.5℃	HR：90 次 /min	RR：20 次 /min	SpO_2：98%
NIBP：125/78mmHg	IBP：无	CVP：无	
神志：清醒	瞳孔及对光反射：灵敏		
其他（如气道、心肺听诊等）：无			
胎心监测（NST）的初始设定：胎心基线 125 次 /min，变异 7~10 次 /min（在学员绑上胎监之前，显示屏是关闭的）			

第四部分：标准化病人和助演分工及职能（Standardized Patient & Confederate & Observer）

标准化病人和助演分工及职能（Standardized Patient & Confederate & Observer）	
角色（Roles）	职能（Functions）
标准化病人	标准化病人由 1 名妇产科第三年住培学员扮演，负责回答学员的病史提问，标准化病人脚本详见附件 3-1-1。
助演	安排 1 名妇产科第三年住培学员作为助演，助演扮演学员的“低年级住培医师”，负责陪同学员接诊患者，必要时告知相关查体结果。助演的脚本详见附件 3-1-2。

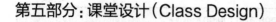

第五部分：课堂设计（Class Design）

课前介绍（Prebriefing）
1. 模拟课程简介 (1)强调这是一个情境模拟案例，包括简介期、模拟和复盘，模拟课程的目的是培训学员的相关知识和技能，并促进人文关怀精神的培养，学员不用过度担忧自己的表现，即使表现不佳，也不会受到批评或指责。希望学员能融入情境模拟教学中并把思考过程大声说出来。 (2)运行到第10分钟的时候，不管完成到哪一步，情境模拟案例结束，结束指令由教学辅助人员发出。参与案例的所有人均需要签署保密协议书，并且在复盘前不应该讨论学员表现。 2. 模拟人与环境 (1)告知案例采用标准化病人（SP）和高仿真模拟人呈现患者角色，其中病史采集是在标准化病人上进行，这位SP已经经过专门的训练，而查体是在高仿真模拟人上进行，目前它已经被平放在检查床上，学员可以在模拟人上进行宫高和腹围测量、四步触诊、胎心音听诊等操作，部分检查结果会通过下级医师（助演）告知，模拟人有发音功能，但尽管如此，模拟人仍可能达不到真实孕妇的完全模拟。 (2)告知该模拟案例发生地点是医院的产科急诊室，非原位模拟，与真实的急诊室环境存在一定的差异。需要特别交代本案例发生地点产科急诊室在1号楼的1楼，而“产科病房”位于2号楼的5楼，“超声室”位于2号楼的2楼，“手术室”位于3号楼2楼，即急诊室、产科病房、超声检查室和手术室分属于不同的地方。 3. 情境案例 (1)告知学员该案例发生的背景。 (2)告知学员需要在10分钟内完成做出“诊断识别”和“处置决策”，重点强调只需要发出处置的指令，不需要实际去处置。 (3)介绍本案例的角色分配，比如除了学员之外，还有1名助演，告知他们各自承担什么角色，场外还有指导老师、教学辅助人员1名和观摩学员3名；需要告知观摩学员要认真观察整个案例的运行，在后续复盘的时候，需要观摩学员积极参与讨论。 (4)介绍案例运行时间分配，帮助学员做好时间的把握。

情境运行（Scenario & Case Running）			
运行剧本（Progression Outline）			
阶段 / 生命体征	患者状态	预期学员行为	线索 / 提示（下横线处为触发事件）
第1阶段：接诊（20:00—20:01） 胎心基线125次/min，变异7~10次/min	患者进入诊室，表情有点痛苦、焦急地进入诊室，说：“医生，我下腹好痛呀！帮我看一下！”	询问病史	转入第2阶段
		查体	教学辅助人员播音“查体请在模拟人上进行”，转入第3阶段
第2阶段：病史采集（20:01—20:04） 胎心监测：基线110次/min，变异5次/min，第4分钟出现一次胎心减速，最低达85次/min，持续时间10s	腹痛逐渐加重，阴道少量流血。助演协助SP坐在椅子上。	询问病史	SP作相应回答（参考附件3-1-1）
		询问有无彩超检查	SP递上一份2周前的超声报告
		提出查体	教学辅助人员播音“查体请在模拟人上进行”，转入第3阶段
		给患者连接胎心监护	助演打开胎心监护显示屏，提示“胎心音110次/min”
		总询问时间达到4分钟	SP诉“医生，我的腹痛越来越重了，您要不要帮我检查一下。”

续表

阶段 / 生命体征	患者状态	预期学员行为	线索 / 提示(下横线处为触发事件)
第 3 阶段:查体(20:04—20:07) 胎心率:105 次 /min 胎心监测:基线 105 次 /min,变异 3~5 次 /min,第 6 分钟出现一次胎心减速,最低达 75 次 /min,持续时间 30s	腹痛继续加重,阴道流血量同前	检查生命体征	助演汇报:"刚给她量血压 125/78mmHg,脉搏 90 次 /min。"
		测量宫高、腹围	实际测量(宫高 35cm,腹围 95cm)
		阴道检查	教学辅助人员遥控拟人发音:"刚才已经有医生做了这个检查了,宫口是没开的",此时助演汇报结果:"我刚查了,宫颈消退 50%,宫口闭合,先露头,棘上 3cm,未见羊水。"
		四步触诊	教学辅助人员遥控拟人发音:"压的好痛!肚子绷得好紧!是什么情况呀?"
		胎心音听诊	助演告知可以做胎监
		给患者连接胎心监护	助演打开胎心监护显示屏,提示"胎心音 105 次 /min"。
第 4 阶段:诊断(20:07—20:08)	腹痛、阴道流血同前	未作出诊断	教学辅助人员遥控模拟人发音:"医生,腹痛又加重了,我这是什么情况呀?"
		作出诊断	助演询问:"老师,接下来怎么办呀?"
第 5 阶段:处置决策(20:08—20:10) 胎心率:80 次 /min 胎心监测:基线 80 次 /min,变异 3~5 次 /min,第 9 分钟出现一次胎心减速,最低达 45 次 /min,持续时间 40s	腹痛继续加重	指示彩超检查	助演告知无床旁彩超,若需要则转彩超室,需要花费 20 分钟 1. 若学员不考虑→助演提醒学员重新决策 2. 若继续转至彩超室→助演扶 SP 离开诊室,教学辅助人员告知结局 A
		指示收入病房 / 留观	助演扶 SP 离开诊室→ 教学辅助人员告知结局 A
		指示立即转运手术室	助演扶 SP 离开诊室→ 教学辅助人员告知结局 B

1. 流程图:见附件 3-1-3。
2. 参考的专家共识:中华医学会妇产科学分会产科学组 . 胎盘早剥的临床诊断与处理规范(第 1 版). 中华妇产科杂志,2012,47(12):957-958.
3. 结局 A:15 分钟后,胎心未闻及,发生死胎,救治失败。
   结局 B:患者经过急诊手术,胎心结局良好,救治成功。

复盘方案(Debriefing)

1. 复盘策略(Debriefing Strategy)
(1)支持结构化复盘(Structured and Supported Debriefing,SSD)
(2)引导反思(Guided Reflection)
(3)指导反馈(Directive Feedback)
2. 复盘组织形式(Debriefing Organization Forms)
小组(Small Group)形式
3. 复盘地点(Debriefing Location)
讨论室(Discussion Room)或复盘室(Debriefing Room)
4. 复盘导师(Debriefer)
促进者(Facilitator)
5. 复盘方法(Debriefing Technique)
(1)收集 - 分析 - 总结(Gather-Analyze-Summarize,GAS)
(2)情境回顾法(After action review Method)
(3)主张 - 探寻法(Advocacy-Inquiry Method)

续表

复盘方案(Debriefing)
(4)优点-不足法(Plus-Delta Method) (5)形成性反馈法(Formative Feedback Method) 6. 复盘工具(Debriefing Tools) (1)主张-探寻(Advocacy-Inquiry,AI) (2)核查清单(Checklist) (3)优点-不足(Plus-Delta,+/Δ) (4)记录板(Whiteboard)

复盘设计(Debriefing Designing & Implementation)

阶段	目的	行为	问题提纲	注释
收集	积极地听取参与者的意见,了解他们对自己行为的看法	1. 需要团队领导叙述。 2. 需要团队澄清或补充信息。	1. 所有人:你感觉如何? 2. 队长:你能告诉我们发生了什么事吗? 3. 团队成员:有其他补充吗?	1. 时间保证:7.5分钟,占复盘时间25%。 (1)分配足够的时间进行信息收集; (2)建构并开展收集阶段,明确支持结构化复盘策略。 2. 方法保证: (1)采用开放式问题及鼓励性教学法: 1)征求学员最初的反应/情绪; 2)确认"分析"阶段待讨论的问题; 3)提升学习兴趣、热情和积极性。 (2)采用"情境回顾法"及"记录板": 1)对案例及学习目标有共同的理解; 2)在进入"分析"阶段之前,总结学员在收集阶段所共有的关注点(如:存疑之处等); 3)板书形式,边引导边归纳,记录如上所共有的关注点。
分析	促进学生反思并分析他们的行为	1. 检查事件的准确记录。 2. 报告观察正确和不正确的步骤。 3. 利用咨询来阐明思考的过程。 4. 在必要的地方刺激反射并提供重定向。 5. 利用基于证据的指南作为临床查询/关注的基准。	1. 我注意到……,请告诉我更多…… 2. 你觉得怎么样?你当时在想什么?但是,我了解到场景的更多"×"方面。 3. 解决冲突:让我们重新集中注意力,重要的不是谁对,而是对病人来说什么是正确的。	1. 时间保证:15分钟,占复盘时间50%。 (1)分配足够的时间来执行分析阶段; (2)保证课堂收益,突出教学重点。 2. 方法保证: (1)采用"引导反思""同伴、团队及混合复盘法"及"核查清单": 1)将学员的个人观点与观察相结合; 2)以学员对具体而准确的某一行为、互动或先前评论作为探究的基础。 (2)采用"主张-探寻""形成性反馈法"及"记录板""优点-不足": 1)引导学员分享积极的行为、想法; 2)引导学员对需要改进的方面/领域进行自我发现; 3)选择学员模拟过程中的表现或观察到的差距,进行引导并同时总结学员的共识之处; 4)板书形式,边引导边归纳,记录学员"表现差距"(Performance Gap)。 (3)采用"指导反馈""音视频支持复盘法"及"概念图": 1)为学员需要进行的改变或改进提供建议; 2)提供建议变更/改进的理论依据和/或事实; 3)反馈集中在全体学员(而不是个人)、表现差距(Performance Gap)、学习目标及场景与临床真实存在的差距(Gap),并给予建议、解决其差距(Closed Performance Gap)。

续表

阶段	目的	行为	问题提纲	注释
总结	便于识别和审查所吸取的经验教训	1. 验证所有必要的覆盖。 2. 教学 / 汇报点。 3. 总结讨论 / 结束。 4. 会议 / 听取任何意见。 5. 保证足够的时间来执行总结阶段。	1. 使用两种你认为有效或者做得好的行动和事件。 2. 描述两个你认为你 / 团队需要工作的领域。	1. 时间保证：7.5 分钟，占复盘时间 25%。 (1) 保证时间用来执行总结阶段； (2) 强化课堂收益及重要性。 2. 方法保证： (1) 采用“引导反思”“记录板”“优点 - 不足”：根据板书中“优点 - 不足”的板图形式已呈现的学员表现差距，让学员从中来总结模拟过程中的主要收益（学习目标、表现差距及场景与临床真实存在的差距（Gap）要点）。 (2) 采用“总结性反馈法”： 1) 学员总结应用这些关键信息（要点和策略）来改变其未来的临床实践（如时间不足，由导师总结关键的信息）； 2) 提升临床实践诊疗自信心，提升临床胜任力。
备注： 1. 此次医学模拟课堂教学复盘以“支持结构化复盘”为主要的复盘策略，辅以“引导反思”和“指导反馈”等复盘策略。 2. 整合“主张 - 探寻法”等多种复盘方法和多种复盘工具，保证教学重点，解决教学难点。 3. 结合实际模拟情境整合多种“基于证据的复盘”（Evidence-Based Debriefing）策略及方法，综合高效执行混合复盘，以实现并提升学员自信心和临床胜任力。				

相关问题（Supplementary Questions）：见附件 3-1-5。

第六部分：本次授课使用的教材及参考资料（References，Evidence-Based Practice Guidelines，Protocols，or Algorithms）

教材
谢幸，孔北华，段涛．妇产科学．9 版．北京：人民卫生出版社，2018.
参考资料
1. 曹泽毅，沈铿，马彦彦，等．中华妇产科学：临床版．北京：人民卫生出版社，2010. 2. 中华医学会妇产科学分会产科学组．胎盘早剥的临床诊断与处理规范（第 1 版）．中华妇产科杂志，2012，47（12）：957-958. 3. 邓春艳，黄桂琼，王晓东，等．胎盘早剥诊断与处理规范探讨：附 244 例病案资料临床分析．四川大学学报（医学版），2014（45）：866-868.
拓展资料
1. Onishi K，Tsuda H，Fuma K，et al. The impact of the abruption severity and the onset-to-delivery time on the maternal and neonatal outcomes of placental abruption. J Matern Fetal Neonatal Med，2020，33（22）：3775-3783. 2. Riihimäki O，Metsäranta M，Paavonen J，et al. Placental Abruption and Child Mortality. Pediatrics，2018，142（2）：e20173915.

第七部分：教学评估方案（Evaluations & Recommendations）

学习效果核查方案（Outcome-Based Learning Verification Program & Post Simulation Exercises）
1. 核查表，见附件 3-1-6。 2. 学习效果评价表（自评）。 3. 教学效果评价表，见附件 3-1-7。

第八部分：案例权属及审修（Ownership & Revision & Validation & Peer Review）

案例权属（Ownership）	
编写日期	2021 年 6 月
案例作者	钟世林
作者单位	北京大学深圳医院
联系邮箱	zhongshilin2013@163.com
审核修订（Revision & Validation & Peer Review）	
案例审核	王晓怡
审稿校正	郭琪

附件 3-1-1　标准化病人脚本

学员提问	标准化病人（SP）回答
哪里腹痛？	下腹痛
腹痛多久了？	大概 1 个钟头前
怎样的腹痛？	胀痛，绷得很紧
多久痛 1 次？	半个小时前开始就这样了
一直没有放松吗？	是的
有下坠感吗？	不明显
疼痛发生的时候在做什么事吗？	没做什么特别事，当时去了一趟洗手间
腹痛有越来越明显吗？	有点
腹痛有伴阴道流血吗？	是的
阴道流血量多吗？	不多
阴道流血是什么颜色？	暗红色
先腹痛还是先阴道流血？	先有腹痛后有阴道流血
以前有定期产检吗？	有，上周才产检过
产检正常吗？	都很正常
最近做过彩超吗？	两个星期前做过
最近的彩超检查正常吗？	正常（SP 递上 32 周的彩超报告）
有带产检手册吗？	走得太急，忘带了
胎动有异常吗？	好像刚才没怎么动
孕期大小便正常吗？	正常
孕期增重多少？	长了 20 斤左右
这是第几胎？	第一胎

续表

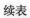

学员提问	标准化病人（SP）回答
月经规则吗？	规则
末次月经什么时候？	× 年 × 月 × 日（具体日期以就诊孕周为 34 周往前推）
现在多少周了？	刚好 34 周
结婚了吗？	已婚
配偶健康吗？	健康
父母健康吗？	母亲有高血压，需要药物控制，父亲健在
备注：上面未提到的，SP 均回答“无特殊”或“没有”。	

附件 3-1-2　助演和教学辅助人员的脚本

情形	助演和教学辅助人员的脚本
孕妇前来就诊时，看到孕妇痛苦表情	助演前去辅助孕妇坐下
当学员提出测量血压、脉搏时	助演汇报：“刚才给她量了血压 125/78mmHg，脉搏 90 次 /min”
当学员提出进行四步触诊时（学员被事先告知：需要进行查体时，是在模拟人进行查体）	当学员在模拟人上进行四步触诊时，教学辅助人员遥控模拟人发音：“医生，您压的好痛！我的肚子绷得好紧！”
当学员提出进行听诊胎心音时	助演告知有胎心监测仪可使用
当学员提出进行阴道内诊时	教学辅助人员遥控模拟人发音：“刚才已经有医生做了这个检查了，宫口是没开的”，此时助演汇报结果：“我刚查了，宫颈消退 50%，宫口闭合，先露头，棘上 3cm，未见羊水。”
问诊第 9 分钟，若学员仍然没有进行诊断	教学辅助人员遥控模拟人发音：“医生，我感觉越来越痛了”
问诊第 9 分钟，模拟人诉腹痛加重	若此时仍未绑上胎监，助演立即给予绑上胎监，胎监显示屏提示“胎心音 80 次 /min”。助演对学员说：“老师，胎心缓慢，会是什么情况？如何处理？”
当学员提出进行超声检查时	助演询问：“老师，B 超室在另一栋楼，要推病人过去检查吗？”
当学员提出进行胎心监测时	助演询问：“老师，胎心监测要去另一栋楼的病房才能做，要推病人过去检查吗？”
当学员提出让患者离院	助演扶 SP 走出诊室，随即教学辅助人员遥控显示屏汇报结局 A
当学员决策让患者做 B 超检查	助演扶 SP 走出诊室，随即教学辅助人员遥控显示屏汇报结局 A
当学员决策让患者到病房治疗	助演扶 SP 走出诊室，随即教学辅助人员遥控显示屏汇报结局 A
当学员决策让患者尽快转运至手术室	助演扶 SP 走出诊室，随即教学辅助人员遥控显示屏汇报结局 B
备注：结局 A 为“15 分钟后，胎心音未闻及，发生死胎，抢救失败”，结局 B 为“患者经过急诊手术，胎儿结局良好，抢救成功”。	

附件 3-1-3 情境运行 - 剧情（流程图的附属）

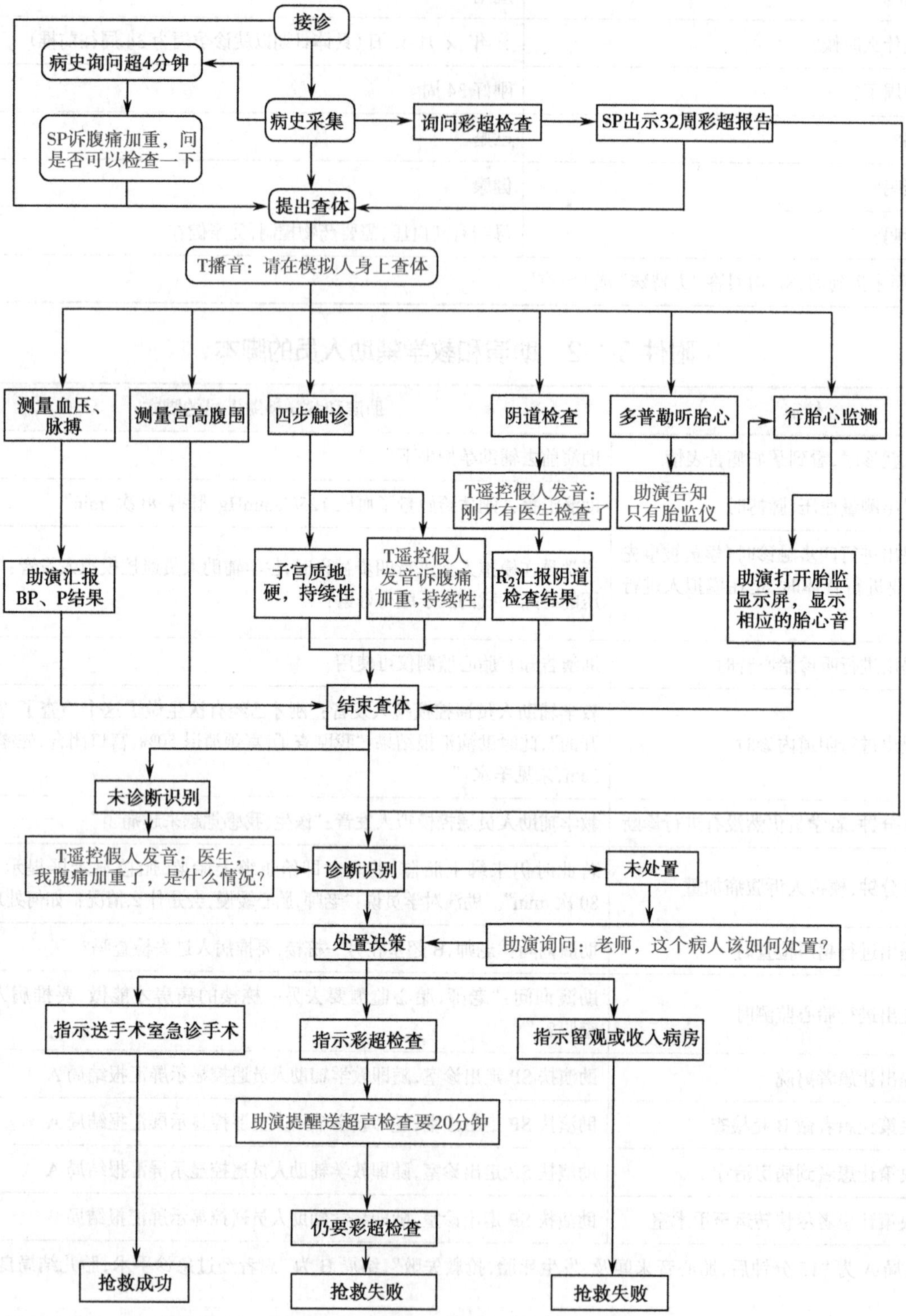

备注：红色字体部分为“触发事件”，T指“教学辅助人员”，R_2指助演。

附件 3-1-4 教学目标答案(结合病例)

1. 胎盘早剥的严重程度分级：参考《妇产科学》(第 9 版)教科书的内容，胎盘早剥的 Page 分级标准为：0 级——分娩后回顾性产后诊断；Ⅰ级——外出血，子宫软，无胎儿窘迫；Ⅱ级——胎儿宫内窘迫或胎死宫内；Ⅲ级——产妇出血休克症状，伴或不伴弥散性血管内凝血。本案例中，胎盘早剥属于Ⅱ级。

2. 掌握胎盘早剥的处理原则：参考《妇产科学》(第 9 版)教科书的内容，Ⅱ级胎盘早剥的处理原则是尽快娩出胎儿、避免死胎发生，同时注意母体并发症的发生，包括弥散性血管内凝血、产后出血等。本案例中，孕 34 周的Ⅱ级胎盘早剥、宫颈条件差，短时间内无法经阴道分娩胎儿，迅速进行急诊剖宫产术是挽救胎儿的最大保证。

3. 胎盘早剥的识别要点主要有特殊病史(外伤、子痫前期)、持续性下腹痛、子宫板状呈持续性发硬、胎儿窘迫等。

4. 对于Ⅱ级胎盘早剥伴胎儿窘迫(短时间内无法阴道分娩)的正确指令是：迅速转运至具备急诊手术条件的地方，比如急诊手术室，同时呼叫团队参与，迅速剖宫产术娩出胎儿。

5. 产科危重症抢救过程中的时间观念：为了保障母胎安全，产科危重症的抢救需树立正确的时间观念，不浪费多余时间，避免不必要的地点转换，争分夺秒，挽救母胎性命。

附件 3-1-5 复盘相关问题

阶段	问题
收集 (Gather)	1. 对于刚参加完的这个情境案例，你有什么感受？ 2. 你能简述一下这个病例发生的大概情况吗？ 3. 你知道这个病例的考核目的是什么吗？
分析 (Analyze)	1. 如果识别出胎盘早剥： (1)你为什么认为这个孕妇发生了胎盘早剥？有哪些支持点和不支持点？ (2)在识别到胎盘早剥之前，你还想到哪些可能？为什么后面都排除了？
	2. 如果没有识别出胎盘早剥： (1)你对这个患者的诊断是什么？有哪些支持点和不支持点？ (2)根据案例结束时的妊娠结局，你回过头来看，可能是别的诊断吗？为什么？
	3. 如果处置决策是让孕妇在急诊室留观或让孕妇离院： (1)让患者留观或离院的时候，你主要是考虑了什么原因？ (2)在你让这个孕妇留观或离院的时候，为什么被告知一个不好的结局？ (3)下次你再遇到同样的情况的时候，你会怎么做？
	4. 如果处置决策是让患者先到超声检查室进行检查： (1)你送患者到超声室去检查，是想了解哪方面的信息？这些信息都是必需的吗？ (2)在你指示送患者去超声检查后，为什么教学辅助人员告知你一个不好的结局？ (3)下次你再遇到同样的情况的时候，你会怎么做？
	5. 如果决策是送患者先到病房治疗： (1)你想送孕妇到病房，你是依据什么情况做出这个决策的？ (2)在在你指示送患者去病房后，为什么教学辅助人员告知你了一个不好的结局？ (3)下次你再遇到同样的情况的时候，你会怎么做？
	6. 如果决策是让患者转到手术室治疗： (1)你优先送孕妇到手术室是基于你对这个患者的哪些考虑？ (2)转运的过程中，为了做得更好，还有哪些方面你也需要考虑？
总结 (Summarization)	1. 现在我们总结一下，这次情境模拟中我们学到了哪些知识？ 2. 请说出两个在这次模拟中表现积极的地方和两个在下次模拟中需改进的地方(让每个组员都积极参与)。

附件 3-1-6 核 查 表

项目	是(有执行)	否(未执行)
问到了持续性腹痛		
关注到了腹痛的诱因		
问到了暗红色阴道流血		
问到了胎动减少		
查看了既往彩超报告		
关注到了患者血压		
获得了“子宫质地硬,持续性无间歇”信息		
获得了“宫口未开,宫颈未消退,胎膜未破”等信息		
收集到了胎心缓慢的信息		
识别到“胎盘早剥”		
识别到“胎儿窘迫”		
识别到Ⅱ级或Ⅱ级以上胎盘早剥(或重度)		
指示“转运至手术室”		
指示“转运至彩超室检查”		
指示“转运至病房”		

(为评价模拟教学实施进展和项目完成度,分别用“√”和“×”标识项目有/无操作或者是执行/未执行)

附件 3-1-7 医学模拟教学课程质量及教学质量评价表

组别:第____组 授课题目:________ 授课时间:________ 学员:________

评价指标		指标内涵	分值	得分
课程质量	教学对象	教学对象明确,层次清晰	10	
	教学主题	教学主题定位准确,难度适宜,符合教学对象的层次	10	
	教学目标	教学目标设定具体,明确,量化,可达到	10	
	场景设定	场景布置合理,组织有序,可操作性强	10	
	课程内容	课程内容面向全体教学对象,难易适中	10	
		课程内容与时间安排恰当,重点、难点分布恰当	10	
教学质量	复盘	问题设计与学习目标相呼应,注重发现问题、解决问题的能力	10	
	教学效果	采用有效的方式、方法对课堂教学及学习效果进行评价	10	
	教姿教态	着装典雅庄重,精神饱满,教态自然大方	10	
	综合评价(与教案的吻合度)	课堂演示总体评价:现场授课的内容、重点、时间安排在本节课教案计划内进行	10	
总分			100	
专家建议:				

第二节　肩难产的处理

第一部分：案例概况（Overview）

案例主题（Title）				
案例主题	肩难产的处理			
授课对象、场景布置及辅助人员（Roles & Guidelines）				
授课对象及人数	学员学科：产科	学员层级：住培三年级		学员人数：6 人
教学地点	☑模拟实训室	□原位模拟	□其他	
授课导师	导师：1 人			
辅助人员	□标准化病人：___人，☑助演：4 人 ☑模拟工程师：1 人，□其他人员：___人			
模拟时间分配（合计 33 分钟，不含场景布置和复原）	场景布置	30 分钟	课前介绍（Prebriefing）	5 分钟
	情境运行	8 分钟	复盘（Debriefing）	20 分钟
	场景复原	5 分钟		
案例简介（Summary）				
案例简介	本案例模拟 1 名学员在 4 名助演的协助下快速娩出肩难产胎儿的过程，旨在帮助产科高年资住院医师对肩难产发生和解除机制的理解，培训其快速识别肩难产、快速娩出胎儿的同时力争避免母婴并发症的能力。			
教学目标（Learning Objectives）（※ 标识为本案例的教学重点）				
知识目标（Knowledge）	※1. 叙述肩难产发生和解除的机制； 2. 叙述肩难产处理“HELPEERR”口诀内容； 3. 叙述肩难产处理过程中避免母胎损伤的注意事项。			
技能目标（Skill）	※1. 能在 5 分钟内娩出肩难产胎儿； 2. 能迅速识别肩难产； 3. 能在处理肩难产过程中采取必要措施避免母胎损伤。			
情感目标（Attitude）	※1. 执行团队协作。			
供给导师信息（Information for Faculty & Education & Simulation Theory/Framework）				

1. 案例信息（Case Information）

林某，女，32 岁，因“孕 42 周，规则腹痛 5 小时”于 × 年 × 月 × 日 0：00 入院。

(1) 现病史：平素月经规则，末次月经 × 年 × 月 × 日，预产期 × 年 × 月 × 日。孕期产检 6 次，乙肝标志物、丙型肝炎病毒、人类免疫缺陷病毒、梅毒甲苯胺红不加热血清试验等检查均阴性，葡萄糖 -6- 磷酸脱氢酶、地贫筛查未见异常，唐氏筛查、无创脱氧核糖核酸检查均低风险，颈后透明带扫描筛查属正常范围，中孕Ⅲ级彩超未见胎儿结构异常。口服葡萄糖耐量试验（OGTT）提示：血糖浓度 5.2mmol/L—7.8mmol/L—10.3mmol/L，诊断为“妊娠期糖尿病”，未按医生建议进行饮食控制，未监测血糖，孕期增重 25kg。5 小时前无明显诱因出现规律腹痛，持续 30 秒，间隔 4~5 分钟，伴阴道少许褐色分泌物，无阴道流液，自觉胎动正常，遂入院。

(2) 入院检查：身高 158cm，体重 85kg，宫高 37cm，腹围 107cm，胎位左枕前（LOA），胎心率 145 次 /min，宫缩规则，宫口开大 3cm，先露 S^{-2}，胎膜未破。

(3) 入院诊断：

1) 孕 2 产 1，孕 42 周单活胎临产；

2) 妊娠期糖尿病；

续表

供给导师信息(Information for Faculty & Education & Simulation Theory/Framework)
3)巨大儿待排。 (4)入院后产程中曾出现活跃期停滞,17:50宫口开全,18:50胎头着冠,助产士上台接产,因属高危孕妇,予心电监护,持续胎监。 (5)情境模拟:19:00胎头娩出后出现"龟缩征",用常规方法不能娩出胎儿双肩。追问病史:孕妇5年前阴道分娩肩难产1活男婴,重3 800g。助产士遂呼叫学员A前来处理患者,学员A上台后再次评估判断确定肩难产后,呼叫了学员B、学员C和学员D前来协助。在学员B、学员C、学员D和助产士的协助下,学员A先采用了McRoberts手法,McRoberts手法操作30秒后未能娩出胎儿,学员A分别实施Rubin手法、Wood手法、及Rubin手法和Wood手法联用各30秒,均未能娩出胎肩。此时胎监显示胎心率110次/min,学员A实施牵后臂娩后肩法,胎肩顺利娩出。情境运行8分钟,满8分钟时,不管胎儿是否娩出,均宣布案例运行结束。 2. 教学策略(Instructional Strategy) 高仿真模拟教学(High-Fidelity Simulation)。 3. 教学组织形式(Instructional Organization Forms) 小组(Small Group)形式展开高仿真模拟课堂学习。 4. 教学方法(Instructional Methods) 互动式教学法、复盘、高仿真模拟教学法、案例教学法、问卷调查法(Survey-Based Teaching)、鼓励性教学法(Incentive Teaching Method)。 5. 教学工具(Instructional Aids) 成人高仿真综合模拟人、模拟监护仪、核查表、学前调查问卷。 6. 核查工具/方法(Checklist Tools/Methods) 工具:核查表(Checklist)。
首次供给学员信息(Learner Information Needed Prior to Scenario)
林某,女,32岁,因"孕42周,规则腹痛5小时"于×年×月×日0:00入院。现病史:平素月经规则,末次月经×年×月×日,预产期×年×月×日。孕期产检6次,乙肝标志物、丙型肝炎病毒、人类免疫缺陷病毒、梅毒甲苯胺红不加热血清试验(TRUST)等均阴性,葡萄糖-6-磷酸脱氢酶、地贫筛查未见异常,唐氏筛查、无创脱氧核糖核酸检查均低风险,胎儿颈后透明层厚度(NT)筛查属正常范围,中孕Ⅲ级彩超未见胎儿结构异常,口服葡萄糖耐量试验检查提示:5.2mmol/L—7.8mmol/L—10.3mmol/L,诊断"妊娠期糖尿病",未按医生建议进行饮食控制,未监测血糖,孕期增重25kg。5小时前无明显诱因出现规律腹痛,持续30秒,间隔4~5分钟,伴阴道少许褐色分泌物,无阴道流液,自觉胎动正常,遂入院。入院检查:身高158cm,体重85kg,宫高37cm,腹围107cm,胎方位LOA,胎心率145次/min,宫缩规则,宫口开大3cm,先露S^{-2},胎膜未破。入院后情况:产程中曾出现活跃期停滞,17:50宫口开全,18:50胎头着冠,助产士上台接产,因属高危孕妇,予心电监护,持续胎监。19:00胎头娩出后出现"龟缩征",用常规方法不能娩出胎儿双肩。
模拟教学前学员应具备的知识和技能(Participant Requirements & Pilot Test)
1. 知识:学员课前自行完成对《妇产科学》教材、《助产》等参考资料中关于肩难产章节知识的学习。 2. 技能:学前举办1学时的技能培训课程,借助局部训练模型对学员讲解肩难产处理的"HELPERR"口诀以及各手法操作要点,通过调查问卷考核学员对以上内容的掌握情况,得分85分以上获得课程准入。 3. 标准化角色:助演(助产士)已完成预模拟(Pre-Simulation)角色培训与考核,认定为标准化角色。

第二部分:病例信息(Case Information)

初始病例信息(Initial Brief Description of Case)			
患者姓名:林某	年龄:32岁	性别:☐男 ☑女 ☐其他	体重:85kg
主诉:停经42周,规则腹痛5小时			
1. 现病史:平素月经规则,末次月经×年×月×日,预产期×年×月×日。孕期产检6次,乙肝标志物、丙型肝炎病毒、人类免疫缺陷病毒、梅毒甲苯胺红不加热血清试验等均阴性,葡萄糖-6-磷酸脱氢酶、地贫筛查未见异常,唐氏筛查、无创脱氧核糖核酸检查均低风险,胎儿颈后透明层厚度筛查正常范围,中孕Ⅲ级彩超未见胎儿结构异常,口服葡萄糖耐量试验检查提示:5.2mmol/L-7.8mmol/L-10.3mmol/L,诊断"妊娠期糖尿病",未按医生建议进行饮食控制,未监测血糖,孕期增重25kg。5小时前无明显诱因出现规律腹痛,持续30秒,间隔4~5分钟,伴阴道少许褐色分泌物,无阴道流液,自觉胎动正常,遂入院。			

续表

初始病例信息（Initial Brief Description of Case）
2. 既往史：否认高血压、糖尿病等慢性疾病史，否认肝炎、结核等传染病史，否认手术史、外伤史、输血史。无食物、药物过敏史。 3. 月经史：平素月经规则，5/30 天，经量中等，无痛经。 4. 婚育史：已婚，配偶健康；孕 2 产 1，5 年前阴道分娩 1 胎。 5. 家族史：无特殊。 6. 全身体格检查：体温 36.8℃，血压 110/70mmHg，脉搏 80 次 /min，呼吸 16 次 /min，体重 85kg。营养中等，发育良好，营养中等，体位自如，神志清醒，浮肿（–），皮肤无黄染，无皮疹，淋巴结无肿大。颈部正常，甲状腺无肿大，胸廓对称无畸形，乳腺发育正常，心率 80 次 /min，律齐，双肺呼吸音清，未闻及干湿性啰音；腹隆，肝脾肋下未及。下肢：无水肿，会阴正常。 7. 专科检查： 宫高 37cm，腹围 107cm，左枕前位，胎心率 145 次 /min，规则宫缩。阴道检查宫口开大 3cm，先露 S^{-2}，胎膜未破，骨盆内测量无异常。骨盆外测量：髂棘间径 24cm，髂嵴间径 26cm，骶耻外径 19cm，坐骨结节间径 9cm，出口后矢状径 9cm，耻骨弓角度 90°。 8. 入院后情况：0：00 入院，产程中曾出现活跃期停滞，17：50 宫口开全，18：50 胎头着冠，助产士上台接产，因属高危孕妇，予心电监护，持续胎监。19：00 胎头娩出后出现“龟缩征”，用常规方法不能娩出胎儿双肩。

补充病例信息（Supplementary Information & Significant Lab and Diagnostic Findings）
1. 孕妇 5 年前肩难产 1 活男婴，重 3 800g。 2. 已实施分娩镇痛，上台前导尿，导出清亮尿液 100mL。 3. 入院 B 超：晚孕单活胎头位，双顶径 10.0cm，胎儿股骨长 7.8cm，羊水最大暗区垂直深度 5.6cm，胎儿头围 33cm，胎儿腹围 36cm，胎盘 2 级，估计胎儿体重 4 000g。

第三部分：模拟设备要求 / 场景布置要求（Equipment & Scene Layout）

A. 模拟患者（Fidelity/Modality & Simulated Patient Type）
☑高仿真模拟人 / 器
☐标准化病人
☐任务训练器
☐混合（Hybrid）模式

B. 设备 / 物品清单（Props）

序号	名称	品规或相应要求	数量	其他要求
1	孕产妇高仿真综合模拟人	具备分娩模块，具备手动分娩模式	1 个	
2	足月儿模型	与高仿真产科模拟人配套	1 个	
3	产床	电动可升降	1 张	
4	脚踏凳	搭配产床使用	2 个	
5	一次性手术衣	无纺布	5 件	
6	洗手衣	棉布材质	5 件	
7	医用手套	橡胶材质	5 副	
8	医用帽子	无纺布材质	5 个	
9	医用口罩	外科口罩	5 个	

C. 模拟药品和液体清单（Medications and Fluids）
无

续表

D. 模拟人化妆及场地布置（Simulated Patient Makeup & Simulation Location & Setting/Environment）

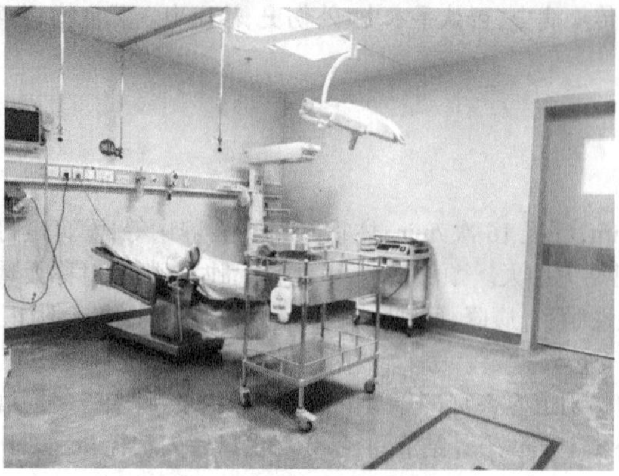

图 3-2-1　模拟人化妆和场地布置图

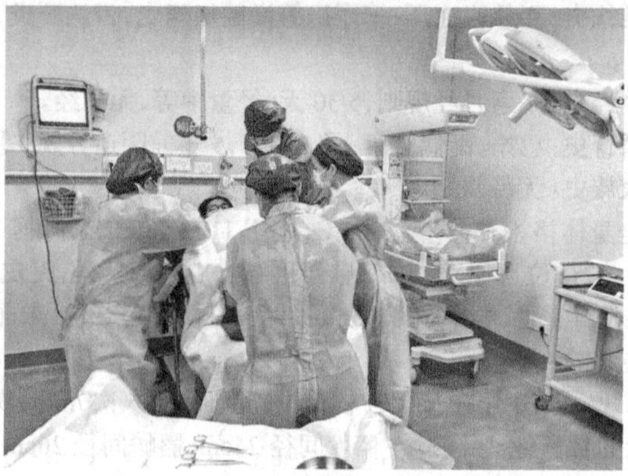

图 3-2-2　模拟人化妆和场地布置

E. 初始监护状态（Initial Monitoring State）
☑ 初始状态患者已经接监护
□ 初始状态患者未接监护

F. 患者（模拟人）初始设定（Initial State Setting）			
T：36.5℃	HR：80 次 /min	RR：16 次 /min	SpO_2：98%
NIBP：110/70mmHg	IBP：无	CVP：无	
神志：清	瞳孔及对光反射：灵敏		
其他（如气道、心肺听诊等）：无			

第四部分：标准化病人和助演分工及职能（Standardized Patient & Confederate & Observer）

标准化病人和助演分工及职能（Standardized Patient & Confederate & Observer）	
角色（Roles）	职能（Functions）
标准化病人	无
助演	案例设置助演 4 名，其中 1 名助演承担助产士角色，启动案例运行，配合学员操作，适时引导学员，参与引导性反馈；另 3 名助演分别承担一起协助处理肩难产的医生角色（学员 B、学员 C 和学员 D），按照学员 A 指令展开技能操作并参与引导性反馈。（助演的脚本见附件 3-2-2）。

第五部分：课堂设计（Class Design）

课前介绍（Prebriefing）
1. 模拟课程简介 （1）强调这是一个情境模拟案例，包括简介、案例运行和复盘。模拟课程的目的是培训学员的相关知识和技能，并促进团队沟通和协助，学员不用过度担忧自己的表现，即使表现不佳，也不会受到批评或指责。希望学员能融入情境模拟教学中并把思考过程大声说出来。参与案例的所有人均需要签署保密协议书，并且在复盘前不应该讨论学员表现。 （2）运行到第 8 分钟的时候，不管是否娩出胎儿，情境模拟案例运行结束，结束指令由指导老师发出。 2. 模拟人与环境 （1）介绍案例运用了高仿真模拟人教学，采取手动分娩模式，具有较高的仿真度，但尽管如此，模拟人仍不可能达到真实产妇的完全模拟。 （2）告知模拟人的心电监护、胎心监测信息的传达方式（比如通过大屏幕或监护仪屏幕显示）。 （3）告知该模拟案例发生地点是模拟产房，非原位模拟，与真实的产房环境存在一定的差异。

续表

课前介绍（Prebriefing）

3. 情境案例

（1）将初始病例信息及案例发生的背景告知给学员。

（2）对于参加本课程的4名学员，通过课前抽签决定角色分工（A、B、C、D），学员A是主要操作者，学员B、C、D为助演，负责配合学员A的操作。候场时，学员A穿手术衣，戴医用手套、口罩、帽子，学员B、C、D穿洗手衣，戴医用口罩、帽子。

（3）教员分工：授课老师负责教案设计、课程实施和引导性反馈（教学目标及答案见附件3-2-1）；助演老师扮演助产士角色；模拟器工程师负责高仿真模拟人程序设置和现场操控。

（4）介绍场外有指导老师、模拟器工程师1名和观摩学员2名。告知观摩学员要认真观察整个案例的运行，在后续复盘的时候，需要积极参与讨论。

（5）鼓励学员在操作同时大声说出操作要点。告知助演学员接收的指令中哪些是口述完成即可，不用实际操作。

（6）介绍案例运行时间分配，帮助学员做好时间的把握。

情境运行（Scenario & Case Running）

运行剧本（Progression Outline）

阶段/生命体征	患者状态	预期学员行为	线索/提示
第一阶段：判断病情 HR：80次/min BP：110/70mmHg RR：16次/min SpO_2：98% T：36.5℃	神志清楚，配合助产士指导屏气用力。	学员A：阴道检查，轻按前肩，指导产妇用力，试图用常规方法娩出胎肩（核实是否发生了肩难产）。	模拟人：胎肩仍然未娩出，宫缩间歇胎头回缩。核实为肩难产，转入第二阶段。
		学员A：未核实（听从了助产士判断）	助产士："你觉得是肩难产吗？"，提醒学员核实，并转入第二阶段。
		学员A：呼叫学员B、学员C、学员D上前协助，A对学员B、学员C和学员D做出明确分工，指示学员D呼叫儿科医生和产科上级医生到场支援。	学员B、C上台协助，学员D呼叫儿科医生、产科上级医生支援后上台协助。
		学员A未对学员B、学员C和学员D做出明确分工。	助产士："A医生，您需要我们做什么？"（引导学员A做出分工）
第二阶段：评估是否需要会阴侧切 HR：80次/min BP：110/70mmHg RR：16次/min SpO_2：98% T：36.5℃	神志清楚，停止屏气用力，深呼吸。	学员A：评估会阴紧张度大，请助产士进行会阴侧切。	助产士："好的，已完成会阴侧切。"转入第三阶段。
		学员A：评估会阴条件可以满足分娩，暂不执行会阴侧切。	助产士："好的。"转入第三阶段。
		学员A：未行会阴紧张度评估。	助产士："医生，你觉得会阴紧吗？需要会阴侧切吗？"推动完成评估，转入第三阶段。
		学员A：指示给予导尿。	助产士：2分钟前已行导尿1次。
第三阶段：实施McRoberts手法 HR：80次/min BP：110/70mmHg RR：16次/min SpO_2：98% T：36.5℃	神志清楚，深呼吸。	学员A：指导产妇暂停屏气用力，指示学员B外屈左腿、学员C外屈右腿、学员D在耻骨联合上方，轻按胎儿前肩，试图用McRoberts手法娩出胎肩。	学员B：外屈左腿。 学员C：外屈右腿。 学员D：在耻骨联合后方触及胎心前肩以心肺复苏手型，持续或间断按压胎肩使其内发。
		学员A组织实施McRoberts手法达到30秒时。	模拟人：胎肩未娩出。 助产士："30秒到。" 转入第四阶段。
		学员A组织实施McRoberts手法达到30秒时，仍然继续实施McRoberts手法。	助产士："要不换一种手法？" 转入第四阶段。

续表

阶段 / 生命体征	患者状态	预期学员行为	线索 / 提示
第四阶段：实施旋肩法 HR：90 次 /min BP：120/80mmHg RR：18 次 /min SpO_2：98% T：36.5℃	神志清楚，深呼吸。	学员 A：指示学员 D 停止耻骨联合上加压、关注胎心变化。(如第二阶段未进行会阴侧切，指示助产士行会阴侧切。) 试图用旋肩法娩出胎肩。	助产士："好的，已完成会阴侧切。" 学员 B：外屈左腿。 学员 C：外屈右腿。 学员 D：胎心 130 次 /min。
		学员 A 组织实施 Rubin 手法、Wood 手法或两种手法联用各 30 秒时。	模拟人：胎肩未娩出。 助产士："30 秒到。"（每种手法到 30 秒时提醒） 转入第五阶段。
		学员 A 组织实施两种以上旋肩法各 30 秒，仍然继续实施旋肩法。	胎心监护显示胎心 110 次 /min。 助产士："胎心 110 次 /min。" 转入第五阶段。
		胎心减速，学员 A 仍然继续实施旋肩法。	助产士："要不试试别的办法？" 转入第五阶段。
第五阶段：实施牵后臂娩后肩法 HR：90 次 /min BP：120/80mmHg RR：18 次 /min SpO_2：98% T：36.5℃	神志清楚，深呼吸。	学员 A 尝试行四肢着地法或指示呼叫上级医师。	助产士："接了心电监护和胎监，打了无痛，产妇行动不便。上级医师在手术台上，暂时来不了，你赶紧处理吧。"
		学员 A 试图用牵后臂娩后肩法娩出胎肩。	学员 B：外屈左腿。 学员 C：外屈右腿。
		学员 A 组织实施牵后臂娩后肩法。	模拟人：解除胎肩嵌顿。 助产士："胎儿娩出。" 转入第六阶段。
第六阶段：母婴评估 HR：80 次 /min BP：110/70mmHg RR：16 次 /min SpO_2：98% T：36.5℃	神志清楚，平静呼吸。	学员 A：检查软产道有无裂伤以及产后出血情况，指示助产士评估胎儿情况。	模拟人：软产道无裂伤，阴道流血少。 助产士口述："新生儿无锁骨骨折，肢体活动正常，Apgar 评分 1 分钟 -9 分，5 分钟 -10 分，动脉血气分析正常。" 指导老师：案例运行结束。
		学员 A：未进行产妇和新生儿评估。	助产士："医生，刚才发生了肩难产，会不会有软产道裂伤或新生儿骨折呀？"推动学员 A 完成这一步。 指导老师：案例运行结束。
备注：依据 Sentilhes L，Sénat MV，Boulogne A，et al. Shoulder dystocia：guidelines for clinical practice from the French College of Gynecologists and Obstetricians（CNGOF）.Eur J Obstet Gynecol Reprod Biol，2016，203：156-161.			

复盘方案（Debriefing）
1. 复盘策略（Debriefing Strategy） （1）支持结构化复盘（Structured and Supported Debriefing，SSD） （2）音视频支持复盘（Video-Audio assisted Debriefing） （3）引导反思（Guided Reflection） （4）指导反馈（Directive Feedback） 2. 复盘组织形式（Debriefing Organization Forms） 小组（Small Group）形式 3. 复盘地点（Debriefing Location） 复盘室（Debriefing Room） 4. 复盘导师（Debriefer） 促进者（Facilitator）

续表

复盘方案(Debriefing)
5. 复盘方法(Debriefing Technique) (1)收集 - 分析 - 总结(Gather-Analyze-Summarize,GAS) (2)音视频支持复盘法(Video-Audio assisted Debriefing Method) (3)情境回顾法(After action review Method) (4)同伴复盘法(Pear-Assisted Debriefing Method) (5)团队复盘法(Team Debriefing Method) (6)混合复盘法(Blended Debriefing Method) (7)主张 - 探寻法(Advocacy-Inquiry Method) (8)优点 - 不足法(Plus-Delta Method) (9)形成性反馈法(Formative Feedback Method) (10)总结性反馈法(Summative Feedback Method) 6. 复盘工具(Debriefing Tools) (1)主张 - 探寻(Advocacy-Inquiry,AI) (2)核查清单(Checklist) (3)优点 - 不足(Plus-Delta,+/Δ) (4)记录板(Whiteboard) (5)概念图(Concept Mapping)

复盘设计(Debriefing Designing & Implementation)				
阶段	目的	行为	问题提纲	注释
收集	积极地听取参与者的意见,了解他们对自己行为的看法。	1. 需要团队领导叙述。 2. 需要团队澄清或补充信息。	1. 所有人:你感觉如何? 2. A 医生:你能告诉我们发生了什么事吗? 3. 团队成员:有其他补充吗?	1. 时间保证:5 分钟,占复盘时间 25%。 (1)分配足够的时间进行信息收集; (2)建构并开展收集阶段,明确支持结构化复盘策略。 2. 方法保证: (1)采用开放式问题及鼓励性教学法: 1)征求学员最初的反应 / 情绪; 2)确认"分析"阶段待讨论的问题; 3)提升学习兴趣、热情和积极性。 (2)采用"情境回顾法"及"记录板": 1)对案例及学习目标有共同的理解; 2)在进入"分析"阶段之前,总结学员在收集阶段所共有的关注点(如:存疑之处等); 3)板书形式,边引导边归纳,记录如上所共有的关注点。
分析	促进学生反思并分析他们的行为。	1. 检查事件的准确记录。 2. 报告观察正确和不正确的步骤。 3. 利用咨询来阐明思考的过程。 4. 在必要的地方刺激反射并提供重定向。	1. 我注意到你采用了一系列措施来解除危机,请告诉我们你采取的这些措施的依据是什么?具体操作的时候又有哪些注意事项呢? 2. 在你反复尝试 McRoberts 手法不能娩出胎肩的时候,你当时怎么想?我了解到的情况是,为了减少新生儿窒息的发生率,肩难产处理的每一步手法操作时间为 30~60 秒,你是怎么考虑的?	1. 时间保证:10 分钟,占复盘时间 50%。 (1)分配足够的时间来执行分析阶段; (2)保证课堂收益,突出教学重点。 2. 方法保证: (1)采用"引导反思""同伴、团队及混合复盘法"及"核查清单": 1)将学员的个人观点与观察相结合; 2)以学员对具体而准确的某一行为、互动或先前评论作为探究的基础。 (2)采用"主张 - 探寻""形成性反馈法"及"记录板""优点 - 不足": 1)引导学员分享积极的行为、想法; 2)引导学员对需要改进的方面 / 领域进行自我发现;

续表

阶段	目的	行为	问题提纲	注释
分析	促进学生反思并分析他们的行为。	5. 利用基于证据的指南作为临床查询 / 关注的基准。	3. 解决冲突：让我们重新集中注意力，重要的不是谁对，而是对病人来说什么是正确的。	3）选择学员模拟过程中的表现或观察到的差距，进行引导并同时总结学员的共识之处； 4）板书形式，边引导边归纳，记录学员"表现差距"（Performance Gap）。 （3）采用"指导反馈""音视频支持复盘法"及"概念图"： 1）为学员需要进行的改变或改进提供建议； 2）提供建议变更 / 改进的理论依据和 / 或事实； 3）反馈集中在全体学员（而不是个人）、表现差距（Performance Gap）、学习目标及场景与临床真实存在的差距（Gap），并给予建议、解决其差距（Closed Performance Gap）。
总结	便于识别和审查所吸取的经验教训。	1. 验证所有必要的覆盖。 2. 教学 / 汇报点。 3. 总结讨论 / 结束。 4. 会议 / 听取任何意见。 5. 保证足够的时间来执行总结阶段。	1. 请列举两个让你感觉有效或做得比较好的方面。 2. 请描述两个你认为你或你的团队需要努力的方面。 3. 我们来说说看，今天都学到了什么？	1. 时间保证：5 分钟，占复盘时间 25%。 （1）保证时间用来执行总结阶段； （2）强化课堂收益及重要性。 2. 方法保证： （1）采用"引导反思""记录板""优点 - 不足"： 根据板书中'优点 - 不足'的板图形式已呈现的学员表现差距，让学员从中来总结模拟过程中的主要收益（学习目标、表现差距及场景与临床真实存在的差距（Gap）要点）。 （2）采用"总结性反馈法"： 1）学员总结应用这些关键信息（要点和策略）来改变其未来的临床实践； （如时间不足，由导师总结关键的信息） 2）提升临床实践诊疗自信心，提升临床胜任力。
备注： 1. 此次医学模拟课堂教学复盘以"支持结构化复盘"为主要的复盘策略，辅以"引导反思"和"指导反馈"等复盘策略。 2. 整合"主张 - 探寻法"等多种复盘方法和多种复盘工具，保证教学重点，解决教学难点。 3. 结合实际模拟情境整合多种"基于证据的复盘"（Evidence-Based Debriefing）策略及方法，综合高效执行混合复盘，以实现并提升学员自信心和临床胜任力。				

相关问题（Supplementary Questions）

1. 大家对通过高仿真模拟来训练肩难产处理有什么感受？
2. 如果我们采取的这些办法都不奏效，我们还能采取什么措施？

第六部分：本次授课使用的教材及参考资料（References，Evidence-Based Practice Guidelines，Protocols，or Algorithms）

教材
谢幸，孔北华，段涛．妇产科学．9 版．北京：人民卫生出版社，2018.
参考资料
1. Gabbe SG.. 产科学：正常和异常妊娠：第 7 版．郑勤田，杨慧霞，译．北京：人民卫生出版社，2018. 2. 刘兴会，贺晶，漆洪波．助产．北京：人民卫生出版社，2018. 3. 刘兴会，漆洪波．难产．2 版．北京：人民卫生出版社，2021.
拓展资料
Sentilhes L，Senat MV，Boulogne AI，et al. Shoulder dystocia：guidelines for clinical practice from the French College of Gynecologists and Obstetricians（CNGOF）. Eur J Obstet Gynecol Reprod Biol，2016，203：156-161.

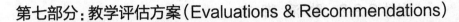

第七部分：教学评估方案（Evaluations & Recommendations）

学习效果核查方案（Outcome-Based Learning Verification Program & Post Simulation Exercises）
1. 核查表（Checklist）见附件 3-2-3。 2. 学习效果评价表（自评）。 3. 医学模拟教学课程质量及教学质量评价表，见附件 3-2-4。

第八部分：案例权属及审修（Ownership & Revision & Validation & Peer Review）

案例权属（Ownership）	
编写日期	2021 年 6 月
案例作者	周秀兰　李娟　谢翠华
作者单位	深圳市龙岗区妇幼保健院
联系邮箱	565698183@qq.com
审核修订（Revision & Validation & Peer Review）	
案例审核	王晓怡
审稿校正	郭琪

附件 3-2-1　教学目标答案

1. 肩难产处理“HELPERR”口诀每个字母的含义是什么？

参考答案：

H　Call for Help 寻求帮助

E　Evaluate for Episiotomy 评估是否会阴侧切

L　Legs-McRoberts Maneuver 屈大腿法

P　External Pressure 腹部加压

E　Enter 进入阴道旋肩法（包括 Rubin 法和 Wood 法）

R　Remove posterior arm 牵后臂娩后肩法

R　Roll to hands and knees 四肢着地法

2. 肩难产发生机制是什么？

参考答案：在正常分娩过程中，胎头娩出后胎儿进行外旋转，使胎头与肩胛带骨成为直角。胎头下降时，胎儿肩部通过骨盆斜径，胎头仰伸与复位后，胎儿前肩在耻骨联合下通过斜径娩出。肩难产是胎儿肩部在通过骨盆入口时受到阻碍，持续位于骨盆前后径。典型的肩难产是前肩下降时被嵌顿在耻骨联合上方，也可能是后肩阻碍在骶骨岬。原因包括：胎肩与骨盆入口大小绝对不相称，或胎位异常导致胎肩和骨盆相对不称；胎儿生长过快，胎儿胸部径线较其双顶径发育过大，例如糖尿病胎儿；急产时，胎头娩出后胎儿躯干未发生复位与外旋转。

3. 肩难产处理的各种手法操作、作用机制是什么？

参考答案：参考《助产》第六章第十节内容（人民卫生出版社，主编：刘兴会，贺晶，漆洪波）。

4. 为避免或者减少肩难产处理过程中的母婴损伤，还有哪些注意事项？

参考答案：参考《助产》第六章第十节内容（人民卫生出版社，主编：刘兴会，贺晶，漆洪波）。

附件 3-2-2 助 演 脚 本

助产士(助演):“小林,1!2!3!用力!加油!19:00 宝宝头出来了。你先休息一下,下一次肚子痛的时候再来用力。开始痛了吗?好,来 1!2!3!用力!加油!再来一次!1!2!3!加油!肩膀怎么出不来?宫缩间歇胎头回缩。”

助产士:“结合宫高腹围和 B 超检查,估计胎儿体重 4 000g。5 年前肩难产 1 胎,体重 3 800g。”

助产士:“30 秒到。胎肩还是出不来,怎么办?”

助产士:“Apgar 评分 1 分钟 9 分,称重 4 100g,因高危儿转新生儿科观察。”

附件 3-2-3 核查表(Checklist)

项目	是(有执行)	否(未执行)
快速识别肩难产		
呼叫产科上级医生支援		
呼叫儿科医生支援		
即刻实施肩难产处理		
评估会阴侧切的必要性		
实施 McRoberts 手法		
实施 McRoberts 手法同时进行耻骨联合上加压		
实施旋肩法(包括 Rubin、Wood 等手法)		
实施内操作手法(牵后臂娩后肩法)		
操作同时大声说出操作要点		
每一步操作手法不超过 30 秒		
关注到胎心减慢		
胎儿娩出后即刻进行母婴并发症评估		

为评价模拟教学实施进展和项目完成度,分别用“√”和“×”标识项目有/无操作或者是执行/未执行。

附件 3-2-4 医学模拟教学课程质量及教学质量评价表

组别:第____组 授课题目:____________ 授课时间:________ 学员:________

评价指标		指标内涵	分值	得分
课程质量	教学对象	教学对象明确,层次清晰	10	
	教学主题	教学主题定位准确,难度适宜,符合教学对象的层次	10	
	教学目标	教学目标设定具体,明确,量化,可达到	10	
	场景设定	场景布置合理,组织有序,可操作性强	10	
	课程内容	课程内容面向全体教学对象,难易适中	10	
		课程内容与时间安排恰当,重点、难点分布恰当	10	

续表

评价指标		指标内涵	分值	得分
教学质量	复盘	问题设计与学习目标相呼应，注重发现问题、解决问题的能力	10	
	教学效果	采用有效的方式、方法对课堂教学及学习效果进行评价	10	
	教姿教态	着装典雅庄重，精神饱满，教态自然大方	10	
	综合评价（与教案的吻合度）	课堂演示总体评价： 现场授课的内容、重点、时间安排在本节课教案计划内进行	10	
总分			100	
专家建议：				

第三节　产后出血的处理

第一部分：案例概况（Overview）

案例主题（Title）					
案例主题	产后出血的处理				
授课对象、场景布置及辅助人员（Roles & Guidelines）					
授课对象及人数	学员学科：妇产科		学员层级：住培三年级		学员人数：5人
教学地点	☑模拟实训室	□原位模拟		□其他____	
授课导师	导师：1人				
辅助人员	□标准化病人：__人，☑助演：2人 ☑模拟工程师：1人，□其他人员：__人				
模拟时间分配（合计50分钟，不含场景布置和复原）	场景布置	30分钟	课前介绍（Prebriefing）	5分钟	
	情境运行	15分钟	复盘（Debriefing）	30分钟	
	场景复原	10分钟			
案例简介（Summary）					
案例简介	本案例设置学员在助产士协助下，处理产妇分娩巨大儿后发生宫缩乏力所致产后出血的过程，培训学员判断产后出血病情的能力，根据产后出血的分级预警，做出正确的治疗和处理，掌握产后出血的基本处理原则及操作技术，为今后的临床工作打好扎实基础。				
教学目标（Learning Objectives）（※ 标识为本案例的教学重点）					
知识目标（Knowledge）	※1. 叙述宫缩乏力所致产后出血的救治流程； 2. 叙述宫缩乏力所致产后出血的诊断及四大原因鉴别。				
技能目标（Skill）	※1. 能够快速判断产后出血； ※2. 能够对宫缩乏力所致产后出血做出正确的处理。				
情感目标（Attitude）	※1. 做到对患者的人文关怀； 2. 做到对患者及家属的及时沟通。				

续表

供给导师信息（Information for Faculty & Education & Simulation Theory/Framework）
1. 案例信息 产妇王某，女，30 岁，孕 2 产 0，2 年前人工流产 1 次。身高 165cm，体重 67kg，因“停经 39+5 周，见红伴下腹痛 6 小时”入院。定期产检，既往产检无异常，彩超提示宫内单活胎，头位，入院后经评估骨盆无明显异常，宫缩逐渐规律，入院查血常规，凝血，肝肾功能各项指标无明显异常。临产后 10 小时 40 分钟时，在产房阴道分娩一女婴，体重 4 050g，予静脉滴注缩宫素 10U 预防产后出血。分娩后 15 分钟，胎盘、胎膜已剥离，阴道流血 200mL，会阴Ⅰ度裂伤，已缝合，无渗血。分娩后 30 分钟按压宫底又有暗红色阴道流血及血块约 200mL，产后总出血量达 400mL，当时产房人员包括助产士 1 人和台下护士 1 人，台下护士呼叫学员前来处理。 学员立即前来处理，包括检查软产道、分析产后出血原因、监护、输液、使用收缩子宫的药物等，由台上助产士负责告知病情并汇报出血量，产妇仍有阴道流血，5 分钟后总出血量达 600mL，学员采取进一步治疗措施，10 分钟后总出血量达 800mL，学员做出宫腔填塞球囊或填塞纱条的指示，出血明显减少，课程结束。否则出血达 1 000mL 课程结束。心电监护设置为需要学员下指令连接，否则不显示。 2. 教学策略（Instructional Strategy） 高仿真模拟教学（High-Fidelity Simulation） 3. 教学组织形式（Instructional Organization Forms） 小组（Small Group）形式展开高仿真模拟课堂学习 4. 教学方法（Instructional Methods） 高仿真模拟教学法、启发式教学法、GAS 模式复盘、主张 - 探寻（Advocacy Inquiry，AI） 5. 教学工具（Instructional Aids） 成人高仿真综合模拟人、核查表 6. 核查工具 / 方法（Checklist Tools/Methods） (1) 工具：核查表（Checklist） (2) 方法：团队复盘（Team Debriefing）
首次供给学员信息（Learner Information Needed Prior to Scenario）
案例信息： 产妇王某，女，30 岁，因“停经 39+5 周，见红伴下腹痛 6 小时”入院。孕期定期产检，自诉产检无异常，入院当日彩超提示“宫内单活胎，头位”，入院骨盆内测量无明显异常，宫缩逐渐规律，入院后查血常规、凝血功能、肝肾功能各项指标无明显异常。孕产史：孕 2 产 0，2 年前人工流产 1 次。临产 10 小时 40 分钟时，在产房经阴道分娩一女婴，体重 4 050g，予静脉滴注缩宫素 10U 预防产后出血。胎儿娩出后 15 分钟，胎盘、胎膜自行娩出，阴道流血 200mL，产后检查软产道发现会阴Ⅰ度裂伤，助产士予缝合，无渗血。胎盘娩出后 30 分钟，助产士按压宫底，有暗红色阴道流血及血块约 200mL，产后总出血量达 400mL，台下护士呼叫你前来处理。 产妇采用孕产妇高仿真综合模拟人扮演，学员需要在助产士的协助下，根据产后出血诊治指南进行及时的处理。 案例总运行时间为 50 分钟，其中案前简介为 5 分钟，运行 15 分钟，复盘 30 分钟。运行到 15 分钟时，无论是否处理完毕，均宣布案例结束。
模拟教学前学员应具备的知识和技能（Participant Requirements & Pilot Test）
1. 知识：已学习并掌握《妇产科学》第 9 版（人民卫生出版社）《产后出血》章节内容； 2. 技能：已完成产房的轮转，掌握顺产后进行软产道检查、按摩子宫、缩宫素合理使用等技能； 3. 标准化角色：助演（助产士，台下护士）已完成预模拟（Pre-Simulation）角色培训与考核，认定为标准化角色。

第二部分：病例信息（Case Information）

初始病例信息（Initial Brief Description of Case）			
患者姓名：王某	年龄：30 岁	性别：□男 ☑女 □其他	体重：62kg
主诉：停经 39+5 周，见红伴下腹痛 6 小时。			
孕期定期产检，自诉产检无异常，入院当日彩超提示“宫内单活胎，头位”，入院骨盆内测量无明显异常，宫缩逐渐规律，入院后查血常规、凝血功能、肝肾功能各项指标无明显异常。孕产史：孕 2 产 0，2 年前人工流产 1 次。临产 10 小时 40 分钟时，在产房经阴道分娩一女婴，体重 4 050g，予静脉滴注缩宫素 10U 预防产后出血。胎儿娩出后 15 分钟，胎盘、胎膜自行娩出，阴道流血 200mL，产后检查软产道发现会阴Ⅰ度裂伤，助产士予缝合，无渗血。胎盘娩出后 30 分钟，助产士按压宫底，有暗红色阴道流血及血块约 200mL，产后总出血量达 400mL，台下护士呼叫学员前来处理。			

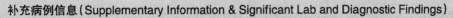

补充病例信息（Supplementary Information & Significant Lab and Diagnostic Findings）
1. 入院时血常规、凝血功能、生化检查均正常，血红蛋白 120g/L；
2. 出血达 600mL 时，复查血化验结果：血红蛋白 105g/L，凝血功能，生化检查正常。

第三部分：模拟设备要求 / 场景布置要求（Equipment & Scene Layout）

A. 模拟患者（Fidelity/Modality & Simulated Patient Type）
☑ 高仿真模拟人 / 器
☐ 标准化病人
☐ 任务训练器
☐ 混合（Hybrid）模式

B. 设备 / 物品清单（Props）

序号	名称	品规或相应要求	数量	其他要求
1	孕产妇高仿真综合模拟人	配有子宫、模拟血液，有产后出血模式，有相应显示屏	1 个	模拟血液 1 000mL
2	多功能产床		1 张	
3	心电监护仪		1 个	
4	抢救车	内附带各种模拟药品，贴上标签	1 辆	
5	输液架		1 个	
6	采血管		5 个	
7	采血针		5 个	
8	输液器		2 个	
9	阴道拉钩		2 个	
10	一次性手术衣，帽子，口罩		2 个	
11	产包（带接生器械，聚血盆）		1 个	

C. 模拟药品和液体清单（Medications and Fluids）

序号	药品 / 液体名称	品规或相应要求	数量	其他要求
1	0.9% 氯化钠注射液	500mL	2 瓶	
2	乳酸钠林格液	500mL	2 瓶	
3	5% 葡萄糖注射液	250mL	1 瓶	
4	缩宫素注射液	10U	4 支	
5	卡贝缩宫素注射液	100μg	2 支	
6	卡前列素氨丁三醇注射液	250μg	2 支	
7	米索前列醇片	0.2mg	4 片	
8	卡前列甲酯栓	0.5mg	4 粒	
9	麦角新碱注射液	0.2mg	2 支	
10	氨甲环酸	1g	2 支	

续表

D. 模拟人化妆及场地布置（Simulated Patient Makeup & Simulation Location & Setting/Environment）
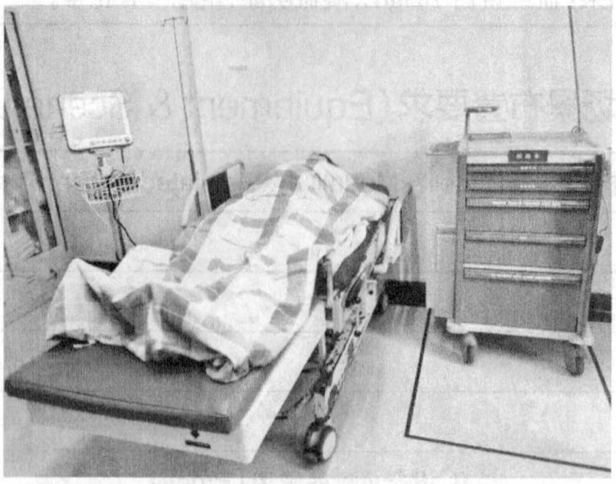 图 3-3-1 模拟人化妆及场地布置

E. 初始监护状态（Initial Monitoring State）
□ 初始状态患者已经接监护 ☑ 初始状态患者未接监护

F. 患者（模拟人）初始设定（Initial State Setting）			
T：36.5℃	HR：88 次 /min	RR：20 次 /min	SpO_2：100%
NIBP：120/78mmHg	IBP：	CVP：	
神志：清醒	瞳孔及对光反射：正常		
其他（如气道、心肺听诊等）：无			

第四部分：标准化病人和助演分工及职能（Standardized Patient & Confederate & Observer）

标准化病人和助演分工及职能（Standardized Patient & Confederate & Observer）	
角色（Roles）	职能（Functions）
标准化病人	无。
助演	案例设置两名助演，助演 1 扮演助产士，助演 2 扮演产科护士。 助演的职能包括配合医生执行操作、核对医嘱、执行医嘱、核对信息、医患沟通及汇报病情等，两名助演的脚本见附件 3-3-1。

第五部分：课堂设计（Class Design）

课前介绍（Prebriefing）
1. 模拟课程简介 （1）向学员强调这是一个情境模拟案例，包括简介、模拟和复盘，模拟课程的目的是培训学员的相关知识和技能，并促进人文关怀理念的培养，学员不用过度担忧自己的表现，即使表现不佳，也不会受到批评或指责。希望学员能融入情境模拟教学中并把思考过程用语言大声说出来。 （2）运行到第 15 分钟的时候，不管完成到哪一步，情境模拟案例结束，结束指令由教学辅助人员发出。参与案例的所有人均需要签署保密协议书，并且在复盘前不应该讨论学员表现。

续表

课前介绍（Prebriefing）
2. 模拟人与环境 介绍案例采用了高仿真模拟人，病史已告知学员，如需补充询问病史模拟人可以有回答（由导师扮演），学员可以在模拟人上进行探查软产道，子宫按摩等操作，部分检查结果会通过（助演 1）告知，模拟假人有发音功能，但尽管如此，模拟假人仍可能达不到真实孕妇的完全模拟，比如子宫的软硬度，真实的出血等等。模拟人不可进行有创性操作，需要的操作可以告知助演帮忙完成。需要呼叫可以由助演帮助电话呼叫。 3. 告知该模拟案例发生地点是医院的产房，非原位模拟，与真实的环境存在一定的差异。 4. 情境案例 (1) 告知学员该案例发生的背景。 (2) 告知学员需要在 15 分钟内完成所有的流程操作。 (3) 本案例的角色分配：除了学员之外，还有 2 名助演，他们承担在抢救中协助操作、执行医嘱等作用，场外还有指导老师、教学辅助人员 1 名和观摩学员 4 名；需要告知观摩学员要认真观察整个案例的运行，在后续复盘的时候，需要观摩学员积极参与讨论。

情境运行（Scenario & Case Running）			
运行剧本（Progression Outline）			
阶段 / 生命体征	患者状态	预期学员行为	线索 / 提示
第一阶段(0—5 分钟)：病因判断 HR：88 次 /min BP：120/78mmHg RR：18 次 /min SpO_2：100% T：36.5℃	神志清楚，对答正常。	1. 病因判断 (1) 检查软产道； (2) 检查子宫收缩情况； (3) 检查胎盘、胎膜； (4) 查看化验单。 2. 初步处理 (1) 指示连接心电监护； (2) 指示开放第 2 条静脉通路； (3) 指示吸氧； (4) 指示计出入量。	1. 线索与提示 (1) 助演 1（助产士）汇报：刚按压宫底有暗红色出血及血块约 200mL，子宫软，现共有出血 400mL 了！聚血盆满了！ (2) 若学员检查软产道，助演 1 汇报："会阴一度裂伤，已缝合，伤口无渗血。" (3) 若提到查看化验结果，助演 2 告知："血常规，凝血功能，肝肾功能均正常。" (4) 若学员未检查软产道。助演 1 提示："应该不会还有阴道裂伤吧？" 2. 触发事件 (1) 运行第 5 分钟时，助演 1 口述：医生，又出了 200mL 血，有凝血块，共出血 600mL。转入第二阶段。 (2) 运行第 5 分钟仍未行心电监护时，助演 2 提示：是否要看看患者的血压？ (3) 若学员提到其他治疗措施，转入第二阶段。
第二阶段(6—8 分钟)：宫缩乏力的处理 HR：92 次 /min BP：100/70mmHg RR：22 次 /min SpO_2：100% T：36.5℃	神志清楚，稍乏力，对答正常。	1. 加强宫缩处理 (1) 按摩子宫； (2) 使用强缩宫药物。 2. 止血，补液治疗 (1) 使用氨甲环酸； (2) 持续补液（加快速度）。 3. 病情评估 复查血常规，凝血，备血。 4. 医患沟通 / 团队合作 (1) 向孕妇及家属交代病情； (2) 呼叫二线医生。	1. 线索与提示 (1) 若运行到第 7 分钟仍未使用任何缩宫剂，则助演 2 提示：还需要什么药吗？ (2) 若学员询问：和家属交代病情了吗？ 助演 2：已经有人去交代病情了并签字。 (3) 若学员指示：请呼叫二线医生。 助演 2：已呼叫二线医生。 2. 触发事件 运行到第 8 分钟时，助演 1：医生，现在总共出血约 800mL 了，再倒掉一次聚血盆。 转入第三阶段。

续表

阶段 / 生命体征	患者状态	预期学员行为	线索 / 提示
第三阶段(9—13分钟):宫缩乏力的处理 HR:96 次 /min BP:98/65mmHg RR:23 次 /min SpO_2 :98% T:36.2℃	精神稍差,伴有头晕。	1. 加强宫缩处理 (1)继续按摩子宫; (2)指示再次使用强宫缩药物。 2. 止血、抗休克 (1)指示继续快速补液; (2)指示宫腔放置球囊或填纱止血。 3. 医患沟通 / 团队合作 (1)安慰产妇; (2)再次呼叫二线医生。	1. 模拟人(导师扮演)发音:医生,我怎么出血这么多,好紧张啊,我头晕! 助演 2:产妇说觉得头晕。 2. 运行到第 13 分钟还未考虑放置宫腔球囊或填纱,助演 2 口述:医生,产妇又出血 200mL 了,有凝血块,总出血量达到 800mL 了,还需要别的处理吗? 转入第四阶段。 3. 再次呼叫二线时,助演 2:二线医生说正在赶过来。 4. 若学员提出放置宫腔球囊或填纱 助演 2:已经顺利放置了。 助演 1:出血好转了。 指导老师宣布案例运行结束。
第四阶段(14—15分钟):放置宫腔球囊 / 宫腔填纱条 HR:95 次 /min BP:108/70mmHg RR:23 次 /min SpO_2 :99% T:36.5℃	头晕加重。	指示上宫腔球囊或填纱。	1. 若学员提出宫腔放置球囊或填纱 助演 1:好的,刚才在医护配合下,球囊或填纱放置顺利。 助演 2:现在产妇出血减少了,总出血量约 850mL,经过输液、加强宫缩治疗后,患者血压逐渐回升至 108/70mmHg。 指导老师宣布:案例运行结束。 2. 若第 15 分钟,学员仍未指示宫腔放置球囊或填纱,助演 1:医生,产妇继续大量阴道流血,现在出血量达到 1 000mL,血压下降到 90/60mmHg。指导老师宣布:案例运行结束。

情境运行 - 剧情流程表见附件 3-3-2。

复盘方案(Debriefing)
1. 复盘策略(Debriefing Strategy) (1)支持结构化复盘(Structured and Supported Debriefing, SSD) (2)引导反思(Guided Reflection) (3)指导反馈(Directive Feedback) 2. 复盘组织形式(Debriefing Organization Forms) 小组(Small Group)形式 3. 复盘地点(Debriefing Location) 讨论室(Discussion Room) 4. 复盘导师(Debriefer) 促进者(Facilitator) 5. 复盘方法(Debriefing Technique) (1)收集 - 分析 - 总结(Gather-Analyze-Summarize, GAS) (2)情境回顾法(After action review Method) (3)主张 - 探寻法(Advocacy-Inquiry Method) (4)总结性反馈法(Summative Feedback Method) 6. 复盘工具(Debriefing Tools) (1)主张 - 探寻(Advocacy-Inquiry, AI) (2)核查清单(Checklist) (3)记录板(Whiteboard)

复盘设计（Debriefing Designing & Implementation）				
阶段	目的	行为	问题提纲	注释
收集	积极地听取参与者的意见，了解他们对自己行为的看法	1. 需要团队领导叙述。 2. 需要团队澄清或补充信息。	1. 所有人：你感觉如何？ 2. 导师：你能告诉我们发生了什么事吗？ 3. 团队成员：有其他补充吗？	1. 时间保证：7.5 分钟，占复盘时间 25%。 (1)分配足够的时间进行信息收集； (2)建构并开展收集阶段，明确支持结构化复盘策略。 2. 方法保证 (1)采用开放式问题及鼓励性教学法： 1)征求学员最初的反应 / 情绪； 2)确认“分析”阶段待讨论的问题； 3)提升学习兴趣、热情和积极性。 (2)采用“情境回顾法”及“记录板”： 1)对案例及学习目标有共同的理解； 2)在进入“分析”阶段之前，总结学员在收集阶段所共有的关注点（如：存疑之处等）； 3)板书形式，边引导边归纳，记录如上所共有的关注点。
分析	促进学生反思并分析他们的行为	1. 检查事件的准确记录 2. 报告观察正确和不正确的步骤 3. 利用咨询来阐明思考的过程 4. 在必要的地方刺激反射并提供重定向 5. 利用基于证据的指南作为临床查询 / 关注的基准	1. 我注意到……，请告诉我更多…… 2. 你觉得怎么样？你当时在想什么？但是，我了解到场景的更多“×”方面。 3. 解决冲突：让我们重新集中注意力，重要的不是谁对，而是对病人来说什么是正确的。	1. 时间保证：15 分钟，占复盘时间 50%。 (1)分配足够的时间来执行分析阶段； (2)保证课堂收益，突出教学重点。 2. 方法保证 (1)采用“引导反思”及“核查清单”： 1)将学员的个人观点与观察相结合； 2)以学员对具体而准确的某一行为、互动或先前评论作为探究的基础。 (2)采用“主张 - 探寻”及“记录板”： 1)引导学员分享积极的行为、想法； 2)引导学员对需要改进的方面 / 领域进行自我发现； 3)选择学员模拟过程中的表现或观察到的差距，进行引导并同时总结学员的共识之处； 4)板书形式，边引导边归纳，记录学员“表现差距”（Performance Gap）。 (3)采用“指导反馈”“音视频支持复盘法”： 1)为学员需要进行的改变或改进提供建议； 2)提供建议变更 / 改进的理论依据和 / 或事实； 3)反馈集中在全体学员（而不是个人）、表现差距（Performance Gap）、学习目标及场景与临床真实存在的差距（Gap），并给予建议、解决其差距（Closed Performance Gap）。

续表

阶段	目的	行为	问题提纲	注释
总结	便于识别和审查所吸取的经验教训	1. 验证所有必要的覆盖 2. 教学/汇报点 3. 总结讨论/结束 4. 会议/听取任何意见 5. 保证足够的时间来执行总结阶段	1. 使用两种你认为有效或者做得好的行动和事件。 2. 描述两个你认为你/团队需要工作的领域。	1. 时间保证:7.5 分钟,占复盘时间 25%。 (1)保证时间用来执行总结阶段; (2)强化课堂收益及重要性。 2. 方法保证 (1)采用“引导反思”“记录板”: 根据板书中“优点 - 不足”的板图形式已呈现的学员表现差距,让学员从中来总结模拟过程中的主要收益[学习目标、表现差距及场景与临床真实存在的差距(Gap)要点]。 (2)采用“总结性反馈法”: 1)学员总结应用这些关键信息(要点和策略)来改变其未来的临床实践(如时间不足,由导师总结关键的信息); 2)提升临床实践诊疗自信心,提升临床胜任力。
备注: 1. 此次医学模拟课堂教学复盘以“支持结构化复盘”为主要的复盘策略,辅以“引导反思”和“指导反馈”等复盘策略。 2. 整合“主张 - 探寻法”等多种复盘方法和多种复盘工具,保证教学重点,解决教学难点。 3. 结合实际模拟情境整合多种“基于证据的复盘”(Evidence-Based Debriefing)策略及方法,综合高效执行混合复盘,以实现并提升学员自信心和临床胜任力。				

复盘相关问题(Supplementary Questions)

1. 收集

(1)请你回顾一下你刚才做的产后出血抢救流程,你觉得做的好的和做的不到位的地方有哪些?

(2)你对自己的操作评价如何?能打多少分?

(3)我看到你探查了软产道/检查了胎盘/询问了凝血功能,你是怎么想的?

2. 分析

(1)你是怎么鉴别这个病人是由宫缩乏力导致的产后出血的?

(2)我看到你有做子宫按摩,子宫按摩的手法有哪几种?你做的是哪一种?为什么?

(3)你在产后出血到 600mL 的时候,开通了另一条静脉通道,你是怎么想的?

(4)在继续出血达到 800mL 时,你考虑了放置宫腔球囊,你是怎么想的?为什么?

3. 总结

(1)下次再遇到这种产后出血抢救的病人,你能在哪里做的更好?

(2)整个过程中,当产妇表现出焦虑的时候,你是怎么做的?

(3)总结一下你自己的抢救流程,你学到了什么?

第六部分:本次授课使用的教材及参考资料(References,Evidence-Based Practice Guidelines,Protocols,or Algorithms)

教材
谢幸,孔北华,段涛. 妇产科学. 9 版. 北京:人民卫生出版社,2018.

续表

参考资料
1. 中华医学会妇产科学分会产科学组．产后出血预防与处理指南(2014)．中华妇产科杂志,2014,49(9):641-646. 2. 李映桃,罗太珍．产科急救快速反应团队演练及技术操作示范．广州：广东科技出版社,2018.
拓展资料
无。

第七部分：教学评估方案(Evaluations & Recommendations)

学习效果核查方案(Outcome-Based Learning Verification Program & Post Simulation Exercises)
1. 核查表(Checklist)为评价模拟教学实施进展和项目完成度,分别用"√"和"×"标识项目有／无操作或者是执行／未执行,见附件3-3-4。 2. 学习效果评价表(自评)。 3. 医学模拟教学课程质量及教学质量评估表,见附件3-3-5。

第八部分：案例权属及审修(Ownership & Revision & Validation & Peer Review)

案例权属(Ownership)	
编写日期	2021年6月
案例作者	高洁　伍颖玲　涂新枝
作者单位	深圳市妇幼保健院
联系邮箱	hallin040630@163.com
审核修订(Revision & Validation & Peer Review)	
案例审核	王晓怡
审稿校正	郭琪

附件3-3-1　助演脚本／台词

场景一

1. 助演1：××医师快来分娩1床,产妇现在分娩巨大胎儿后30分钟,胎盘、胎膜完整,按压宫底有暗红色出血及血块约200mL,子宫软,现共有出血400mL了！聚血盆满了！(倒掉一次聚血盆内血液)

2. 如探查软产道,助演1：会阴一度裂伤,已缝合,伤口无渗血。

如未探查软产道,助演1提示：不会还有阴道裂伤吧？

3. 助演2：现在血压多少？(5分钟仍未上监护给提示)

4. 助演2：需要补液吗？(7分仍未做给提示)

5. 如问到化验结果,助演2回答：血常规,凝血功能,肝肾功能均正常。

场景二

1. 运行到第5分钟,助演1：子宫下段仍然质软,又出血200mL,有小凝血块,阴道流血有600mL。

2. 助演2：还需要什么药吗？(7min还未使用任何缩宫剂则提示)

3. 助演2：(如学员问到交代病情)已经有人去交代病情了并签字。

4. 助演2：(如学员要求呼叫二线医生)电话呼叫二线医生。

场景三

1. 运行到第 8 分钟，助演 1：现在出血又多了，共约 800mL。（聚血盆满）（再倒掉一次聚血盆）
2. 模拟人（导师扮演）：医生，怎么办啊，我怎么出血这么多，我好紧张，我头晕！
3. 助演 2：产妇觉得头晕。
4. （13 分钟还未考虑宫腔填塞）助演 2：（提示）还需要别的处理吗？
5. 如询问抽血结果，助演 2 回答：血结果未回。
6. 如提出子宫动脉栓塞介入治疗，告知目前介入室有患者在进行手术，需要等候。
7. 如询问二线医生，助演 2 告知二线医生正在来的路上。

场景四

1. （提到宫腔填塞）放置顺利，助演 1：现在出血好转了，课程结束！
2. （未提到宫腔填塞）现仍有持续阴道流血，助演 1：现在出血 1 000mL，情况无好转，课程结束！

附件 3-3-2　情境运行 - 剧情（流程表的附属）

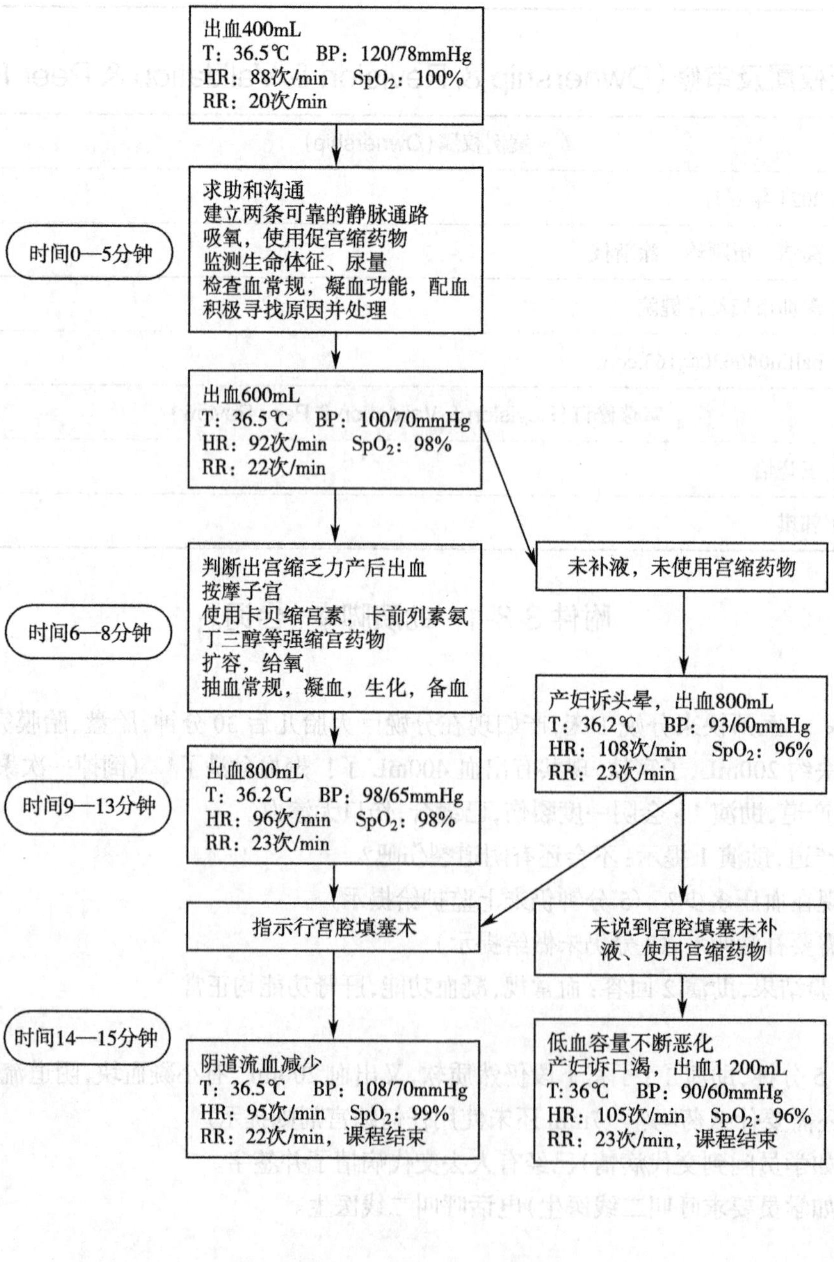

附件 3-3-3　教学目标答案

1. 产后出血的病因和处理措施有哪些？

参考《妇产科学》(第 9 版)第十四章分娩并发症中“产后出血”内容。

2. 宫缩乏力所致产后出血的救治流程是怎样的？

参考指南：中华医学会妇产科学分会产科学组．产后出血预防与处理指南(2014)．中华妇产科杂志，2014,49(9):641-646.

3. 产后出血的处理流程图［参考指南：中华医学会妇产科学分会产科学组．产后出血预防与处理指南(2014)．中华妇产科杂志，2014,49(9):641-646.］

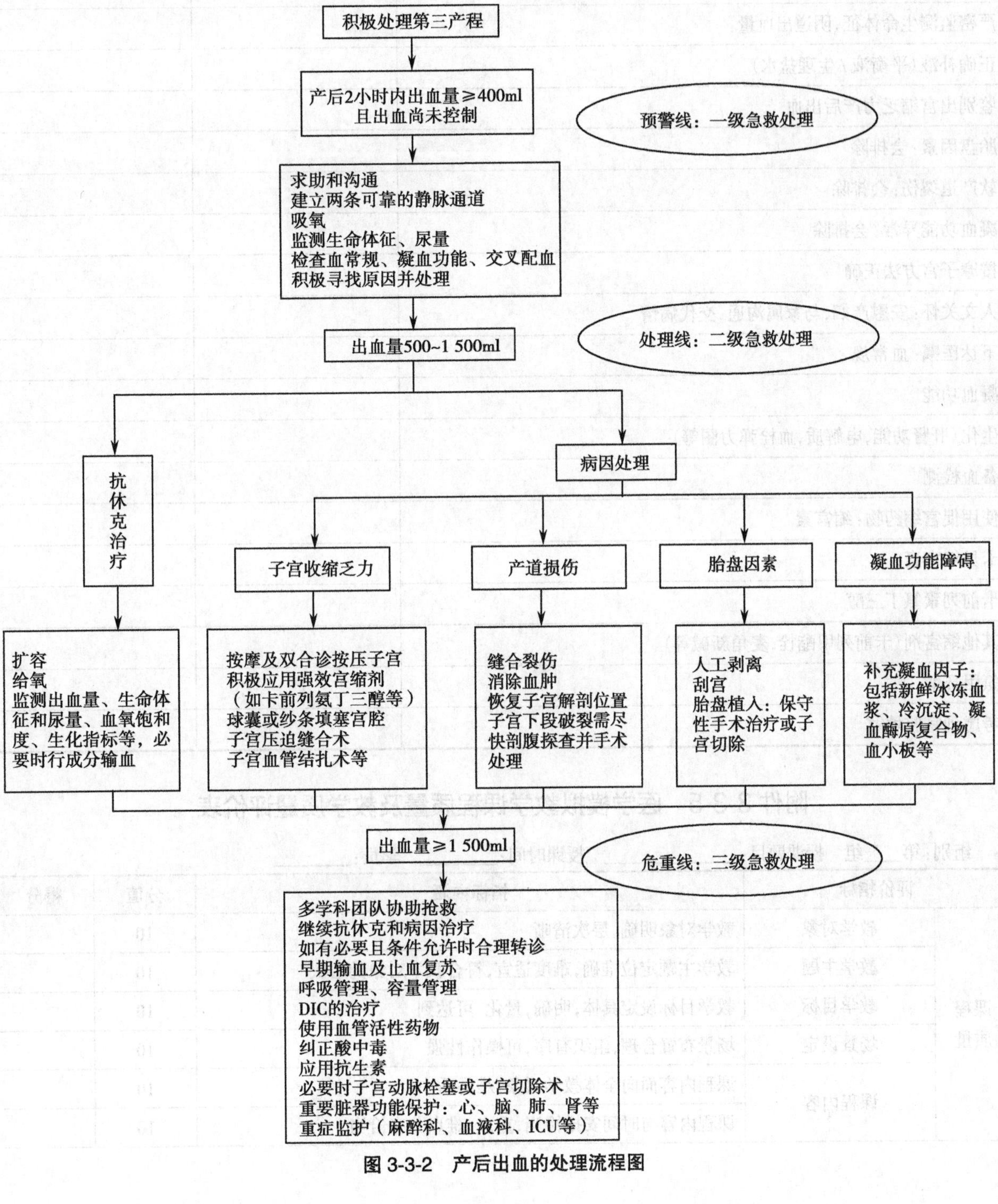

图 3-3-2　产后出血的处理流程图

附件 3-3-4　核查表（Checklist）

为评价模拟教学实施进展和项目完成度，分别用“√”和“×”标识项目有 / 无操作或者是执行 / 未执行。

项目	是（有执行）	否（未执行）
产后出血的识别（胎儿娩出后 24 小时内出血 ≥ 500mL）		
求助和沟通：呼叫上级医师		
上心电监护		
开通两条静脉通路		
给氧		
严密监测生命体征、阴道出血量		
正确补液（平衡液 / 生理盐水）		
鉴别出宫缩乏力产后出血		
胎盘因素：会排除		
软产道裂伤：会排除		
凝血功能异常：会排除		
按摩子宫方法正确		
人文关怀：安慰产妇，与家属沟通，交代病情		
下达医嘱：血常规		
凝血功能		
生化（肝肾功能，电解质，血栓弹力图等）		
备血检测		
使用促宫缩药物：缩宫素		
卡贝缩宫素		
卡前列素氨丁三醇		
其他缩宫剂（卡前列甲酯栓，麦角新碱等）		
氨甲环酸		
考虑到宫腔填塞		

附件 3-3-5　医学模拟教学课程质量及教学质量评价表

组别：第____组　授课题目：__________　授课时间：________　学员：________

评价指标		指标内涵	分值	得分
课程质量	教学对象	教学对象明确，层次清晰	10	
	教学主题	教学主题定位准确，难度适宜，符合教学对象的层次	10	
	教学目标	教学目标设定具体，明确，量化，可达到	10	
	场景设定	场景布置合理，组织有序，可操作性强	10	
	课程内容	课程内容面向全体教学对象，难易适中	10	
		课程内容与时间安排恰当，重点、难点分布恰当	10	

续表

评价指标		指标内涵	分值	得分
教学质量	复盘	问题设计与学习目标相呼应，注重发现问题、解决问题的能力	10	
	教学效果	采用有效的方式、方法对课堂教学及学习效果进行评价	10	
	教姿教态	着装典雅庄重，精神饱满，教态自然大方	10	
	综合评价（与教案的吻合度）	课堂演示总体评价： 现场授课的内容、重点、时间安排在本节课教案计划内进行	10	
总分			100	
专家建议：				

第四节　子痫前期的降压治疗及低血压原因分析

第一部分：案例概况（Overview）

案例主题（Title）				
案例主题	子痫前期的降压治疗及低血压原因分析			
授课对象、场景布置及辅助人员（Roles & Guidelines）				
授课对象及人数	学员学科：妇产科	学员层级：住培三年级		学员人数：6人
教学地点	☑模拟实训室	☐原位模拟		☐其他____
授课导师	导师：1人			
辅助人员	☐标准化病人：__人，☑助演：1人			
	☑模拟工程师：1人，☐其他人员：__人			
模拟时间分配（合计40分钟，不含场景布置和复原）	场景布置	30分钟	课前介绍（Prebriefing）	3分钟
	情境运行	12分钟	复盘（Debriefing）	25分钟
	场景复原	10分钟		
案例简介（Summary）				
案例简介	本教案由1名住培学员在1名护士助演的协助下完成子痫前期规范化降压治疗，旨在培训产科高年资住院医师对子痫前期的紧急规范化处理，同时培养其在危重症病人抢救过程中对重要体征（血压、脉搏及胎心）的把握，以及对异常体征（低血压）的临床分析能力，并及时做出子痫前期常见并发症——胎盘早剥的预警。			
教学目标（Learning Objectives）（※标识为本案例的教学重点）				
知识目标（Knowledge）	※1. 叙述子痫前期的降压治疗措施及目标血压值； 2. 叙述子痫前期的常见并发症。			
技能目标（Skill）	※1. 能对子痫前期治疗期间发生低血压的原因进行分析； ※2. 能按照指南规范处理子痫前期； 3. 能在子痫前期诊治中出现持续血压下降时作出胎盘早剥的预警。			
情感目标（Attitude）	在危重症产妇抢救中体现人文关怀。			

续表

供给导师信息(Information for Faculty & Education & Simulation Theory/Framework)
1. 案例信息 患者张某,女,36 岁,因"孕 32+6 周,头痛 6 小时"收入我院。患者平素月经规律,末次月经 ×-×-×。孕 6 周曾在外院行 B 超检查 1 次,诉结果正常,孕早期、中期未测量血压。孕 28 周始在外院建册,建册时血压 148/90mmHg,随机尿蛋白可疑,嘱自行监测血压,在家自测血压波动在 150~160/99~110mmHg,无特殊不适,未就诊。口服葡萄糖耐量试验提示 5.1—10.7—8.6mmol/L,嘱饮食控制,未监测血糖。近 2 周出现下肢肿胀明显,未就诊。6 小时前出现头痛不适,无眼花或视物模糊等,于外院产检,测血压 182/115mmHg,随机尿蛋白 2+,建议上级医院就诊,遂转诊于我院急诊,复测血压 196/116mmHg,现患者仍有头痛,无视物模糊、恶心呕吐等,无心慌胸闷等,轻微腹胀,无阴道流血、流液等,自觉胎动可。孕妇孕期精神好,饮食睡眠如常,大小便正常,孕期体重增加 14kg。 (1)既往史:否认糖尿病等慢性疾病史,否认肝炎、结核等传染病史,否认手术史、外伤史、输血史,否认食物药物过敏史。 (2)月经史:既往月经规则,5/30 天,经量中等,无痛经。 (3)婚育史:已婚,配偶健康;孕 2 产 1,3 年前足月顺产一胎,分娩时有血压升高,产后未监测血压。 (4)家族史:父亲有高血压,需要药物控制,母亲健在。 (5)体格检查:体温 36.7℃,血压 196/116mmHg,脉搏 90 次 /min,呼吸 20 次 /min,体重 74kg。心肺查体(-)。 (6)专科检查:宫高 32cm,腹围 89cm,子宫轮廓清、软,未扪及宫缩,头位,胎心 135 次 /min。阴道内诊:宫颈管消退 30%,宫口闭合,先露头,S^{-3},胎膜未破。 (7)辅助检查: 入院时 B 超检查:单活胎,头位,双顶径 75mm,头围 257mm,股骨长 53mm,腹围 231mm,羊水最大前后径 37mm,羊水指数 95mm,胎盘Ⅰ级,后壁胎盘,胎盘厚 40mm,脐动脉 S/D 3.2。脐带绕颈 1 周。 学员接诊患者后需迅速做出"子痫前期"的诊断,根据诊疗指南立即给予解痉、降压、镇静、母胎监护等处理,降压治疗后,患者血压出现持续下降至目标血压以下,学员关注到血压变化,给予及时减量降压药,但血压仍然继续下降,且出现宫缩,胎心变异减弱,学员予停用降压药,血压仍持续下降,胎心出现可疑减速,学员需分析血压下降的原因,进行查体、完善床边 B 超检查,并考虑到胎盘早剥的可能。 2. 教学策略(Instructional Strategy) 高仿真模拟教学(High-Fidelity Simulation)。 3. 教学组织形式(Instructional Organization Forms) 小组(Small Group)形式进行高仿真模拟课堂学习。 4. 教学方法 / 手段 (1)高仿真模拟教学法; (2)GAS 模式复盘; (3)鼓励性教学法(Incentive Teaching Method); (4)问卷调查法。 5. 核查工具 / 方法 工具案例运行核查表(checklist),教学效果问卷调查。
首次供给学员信息(Learner Information Needed Prior to Scenario)
1. 案例信息 患者张某,36 岁,孕 2 产 1,主诉孕 32+6 周,头痛 6 小时。患者平素月经规律,末次月经 ×-×-×。孕 6 周曾在外院行 B 超检查 1 次,诉结果正常,孕早期、中期未测量血压。孕 28 周始在外院建册,建册时血压 148/90mmHg,随机尿蛋白可疑,嘱自行监测血压,在家自测血压波动在(150~160)/(99~110)mmHg,无特殊不适,未就诊。口服葡萄糖耐量试验提示 5.1—10.7—8.6mmol/L,嘱饮食控制,未监测血糖。近 2 周出现下肢肿胀明显,未就诊。6 小时前出现头痛不适,无眼花或视物模糊等,于外院产检,测血压 182/115mmHg,随机尿蛋白 ++,建议上级医院就诊,遂转诊于我院急诊,复测血压 196/116mmHg,现患者仍有头痛,无视物模糊、恶心呕吐等,无心慌胸闷等,轻微腹胀,无阴道流血流液等,自觉胎动可。孕妇孕期精神好,饮食睡眠如常,大小便正常,孕期体重增加 14kg。3 年前足月顺产一胎,分娩时有血压高,产后未监测血压。本院急诊尿蛋白 +++。 (1)运行时间:12 分钟。 (2)场内参加人员:学员 1 名,护士 1 名。

续表

模拟教学前学员应具备的知识和技能（Participant Requirements & Pilot Test）
1. 知识：完成妊娠高血压疾病理论课的学习，熟悉子痫前期的具体处理流程； 2. 技能：参与过子痫前期的抢救； 3. 标准化角色：标准化护士已完成预模拟（Pre-Simulation）角色培训与考核，认定为标准化角色。

第二部分：病例信息（Case Information）

初始病例信息（Initial Brief Description of Case）			
患者姓名：张某	年龄：36 岁	性别：☐男　☑女　☐其他	体重：68kg
主诉：孕 32+6 周，头痛 6 小时。			
患者，36 岁，孕 2 产 1，主诉孕 32+6 周，头痛 6 小时入院。患者平素月经规律，末次月经 × 年 -× 月 -× 日。孕 6 周曾在外院行 B 超检查 1 次，诉结果正常，孕早期、中期未建册或测量血压。孕 28 周始在外院建册，建册时血压 148/90mmHg，随机尿蛋白可疑，嘱自行监测血压，在家自测血压波动在 150~160/99~110mmHg，无特殊不适，未就诊。口服葡萄糖耐量试验提示 5.1—10.7—8.6mmol/L，嘱饮食控制，未监测血糖。近 2 周出现下肢肿胀明显，未就诊。6 小时前出现头痛不适，无眼花或视物模糊等，于外院产检，测血压 182/115mmHg，随机尿蛋白 ++，建议上级医院就诊，遂转诊于我院急诊，复测血压 196/116mmHg，现患者仍有头痛，无视物模糊、恶心呕吐等，无心慌胸闷等，轻微腹胀，无阴道流血、流液等，自觉胎动可。孕妇孕期精神好，饮食睡眠如常，大小便正常，孕期体重增加 14kg。3 年前足月顺产一胎，分娩时有血压高，产后未监测血压。本院急诊尿蛋白 +++。			

补充病例信息（Supplementary Information & Significant Lab and Diagnostic Findings）
根据剧情演进需要，学员询问可以提供给学员的病史、检验结果、心电图和影像学检查结果等。 1. 入院实验室检查结果 (1) 血常规：血红蛋白 101g/L，血小板 110×10^9/L，血浆纤维蛋白原 2.98g/L。 (2) 凝血功能：APTT 33s（34s），PT 18s（19s），凝血酶时间 15s（14s）。 (3) 血清白蛋白 32g/L，血清总蛋白 64g/L，总胆红素 2.6μmol/L，总胆汁酸 3.6μmol/L。 (4) 乳酸脱氢酶：136U/L (5) 肾功能：血尿素氮 2.7mmol/L，血清肌酐 52μmol/L。 (6) 尿蛋白 +++。 2. 心电图　窦性心律。 3. 心脏超声　心脏形态结构及瓣膜活动未见明显异常；静息状况下未见明显室壁运动异常；心功能正常。 4. 入院时 B 超检查　单活胎，头位，双顶径 75mm，头围 257mm，股骨长 53mm，腹围 231mm，羊水最大前后径 37mm，羊水指数 95mm，胎盘 Ⅰ 级，后壁胎盘，胎盘厚 40mm，脐动脉 S/D 3.2。脐带绕颈 Ⅰ 周。 5. 阶段 7 导师呈现的检查结果（学员做出相应体检要求或者检查申请） (1) 体检：腹部可触及宫缩，阴窥检查阴道——无活动性出血，阴查宫口未开，宫颈管未消全。 (2) 床边 B 超提示：后壁胎盘，胎盘后方与子宫肌层间可见不规则强回声，大小约 34mm × 50mm。彩色多普勒血流成像：强回声内未见明显血流信号。

第三部分：模拟设备要求 / 场景布置要求（Equipment & Scene Layout）

A. 模拟患者（Fidelity/Modality & Simulated Patient Type）
☑高仿真模拟人 / 器
☐标准化病人
☐任务训练器
☐混合（Hybrid）模式

续表

B. 设备 / 物品清单（Props）				
序号	名称	品规或相应要求	数量	其他要求
1	孕产妇高仿真综合模拟人	包含有心电监护、胎心监护的监测和显示功能	1个	
2	微量输液器		6个	
3	注射器	50mL	2个	
4	注射器	10mL	2个	
5	输液器		1个	
6	抢救车		1辆	

C. 模拟药品和液体清单（Medications and Fluids）				
序号	名称	品规或相应要求	数量	其他要求
1	硝苯地平片剂	10mg/片	5片	药品均为模拟药品，包装袋标签注明药物名称和剂型，下同
2	硝苯地平缓释剂	30mg/片	5片	
3	尼卡地平注射液	10mg/10mL	2支	
4	硝酸甘油注射液	5mg/1mL	6支	
5	酚妥拉明注射液	10mg/1mL	2支	
6	地西泮（片剂）	2.5mg/片	5片	
7	硫酸镁注射液	25% 10mL	5支	
8	地塞米松注射液	5mg/1mL	4支	
9	5% 葡萄糖注射液	100mL	2支	
10	呋塞米	20mg/2mL	2支	
11	依那普利	10mg/片	2片	

D. 模拟人化妆及场地布置（Simulated Patient Makeup & Simulation Location & Setting/Environment）

无

E. 初始监护状态（Initial Monitoring State）

☐ 初始状态患者已经接监护
☑ 初始状态患者未接监护

F. 患者（模拟人）初始设定（Initial State Setting）			
T：36.5℃	HR：86 次 /min	RR：25 次 /min	SpO_2：98%
NIBP：192/112mmHg	IBP：无	CVP：无	
神志：清楚	瞳孔及对光反射：灵敏		
其他（如气道、心肺听诊等）：无			

第四部分：标准化病人和助演分工及职能（Standardized Patient & Confederate & Observer）

标准化病人和助演分工及职能（Standardized Patient & Confederate & Observer）	
角色（Roles）	职能（Functions）
标准化病人	无。
助演	助演 1 名，扮演护士，负责核对药品及病人信息、给患者静脉输液或口服药，脚本详见附件 3-4-1。

第五部分：课堂设计（Class Design）

课前介绍（Prebriefing）

1. 课程简介

(1)介绍参与此次模拟教学的所有人员。

(2)介绍模拟教学的过程：课前介绍 3 分钟、案例运行 12 分钟、复盘 25 分钟，听到导师说“运行结束”即终止案例。

(3)签订保密协议，设定安全的学习环境，允许犯错，鼓励反思，倡导相互尊重、相互信任、相互支持，保持开放式交流。

(4)介绍此次模拟教学的学习目标。

2. 模拟人和环境介绍

(1)介绍模拟的地点为产科抢救病房，里面有孕产妇高仿真综合模拟人、抢救床、抢救车、微量输液泵等，需要的药物在抢救车里。

(2)介绍孕产妇高仿真综合模拟人的特点：可以表达主诉；显示屏连接的是心电监护及胎心监护的结果，可以显示模拟产妇的生命体征及胎心监测的结果；可以在模拟人上做体检，但是部分体征未能通过模拟人模拟，若学员提出该项体检时，由导师提供体检结果；相关的实验室及影像学检查结果，若学员要求时，也由导师提供相关检查结果；可以在模拟产妇上做出处理包括给氧、输液、喂药、接生，甚至心肺复苏等。

(3)模拟演练时间有限，无法按实际的时间进度运行，部分时间段采用“快进”模式，所以学员需要注意听护士报告的时间。

3. 情境案例介绍

(1)介绍本次模拟案例的临床场景：产科抢救病房新收一名由急诊转入的孕 32+6 周，头痛 6 小时的 36 岁经产妇，护士接到通知后就立即电话值班一线医生，尚未做任何处理。

(2)角色分配：学员 A 是值班的一线医生，需要根据病人的初始病历信息，迅速做出诊断，并及时给予相应处理；助演护士由学员 B 扮演，已经经过培训，主要负责核对信息和执行医嘱；场外设置 4 名学员观摩，请认真观察学员 A 的表现，并记录其做出的处理措施。所有学员在运行结束后将在一起进行复盘。

情境运行（Scenario & Case Running）

运行剧本（Progression Outline）

阶段 / 生命体征	患者状态	预期学员行为	线索 / 提示
第一阶段 无生命体征呈现。 护士：报告医生，新收一位 36 岁病人，有头痛。	诉头痛	1. 快速补充询问主要病史，得出主要诊断。	护士呈递病人初始信息资料。
		2. 指示心电监护。	护士：已行心电监护（打开监护仪屏幕，工程师控制显示心电监护界面）。
		3. 指示胎心监护。	护士：已行胎心监护（打开监护仪屏幕，工程师控制显示胎心监护界面）。

续表

阶段 / 生命体征	患者状态	预期学员行为	线索 / 提示
第二阶段 ECG：窦性心律 HR：86 次 /min BP：192/112mmHg T：36.5℃ SpO_2：98% RR：20 次 /min 胎心监护：基率 120~160 次 /min	诉头痛	1. 指示立即予静脉滴注硫酸镁解痉，25% 硫酸镁 16mL 加入 5% 葡萄糖溶液至 50mL，30 分钟内缓慢静推，再用 25% 硫酸镁 30mL 加入 5% 葡萄糖溶液至 50mL，维持 8 小时。	护士复述医嘱后汇报：给药完毕（若未按指南给药，予相应的引导，下同）。
		2. 指示立即予硝苯地平 10mg 口服降压。	护士复述医嘱，汇报：给药完毕。
		3. 指示立即予地西泮 2.5mg 口服镇静。	护士复述医嘱，汇报：给药完毕。
		4. 指示相关监护：呼吸、尿量和膝反射。	护士汇报：呼吸 20 次 /min，记尿量，膝反射存在。
		5. 指示肌内注射地塞米松 5mg 促胎肺成熟。	护士复述医嘱，汇报：给药完毕。
		6. 指示完善相关化验（血常规、凝血功能、肝肾功能、电解质等）。	护士汇报：已抽血。
		7. 指示眼底检查、床边 B 超检查。	护士汇报：眼科医师、B 超医师忙碌中，未能到达。
		8. 若心电监护 3 分钟后，未给出降压治疗医嘱。	护士提醒：病人血压越来越高了，要不要给降压药？
		9. 若指示口服降压治疗，运行 1 分钟后。	护士提示：给药已经 10 分钟了。（进入第三阶段）
		10. 若指示静脉降压治疗，运行 3 分钟后。	护士提示：给药已经 20 分钟了。（进入第五阶段）
第三阶段：持续性高血压 ECG：窦性心律 HR：87 次 /min BP：189/110mmHg T：36.5℃ SpO_2：98% RR：21 次 /min 胎心监护：基率 120~160 次 /min	诉头痛明显	1. 指示再次硝苯地平片 20mg 口服降压。	护士复述医嘱，汇报：给药完毕。 2 分钟后护士提示：给药已经 20 分钟了。
		2. 若指示静脉降压治疗，运行到 3 分钟后。	护士提示：给药已经 40 分钟了（进入第五阶段）。
		3. 若未做特殊处理。	护士提示：患者血压还是很高。
第四阶段：持续性高血压 ECG：窦性心律 HR：86 次 /min BP：182/109mmHg T：36.5℃ SpO_2：98% RR：21 次 /min 胎心监护：基率 120~160 次 /min	述头痛明显	1. 指示静脉注射尼卡地平降压治疗（或选用其他降压药，用法详见教学目标答案附件 3-4-3）。	护士复述医嘱，汇报：给药完毕。 3 分钟后护士提示：给药已经 40 分钟了。
		2. 若未做特殊处理。	护士提示：患者血压很高，是否需要加用静脉降压药？

续表

<table>
<tr><th>阶段 / 生命体征</th><th>患者状态</th><th>预期学员行为</th><th>线索 / 提示</th></tr>
<tr><td rowspan="2">第五阶段：血压下降
ECG：窦性心律
HR：100 次 /min
BP：130/80mmHg
T：36.7℃
SpO_2：98%
RR：22 次 /min
胎心监护：胎心 120~160 次 /min</td><td rowspan="2">诉头晕，护士汇报患者出现血压下降</td><td>1. 指示静脉降压药减量。</td><td>护士复述医嘱，汇报：静脉降压药已经减量。</td></tr>
<tr><td>2. 第五阶段运行 2 分钟后，若未指示降压药减量。</td><td>护士主动提醒：病人血压下降太快了，是不是降压药超量了？</td></tr>
<tr><td>第六阶段：血压稳定
ECG：窦性心律
HR：100 次 /min
BP：130~140/80~90mmHg 波动
T：36.7℃
SpO_2：98%
RR：23 次 /min
胎心监护：胎心 120~160 次 /min</td><td>仍诉头晕</td><td></td><td>触发进入下阶段事件：
第六阶段运行 30 秒后，
护士提示：病人血压平稳，过了 2 小时。</td></tr>
<tr><td rowspan="6">第七阶段：血压持续性下降
ECG：窦性心动过速
HR：105 次 /min
BP：110/70mmHg
T：37.0℃
SpO_2：98%
RR：24 次 /min
胎监出现宫缩，胎心监护变异减弱</td><td rowspan="6">诉明显腹痛腹胀</td><td>1. 指示：立即降压药减量或者停用降压药物。</td><td>护士复述医嘱，汇报：已减量（或者停用）降压药。</td></tr>
<tr><td>2. 追踪化验结果。</td><td>导师出示血常规、凝血功能、肝肾功能、电解质等结果。</td></tr>
<tr><td>3. 进行腹部触诊。</td><td>导师给出腹部触诊结果（子宫张力较大）。</td></tr>
<tr><td>4. 进行阴道内诊。</td><td>导师给出阴道内诊结果（内容见补充病例信息）。</td></tr>
<tr><td>5. 若未进行查体。</td><td>第七阶段运行 2 分钟后，患者诉腹痛腹胀加重，导师提示：患者血压继续下降，还伴有腹痛腹胀，会是什么情况？如何处理？</td></tr>
<tr><td>6. 若未作任何指示。</td><td>第七阶段运行 2 分钟后，患者诉腹痛腹胀加重，导师提示：患者血压继续下降，还伴有腹痛腹胀，如何处理？</td></tr>
<tr><td rowspan="7">第八阶段：血压持续性下降
ECG：窦性心动过速
HR：110 次 /min
BP：105/68mmHg
T：37.0℃
SpO_2：93%
RR：25 次 /min
胎监出现宫缩，胎心监护变异减弱，可疑晚减</td><td rowspan="7">诉腹痛腹胀明显加重</td><td>1. 进行腹部触诊。</td><td>导师给出腹部触诊结果（板状腹）。</td></tr>
<tr><td>2. 进行阴道内诊。</td><td>导师给出阴道内诊结果。</td></tr>
<tr><td>3. 申请复查血常规、凝血功能。</td><td>护士汇报：已抽血复查。</td></tr>
<tr><td>4. 查看胎监显示界面。</td><td>胎监提示晚期减速，胎心最低 85 次 /min</td></tr>
<tr><td>5. 立即床边 B 超检查。</td><td>指导老师出示报告：胎盘后方与子宫肌层间可见不规则强回声，大小约 34mm × 50mm，护士询问：“是什么情况呀？”（学员汇报“胎盘早剥”，导师宣告案例运行结束）</td></tr>
<tr><td>6. 运行 2 分钟后，仍未提出 B 超检查。</td><td>患者诉腹痛腹胀加重，导师提示：患者血压继续下降，还伴有腹痛腹胀，会是什么情况？如何处理？</td></tr>
<tr><td>7. 第八阶段运行到第 3 分钟时。</td><td>无论是否识别出“子痫前期并发胎盘早剥”，导师宣告案例运行结束。</td></tr>
</table>

流程图见附件 3-4-2。

复盘方案(Debriefing)
1. 复盘策略(Debriefing Strategy) (1)支持结构化复盘(Structured and Supported Debriefing, SSD) (2)引导反思(Guided Reflection) (3)指导反馈(Directive Feedback) 2. 复盘组织形式(Debriefing Organization Forms) 小组(Small Group)形式 3. 复盘地点(Debriefing Location) 复盘室(Debriefing Room) 4. 复盘方法(Debriefing Technique) (1)收集 - 分析 - 总结(Gather-Analyze-Summarize, GAS) (2)情境回顾法(After action review Method) (3)同伴复盘法(Pear-Assisted Debriefing Method) (4)总结性反馈法(Summative Feedback Method) 5. 复盘工具(Debriefing Tools) (1)核查清单(Checklist) (2)优点 - 不足(Plus-Delta, +/Δ) (3)记录板(Whiteboard)

复盘设计(Debriefing Designing & Implementation)				
阶段	目的	行为	问题提纲	注释
收集	积极听取场上学员的意见,了解他们对自己行为的看法。积极收集场下学员的记录,了解他们对场上学员的看法。	1. 需要团队领导叙述。 2. 需要团队澄清或补充信息。	1. 场下学员:你感觉如何? 2. 学员 A:你能告诉我们发生了什么事吗? 3. 场下学员:有其他补充吗?	1. 时间保证:6 分钟,占复盘时间 24%。 (1)分配足够的时间进行信息收集; (2)建构并开展收集阶段,明确支持结构化复盘策略。 2. 方法保证 (1)采用开放式问题及鼓励性教学法: 1)征求学员最初的反应 / 情绪; 2)确认“分析”阶段待讨论的问题; 3)提升学习兴趣、热情和积极性。 (2)采用“情境回顾法”及“记录板”: 1)对案例及学习目标有共同的理解; 2)在进入“分析”阶段之前,总结学员在收集阶段所共有的关注点(如:存疑之处等); 3)板书形式,边引导边归纳,记录如上所共有的关注点。
分析	促进学生反思并分析他们的行为。	1. 使用行为核查表。 2. 指出学员 A 正确和不正确的步骤。 3. 引导学员 A 说出其思考的过程,培训学员对重要体征的把握,及对异常体征的原因分析。 4. 根据临床指南强化所有学员对子痫前期的处理过程。	1. 我注意到……你当时在想什么? 2. 你当时发出了医嘱,你当时是怎么想的? 3. 你没有……,你是怎么考虑的呢?	1. 时间保证:13 分钟,占复盘时间 52%。 (1)分配足够的时间来执行分析阶段; (2)保证课堂收益,突出教学重点。 2. 方法保证: (1)采用“引导反思”“同伴、团队及混合复盘法”及“核查清单”: 1)将学员的个人观点与观察相结合; 2)以学员对具体而准确的某一行为、互动或先前评论作为探究的基础。 (2)采用“记录板”“优点 - 不足”: 1)引导学员分享积极的行为、想法; 2)引导学员对需要改进的方面 / 领域进行自我发现; 3)呈现学员模拟过程中的表现或观察到的差距,进行引导并分析总结学员的共识之处; 4)板书形式,边引导边归纳,记录学员“表现差距”(Performance Gap)。

续表

阶段	目的	行为	问题提纲	注释
总结	便于识别和审查所吸取的经验教训。	引导所有学生对教学目标进行总结	1. 你们认为子痫前期降压治疗需要关注的是哪些方面？ 2. 你们认为子痫前期病发症的出现原因在于降压治疗不规范，还是子痫前期本身？ 3. 你认为你还有哪些做得不足的地方？	1. 时间保证：6 分钟，占复盘时间 24%。 (1)保证时间用来执行总结阶段； (2)强化课堂收益及重要性。 2. 方法保证： (1)采用“引导反思”“记录板”“优点 - 不足”： 根据板书中“优点 - 不足”的板图形式呈现的学员表现差距，让学员从中来总结模拟过程中的主要收益(学习目标、表现差距及场景与临床真实存在的差距(Gap)要点)。 (2)采用“总结性反馈法”： 1)学员总结应用这些关键信息(要点和策略)来改变其未来的临床实践(如时间不足，由导师总结关键的信息)； 2)提升临床实践诊疗自信心，提升临床胜任力。
备注： 1. 此次医学模拟课堂教学复盘以“支持结构化复盘”为主要的复盘策略，辅以“引导反思”和“指导反馈”等复盘策略。 2. 整合“主张 - 探寻法”等多种复盘方法和多种复盘工具，保证教学重点，解决教学难点。 3. 结合实际模拟情境整合多种“基于证据的复盘”(Evidence-Based Debriefing)策略及方法，综合高效执行混合复盘，以实现并提升学员自信心和临床胜任力。				

相关问题(Supplementary Questions)

1. 我看到，你一开始看到血压高，就用了静脉用降压药，你当时是怎么想的？

2. 我注意到你使用尼卡地平时，你没有交代护士的降压的目标血压。你认为降压的目标血压是多少？

3. 当血压进行性下降，到目标血压以下时，我们需要考虑哪些内容？

4. 当降压药已经停用了，但血压还在下降时，我们需要考虑什么问题？

第六部分：本次授课使用的教材及参考资料(References，Evidence-Based Practice Guidelines，Protocols，or Algorithms)

教材
谢幸，孔北华，段涛 . 妇产科学 .9 版 . 北京：人民卫生出版社，2018.
参考资料
中华医学会妇产科学分会妊娠期高血压疾病学组 . 妊娠期高血压疾病诊治指南(2020). 中华妇产科杂志，2020，55(4)：227-238.

第七部分：教学评估方案(Evaluations & Recommendations)

学习效果核查方案(Outcome-Based Learning Verification Program & Post Simulation Exercises)
1. 评价量表(Checklist)见附件 3-4-4。 2. 医学模拟教学课程质量及教学质量评价表，见附件 3-4-5。

第八部分：案例权属及审修（Ownership & Revision & Validation & Peer Review）

案例权属（Ownership）	
编写日期	2021 年 6 月
案例作者	王芳
作者单位	深圳市人民医院
联系邮箱	freiwf@163.com
审核修订（Revision & Validation & Peer Review）	
案例审核	王晓怡
审稿校正	郭琪

附件 3-4-1 助演护士台词

运行开始

护士：报告医生，新收一位 36 岁病人，有头痛，这是她的病历资料。

阶段 2：(学员下达医嘱后）护士：复述医嘱，给药完毕。

(学员下达降压药医嘱后 0.5 分钟）护士：给药已经 10 分钟了。

若心电监护后 3 分钟，学员仍未下达降压药医嘱）护士主动提醒：病人血压越来越高了，要不要给降压药？

阶段 3：(学员下达口服降压医嘱后）护士：复述医嘱，给药完毕。

(学员下达口服降压药医嘱后 1 分钟）护士：给药已经 20 分钟了。

阶段 4：(学员下达静脉降压医嘱后）护士：复述医嘱，给药完毕。

(学员下达静脉降压药医嘱后 3 分钟）护士：给药已经 40 分钟了。

阶段 5：

护士：报告医生，患者有头晕。

(学员下达降压医嘱后）护士：复述医嘱，遵嘱执行。

(若阶段 5 运行 2 分钟后，学员仍未减量降压药）护士主动提醒：病人血压降得太快，是不是降压药太强了。

阶段 6：运行 0.5 分钟后，护士：病人血压平稳，过了 2 小时。

阶段 7：

护士：复述医嘱，遵嘱执行。

附件3-4-2 流 程 图

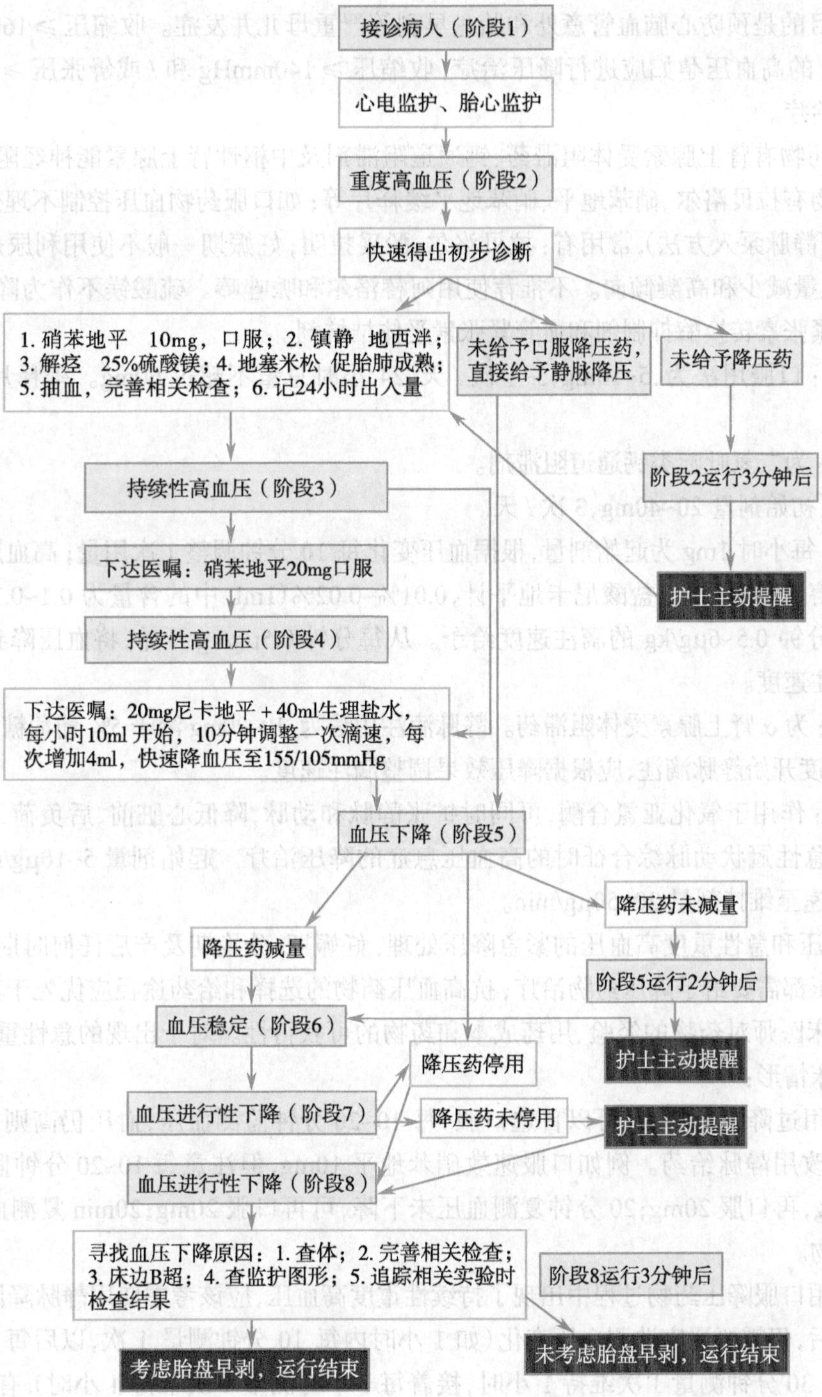

接诊病人（阶段1）
心电监护、胎心监护
重度高血压（阶段2）
快速得出初步诊断
1. 硝苯地平 10mg，口服；2. 镇静 地西泮；3. 解痉 25%硫酸镁；4. 地塞米松 促胎肺成熟；5. 抽血，完善相关检查；6. 记24小时出入量
未给予口服降压药，直接给予静脉降压
未给予降压药
阶段2运行3分钟后
持续性高血压（阶段3）
下达医嘱：硝苯地平20mg口服
护士主动提醒
持续性高血压（阶段4）
下达医嘱：20mg尼卡地平 + 40ml生理盐水，每小时10ml 开始，10分钟调整一次滴速，每次增加4ml，快速降血压至155/105mmHg
血压下降（阶段5）
降压药未减量
降压药减量
阶段5运行2分钟后
血压稳定（阶段6）
护士主动提醒
降压药停用
血压进行性下降（阶段7）
降压药未停用
护士主动提醒
血压进行性下降（阶段8）
寻找血压下降原因：1. 查体；2. 完善相关检查；3. 床边B超；4. 查监护图形；5. 追踪相关实验时检查结果
阶段8运行3分钟后
考虑胎盘早剥，运行结束
未考虑胎盘早剥，运行结束

附件 3-4-3 教学目标答案

1. 子痫前期的降压治疗

降压治疗的目的是预防心脑血管意外和胎盘早剥等严重母儿并发症。收缩压 ≥ 160mmHg 和 / 或舒张压 ≥ 110mmHg 的高血压孕妇应进行降压治疗；收缩压 ≥ 140mmHg 和 / 或舒张压 ≥ 90mmHg 的高血压孕妇建议降压治疗。

常用的降压药物有肾上腺素受体阻滞药、钙通道阻滞剂及中枢性肾上腺素能神经阻滞剂等药物。常用的口服降压药物有拉贝洛尔、硝苯地平、硝苯地平缓释片等；如口服药物血压控制不理想，可使用静脉用药（有条件者使用静脉泵入方法），常用有：拉贝洛尔、酚妥拉明；妊娠期一般不使用利尿剂降压，以防血液浓缩、有效循环血量减少和高凝倾向。不推荐使用阿替洛尔和哌唑嗪。硫酸镁不作为降压药使用。妊娠期禁止使用血管紧张素转换酶抑制剂和血管紧张素受体拮抗剂。

（1）硝苯地平：口服用法为，5~10mg，3~4 次 / 天，24 小时总量不超过 60mg。缓释片 30mg 口服，1~2 次 / 天。

（2）尼卡地平：为二氢吡啶类钙通道阻滞剂。

1）口服用法：初始剂量 20~40mg，3 次 / 天。

2）静脉滴注：每小时 1mg 为起始剂量，根据血压变化每 10 分钟调整 1 次用量；高血压急症，用生理盐水或 5% 葡萄糖溶液稀释后，以盐酸尼卡地平计，0.01%~0.02%（1mL 中的含量为 0.1~0.2mg）的溶液进行静脉滴注。以每分钟 0.5~6μg/kg 的滴注速度给予。从每分钟 0.5μg/kg 开始，将血压降到目标值后，边监测血压边调节滴注速度。

（3）酚妥拉明：为 α 肾上腺素受体阻滞药。静脉滴注用法为，10~20mg 溶于 5% 葡萄糖溶液 100~200mL，以 10μg/min 的速度开始静脉滴注，应根据降压效果调整滴注速度。

（4）硝酸甘油：作用于氧化亚氮合酶，可同时扩张静脉和动脉，降低心脏前、后负荷，主要用于合并急性心功能衰竭和急性冠状动脉综合征时的高血压急症的降压治疗。起始剂量 5~10μg/min 静脉滴注，每 5~10 分钟增加滴速至维持剂量 20~50μg/min。

（5）重度高血压和急性重度高血压的紧急降压处理：妊娠期、分娩期及产后任何时期出现重度高血压和急性重度高血压都需要给予降压药物治疗；抗高血压药物的选择和给药途径应优先于其他药物，药物选择主要是根据临床医师对药物的经验、用药成本和药物的可获得性。对于出现的急性重度或持续性重度高血压的几种临床情形：

1）若为未使用过降压药物者，可以首选口服，每 10~20 分钟监测血压，血压仍高则重复给药，2~3 次后效果不显立即改用静脉给药。例如口服速效硝苯地平 10mg，但注意每 10~20 分钟监测血压，如血压仍 > 160/110mmHg，再口服 20mg；20 分钟复测血压未下降，可再口服 20mg；20min 复测血压仍未下降，应该用静脉降压药物。

2）若是在使用口服降压药物过程中出现了持续性重度高血压，应该考虑使用静脉降压方法。

3）降压达标后，仍需要严密监测血压变化（如 1 小时内每 10 分钟测量 1 次，以后每 15 分钟测量 1 次维持 1 小时，再每 30 分钟测量 1 次维持 1 小时，接着每 1 小时测量 1 次维持 4 小时），有条件的机构应予持续心电监护监测血压，依据病情注意个体化处理。

2. 子痫前期降压的目标血压

（1）目标血压为：当孕妇未并发器官功能损伤，酌情将收缩压控制在 130~155mmHg，舒张压控制在 80~105mmHg；孕妇并发器官功能损伤，则收缩压应控制在 130~139mmHg，舒张压应控制在 80~89mmHg；血压不可低于 130/80mmHg，以保证子宫胎盘血流灌注。

（2）降压注意事项：降压注意个体化情况，降压过程力求平稳，控制血压不可波动过大，力求维持较稳定的目标血压；且在出现严重高血压，或发生器官损害如急性左心室功能衰竭时紧急降压到目标血压范围,注意降压幅度不能太大,以平均动脉压的 10%~25% 为宜,24~48 小时达到稳定;降压手段包括生活干预和药物降压。

附件 3-4-4 评 价 量 表

项目	是(有执行)	否(未执行)	备注
1. 及时上心电监护			
2. 及时上胎心监护			
3. 正确使用硝苯地平口服药			
4. 正确使用硫酸镁			
5. 正确使用地西泮			
6. 正确使用地塞米松			
7. 正确使用静脉降压药			
8. 向护士交代调整降压药的频率及每次调整滴速			
9. 向护士交代目标血压			
10. 血压降到目标血压以下后,降压药减量			
11. 降压药停用后,血压下降,心率增快,分析原因			
12. 申请床边 B 超排除胎盘早剥			
13. 及时查体			

附件 3-4-5 医学模拟教学课程质量及教学质量评价表

组别:第____组 授课题目:________________ 授课时间:__________ 学员:__________

评价指标		指标内涵	分值	得分
课程质量	教学对象	教学对象明确,层次清晰	10	
	教学主题	教学主题定位准确,难度适宜,符合教学对象的层次	10	
	教学目标	教学目标设定具体,明确,量化,可达到	10	
	场景设定	场景布置合理,组织有序,可操作性强	10	
	课程内容	课程内容面向全体教学对象,难易适中	10	
		课程内容与时间安排恰当,重点、难点分布恰当	10	
教学质量	复盘	问题设计与学习目标相呼应,注重发现问题、解决问题的能力	10	
	教学效果	采用有效的方式、方法对课堂教学及学习效果进行评价	10	
	教姿教态	着装典雅庄重,精神饱满,教态自然大方	10	
	综合评价(与教案的吻合度)	课堂演示总体评价: 现场授课的内容、重点、时间安排在本节课教案计划内进行	10	
总分			100	
专家建议:				

第五节　子痫的快速诊治

第一部分：案例概况（Overview）

<table>
<tr><th colspan="5">案例主题（Title）</th></tr>
<tr><td>案例主题</td><td colspan="4">子痫的快速诊治</td></tr>
<tr><th colspan="5">授课对象、场景布置及辅助人员（Roles & Guidelines）</th></tr>
<tr><td>授课对象及人数</td><td colspan="2">学员学科：妇产科</td><td>学员层级：住培二年级</td><td>学员人数：6人</td></tr>
<tr><td>教学地点</td><td>☑模拟实训室</td><td colspan="2">☐原位模拟</td><td>☐其他____</td></tr>
<tr><td>授课导师</td><td colspan="4">导师：2人</td></tr>
<tr><td rowspan="2">辅助人员</td><td colspan="4">☐标准化病人：__人，☑助演：2人</td></tr>
<tr><td colspan="4">☑模拟工程师：1人，☐其他人员：__人</td></tr>
<tr><td rowspan="3">模拟时间分配（合计45分钟，不含场景布置和复原）</td><td>场景布置</td><td>5分钟</td><td>课前介绍（Prebriefing）</td><td>5分钟</td></tr>
<tr><td>情境运行</td><td>15分钟</td><td>复盘（Debriefing）</td><td>25分钟</td></tr>
<tr><td>场景复原</td><td>10分钟</td><td></td><td></td></tr>
<tr><th colspan="5">案例简介（Summary）</th></tr>
<tr><td>案例简介</td><td colspan="4">本模拟案例是一例突发抽搐的孕晚期产妇，学员需及时识别危重病症，正确评估母儿整体状况，完成积极降压，治疗抽搐及预防抽搐复发，适时终止妊娠，以及与患者家属的人际沟通。此案例旨在构建学员对子痫的快速诊治临床思维。</td></tr>
<tr><th colspan="5">教学目标（Learning Objectives）（※ 标识为本案例的教学重点）</th></tr>
<tr><td>知识目标（Knowledge）</td><td colspan="4">※1. 子痫的快速诊断；
2. 子痫标准化诊疗策略。</td></tr>
<tr><td>技能目标（Skill）</td><td colspan="4">※1. 产科危急重症患者及家属人际沟通；
2. 快速病史收集及专科体格检查。</td></tr>
<tr><td>情感目标（Attitude）</td><td colspan="4">※1. 团队分工及合作；
2. 团队闭环式沟通。</td></tr>
<tr><th colspan="5">供给导师信息（Information for Faculty & Education & Simulation Theory/Framework）</th></tr>
<tr><td colspan="5">1. 案例信息
患者，李××，女性，40岁，因停经36周，突发性抽搐1次入院，由120救护车送入产科病房，入院时间为13：10。患者平素月经规则，末次月经2020-07-17，预产期为2021-04-23。停经7+周外院超声提示宫内早孕，单活胎，超声提示孕周与停经时间相符。孕13周胎儿颈后透明层厚度未见异常。因高龄建议产前诊断，患者拒绝，无创产前基因检测为低风险。孕早期基础血压正常范围。孕4+月自觉胎动，胎动活跃至今。孕22周四维超声未见异常。孕26周口服葡萄糖耐量试验未见异常。孕中晚期无头晕、眼花等不适，自觉胎动好。近1个月出现双下肢水肿（++），1周前产检发现血压升高（140~146）mmHg/（91~93）mmHg，尿蛋白（++），建议患者住院，患者拒绝。嘱口服硝苯地平30mg每日一次，监测血压每日两次，患者未口服硝苯地平，监测血压（140~150）mmHg/（90~100）mmHg。今孕36周，近1天出现头痛、眼花，1小时前在家里无诱因出现四肢抽搐，面部青紫，牙关紧闭，全身强直，口吐白沫，意识丧失抽搐、昏迷，1分钟后清醒，半小时前送至入院。
入院后立即给予心电监护、吸氧，患者再次出现四肢抽搐、意识丧失。停经8周首次建册，定期产检。孕期无药物、毒物接触史，无放射线接触史。孕妇自怀孕至今，精神、食欲好，睡眠好，大小便正常，体重增加18kg，近1周体重增加2.7kg。</td></tr>
</table>

续表

供给导师信息(Information for Faculty & Education & Simulation Theory/Framework)
既往史:平素健康状况良好。孕3产2,2005年顺产一活女婴,体重3 500g,健存。2009年顺产1活女婴,3 000g,健存。 月经史:初潮13岁,规则,28~30日,持续3~5日,月经量正常,无痛经。 家族史:父亲高血压、姑姑高血压;母亲健在。否认家族遗传性病史。 案例剧情发展:入院后连接心电监护,血压177/118mmHg,心率122次/min,呼吸20次/min,血氧饱和度95%,患者发生有抽搐,学员给予一般急诊处理,并根据提供的病史快速诊断,依据子痫治疗原则给予对症处理、控制抽搐、降压治疗,待抽搐控制后急诊行剖宫产终止妊娠,治疗结束。 2. 教学策略(Instructional Strategy) (1)混合式模拟教学(Simulation-Based Blended Learning); (2)高仿真模拟教学(High-Fidelity Simulation); (3)循证教学(Evidence-Based Teaching/Learning); (4)模拟提升跨学科教学(Simulation-Enhanced Interprofessional Education,Sim-IPE)。 3. 教学组织形式(Instructional Organization Forms) 小组(Small Group)形式展开高仿真模拟课堂学习和沉浸式学习。 4. 教学方法(Instructional Methods) 启发式教学法、循证教学法、复盘、沉浸式教学法、高仿真模拟教学法、深入教学/学习法(Deepen Learning)、问卷调查法(Survey-Based Teaching)、鼓励性教学法(Incentive Teaching Method)、同伴互学(Peer to Peer Learning,P2P)。 5. 教学工具(Instructional Aids) 成人高仿真综合模拟人、模拟监护仪、评估录播系统、核查表。 6. 核查工具/方法(Checklist Tools/Methods) (1)工具:核查表(Checklist),评估录播系统。 (2)方法:团队复盘(Team Debriefing)。
首次供给学员信息(Learner Information Needed Prior to Scenario)
患者,李某某,女性,40岁,因"停经36周,突发性抽搐1次"入院,由120送入产科病房,1小时前在家里无诱因出现四肢抽搐,面部青紫,意识丧失,抽搐、昏迷,1分钟后清醒,半小时前送至入院,入院后立即给予心电监护、吸氧,患者刚刚再次出现四肢抽搐、意识丧失,现在你们作为产科医生,请救治处理此案例。
模拟教学前学员应具备的知识和技能(Participant Requirements & Pilot Test)
1. 知识:子痫的快速诊断;子痫治疗原则。 2. 技能:危重患者病史的快速采集及医患沟通;院内团队合作。

第二部分:病例信息(Case Information)

初始病例信息(Initial Brief Description of Case)			
患者姓名:李某某	年龄:40岁	性别:☐男 ☑女 ☐其他	体重:65kg
主诉:停经36周,突发性抽搐1次			
1. 现病史:患者平素月经规则,末次月经2020-07-17,预产期为2021-04-23. 停经7+周外院超声提示宫内早孕,单活胎,超声提示孕周与停经时间相符。孕13周胎儿颈后透明层厚度未见异常。因高龄建议产前诊断,患者拒绝,无创产前基因检测低风险。孕早期基础血压正常范围。孕4+月自觉胎动,胎动活跃至今。孕22周四维超声未见异常。孕26周口服葡萄糖耐量试验未见异常。孕中晚期无头晕、眼花等不适,自觉胎动好。近1个月出现双下肢水肿(++),1周前产检发现血压升高140~146mmHg/91~93mmHg,尿蛋白(++),建议患者住院,患者拒绝,嘱口服硝苯地平30mg、每日一次,监测血压、每日两次.,患者未口服硝苯地平,监测血压140~150mmHg/90~100mmHg。今孕36周,近1天出现头痛、眼花,1小时前在家里无诱因出现四肢抽搐,面部青紫,牙关紧闭,全身强直,口吐白沫,意识丧失,抽搐、昏迷,1分钟后清醒,半小时前送至医院,到医院后再次出现四肢抽搐、意识丧失,遂急诊入院。停经8周首次建册,定期产检。孕期无药物、毒物接触史,无放射线接触史。孕妇自怀孕至今,精神、食欲好,睡眠好,大小便正常,体重增加18kg,近1周体重增加2.7kg。 2. 过敏史:无食物药物过敏史。 3. 既往史:平素健康状况良好。孕3产2,2005年顺产一活女婴,体重3 500g,健存。2009年顺产1活女婴,3 000g,健存。 4. 月经史:初潮13岁,规则,28~30日,持续3~5日,月经量正常,无痛经。			

续表

初始病例信息(Initial Brief Description of Case)
5. 家族史:父亲高血压、姑姑高血压;母亲健在。否认家族遗传性病史。 6. 烟酒等不良嗜好:无。 7. 体格检查:面色正常,精神状态一般,全身皮肤黏膜色泽正常,皮温正常。双侧瞳孔等圆等大,对光反射灵敏,心肺听诊无明显异常,腹隆,双下肢水肿(++)。 8. 专科检查:宫高 35cm,腹围 94cm,胎方位,胎先露头,先露高浮,宫缩:无,胎心率 140 次 /min。骨盆外测量:髂前上棘间径 24cm,髂嵴间径 26cm,骶耻外径 20cm,坐骨结节间径 9cm,耻骨弓角度 90°。阴道检查:骶岬未及,坐骨棘不突出,坐骨切迹宽约 3 指,骨盆无内聚,骶凹正常,尾骨活动度好;宫颈扩张 0cm,宫颈管消失 30%,宫颈位置中,宫颈质地中,先露头,S-3,宫颈 Bishop 评分 2 分;胎膜未破。估计胎儿体重(2 600 ± 250)g。 9. 孕期检查:ABO 血型 A 型,RH 血型 +。孕早中期乙肝全套:第(2)阳性;梅毒血清学检测(-);人类免疫缺陷病毒(-);丙型肝炎病毒(-),2021-3-15 我院门诊新冠病毒核酸检测 2019-nCoV 核酸检测初筛阴性。

补充病例信息(Supplementary Information & Significant Lab and Diagnostic Findings)
1. 血常规:WBC 14.7×10^9/L,中性粒细胞百分比 84.4%,Hb 111g/L,Plt 145×10^9/L。 2. 尿常规:尿蛋白 +++。 3. 急诊肝肾功:AST 12U/L,GGT 11U/L,ALB 29.5g/L,ALT 18U/L,URIC 370μmol/L,Cr 56.4μmol/L。 4. 凝血功能:血浆纤维蛋白原 5.37g/L,D- 二聚体 2.72μg/mL。 5. 电解质:Na^+ 136.1mmol/L,Ca^{2+} 2.25mmol/L 6. 动脉血气分析:PCO_2 31.20mmHg,PO_2 70.4mmHg,pH(T)pH 7.46,SaO_2 94.4%。 7. 心电图、电子胎心监护等: (1)超声影像检查:肝胆胰脾肾等脏器、胎儿超声、胸腹水超声、心脏彩超。 (2)心电图:窦性心动过速。 (3)电子胎儿心电监护:胎心基线 140~150 次 /min,变异欠佳,加速<2 次 /40 分钟,无减速。 (4)胎儿超声:双顶径(BPD)90mm,头围(HC)314mm,腹围(AC)315mm,股骨长(FL)65mm。耻骨联合上隐约可见胎头圆形光环,胎儿颅内大体结构显示尚清晰,脊柱因胎位原因显示不清,胎儿四腔心切面隐约可显示,节律搏动,腹内脏器部分切面可显示,部分肢体可显示;胎盘附着在子宫后壁,厚度约 44mm;羊水最大深度 44mm,羊水指数 12cm;羊水最大暗区垂直深度 2 分;胎儿呼吸样运动 2 分;胎动 2 分;胎儿肌张力 2 分。彩色多普勒血流成像脐动脉 S/D 2.17,RI 0.54,胎心率:153 次 /min,胎儿脐血流未显示明显异常。胎儿颈项部可见"U"形压迹,彩色多普勒血流成像:胎儿颈部见脐带血流信号。肝胆脾胰、双肾输尿管超声:未见明显异常。 (5)胸腹水超声:腹腔探及片状无回声,大部分位于右下腹,最大深度约 31mm,内透声好。双侧胸腔内未见明显游离液性暗区。 (6)心脏超声:主肺动脉稍宽,左心室收缩功能正常范围,心包积液(少量)。

第三部分:模拟设备要求 / 场景布置要求(Equipment & Scene Layout)

A. 模拟患者(Fidelity/Modality & Simulated Patient Type)
☑高仿真模拟人 / 器
☐标准化病人
☐任务训练器
☐混合(Hybrid)模式

B. 设备 / 物品清单(Props)

序号	名称	品规或相应要求	数量	其他要求
1	高级模拟产妇		1 个	
2	简易呼吸球囊		1 套	

续表

序号	名称	品规或相应要求	数量	其他要求
3	鼻吸氧装置		1套	
4	面罩		1个	
5	抢救车		1辆	
6	手电筒		1个	
7	听诊器		1个	
8	胎监仪		1个	
9	各型号注射器		若干	
10	各型号无菌手套		若干	
11	输液器		3个	
12	静脉输液泵		2个	
13	录像机		1台	
14	白板		1个	
15	白板笔		2支	

C. 模拟药品和液体清单(Medications and Fluids)

序号	名称	品规或相应要求	数量	其他要求
1	模拟地西泮注射液	10mg	1支	
2	模拟20%甘露醇	250mL	1瓶	
3	模拟硫酸镁注射液	10mL(2.5g)	10支	
4	模拟尼卡地平注射液	10mL(10mg)	1支	
5	模拟硝酸甘油注射液	1mL(10mg)	6支	
6	模拟硝普钠注射液	50mg	1支	
7	模拟0.9%氯化钠注射液	10mL、100mL、500mL	各4瓶	
8	模拟5%葡萄糖注射液	100mL、500mL	各1瓶	
9	模拟5%碳酸氢钠注射液	250mL(2.5g)	1瓶	

D. 模拟人化妆及场地布置(Simulated Patient Makeup & Simulation Location & Setting/Environment)

无

E. 初始监护状态(Initial Monitoring State)

☑初始状态患者已经接监护
☐初始状态患者未接监护

F. 患者(模拟人)初始设定(Initial State Setting)

T:36.9℃	HR:122次/min	RR:20次/min	SpO_2:95%
NIBP:177/118mmHg	IBP:无	CVP:无	

续表

F. 患者（模拟人）初始设定（Initial State Setting）	
神志：呼之不应	瞳孔及对光反射：双侧瞳孔等大等圆，直径 2.5mm，对光反射灵敏
1. 气道：通畅 2. 心肺听诊：心脏听诊轻度心动过速，无杂音，双肺呼吸音对称、清晰 3. 神经系统：双眼闭合，无言语及运动反应 4. 专科检查： (1) 腹部：腹部膨隆，软，宫底位于剑突下 2 指，未及宫缩 (2) 阴道检查：宫口未开，无阴道流血 (3) 双下肢：凹陷性水肿（中度）	

第四部分：标准化病人和助演分工及职能（Standardized Patient & Confederate & Observer）

标准化病人和助演分工及职能（Standardized Patient & Confederate & Observer）	
角色（Roles）	职能（Functions）
标准化病人	描述标准化病人职能，标准化病人脚本详见附件 3-5-1。
助演	描述助演职能，台词详见附件 3-5-1。 助演：护士、患者家属。 助演 1 任务（护士）：执行学员下达的医嘱，回答学员询问的化验检查结果；适当时机主动提供信息，促进案例的正常运行。 助演 2 任务（患者家属）：表达需被安抚的焦急情绪、回答学员询问的详细病情。 如使用标准化医生 / 标准化护士时，认定其已完成相应培训，并承担相应任务。

第五部分：课堂设计（Class Design）

课前介绍（Prebriefing）
1. 简介前期 各位同学好，欢迎各位未来的医生参加今日的模拟课程，我是 XX 医生，今天由 YYY 医生和我带领大家完成今日的课程。请 YYY 医生自我介绍一下。模拟课程是一个学习体验的过程，在此过程我们将分享每个人所思所想所做的内容，不用担心犯错，错误是大家成长的基石，在这次模拟课程中要像对待真正的病人那样融入模拟治疗中，要实实在在的“做”出来，而不是假装，用语言将思考过程大声说出来，同时我们尊重每个人的行为。模拟课程的结构包括：简介 5 分钟，案例运行 15 分钟，复盘 25 分钟，剧情以时间到为停止操作。复盘前请大家不要互相交流。离开模拟中心后，为了保持案例保密性及同学间互相尊重，请大家不要讨论此案例及其他学员的表现。 2. 模拟人与环境 这是一间产科监护室，模拟人可以表现出典型的临床体征，瞳孔可对光反射，听心肺，腹部可触诊，全身在血管指示处，可以连接输液器，已经连接心电监护，连接屏幕上可反应出患者生命体征，模拟人不能回答问题，如需要病历资料可以向助演护士求助，如有医嘱指示需要大声、明确说出来、并详细说出药物名称、规格、剂量、使用方式，另外还有一名助演患者家属，可以向其询问补充病史、病情交代。明白吗？还有什么问题？ 3. 情境案例 患者，李某某，女性，40 岁，因“停经 36 周，突发性抽搐 1 次”入院，由 120 送入产科病房，1 小时前在家里无诱因出现四肢抽搐，面部青紫，意识丧失，抽搐、昏迷，1 分钟后清醒，半小时前送至入院，入院后立即给予心电监护、吸氧，患者刚刚再次出现四肢抽搐、意识丧失，现在你们作为产科医生（3 位），请救治处理此案例。 另外的学员，这是你们的核查清单，请核查案例运行的步骤并标记，在复盘过程中，我需要你们来描述所见所思，请仔细观察，模拟案例运行中的细节，大家还有什么问题？

情境运行（Scenario & Case Running）			
运行剧本（Progression Outline）			
阶段 / 生命体征	患者状态	预期学员行为	线索 / 提示
第 1 阶段，运行 0—4 分钟 HR：122 次 /min BP：177/118mmHg RR：20 次 /min SpO_2：95% T：36.9℃ 胎心率：150 次 /min	神志呈昏迷，无应答状态，身体剧烈抽搐，牙关紧闭，全身高张，阵挛惊厥 1 分钟。	1. 询问病史：（由护士提供病历资料）。 2. 去枕平卧，吸氧（6L/ 分），拉床栏，戴眼罩，护士提醒，医生还有胎儿，需要 9L/ 分）。 3. 电子胎心监护。 4. 建立静脉通道（2 条），血常规、尿常规、生化肝肾功、凝血功能、D- 二聚体、动脉血气分析。 5. 查瞳孔、听心肺、检胎儿、查阴道、双下肢水肿情况，请胎儿超声检查，请上级会诊。 6. 控制抽搐：硫酸镁（5g+5% 葡萄糖 100mL，快速静脉滴注，15~20 分钟内完成）。	1. 可摇晃模拟人模拟抽搐。 2. 护士提供病历资料。 3. 护士遵医嘱给予相关处置。如忘记胎心音检查，护士可提醒：胎儿的心率如何？ 4. 如医生忘记行胎儿超声，护士可提醒，要做什么检查？ 5. 如医生要检查 CT 或磁共振成像，护士提示：申请中。
第 2 阶段，5—8 分钟 HR：105 次 /min BP：170/120mmHg RR：20 次 /min SpO_2：96% T：36.9℃ 胎心率：150 次 /min	抽搐停止、呼吸恢复、但仍昏迷，随后意识恢复但易激惹、烦躁，间呼头痛，或伴有呕吐声音。	1. 留置导尿管。 2. 降压：尼卡地平（10mg+ 生理盐水 40mL 恒速泵泵入，初始剂量 1mg/h），每 5 分钟监测血压，根据血压调整给药速度。 3. 与患者家属沟通。	1. 如医生忘记静脉滴注降压药，护士提醒，医生还要注射什么降压药？ 2. 如医生忘记导尿，护士提醒，医生患者想小便，怎么办？ 3. 如医生忘记下医嘱与患者家属沟通，护士提醒，医生家属在外面要了解患者情况？
第 3 阶段，9—12 分钟 HR：95 次 /min BP：155/102mmHg RR：18 次 /min SpO_2：97% T：36.8℃ 胎心率：155 次 /min	意识清醒，间呼头痛、恶心。	1. 硫酸镁静脉滴注（维持量 1~2g/h）预防子痫复发。 2. 血气分析无须特殊处理。	1. 护士汇报检查结果 （1）血常规：WBC $14.7 \times 10^9/L$，中性粒细胞百分比 84.4%，Hb 111g/L，Plt $145 \times 10^9/L$。 （2）尿常规：尿蛋白 +++。 （3）急诊肝肾功：AST 12U/L，GGT 11U/L，ALB 29.5g/L，ALT 18U/L，URIC 370μmol/L，Cr 56.4μmol/L。 （4）凝血功能：血浆纤维蛋白原 5.37g/L，D- 二聚体 2.72μg/mL。 （5）电解质：Na^+ 136.1mmol/L，Ca^{2+} 2.25mmol/L。 （6）动脉血气分析：PCO_2 31.20mmHg，PO_2 70.4mmHg，pH（T）7.46，SaO_2 94.4%。 （7）胎儿超声：胎儿未见明显异常。 2. 如医生忘记静脉滴注维持量的硫酸镁，护士提醒，医生硫酸镁静脉滴注已结束，需什么续瓶？
第 4 阶段，13—15 分钟 HR：90—100 次 /min BP：145/97mmHg RR：18 次 /min SpO_2：98% T：36.8℃ 胎心率：152 次 /min	意识清醒。	1. 通知麻醉科，行急诊剖宫产手术；同时呼叫新生儿科医师到场。 2. 向患者家属交代病情、建议手术终止妊娠、交代手术风险、签署手术同意书。 3. 送手术室。	如医生忘记与麻醉科沟通，送手术室时，护士提醒，麻醉科医生来电了解患者情况？
备注：流程图见图 3-5-1。			

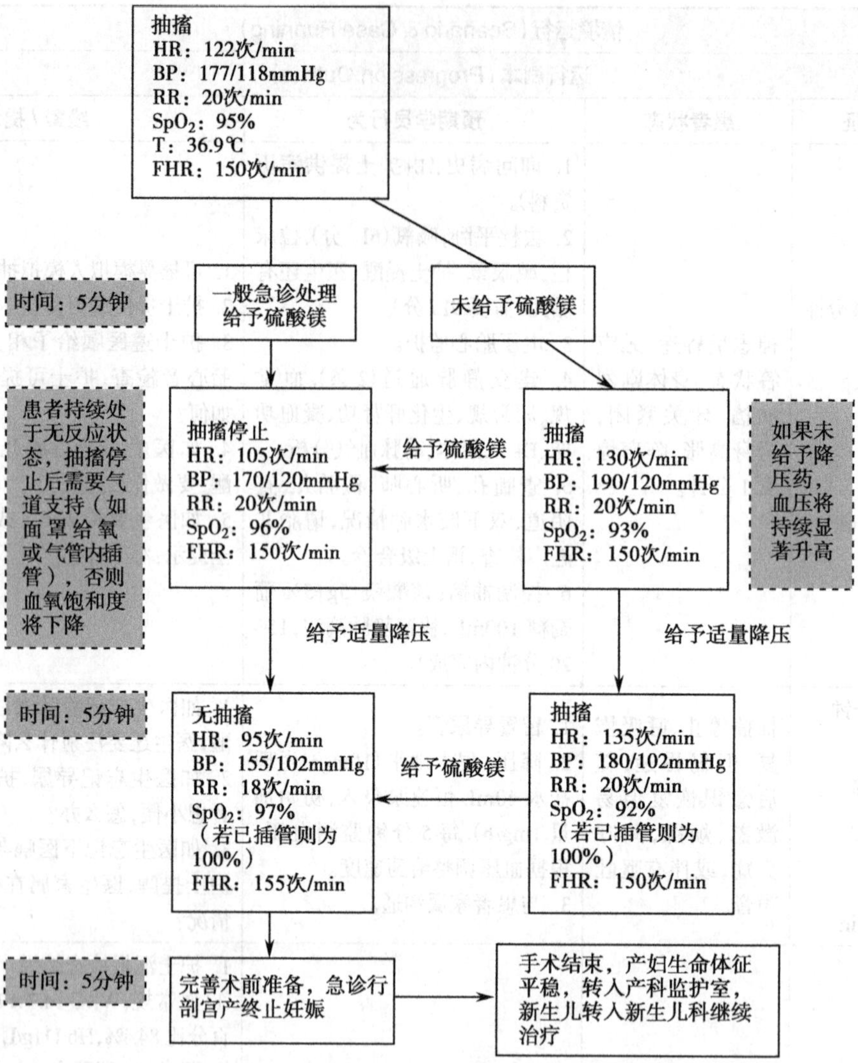

图 3-5-1 流程图

FHR：胎心率

复盘方案（Debriefing）
1. 复盘策略（Debriefing Strategy） (1) 支持结构化复盘（Structured and Supported Debriefing，SSD） (2) 音视频支持复盘（Video-Audio assisted Debriefing） (3) 引导反思（Guided Reflection） (4) 指导反馈（Directive Feedback） 2. 复盘组织形式（Debriefing Organization Forms） 鱼缸法（Fishbowl Method） 3. 复盘地点（Debriefing Location） 讨论室（Discussion Room）或以问题为导向教学室（Problem-Based Learning Room）或复盘室（Debriefing Room） 4. 复盘导师（Debriefer） (1) 促进者（Facilitator） (2) 联合复盘导师（Co-Debriefer） 5. 复盘方法（Debriefing Technique） (1) 收集 - 分析 - 总结（Gather-Analyze-Summarize，GAS） (2) 音视频支持复盘法（Video-Audio assisted Debriefing Method） (3) 情境回顾法（After action review Method）

续表

复盘方案（Debriefing）
(4)团队复盘法（Team Debriefing Method） (5)总结性反馈法（Summative Feedback Method） 6. 复盘工具（Debriefing Tools） (1)评估录播系统 (2)核查清单（Checklist） (3)优点 - 不足（Plus-Delta，+/Δ） (4)记录板（Whiteboard）

复盘设计（Debriefing Designing & Implementation）				
阶段	目的	行为	问题提纲	注释
收集	积极地听取参与者的意见，了解他们对自己行为的看法	1. 需要团队领导叙述。 2. 需要团队澄清或补充信息。	1. 对观察者：我们观察到医生到达现场后，医生做了什么？如何查体的？ 2. 队长：现在感觉怎么样？当你进入现场时，你看到了什么？当时你考虑到什么？做了什么处理？ 3. 团队成员：有其他补充吗？	1. 时间保证：5 分钟，占复盘时间 20%。 (1)分配足够的时间进行信息收集； (2)建构并开展收集阶段，明确支持结构化复盘策略。 2. 方法保证： (1)采用开放式问题及鼓励性教学法： 1)征求学员最初的反应 / 情绪； 2)确认“分析”阶段待讨论的问题； 3)提升学习兴趣、热情和积极性。 (2)采用“情境回顾法”及“记录板”： 1)对案例及学习目标有共同的理解； 2)在进入“分析”阶段之前，总结学员在收集阶段所共有的关注点（如：存疑之处等）； 3)板书形式，边引导边归纳，记录如上所共有的关注点。
分析	促进学生反思并分析他们的行为	1. 检查事件的准确记录。 2. 报告观察正确和不正确的步骤。 3. 利用咨询来阐明思考的过程。 4. 在必要的地方刺激反射并提供重定向。 5. 利用基于证据的指南作为临床查询 / 关注的基准。	1. 对参与者：我注意到医生一开始就给了硫酸镁，为什么？ 2. 对队长：在治疗抽搐方面，你是怎么给药的？需要注意什么？ 3. 解决冲突：让我们重新集中注意力，重要的不是谁对，而是对病人来说什么是正确的。	1. 时间保证：15 分钟，占复盘时间 60% (1)分配足够的时间来执行分析阶段； (2)保证课堂收益，突出教学重点。 2. 方法保证 (1)采用“引导反思”及“核查清单”： 1)将学员的个人观点与观察相结合； 2)以学员对具体而准确的某一行为、互动或先前评论作为探究的基础。 (2)采用“主张 - 探寻”、“记录板”“优点 - 不足”： 1)引导学员分享积极的行为、想法； 2)引导学员对需要改进的方面 / 领域进行自我发现； 3)选择学员模拟过程中的表现或观察到的差距，进行引导并同时总结学员的共识之处； 4)板书形式，边引导边归纳，记录学员“表现差距”（Performance Gap）。 (3)采用“指导反馈”“音视频支持复盘法”及“概念图”： 1)为学员需要进行的改变或改进提供建议； 2)提供建议变更 / 改进的理论依据和 / 或事实； 3)反馈集中在全体学员（而不是个人）、表现差距（Performance Gap）、学习目标及场景与临床真实存在的差距（Gap），并给予建议、解决其差距（Closed Performance Gap）。

续表

阶段	目的	行为	问题提纲	注释
总结	便于识别和审查所吸取的经验教训	1. 验证所有必要的覆盖。 2. 教学/汇报点。 3. 总结讨论/结束 4. 会议/听取任何意见。 5. 保证足够的时间来执行总结阶段。	1. 请大家每个人用两句话总结一下这次模拟课堂给你带来最大的收获的两点。 2. 最后每人用两句话总结出这次模拟课堂,改进临床工作的两点。 3. 最后大家扫码,回答对此次课程的评价,还有什么疑问。	1. 时间保证:5分钟,占复盘时间20%。 (1)保证时间用来执行总结阶段; (2)强化课收益及重要性。 2. 方法保证: (1)采用“引导反思”“记录板”及“优点-不足”: 根据板书中“优点-不足”的板图形式已呈现的学员表现差距,让学员从中来总结模拟过程中的主要收益(学习目标、表现差距及场景与临床真实存在的差距(Gap)要点)。 (2)采用“总结性反馈法”: 1)学员总结应用这些关键信息(要点和策略)来改变其未来的临床实践(如时间不足,由导师总结关键的信息); 2)提升临床实践诊疗自信心,提升临床胜任力。
备注: 1. 此次医学模拟课堂教学复盘以“支持结构化复盘”为主要的复盘策略,辅以“引导反思”和“指导反馈”等复盘策略。 2. 整合“主张-探寻法”等多种复盘方法和多种复盘工具,保证教学重点,解决教学难点。 3. 结合实际模拟情境整合多种“基于证据的复盘”(Evidence-Based Debriefing)策略及方法,综合高效执行混合复盘,以实现并提升学员自信心和临床胜任力。				

第六部分:本次授课使用的教材及参考资料(References, Evidence-Based Practice Guidelines, Protocols, or Algorithms)

教材
谢幸,孔北华,段涛. 妇产科学. 9版. 北京:人民卫生出版社,2018.
参考资料
中华医学会妇产科学分会妊娠期高血压疾病学组. 妊娠期高血压疾病诊治指南(2020). 中华妇产科杂志,2020,55(4):227-238.
拓展资料
无

第七部分:教学评估方案(Evaluations & Recommendations)

学习效果核查方案(Outcome-Based Learning Verification Program & Post Simulation Exercises)
1. 评价量表(Checklist)见附件3-5-3。 2. 学习效果评价表(自评),可根据需要自行设计。 3. 医学模拟教学课程质量及教学质量评价表,见附件3-5-5。

第八部分：案例权属及审修（Ownership & Revision & Validation & Peer Review）

案例权属（Ownership）	
编写日期	2021 年 6 月
案例作者	朱薇
作者单位	华中科技大学协和深圳医院
联系邮箱	275120524@qq.com
审核修订（Revision & Validation & Peer Review）	
案例审核	王晓怡
审稿校正	郭琪

附件 3-5-1　助演脚本 / 台词

助演 1：报告医生，抢救室这边有名产妇突然抽搐，请您尽快过来！

医生：现在什么情况？

助演 1：一名产妇孕 36 周，三胎，1 小时前在家里无诱因出现四肢抽搐，面部青紫，牙关紧闭，全身强直，口吐白沫，意识丧失，1 分钟后清醒，半小时前送至医院，到医院后再次出现四肢抽搐、意识丧失，入院血压 177/122mmHg。这是她的病历。

医生（快速浏览病历资料）：保持气道通畅，患者头偏向一侧，取平卧位，戴上眼罩。予面罩高流量吸氧（6~9L/min），建立静脉通道（双通道），急查血常规、尿常规、生化、肝肾功能、凝血功能、D- 二聚体、动脉血气分析，床边心电监护、留置尿管，记好出入量。25% 硫酸镁 5g+5% 葡萄糖 100mL 快速静脉滴注，15~20 分钟内滴完。

助演 1：执行医嘱。

（患者 1 分钟后抽搐停止，意识逐渐恢复）

医生：查瞳孔、听心肺、检胎儿、查阴道、双下肢水肿情况，请胎儿超声检查，请上级会诊。予尼卡地平 10mg+ 生理盐水 40mL 泵入，初始剂量 1mg/h，5 分钟重新监测血压，随时报告，硫酸镁冲击量结束后，0.9% 氯化钠注射液 500mL+25% 硫酸镁 20g 维持，滴速 1.5g/h。

助演 1：医生，化验检查结果回报。

医生分配工作，指示另一名医生向家属交代病情。

助演 2：医生，我老婆怎么样了！

医生：您好，您是她丈夫是吗？我是产科医生，我们正在抢救您爱人，现在您爱人意识逐渐恢复了，我们还要进一步治疗，您先别着急，根据您爱人的病史情况，以及她现在的专科检查、辅助检查，考虑你爱人现在是产前的子痫发作，这个疾病是和高血压有关系的，还需要进一步的治疗及监测病情，现在她情况还没有完全稳定下来，如果不终止妊娠，随时有可能再次出现抽搐、甚至威胁到母儿的生命，我们需要尽快手术终止妊娠了，现在您爱人 36 周了，还没有足月，手术前我们会通知新生儿科医生到场准备宝宝的救治的。

助演 2：好的，好的，医生我们听您的。

医生：好，我跟您交代一下手术基本情况。

（签署病情告知书、手术知情同意书等医疗文书）

医生（向助演 1）：现在病人情况怎么样？生命体征？

助演 1：产妇现在神志清醒，现在血压 145/96mmHg，心率 95 次 /min，呼吸 18 次 /min，胎心 150 次 /min。

学员：好的，现在患者情况基本稳定，完善术前准备，通知手术室准备急诊剖宫产，术前通知新生儿科医师到场准备早产儿救治。

助演 1：好的。

附件 3-5-2　教学目标答案

初级评估	生命体征、体格检查。
一般急诊处理	保持呼吸道通畅，维持呼吸、循环功能稳定，密切观察生命体征，留置导尿管监测尿量等。避免声、光等刺激，预防坠地外伤、唇舌咬伤。
控制抽搐	硫酸镁（5g+5% 葡萄糖 100mL，快速静脉滴注）。
进一步治疗	降压：尼卡地平降压（10mg+ 生理盐水 40mL 泵入，初始剂量 1mg/h，后根据血压进行调整）抽搐控制后尽早急诊剖宫产终止妊娠。
预防抽搐复发	硫酸镁维持静脉滴注（20g+ 生理盐水 500mL 静脉滴注，维持量 1~2g/h），术后继续使用 24~48 小时。
团队分工 团队沟通	1. 分配或确定团队成员的角色和责任，明确团队成员的责任； 2. 向团队成员提供简短，清晰，具体，及时的信息； 3. 使用闭环式沟通验证所传达的信息； 4. 团队成员间互相支持，提供及时和建设性的反馈。

附件 3-5-3　评 价 量 表

为评价模拟教学实施进展和项目完成度，分别用“√”和“×”标识项目有 / 无操作或者是执行 / 未执行

要点	是（有执行）	否（未执行）
获取病历资料		
去枕侧卧，吸氧 6~9L/min，拉床栏，戴眼罩		
建立静脉通道（2 条），急查血常规、尿常规、生化、肝肾功、凝血功能、D- 二聚体、动脉血气分析		
查瞳孔、听心肺、检胎儿、查阴道、双下肢水肿情况		
请胎儿超声检查，请上级会诊		
硫酸镁（5g+5% 葡萄糖 100mL，快速静脉滴注，15~20 分钟内完成）		
留置导尿		
降压：尼卡地平（10mg+ 生理盐水 40mL 恒速泵入，初始剂量 1mg/h），每 5 分钟监测血压		
与患者家属沟通		
硫酸镁静脉滴注（维持量 1~2g/h）预防子痫复发		
通知麻醉科，行急诊剖宫产手术		
呼叫新生儿科医师到场		
向患者家属交代病情、建议手术终止妊娠、交代手术风险、签署手术同意书		

附件 3-5-4　学员课后评价表

为评价模拟教学的实施情况，请在下表的“不同意”“中立”“同意”处用“√”标注你的意见。

下一次愿意参加此课程	不同意	中立	同意
课程符合您所设定的主题 / 目标	不同意	中立	同意
课程的目标易明确阐述	不同意	中立	同意
课程的教学水平与我的水平相一致	不同意	中立	同意
迷你教学结合了我临床经验中有价值的部分	不同意	中立	同意
模拟教学方案是现实版案例的体现	不同意	中立	同意
模拟场景是具有挑战性	不同意	中立	同意
模拟场景时压力很大	不同意	中立	同意
在同龄人面前演练让我感到很紧张	不同意	中立	同意
课前材料有助于我学习	不同意	中立	同意
课前资料的准备花费时间	小于 1 小时	等于 1 小时	大于 1 小时
模拟案例促进我的水平 1. 技术技能 2. 医学知识 3. 判断技巧 4. 自信心			
描述此课程教育中最有意义的体验			
描述在下一次课程中您觉得可以改进的体验			
描述您在此课程实践教学中学到的两件事			

附件 3-5-5　医学模拟教学课程质量及教学质量评价表

组别：第____组　授课题目：______________　授课时间：________　学员：________

评价指标		指标内涵	分值	得分
课程质量	教学对象	教学对象明确，层次清晰	10	
	教学主题	教学主题定位准确，难度适宜，符合教学对象的层次	10	
	教学目标	教学目标设定具体，明确，量化，可达到	10	
	场景设定	场景布置合理，组织有序，可操作性强	10	
	课程内容	课程内容面向全体教学对象，难易适中	10	
		课程内容与时间安排恰当，重点、难点分布恰当	10	
教学质量	复盘	问题设计与学习目标相呼应，注重发现问题、解决问题的能力	10	
	教学效果	采用有效的方式、方法对课堂教学及学习效果进行评价	10	
	教姿教态	着装典雅庄重，精神饱满，教态自然大方	10	
	综合评价 （与教案的吻合度）	课堂演示总体评价： 现场授课的内容、重点、时间安排在本节课教案计划内进行	10	
总分			100	
专家建议：				

第四章

儿科学模拟教案

第一节　儿童脓毒症休克的识别和治疗

第一部分：案例概况（Overview）

案例主题（Title）				
案例主题	儿童脓毒症休克的识别和治疗			
授课对象、场景布置及辅助人员（Roles & Guidelines）				
授课对象及人数	学员学科：儿内科	学员层级：住培三年级		学员人数：6人
教学地点	☑模拟实训室	☐原位模拟		☐其他______
授课导师	导师：1人			
辅助人员	☐标准化病人：__人，☑助演：1人			
	☑模拟工程师：1人，☐其他人员：__人			
模拟时间分配（合计55分钟，不含场景布置和复原）	场景布置	20分钟	课前介绍（Prebriefing）	10分钟
	情境运行	15分钟	复盘（Debriefing）	30分钟
其他时间	场景复原	10分钟		
案例简介（Summary）				
案例简介	脓毒症休克是脓毒症的严重并发症。规范管理提高救治成功率。本案例模拟一名伴有脓毒症休克的急腹症患儿，急诊收住儿童重症监护病房。学员作为值班医师组织抢救治疗，做出诊疗决策。通过反馈讨论，旨在帮助学员掌握儿童脓毒症休克的识别和治疗。			
教学目标（Learning Objectives）（※ 标识为本案例学习重点）				
知识目标（Knowledge）	※1. 描述脓毒症休克的特点； ※2. 描述休克分型（冷休克 / 暖休克）和分期（代偿性休克 / 低血压性休克）。			
技能目标（Skill）	※1. 能识别脓毒症休克； ※2. 能按照规范流程治疗脓毒症休克。			
情感目标（Attitude）	1. 体现人文关怀（言语、动作），爱护教学道具； 2. 展现良好的团队协作，团队成员相互之间顺畅沟通。			

续表

供给导师信息(Information for Faculty & Education & Simulation Theory/Framework)

1. 案例信息

项目	展现方式	内容	备注
导师通过行为核查表记录学员行为			
病史	直接提供给学员	场景:儿童重症监护病房(PICU)。 学员角色:正在 PICU 轮转的值班医护团队。 急诊科工作人员将刚接诊的一名患儿护送至病房,已经建立外周静脉通路 1 条,5% 葡萄糖注射液缓慢维持。请学员查看(上级医师外出会诊,不在病房)。 助演:标准化家属(患儿母亲角色)。	此时未连接监护仪。
	学员与助演沟通获取	男性患儿,2 岁。由患儿母亲带来医院就医。 2 天前起床后无明显诱因诉腹痛,脐周为主,阵发性。伴发热,体温 38℃。进食后呕吐 2 次,见黄色胆汁样物。无腹泻。当地诊所就诊,予药物肌内注射(具体不详)。仍腹痛,反复发热,热峰 39.5℃,伴寒战。3 小时前精神萎靡,面色苍灰。到医院急诊,收入 PICU 病房。 入院前 6 小时无尿。 起病前 3 天均在家中进食,无外出。家庭中其他人无类似表现。 起病以来,精神食欲差。近半天未进食。大便未解。 既往史:8 月前因“支气管肺炎”住院治疗 6 天。 过敏史、手术史、外伤史:阴性。 系统回顾:无基础疾病。	如果不问,不主动告知。
入科查体	模拟人显示	1. HR 192 次 /min,RR 44 次 /min,SpO_2 94%,BP 70/30mmHg。 2. 上肢肱动脉脉搏弱;颈动脉脉搏弱。 3. 无鼻扇及“三凹征”,呼吸节律规则,双肺呼吸音对称,呼吸音清,未闻及啰音。 4. 心音有力,律齐,未闻及杂音。 5. 双侧瞳孔等大等圆,直径 2mm。	连接并打开监护仪后生命体征显示于监护仪面板。
	学员相应查体 / 询问,导师口述给出	1. 昏睡,精神差,颈软,脑膜刺激征阴性。瞳孔对光反射灵敏,四肢软,肌力、肌张力正常。 2. 面色、口唇苍白,四肢厥冷,见花斑纹,毛细血管再充盈时间(CRT)5 秒,体温 39.6℃。 3. 腹部膨隆,肌紧张,明显压痛和反跳痛,肠鸣音弱。	如果学员未执行相应查体,不主动给出。
后续信息	根据学员行为,按照模拟人编程给出。		

2. 教学策略(Instructional Strategy)
(1)混合式模拟教学(Simulation-Based Blended Learning)
(2)高仿真模拟教学(High-Fidelity Simulation)
(3)循证教学(Evidence-Based Teaching/Learning)
3. 教学组织形式(Instructional Organization Forms)
小组(Small Group)形式展开高仿真模拟课堂学习和沉浸式学习
4. 教学方法(Instructional Methods):
混合式教学法、启发式教学法、互动式教学法、循证教学法、复盘、沉浸式教学法、高仿真模拟教学法、案例教学法、深入教学 / 学习法(Deepen Learning)、同伴互学(Peer to Peer Learning,P2P)、鼓励性教学法(Incentive Teaching Method)
5. 教学工具(Instructional Aids)
儿童高仿真模拟人、模拟监护仪、评估录播系统、核查表
6. 核查工具 / 方法(Checklist Tools/Methods):
(1)工具:核查表(Checklist)
(2)方法:团队复盘(Team Debriefing)

续表

首次供给学员信息（Learner Information Needed Prior to Scenario）
1. 你是在 PICU 轮转的住院医师，值班中。此时，急诊科收治一名 2 岁男性患儿到病房。患儿已经被安置于床位，你和团队成员接诊患儿。急诊已经建立一条外周静脉通路：5% 葡萄糖注射液慢速维持中。不巧的是，病房上级医师外出会诊。作为一名病房住院医师，需要先处理患儿。请你完成接下来的治疗。 2. 可以与助演（患儿母亲）沟通，进行病史采集。 模拟人能体现的体征：HR，RR，SpO_2，BP（连接监护仪后可显示）、外周脉搏（触摸肱动脉）、中心脉搏（触摸颈动脉）、瞳孔大小、呼吸音 / 心音（听诊）。 3. 模拟人不能体现的体征：相应查体动作时询问，导师会口述告知。意识状态、脑膜刺激征、肌力、肌张力；腹部相关体征；外周循环相关体征；皮疹等。 4. 病例运行 15 分钟，务必抓紧时间，到时间会终止案例运行。 5. 接下来需要你和你的团队根据所学知识，对患儿做出诊断。模拟场景有各种监护和治疗相关设备、药物。你可以利用这些资源，对患儿采取治疗。如果你觉得需要哪些检查，可以提出来。记住，你们是一个团队！
模拟教学前学员应具备的知识和技能（Participant Requirements & Pilot Test）
1. 知识：已经接受脓毒症休克理论授课，对脓毒症休克的识别和治疗有理论基础。 2. 技能：了解团队合作概念。 3. 标准化角色：承担护士角色的学员已完成预模拟（Pre-simulation）角色培训及考核，认定为标准化角色。

第二部分：病例信息（Case Information）

初始病例信息（Initial Brief Description of Case）			
患者姓名：张某	年龄：2 岁	性别：☑男　☐女　☐其他	体重：12kg
主诉：发热、腹痛 2 天，精神差 3 小时			
现病史：男性患儿，2 岁。由患儿母亲带来医院就医。 2 天前起床后无明显诱因诉腹痛，脐周为主，阵发性。伴发热，体温 38℃。进食后呕吐 2 次，见黄色胆汁样物。无腹泻。在当地诊所就诊，予药物肌内注射（具体不详）。仍腹痛，反复发热，热峰 39.5℃，伴寒战。3 小时前精神萎靡，面色苍灰。到医院急诊，急诊建立一条静脉通路，予 5% 葡萄糖注射液静脉维持，护送收入 PICU 病房。起病前 3 天均在家中进食，无外出。家庭中无其他人有类似表现。起病以来，精神食欲差。近半天未进食。大便未解。入院前 6 小时无尿。 过敏史：无。 服药史：无。 既往史：8 月前因“支气管肺炎”住院治疗 6 天。 疫苗接种：按时接种。 外伤史：无。 系统回顾：无基础疾病。			

补充病例信息（Supplementary Information & Significant Lab and Diagnostic Findings）

根据剧情演进需要，学员询问可以提供的检验结果。

1. 动脉血气分析（ABG1）（入病房后）：pH 7.06，PO_2 87mmHg，PCO_2 31mmHg，Lac 5.3mmol/L，BE −11mmol/L，空腹血糖 11.2mmol/L，Na^+ 131mmol/L，K^+ 4.5mmol/L。
2. 动脉血气分析（ABG2）（3 组扩容后）：pH 7.19，PO_2 105mmHg，PCO_2 33mmHg，Lac 2.5mmol/L，BE −7mmol/L，空腹血糖 9.2mmol/L，Na^+ 131mmol/L，K^+ 4.5mmol/L。
3. 血常规：WBC 27.3×10^9/L，中性粒细胞百分比 82%，Hb 97g/L，Plt 141×10^9/L，CRP 152mg/L，PCT 6.2ng/mL。
4. 腹部 X 线（图 4-1-1）：腹部可见扩张肠管，有多个液平。
5. 腹部超声：肠管声像异常。肠管扩张积液，肠壁增厚，肠管蠕动减弱，腹腔中量积液。

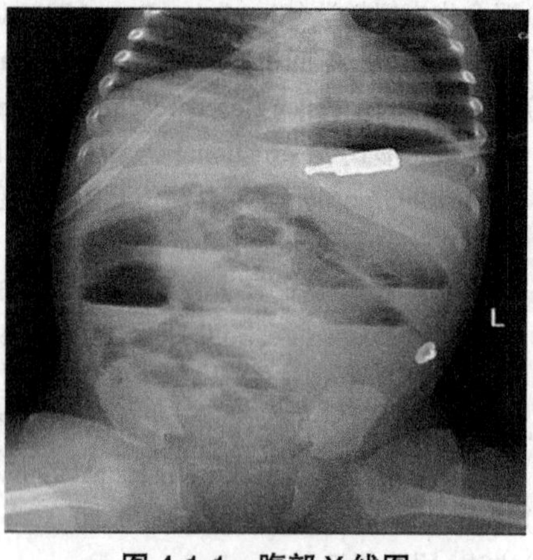

图 4-1-1　腹部 X 线图

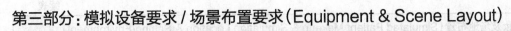

第三部分：模拟设备要求 / 场景布置要求（Equipment & Scene Layout）

A. 模拟患者（Fidelity/Modality & Simulated Patient Type）
☑高仿真模拟人 / 器
☐标准化病人
☐任务训练器
☐混合（Hybrid）模式

B. 设备 / 物品清单（Props）

序号	设备 / 物品名称	品规或相应要求	数量	其他要求
1	儿童高仿真模拟人	/	1个	佩戴手腕带（患儿信息）
2	心电监护仪	能显示 HR、BP、RR、SpO_2 等参数	1台	能连接高仿真模拟人
3	血压袖带	儿童型号	1个	/
4	治疗车	能移动，有台面放置物品	1部	/
5	听诊器	/	1个	/
6	手电筒	/	1个	/
7	叩诊锤	/	1个	/
8	医用胶带		1卷	/
9	消毒物品	0.5% 碘伏、75% 酒精	各1瓶	/
10	医用棉签	棉签	≥1包	/
11	给氧装置（固定配套）	包括：鼻导管、面罩、复苏球囊 + 面罩	1套	合适型号
12	输液所需物品（固定配套）	输液管路，输液针头、三通接头	1套	/
13	注射器	10mL/20mL/50mL 注射器	各1个	/
14	插管套包	配备弯镜片和直镜片；4.0 号带囊气管导管 1 根	1套	合适大小型号
15	吸痰设备	吸痰管连接负压	1套	/
16	导尿包	/	1包	/
17	骨髓穿刺包	/	1包	/
18	团队角色标签	能粘贴在学员衣服上，方便相互识别	6个	/
19	白板	可擦洗	1个	/
20	白板书写笔	黑色	2个	/

C. 药品 / 液体清单（Medications and Fluids）

序号	药品 / 液体名称	品规或相应要求	数量	其他要求
1	输注液体	生理盐水（250mL）、平衡盐溶液（250mL）	各2袋	
		5% 碳酸氢钠溶液（100mL）、5% 葡萄糖溶液（250mL）、10% 葡萄糖溶液（250mL）	各1袋	
		20% 白蛋白（10g）、新鲜冰冻血浆（250mL）	各1袋	
2	药品	去甲肾上腺素、肾上腺素、多巴胺、多巴酚丁胺	各1支	
		呋塞米、退热栓、抗生素	各1支	
		氢化可的松、地塞米松、甲泼尼龙	各1支	

续表

D. 模拟人化妆及场地布置(Simulated Patient Makeup & Simulation Location & Setting/Environment)

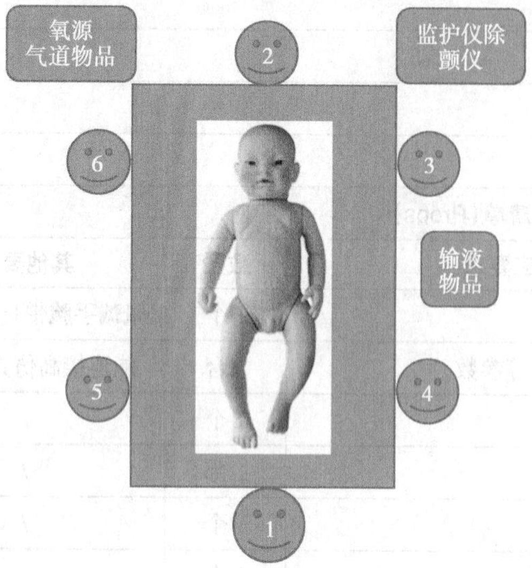

图 4-1-2　场地布置

角色设置及任务：
1. 组长(Team 队长)：制定治疗决策；分配任务，监督组员操作是否正确。
2. 气道管理(Airway)：打开并保持气道，吸痰，给氧、通气。
3. 设备管理(Monitor / Defibrillator)：操作监护仪。
4. 护士(IV/IO/Meds)：负责建立静脉通路，给药。
5. 记录员(Recorder)：观察并记录过程、干预和用药时间，并与大家分享信息。
6. 按压员(Compressor)：评估患者，有需要进行胸外按压。

E. 初始监护状态(Initial Monitoring State)

☐ 初始状态患者已经接监护
☑ 初始状态患者未接监护

F. 患者(模拟人)初始设定(Initial State Setting)

T:39.6℃	HR:192 次 /min	RR:44 次 /min	SpO_2 :94%
NIBP:70/30mmHg	IBP:	CVP:	
神志：昏睡，精神差。	瞳孔及对光反射：双侧瞳孔等大等圆，直径 2mm，对光反射灵敏。		

1. 气道：通畅。喉部无异常声音。双肺听诊：未见鼻扇及“三凹征”，双侧胸廓起伏对称，双肺呼吸音对称，节律规则，双肺呼吸音清，未闻及啰音。
2. 心脏听诊：心前区无隆起，心音有力，律齐，未闻及杂音。皮肤：未见皮疹及出血点。颜面、口唇苍白，四肢厥冷，踝部以下可见花斑纹，毛细血管再充盈时间(CRT)5 秒。

第四部分：标准化病人和助演分工及职能(Standardized Patient & Confederate & Observer)

标准化病人和助演分工及职能(Standardized Patient & Confederate & Observer)

角色(Roles)	职能(Functions)
标准化病人	无。
助演	标准化家属：患儿母亲角色，与医生进行病史采集部分的沟通。台词详见附件 4-1-1。

第五部分：课堂设计（Class Design）

课前介绍（Prebriefing）			
项目	要点		内容
人员	导师、助演、模拟工程师和学员分别自我介绍		
环境和设备	教室环境		介绍模拟教室环境、设施：包括洗手间位置、出入通道
	模拟人特性	从模拟人可获信息	可发出声音：咳嗽、哭闹
			可行体格检查：看瞳孔大小；听诊呼吸音 / 心音；触诊脉搏强弱（双侧肱动脉和股动脉）
			可采取治疗措施：静脉输液（穿刺部位在肘窝）、骨髓通路建立（双侧胫骨）；吸氧、气管插管、胸外心脏按压
		其他信息	需要做出查体动作并从导师处询问获得
	心电监护仪等设备、物品		安全操作事项：开关、电线、插座等
			心电监护数据会根据病情发展而变化
课程	跟学员确定教学目标		脓毒症休克的临床特点，正确的初始管理，合理检查和下达医嘱
			良好团队协作，团队成员之间顺畅沟通，对患儿和家属有人文关怀
	课程目的		提升知识，不是考核，允许犯错。吸取教训，以后改进
	教学安排		先运行病例（15 分钟），之后坐下来讨论（30 分钟）
学员	角色和职责		组长分配团队角色（身份标签），组员了解角色职责
运行规则	真实性		与学员对模拟情境真实性达成契约，以患者为中心，迅速融入
			使学员熟悉如何运行情景，告知需要学员做到什么
	参与性		尽量引导、充分发挥学员的积极性和团队协作性
	保密		告知有录像（反馈用），不会外传，课后删除。鼓励学员放松
			不外传组员不佳表现，不透露课程具体情节给其他未参加课程学员

情境运行（Scenario & Case Running）			
运行剧本（Progression Outline）			
阶段 / 生命体征	患者状态	预期学员行为	线索 / 提示
1. 阶段 1： 未连接监护仪	1. 模拟人显示： (1) 上肢肱动脉 / 颈动脉脉搏弱；心音有力，律齐，未闻及杂音； (2) 未见鼻扇及三凹征，双肺呼吸音清，对称，节律规则，未闻及啰音； (3) 双侧瞳孔等大等圆，直径 2mm。 2. 相关查体时，导师口述： (1) 昏睡，精神差，颈软，脑膜刺激征阴性。瞳孔对光反射灵敏，四肢软，肌力、肌张力正常。 (2) 面色、口唇苍白，四肢厥冷，可见花斑纹，CRT 5 秒。 (3) 腹部膨隆，肌紧张，有明显压痛和反跳痛，肠鸣音弱。	1. 立即分配角色。 2. 连接心电监护仪：检查患者重要生命体征。 3. 检查气道是否通畅：安排吸氧。 4. 检查是否有静脉通路：建立第二条通路。	1. 模拟人或助演调整： (1) 如果学员未分配角色，提示：到底该谁做？ (2) 如果未给吸氧，提示学员，呼吸这么快，要不要处理？ (3) 如果静脉通路未建立，提示学员一个通路液体够不够？ 2. 触发进下阶段事件： 打开心电监护并连接模拟人（如果学员不连接心电监护，不给出生命体征）。

续表

阶段 / 生命体征	患者状态	预期学员行为	线索 / 提示
2. 阶段 2： HR：192 次 /min BP：70/30mmHg RR：44 次 /min SpO_2：94% T：39.6℃	1. 模拟人显示： (1) 上肢肱动脉脉搏弱；颈动脉脉搏弱。心音有力，律齐，未闻及杂音。 (2) 未见鼻扇及三凹征，呼吸节律规则，双肺呼吸音对称，呼吸音清，未闻及啰音。 (3) 双侧瞳孔等大等圆，直径 2mm。 2. 相关查体时，导师口述： (1) 昏睡，精神差，颈软，脑膜刺激征阴性。瞳孔对光反射灵敏，四肢软，肌力、肌张力正常。 (2) 面色、口唇苍白，四肢厥冷，可见花斑纹，CRT 5 秒。 (3) 腹部膨隆，肌紧张，有明显压痛和反跳痛，肠鸣音弱。	1. 识别出低血压性脓毒症休克(冷休克)。 2. 弃去 5% 葡萄糖注射液，给予第 1 组扩容(生理盐水 / 平衡盐溶液，20mL/kg)。扩容前、后评估容量不足(生命体征、末梢循环、尿量等)或过多(肝脏大小、肺部啰音)。 3. 退热栓。 4. 留取血培养(抗生素使用前)、血气分析、血常规和感染指标(CRP、PCT)，可以要求腹部立卧位片和腹部彩超。 5. 抗生素。 如果未选择检查和抗生素，允许在下一步完成。	1. 模拟人或助演调整： (1) 如果学员未予降温措施，提示：孩子头好像很烫哦。 (2) 如果学员指出插尿管，不必实际插尿管操作。可以在后续告知尿袋尿量。 (3) 如果学员在没有扩容的情况下，选择加用血管活性药物，血压不改善，心率仍显示较高水平。 2. 触发事件： 第一组液体复苏结束(快速足量)：液体复苏医嘱约 1 分钟后。提示学员液体输注完毕。
3. 阶段 3： HR：180 次 /min BP：72/33mmHg RR：44 次 /min SpO_2：96% T：39.6℃	1. 模拟人显示： (1) 上肢肱动脉脉搏弱；颈动脉脉搏弱。心音有力，律齐，未闻及杂音。 (2) 未见鼻扇及三凹征，呼吸节律规则，双肺呼吸音对称，呼吸音清，未闻及啰音。 (3) 双侧瞳孔等大等圆，直径 2mm。 2. 相关查体时，导师口述： (1) 昏睡，精神差，颈软，脑膜刺激征阴性。瞳孔对光反射灵敏，四肢软，肌力、肌张力正常。 (2) 面色、口唇稍苍白，四肢冷，可见少许花斑纹，CRT 5 秒。 (3) 腹部膨隆，肌紧张，有明显压痛和反跳痛，肠鸣音弱。	1. 第 2 组扩容：扩容前、后评估容量不足(生命体征、末梢循环、尿量等)或者是否过多(肝脏大小、肺部啰音)。 2. 如果上一步未选择完成退热栓，允许在本步骤完成。 3. 如果上一步未选择完成检查和抗生素，允许在本步骤完成。	1. 模拟人或助演调整： (1) 如果做了检查，此时学员询问检查结果，可以告知血气分析 1、血常规、CRP，PCT。彩超和腹平片未回报。 (2) 如果学员未扩容，选择加用血管活性药物，血压不改善，心率仍显示较高水平。 (3) 如果学员询问尿量，告知无尿。 (4) 如果学员提出要求其他实验或者检查，如肝肾功能、心肌酶、心脏彩超等，结果可不提供。 2. 触发事件： 第 2 组液体复苏结束(快速足量)：液体复苏医嘱约 1 分钟后。提示学员液体输注完毕。
4. 阶段 4： HR：169 次 /min BP：72/35mmHg RR：42 次 /min SpO_2：97% T：39.1℃	1. 模拟人显示： (1) 上肢肱动脉脉搏弱；颈动脉脉搏弱。心音有力，律齐，未闻及杂音。 (2) 未见鼻扇及三凹征，呼吸节律规则，双肺呼吸音对称，呼吸音清，未闻及啰音。 (3) 双侧瞳孔等大等圆，直径 2mm。 2. 相关查体时，导师口述： (1) 昏睡，精神差，颈软，脑膜刺激征阴性。瞳孔对光反射灵敏，四肢软，肌力、肌张力正常。 (2) 面色、口唇稍苍白，四肢冷，可见少许花斑纹，CRT 5 秒。 (3) 腹部膨隆，肌紧张，有明显压痛和反跳痛，肠鸣音弱。	1. 第 3 组扩容：扩容前、后评估容量不足(生命体征、末梢循环、尿量等)或者是否过多(肝脏大小、肺部啰音)。 2. 允许学员进行扩容 2 组后加用血管活性药物，或者在使用第 3 组扩容同时加用血管活性药物。 3. 可以复查血气分析。	1. 模拟人或助演调整： (1) 如果做了检查，此时学员询问检查结果，可以告知血气分析 1，血常规，CRP，PCT。 (2) 如果学员在没有扩容的情况下，选择加用血管活性药物，血压不改善，心率仍显示较高水平。 (3) 如果学员询问尿量，告知有 20 毫升尿。 2. 触发事件： 第 3 组液体复苏结束(快速足量)：液体复苏医嘱约 1 分钟后。提示学员液体输注完毕。

续表

阶段 / 生命体征	患者状态	预期学员行为	线索 / 提示
5. 阶段 5： HR：165 次 /min BP：75/35mmHg RR：41 次 /min SpO_2：97% T：39.0℃	1. 模拟人显示： (1) 上肢肱动脉脉搏弱；颈动脉脉搏弱。心音有力，律齐，未闻及杂音。 (2) 未见鼻扇及三凹征，呼吸节律规则，双肺呼吸音对称，呼吸音清，未闻及啰音。 (3) 双侧瞳孔等大等圆，直径 2mm。 2. 相关查体时，导师口述： (1) 昏睡，精神差，颈软，脑膜刺激征阴性。瞳孔对光反射灵敏，四肢软，肌力、肌张力正常。 (2) 面色、口唇稍苍白，四肢冷，CRT 4 秒。 (3) 腹部膨隆，肌紧张，有明显压痛和反跳痛，肠鸣音弱。	加用血管活性药物（肾上腺素），并在血压不改善时，上调血管活性药物剂量到至少 0.5μg/（kg·min）。	1. 模拟人或助演调整： (1) 如果学员询问检查结果，可以告知血气分析 2、腹平片、腹部彩超。 (2) 如果学员在没有扩容的情况下，选择加用血管活性药物，血压不改善，心率仍显示较高水平。 (3) 如果学员询问尿量，告知有 50 毫升尿 (4) 如果学员继续扩容 >60mL/(kg·h)，提示液体会不会过多？除了液体复苏我们还可以做哪些提升血压的措施？必要时场景暂停。 2. 触发事件： 加用血管活性药物，且剂量上调到至少 0.5μg/（kg·min）。
6. 阶段 6： HR：160 次 /min BP：76/35mmHg RR：40 次 /min SPO_2：97% T：38.7℃	1. 模拟人显示： (1) 上肢肱动脉脉搏弱；颈动脉脉搏弱。 (2) 未见鼻扇及三凹征，呼吸节律规则，双肺呼吸音对称，呼吸音清，未闻及啰音。 (3) 心音有力，律齐，未闻及杂音。 (4) 双侧瞳孔等大等圆，直径 2mm。 2. 相关查体时，导师口述： (1) 昏睡，精神差，颈软，脑膜刺激征阴性。瞳孔对光反射灵敏，四肢软，肌力、肌张力正常。 (2) 面色、口唇稍苍白，四肢冷，CRT 3 秒。 (3) 腹部膨隆，肌紧张，有明显压痛和反跳痛，肠鸣音弱。	选择激素：氢化可的松。	1. 模拟人或助演调整： (1) 如果学员询问检查结果，可以告知血气分析 2、腹平片、腹部彩超； (2) 如果学员未选择：血压一直不能稳定； (3) 如果学员血管活性药物剂量不足或者未充分扩容，加用氢化可的松血压一直不能稳定。 2. 触发事件： 加用氢化可的松。
7. 阶段 7： HR：155 次 /min BP：86/45mmHg RR：38 次 /min SpO_2：98% T：38℃	1. 模拟人显示： (1) 上肢肱动脉脉搏正常；颈动脉脉搏正常。 (2) 未见鼻扇及三凹征，呼吸节律规则，双肺呼吸音对称，呼吸音清，未闻及啰音。 (3) 心音有力，律齐，未闻及杂音。 (4) 双侧瞳孔等大等圆，直径 2mm。 2. 相关查体时，导师口述： (1) 昏睡，精神差，颈软，脑膜刺激征阴性。瞳孔对光反射灵敏，四肢软，肌力、肌张力正常。 (2) 面色、口唇稍苍白，四肢凉，CRT 3 秒。 (3) 腹部膨隆，肌紧张，有明显压痛和反跳痛，肠鸣音弱。	请外科会诊。	1. 模拟人或助演调整： 如果学员一直未邀请外科会诊，可以提示：腹部 X 线片 / 腹部彩超结果好像出来了。提示是否需要会诊。 2. 触发事件： 提出请外科会诊。
备注： 1. 如果学员按照处理流程选择了上述药物，同时邀请外科会诊，允许提前完成。 2. 如果学员未执行完相应操作，15 分钟为限制，结束。需要在复盘中进行分析原因。			

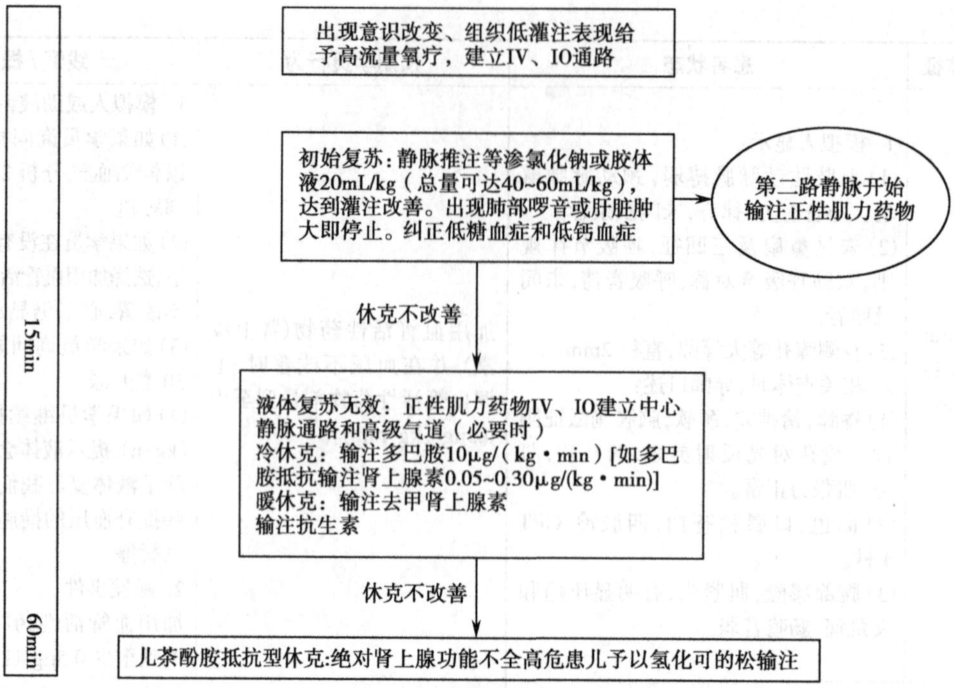

图 4-1-3　儿童脓毒症休克早期治疗流程图（部分）

源自：参考资料 1

复盘方案（Debriefing）
1. 复盘策略（Debriefing Strategy） (1) 支持结构化复盘（Structured and Supported Debriefing, SSD） (2) 音视频支持复盘（Video-Audio assisted Debriefing） (3) 引导反思（Guided Reflection） (4) 指导反馈（Directive Feedback） 2. 复盘组织形式（Debriefing Organization Forms）： 小组（Small Group）形式 3. 复盘地点（Debriefing Location） 讨论室（Discussion Room）或以问题为导向教学室（Problem-Based Learning Room）或复盘室（Debriefing Room） 4. 复盘导师（Debriefer） 促进者（Facilitator） 5. 复盘方法（Debriefing Technique） (1) 收集 - 分析 - 总结（Gather-Analyze-Summarize, GAS） (2) 音视频支持复盘法（Video-Audio assisted Debriefing Method） (3) 情境回顾法（After action review Method） (4) 同伴复盘法（Pear-Assisted Debriefing Method） (5) 团队复盘法（Team Debriefing Method） (6) 主张 - 探寻法（Advocacy-Inquiry Method） (7) 优点 - 不足法（Plus-Delta Method） (8) 形成性反馈法（Formative Feedback Method） (9) 总结性反馈法（Summative Feedback Method） 6. 复盘工具（Debriefing Tools） (1) 评估录播系统 (2) 主张 - 探寻（Advocacy-Inquiry, AI） (3) 核查清单（Checklist） (4) 优点 - 不足（Plus-Delta, +/Δ） (5) 记录板（Whiteboard） (6) 概念图（Concept Mapping）

复盘设计（Debriefing Designing & Implementation）				
阶段	目的	行为	问题提纲	注释
收集	积极听取参与者意见，了解他们对自己行为的看法	1. 需要团队领导叙述。 2. 需要团队澄清或补充信息。	1. 所有人：请谈谈参与这次模拟的体验，简单描述对整个过程表现是否满意？ 2. 组长：请简要回顾模拟案例过程。 3. 团队成员：有什么补充？是否愿意分享自己的感受和想法？	1. 时间保证：7 分钟，占复盘时间 25%。 (1) 分配足够的时间进行信息收集； (2) 建构并开展收集阶段，明确支持结构化复盘策略。 2. 方法保证： (1) 采用开放式问题及鼓励性教学法： 1) 征求学员最初的反应 / 情绪； 2) 确认“分析”阶段待讨论的问题； 3) 提升学习兴趣、热情和积极性。 (2) 采用“情境回顾法”及“记录板”： 1) 对案例及学习目标有共同的理解； 2) 在进入“分析”阶段之前，总结学员在收集阶段所共有的关注点（如：存疑之处等）； 3) 板书形式，边引导边归纳，记录如上所共有的关注点。
分析	促进学生反思并分析他们的行为	1. 检查事件的准确记录。 2. 报告观察正确和不正确的步骤。 3. 利用咨询来阐明思考的过程。 4. 在必要的地方刺激反射并提供重定向。 5. 利用基于证据的指南作为临床查询 / 关注的基准。	1. 你在课程中扮演什么角色？能告诉我情景中患儿发生了什么情况？可以得出什么结论？是从哪些方面判断的？能详细说说吗？ 2. 你们针对患儿采取了哪些措施？正确处理措施是什么？如下次再碰到类似情况，你会怎样处理？ 3. 刚刚我注意到你做了一个动作，可以描述一下为什么你当时那样做呢？ 4. 你觉得在评估患儿病情方面，做得好不好？有什么是做得好的？哪些部分有待改进和完善？可能的改善方式？ 5. 还有其他事情是你们想讨论的吗？ 6. 学员发生冲突时：重要的不是谁对谁错，而是什么措施对患儿更有利。	1. 时间保证：15 分钟，占复盘时间 50%。 (1) 分配足够的时间来执行分析阶段； (2) 保证课堂收益，突出教学重点。 2. 方法保证： (1) 采用“引导反思”“同伴、团队及混合复盘法”及“核查清单”： 1) 将学员的个人观点与观察相结合； 2) 以学员对具体而准确的某一行为、互动或先前评论作为探究的基础。 (2) 采用“主张 - 探寻”“形成性反馈法”及“记录板”“优点 - 不足”： 1) 引导学员分享积极的行为、想法； 2) 引导学员对需要改进的方面 / 领域进行自我发现； 3) 选择学员模拟过程中的表现或观察到的差距，进行引导并同时总结学员的共识之处； 4) 板书形式，边引导边归纳，记录学员“表现差距”（Performance Gap）。 (3) 采用“指导反馈”“音视频支持复盘法”及“概念图”： 1) 为学员需要进行的改变或改进提供建议； 2) 提供建议变更 / 改进的理论依据和 / 或事实； 3) 反馈集中在全体学员（而不是个人）、表现差距（Performance Gap）、学习目标及场景与临床真实存在的差距（Gap），并给予建议、解决其差距（Closed Performance Gap）。

续表

阶段	目的	行为	问题提纲	注释
总结	便于识别和审查所吸取的经验教训	1. 验证所有必要的覆盖。 2. 教学 / 汇报点。 3. 总结讨论 / 结束。 4. 会议 / 听取任何意见。	1. 描述两个你认为你 / 团队成员做得比较好的行动和事件？哪些方面有待改进？ 2. 你学到了什么？你认为对以后的工作或学习有帮助的点是什么？	1. 时间保证：8 分钟，占复盘时间 25%。 (1) 保证时间用来执行总结阶段； (2) 强化课堂收益及重要性。 2. 方法保证： (1) 采用“引导反思”“记录板”“优点 - 不足”：根据板书中“优点 - 不足”的板图形式已呈现的学员表现差距，让学员从中来总结模拟过程中的主要收益（学习目标、表现差距及场景与临床真实存在的差距（Gap）要点)。 (2) 采用“总结性反馈法”： 1) 学员总结应用这些关键信息（要点和策略）来改变其未来的临床实践； （如时间不足，由导师总结关键的信息） 2) 提升临床实践诊疗自信心，提升临床胜任力。
备注： 1. 此次医学模拟课堂教学复盘以“支持结构化复盘”为主要的复盘策略，辅以“引导反思”和“指导反馈”等复盘策略 2. 整合“主张 - 探寻法”等多种复盘方法和多种复盘工具，保证教学重点，解决教学难点 3. 结合实际模拟情境整合多种“基于证据的复盘”（Evidence-Based Debriefing）策略及方法，综合高效执行混合复盘，以实现并提升学员自信心和临床胜任力				

相关问题（Supplementary Question）

1. 对于本患儿，诊断脓毒症休克的依据是什么？
2. 脓毒症休克使用的肾上腺皮质激素的指征是什么？
3. 如何判定液体复苏是否充足？
4. 血管活性药物应该如何选择？
5. 液体复苏种类如何选择？

教学目标答案见 4-1-3。

第六部分：本次授课使用的教材及参考资料（References，Evidence-Based Practice Guidelines，Protocols，or Algorithms）

教材
王卫平，孙锟，常立文．儿科学．9 版．北京：人民卫生出版社，2018.
参考资料
1. 中华医学会儿科学分会急救学组，中华医学会急诊医学分会儿科学组，中国医师协会儿童重症医师分会．儿童脓毒性休克（感染性休克）诊治专家共识（2015 版）．中华儿科杂志，2015，53 (8)，576-580.
2. Weiss SL，Peters MJ，Alhazzani W，et al. Surviving sepsis campaign international guidelines for the management of septic shock and sepsis-associated organ dysfunction in children. Intensive Care Med，2020，46 (S1)：10-67.

第七部分：教学评估方案（Evaluations & Recommendations）

学习效果核查方案（Outcome-Based Learning Verification Program & Post Simulation Exercises）
1. 核查表见附件 4-1-2 2. 医学模拟教学课程质量及教学质量评价表，附件 4-1-4

第八部分：案例权属及审修（Ownership & Revision & Validation & Peer Review）

案例权属	
编写日期	2021 年 6 月
案例作者	武宇辉
作者单位	深圳市儿童医院
联系邮箱	418027143@qq.com
审核修订	
案例审核	杨棉华
审稿校正	刘圆

附件 4-1-1　助演脚本 / 台词

学员	助演（标准化家属）	要求
	医生，快救救我孩子！（开场后先说）	
您好，我是今天的值班医师 ××，孩子叫什么名字？	张某。	
您是孩子的什么人？	我是孩子妈妈。	
孩子今年多大？	2 岁了。	
能讲讲孩子发生了什么情况？	肚子疼，吐黄水，高烧，没精神，脸色难看。	
什么时候开始生病的？大概有几天了？能详细讲讲吗？	2 天了。前天早上起床以后说肚脐疼，一会疼、一会不疼。喝了点白粥以后吐了 2 次，有黄色的东西。摸着有些热，体温计量了 38℃。这两天越烧越厉害，最高 39.5℃，发烧的时候还会打冷战。	
期间有看过医生或者做过什么治疗吗？	昨天带去旁边诊所看了医生，医生说孩子可能是胃肠炎，打了屁股针（具体什么药不清楚），说是消炎的。还开了头孢回家吃。但是孩子吐，喂不进去药。回家以后，孩子还是肚子疼，反反复复发热，今天早上，我发现孩子精神很差，不理人，面色灰灰的。赶紧就带着孩子来医院。急诊科医生跟我说孩子很严重，要立即住院。医生你一定要救救他。	1. 有问才答；忠于剧本； 2. 如果学员未询问，在复盘环节反馈； 3. 问诊过程中体现人文关怀，学员应该针对稍显焦躁的家属有安慰，有礼貌。
好的，您放心。我们一定尽力。孩子以前得过什么病吗？	平时身体挺好的。8 个月前因为“支气管肺炎”住了 6 天院。	
疫苗都按时接种了吗？	按照接种本子上的要求都打了。	
是否有外伤 / 输血史、过敏史、麻醉 / 手术史、家族史	没有。	
家里其他人有肚子疼或者腹泻的情况吗？孩子是否外出吃东西？	没有。孩子最近一段时间都是在家中吃饭，没有外出。	
孩子今天有吃东西吗？	一口水都没喝。	
孩子大便怎么样？	大便昨天到今天都没有解。	
孩子尿量怎么样？	都不吃东西，哪里有尿啊。今天早上到现在差不多有近 6 小时都没换过尿布了。	
孩子有没有其他症状？	追问其他阳性症状，都回答没有。	

附件 4-1-2 学员行为核查表（Checklist）

为评价模拟教学实施进展和项目完成度，分别用“√”和“×”标识项目有 / 无操作或者是执行 / 未执行。

序号	行为和内容要点	是 / 否执行
1	通过病史采集和体格检查，能识别出脓毒症休克，并鉴别其他类型休克	
2	能认识代偿性 / 低血压性休克，并区分出冷休克 / 暖休克	
3	完成必要的实验室检查（血气分析、血培养、血常规、CRP、PCT）和影像学检查（腹部立卧位片、腹部彩超）	
4	第一时间连接心电监护仪，监护生命体征（HR、RR、BP、SpO_2）	
5	合适的体位，并给氧	
6	建立两条输液通路、必要时骨髓输液	
7	发现休克的第 1 小时内，及早给予抗生素	
8	液体复苏种类、剂量、速度正确，停用 5% 葡萄糖溶液	
9	液体复苏前—中—后均有评估：是否有液体过多（呼吸、肺部啰音、肝脏大小）或液体不足（生命体征、尿量、循环等）	
10	血管活性药物种类（肾上腺素）、时机（充分容量复苏后）正确	
11	激素种类（氢化可的松）、时机（血管活性药物后）正确	
12	休克治疗终点：评估尿量、血乳酸、血压、肢端温度和颜色等	
13	针对急腹症，邀请普外科医师急会诊	
14	体现团队合作：组员角色清晰；沟通内容全面（知识分享，总结和再评估），有效（相互尊重，闭环沟通，信息明确）	
15	体现人文关怀：语言（关心，通俗 / 简练，鼓励）；与家长沟通技巧（态度诚恳；同理心）；动作（轻柔、爱伤，检查完盖上被单）	

附件 4-1-3 教学目标答案

对于本患儿，诊断脓毒症休克的依据是什么？分型和分期？

答案：

1. 诊断依据（1）临床表现：有急腹症表现（腹痛、呕吐、腹部膨隆，肌紧张，有明显压痛和反跳痛，肠鸣音弱）；炎症反应过程（发热、心率快、呼吸快）；循环灌注不良（面色 / 口唇苍白，四肢厥冷，可见花斑纹，CRT 5 秒。上肢肱动脉脉搏弱；颈动脉脉搏弱，精神差，尿量减少）、低血压。辅助检查：感染指标（WBC、GRAN、CRP、PCT）升高：血气分析显示代谢性酸中毒，高乳酸血症。

2. 休克分型：

（1）冷休克：低排高阻或低排低阻。皮肤苍白或花斑纹，外周脉搏快、细弱，CRT 延长。

（2）暖休克：高排低阻。四肢温暖，外周脉搏有力，CRT 正常，心率快，血压降低。

3. 休克分期：代偿期休克：血压正常；失代偿期：血压下降。

脓毒症休克初始管理流程？

答案：见图 4-1-3。

附件 4-1-4 医学模拟教学课程质量及教学质量评价表

组别：第____组 授课题目：____________ 授课时间：____________ 学员：____________

评价指标		指标内涵	分值	得分
课程质量	教学对象	教学对象明确，层次清晰	10	
	教学主题	教学主题定位准确，难度适宜，符合教学对象的层次	10	
	教学目标	教学目标设定具体，明确，量化，可达到	10	
	场景设定	场景布置合理，组织有序，可操作性强	10	
	课程内容	课程内容面向全体教学对象，难易适中	10	
		课程内容与时间安排恰当，重点、难点分布恰当	10	
教学质量	复盘	问题设计与学习目标相呼应，注重发现问题、解决问题的能力	10	
	教学效果	采用有效的方式、方法对课堂教学及学习效果进行评价	10	
	教姿教态	着装典雅庄重，精神饱满，教态自然大方	10	
	综合评价（与教案的吻合度）	课堂演示总体评价： 现场授课的内容、重点、时间安排在本节课教案计划内进行	10	
		总分	100	
专家建议：				

第二节 低血容量性休克的处理

第一部分：案例概况（Overview）

案例主题（Title）				
案例主题	低血容量性休克的处理			
授课对象、场景布置及辅助人员（Roles & Guidelines）				
授课对象及人数	学员学科：儿科	学员层级：住培三年级		学员人数：5人
教学地点	☑模拟实训室	☐原位模拟		☐其他____
授课导师	导师：1人			
辅助人员	☐标准化病人：__人，☑助演：1人 ☑模拟工程师：1人，☐其他人员：__人			
模拟时间分配（合计50分钟，不含场景布置和复原）	场景布置	30分钟	课前介绍（Prebriefing）	10分钟
	情境运行	10分钟	复盘（Debriefing）	30分钟
	场景复原	10分钟		

续表

<table>
<tr><th colspan="2">案例简介(Summary)</th></tr>
<tr><td>案例简介</td><td>本案例模拟了一例腹泻引起低血容量休克患儿,学员通过现场评估和组织抢救处理,旨在帮助儿科住培三年级学员准确评估低血容量性休克病情并进行处理,提高急救应变处理能力,团队协作能力,医学人文能力。</td></tr>
<tr><th colspan="2">教学目标(Learning Objectives)(※ 标识为本案例的学习重点)</th></tr>
<tr><td>知识目标
(Knowledge)</td><td>※1. 描述低血容量休克临床表现;
※2. 描述低血容量休克治疗策略。</td></tr>
<tr><td>技能目标
(Skill)</td><td>※1. 正确处理腹泻引起的低血容量性休克;
2. 准确评估容量复苏的效果。</td></tr>
<tr><td>情感目标
(Attitude)</td><td>1. 培养团队沟通及协作能力;
2. 培养医患沟通能力。</td></tr>
<tr><th colspan="2">供给导师信息(Information for Faculty & Education & Simulation Theory/Framework)</th></tr>
<tr><td colspan="2">1. 案例信息
这是一名 9 月龄女婴,体重 7kg,因“呕吐、腹泻 3 天,呼吸急促 5 小时”来诊。患儿 3 天前无明显诱因解黄色稀水样便,约 10 余次 / 日,量不等,未见黏液脓血。伴非喷射性呕吐,呕吐物为胃内容物,2~3 次 / 日,量中,未见血丝及咖啡样物。无发热,无咳嗽,无鼻塞、流涕,无抽搐。自行口服“益生菌”,效果欠佳。腹泻症状进行性加重,哭时泪少,反应较差。入院前 5 小时,家长发现患儿呼吸急促来院。查体:T 36.5℃,RR 40 次 /min,HR 162 次 /min,BP 68/54mmHg,SpO_2 97%,嗜睡,反应差,面色苍白,全身冷,皮肤呈花斑状。可见轻度吸气“三凹征”,双肺呼吸音稍粗,未闻及啰音,心率 162 次 /min,律齐,心音可,腹软,肝脾未触及肿大,肠鸣音活跃。肢端凉,CRT 6 秒。少哭少动,对身体刺激作出剧烈反应,未对声音作出反应。
学员 A、B、C、D、E 承担高年资儿科医生角色,从学员 A 接诊后,护送家长(助演)及患儿进入急诊抢救室开始,至最后学员 E 向家长(助演)交代病情及下一步处理为止,场景结束。
2. 教学策略(Instructional Strategy)
(1)混合式模拟教学(Simulation-Based Blended Learning)
(2)高仿真模拟教学(High-Fidelity Simulation)
(3)循证教学(Evidence-Based Teaching/Learning)
3. 教学组织形式(Instructional Organization Forms)
小组(Small Group)形式展开高仿真模拟课堂学习和沉浸式学习
4. 教学方法 / 手段(Instructional Methods)
启发式教学法、互动式教学法、循证教学法、复盘、沉浸式教学法、高仿真模拟教学法、案例教学法、深入教学 / 学习法(Deepen Learning)、同伴互学(Peer to Peer Learning,P2P)
5. 教学工具(Instructional Aids)
婴儿高仿真模拟人、模拟监护仪、评估录播系统、核查表等
6. 核查工具 / 方法(Checklist Tools/Methods)
(1)工具:核查表(Checklist)
(2)方法:团队复盘(Team Debriefing)</td></tr>
<tr><th colspan="2">首次供给学员信息(Learner Information Needed Prior to Scenario)</th></tr>
<tr><td colspan="2">患儿 9 月龄,女婴,体重 7kg,母亲(助演)抱患儿跑入儿科急诊室中。患儿 3 天前无明显诱因解黄色稀水样便,约 10 余次 / 日,量不等,未见黏液脓血。伴非喷射性呕吐,呕吐物为胃内容物,2~3 次 / 日,量中,未见血丝及咖啡样物。无发热,无咳嗽,无鼻塞、流涕,无抽搐。自行口服“益生菌”,效果欠佳。腹泻症状进行性加重,哭时泪少,反应较差。入院前 5 小时,家长发现患儿呼吸急促来院。查体:T 36.5℃,RR 40 次 /min,HR 162 次 /min,BP 68/54mmHg,SpO_2 :97%,嗜睡,反应差,面色苍白,全身冷,皮肤呈花斑状。可见轻度吸气三凹征,双肺呼吸音稍粗,未闻及啰音,心率 162 次 /min,律齐,心音可,腹软,肝脾未触及肿大,肠鸣音活跃。肢端凉,CRT 6 秒。少哭少动,对身体刺激作出剧烈反应,未对声音作出反应。
你们(学员 A、B、C、D、E)承担高年资儿科医生角色,由学员 E 主持此次抢救,具体分工其他学员工作;如:谁负责安抚家长、解释病情,谁负责接心电监护,谁负责开通静脉通道,谁负责记录,谁主导抢救等。如有疑惑,可以打电话给上级医生(导师);助演承担患儿焦虑紧张且不停询问病情的母亲角色。</td></tr>
</table>

续表

模拟教学前学员应具备的知识和技能（Participant Requirements & Pilot Test）
1. 知识：已经在课前接受腹泻脱水、休克的理论学习。 2. 技能：了解良好团队合作的内容。 3. 标准化角色：承担护士角色的学员已完成预模拟（Pre-Simulation）角色培训及考核，认定为标准化角色。

第二部分：病例信息（Case Information）

初始病例信息（Initial Brief Description of Case）			
患者姓名：谢某	年龄：9 月龄	性别：☐男　☑女　☐其他	体重：7kg
主诉：呕吐、腹泻 3 天，呼吸急促 5 小时。			
现病史：根据剧情需要，可先告诉学员或学员询问后才提供，以下均同。 患儿 3 天前无明显诱因解黄色稀水样便，约 10 余次 / 日，量不等，未见黏液脓血便。伴非喷射性呕吐，呕吐物为胃内容物，2~3 次 / 日，量中，未见血丝及咖啡样物。无发热，无咳嗽，无鼻塞、流涕，无抽搐。自行口服“益生菌”，效果欠佳。腹泻症状呈进行性加重，哭时泪少，反应较差。入院前 5 小时，家长发现患儿呼吸急促，嗜睡，急诊来院。精神、食欲差，近期无不洁饮食，大便如前述，入院前 6 小时内未解小便。 过敏史：否认食物及药物过敏病史。 既往史：患儿系第 1 胎第 1 产，孕 38 周 +6 天出生，出生体重 2.58kg，身长 48cm，否认出生窒息及抢救病史，否认生后黄疸病史，母孕期无特殊疾病。否认葡萄糖 -6- 磷酸脱氢酶缺乏症、地中海贫血病史。 服药史：无。 疫苗接种：按时接种。 家族史：父亲，男，30 岁，工程师，体健。母亲，女，28 岁，家庭主妇，体健。否认近亲结婚。否认家中遗传病病史。 系统回顾：无基础疾病。			
补充病例信息（Supplementary Information & Significant Lab and Diagnostic Findings）			
1. 检验结果：无。 2. 心电图、影像学检查等补充材料：无。			

第三部分：模拟设备要求 / 场景布置要求（Equipment & Scene Layout）

A. 模拟患者（Fidelity/Modality & Simulated Patient Type）
☑高仿真模拟人 / 器
☐标准化病人
☐任务训练器
☐混合（Hybrid）模式

B. 设备 / 物品清单（Props）

序号	设备 / 物品名称	物料品规或相应要求	数量	其他要求
1	婴儿高仿真模拟人	/	1 个	无
2	高级气道设备	0~3 号	1 套	无
3	鼻导管	新生儿及婴儿	1 根	无

续表

序号	设备 / 物品名称	物料品规或相应要求	数量	其他要求
4	血压袖带	新生儿及婴儿血压计	1个	无
5	婴儿床(急诊科 / 住院期间)	无	1张	无
6	心电监护仪	常规	1台	能连接高级仿真机器人
7	心电图电极电缆	无	1台	无
8	血糖仪	无	1台	无
9	输液泵和管件;静脉注射设备	无	1套	无
10	供氧源及输氧设备	无	1套	无
11	脉搏血氧仪探头	无	1个	无
12	听诊器	无	1个	无
13	抽吸装置、吸引连接管、吸痰管	无	1套	无
14	体温计	无	1个	无
15	婴儿适用的衣服和尿布	无	1个	无
16	病人标识带	无	1个	无
以上为模拟过程中应该用到的物品、设备等				

C. 模拟药品和液体清单(Medications and Fluids)

序号	设备 / 物品名称	物料品规或相应要求	数量	其他要求
1	吸入用沙丁胺醇溶液	2.5mL∶5mg	5支	模拟药物:不需要真药物。包装袋标签注明名称和剂型
2	抗生素	无	5支	
3	抗组胺剂	无	5支	
4	皮质类固醇	无	5支	
5	注射用多巴酚丁胺	2mL∶200mg	5支	
6	注射用多巴胺	2mL∶20mg	5支	
7	注射用肾上腺素	1mL∶1mg	5支	
8	注射用0.9%氯化钠注射液(生理盐水)	100mL、250mL	各5瓶	
9	注射用各种浓度的葡萄糖注射液	100mL、250mL	各5瓶	
10	注射用去甲肾上腺素	1mL∶2mg	5支	
11	注射用咪达唑仑	5mL∶5mg	5支	
以上为模拟过程中应该用到的药品及学员可能要用到的模拟药品和液体等				

续表

D. 模拟人化妆及场地布置(Simulated Patient Makeup & Simulation Location & Setting/Environment)
必要时可提供场地布置的照片信息,方便下次布场使用。

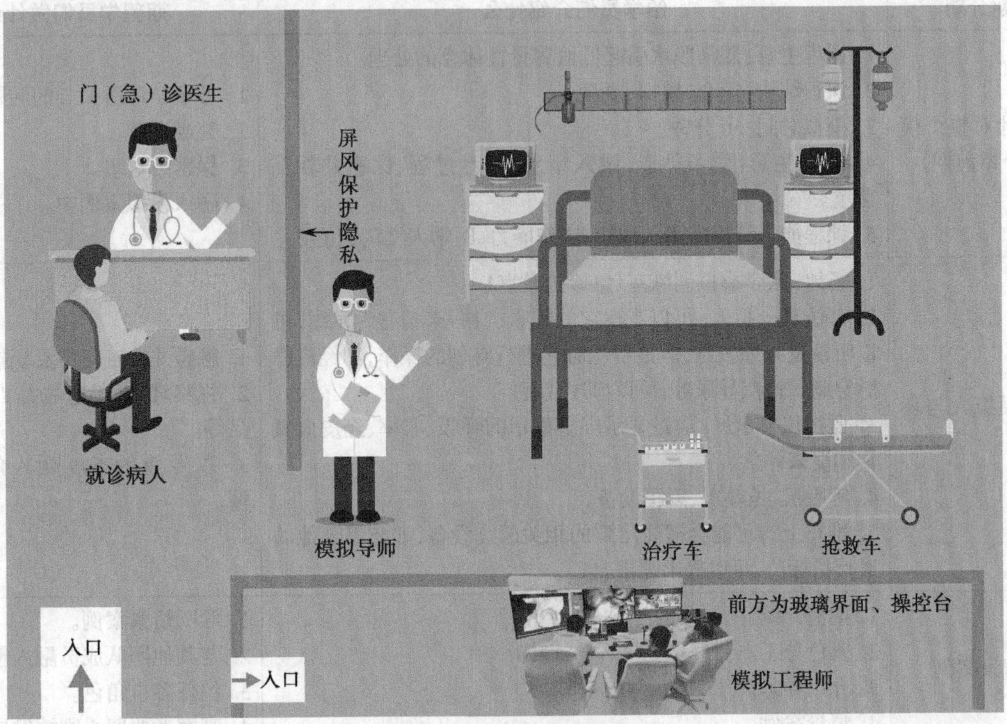

图 4-2-1　场地布置图

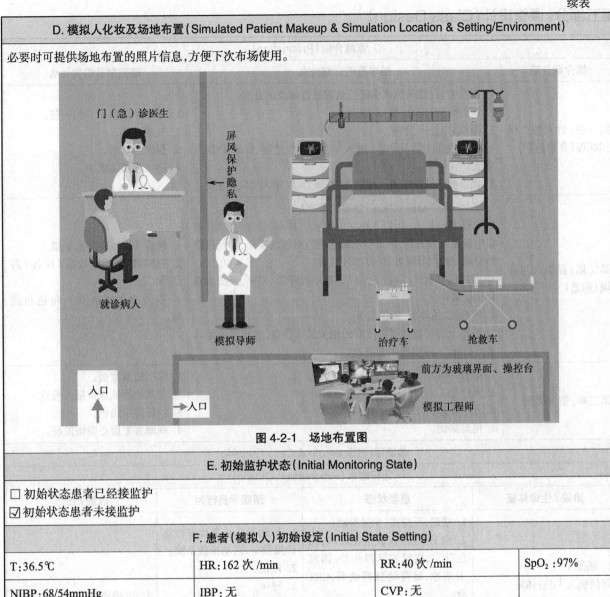

E. 初始监护状态(Initial Monitoring State)
□初始状态患者已经接监护 ☑初始状态患者未接监护

F. 患者(模拟人)初始设定(Initial State Setting)			
T:36.5℃	HR:162 次 /min	RR:40 次 /min	SpO_2:97%
NIBP:68/54mmHg	IBP:无	CVP:无	
神志:嗜睡,反应差,少哭少动	瞳孔及对光反射:双侧瞳孔等大等圆,对光反应尚灵敏。		
其他(如气道、心肺听诊等): 1. 气道:轻度吸气三凹征 2. 双肺听诊:双肺呼吸音稍粗,未闻及干、湿性啰音。 3. 心脏听诊:心率 162 次 /min,律齐,各瓣膜听诊区未闻及病理性杂音。 4. 皮肤:全身发冷,皮肤呈花斑状,面色苍白,腹壁皮肤弹性差,四肢末端凉,足背动脉搏动弱,CRT 6s。			

第四部分:标准化病人和助演分工及职能(Standardized Patient & Confederate & Observer)

标准化病人和助演分工及职能(Standardized Patient & Confederate & Observer)	
角色(Roles)	职能(Functions)
标准化病人	无。
助演	助演承担患儿母亲角色,已完成相关角色扮演培训。

第五部分：课堂设计（Class Design）

课前介绍（Prebriefing）		
简介期分期	给学员们介绍什么	期望学员们做什么
第一期：针对整个模拟课程（介绍前期）	1. 课程主题：腹泻脱水引起低血容量性休克的处理。 2. 课程结构：简介、模拟、复盘。 3. 模拟时间：50 分钟。 4. 课程注意：学习体验、融入情景、思考过程、保密并相互尊重。 5. 课程能训练提高团队沟通、协作能力、医学人文沟通能力。	1. 分享学员所关心的问题。 2. 充满兴趣。 3. 保密与尊重。 4. 融入模拟案例中。
第二期：模拟人与环境（熟悉）	1. 场地：医学模拟训练室（急诊抢救室）。 2. 高仿真模拟人：可以观察它的呼吸、口唇末梢有无发绀，可以听诊及胸外按压，但是不能对它进行有创的操作，如经皮静脉穿刺、骨穿、导尿等，可以口述代替。 3. 监护仪显示屏：通过显示屏上显示的呼吸、心率、经皮血氧饱和度来评估。 4. 呼吸机、抢救车、氧源设备。 5. 推车上有可能会需要用到的相关医疗设备，如还需其他的医疗指标值，可以提出需求。	1. 触碰并检查高仿真模拟人。 2. 视察环境，检查物品 / 设备 / 药品等。 3. 以专业的态度融入角色与剧情。
第三期：情景案例	1. 案例介绍。 2. 角色分工。 3. 介绍导师。 4. 情景案例。	1. 聆听情景案例。 2. 与其他团队成员融入情景。 3. 担任各自角色。 4. 观摩者要留心剧情发展。

情境运行（Scenario & Case Running）			
运行剧本（Progression Outline）			
阶段 / 生命体征	患者状态	预期学员行为	线索 / 提示
1. 场景 1 评估病人Ⅰ:（查体） HR：162 次 /min BP：68/54mmHg RR：40 次 /min SpO_2：97% T：36.5℃ 随时间变化：1 分钟	1. 嗜睡，反应差，少哭少动。 2. 全身发冷，皮肤呈花斑状，面色苍白，腹壁皮肤弹性差，四肢末端凉，足背动脉搏动弱，CRT 6s。 3. 医学人文： 助演（家长）：救命呀！有没有人呀？快点呀！宝宝不行了！（情绪激动、焦虑紧张、夸张）。（看到医生则说）医生呀，我家宝宝腹泻、呕吐了，好几个小时没有小便了，哭的时候也没有眼泪，怎么办呀？	1. 护送患儿从急诊室转急诊抢救室，启动抢救系统。 2. 评估。 3. 呼叫。 4. 分工。 5. 主导抢救。 6. 记录。 7. 助演焦虑询问病情。 8. 医学人文： 处理：母亲十分担心；请做好安抚工作；告知病情，护送至抢救室，需进行抢救。	1. 正确查体、测血压、注意尿量、CRT。 2. 触发点：主导抢救，指示上心电监护操作完毕或 1 分钟后，触发进入场景 2。
2. 场景 2 评估病人Ⅱ:（上心电监护） HR：160 次 /min BP：60/50mmHg RR：45 次 /min SpO_2：92% T：36.3℃ 随时间变化：2 分钟	1. 嗜睡，反应差，少哭少动。 2. 全身发冷，皮肤呈花斑状，面色苍白，唇周发绀，腹壁皮肤弹性差，四肢末端凉，足背动脉搏动弱，CRT 6s。	1. 正确连接及启动心电监护，测量各项生命体征。 2. 根据监护仪，评估低氧。 3. 主导抢救。 4. 记录。	1. 正确连接并开启监护设备。 2. 发现血氧饱和度下降（97% 下降至 92%） 3. 主导抢救。 4. 触发点：主导抢救，学员发现血氧饱和度有下降，或 2 分钟后，触发进入场景 3。

续表

阶段 / 生命体征	患者状态	预期学员行为	线索 / 提示
3. 场景 3 给氧 HR：170 次 /min BP：62/50mmHg RR：50 次 /min SpO_2：90% T：36.3℃ 随时间变化：2 分钟	1. 嗜睡，反应差，少哭少动。 2. 全身发冷，皮肤呈花斑状，面色苍白，唇周发绀，腹壁皮肤弹性差，四肢末端凉，足背动脉搏动弱，CRT 6s。	1. 鼻导管给氧，根据病情调整氧流量。 2. 观察数据，关注血氧。 3. 下达建立静脉通路。 4. 主导抢救。 5. 记录。	1. 给氧方式正确。 2. 评估低血容量，建立静脉指导扩容。 3. 触发点：主导抢救，建立静脉通路，下达扩容医嘱操作完毕或 2 分钟后触发场景 4。
4. 场景 4 开通静脉，第 1 次扩容 HR：152 次 /min BP：62/50mmHg RR：40 次 /min SpO_2：93% T：36.3℃ 随时间变化：3 分钟	1. 低氧纠正后，反应稍好转。 2. 皮肤湿冷，面色转红润，唇周无发绀，腹壁皮肤弹性差，四肢末端凉，足背动脉搏动稍弱，CRT 5s。 3. 医学人文： 助演（家长）：医生，怎么我家宝宝没有反应，送到你们医院还好好的，为什么又吸氧，又打针，还上个机器监测呀？（不停刻板的询问，紧紧握住医生的手，激动、颤抖），你们能不能治呀！	1. 建立静脉通路，抽血送检，开始第 1 次扩容（液体选择、剂量、速度正确）。 2. 经氧疗后，评估血氧回升，同时注意其他参数。 3. 主导抢救。 4. 记录。 5. 助演（家长）焦虑询问病情。 6. 医学人文： 处理：向家长解析病情，告知目前病情较重，需紧急抢救，希望得到家长配合，签署知情同意书，请家长在抢救室门外等候。	1. 成功建立静脉通路，有关注监护参数，尤其是血氧、CRT。 2. 成功进行第 1 次扩容。 3. 触发点：主导抢救，关注血氧回升，CRT 改善，完成第 1 次扩容操作完毕或 3 分钟后触发场景 5。
5. 场景 5 维持静脉，第 2 次扩容 HR：154 次 /min BP：60/40mmHg RR：40 次 /min SpO_2：94% T：36.3℃ 随时间变化：2 分钟	1. 精神好转。 2. 面色红润，口唇无发绀，腹壁皮肤弹性好转，四肢末端稍凉，足背动脉搏动稍弱，CRT 约 4s。 3. 无尿。	1. 评估第 1 次扩容，查体及了解参数，告知仍无尿。 2. 下达第二次扩容。 3. 主导抢救。 4. 记录。	1. 下达第 2 次扩容。 2. 触发点：主导抢救，完成第 2 次扩容操作完毕或 2 分钟后触发场景 6。
6. 场景 6 评估病人Ⅲ（方案终结点） HR：138 次 /min BP：80/60mmHg RR：32 次 /min SpO_2：98% T：36.6℃ 随时间变化：2 分钟	1. 精神好转、意识清楚； 2. 口唇红润； 3. 血压正常； 4. 尿量增加（>1mL/kg·h）； 5. 毛细血管充盈时间正常； 6. 外周脉搏有力； 7. 没有肺水肿和肝大； 8. 医学人文： 助演（家长）：医生，现在我家宝宝是不是没事了，我们可以回家了吗？	1. 经过吸氧、2 次扩容后，评估病情。向家长（助演）交代病情。 2. 记录。 3. 告知下一步转住院部进一步治疗。 4. 医学人文： 处理：向家长交代病情，目前抢救成功，但需住院继续治疗及观察病情变化。	1. 重新查体，观察参数，病情评估，总结汇报。 2. 触发点：评估病情，向家长交代，转出急诊抢救室，操作完毕，本模拟案例结束。

复盘方案(Debriefing)
1. 复盘策略(Debriefing Strategy) (1)支持结构化复盘(Structured and Supported Debriefing,SSD) (2)引导反思(Guided Reflection) (3)指导反馈(Directive Feedback) 2. 复盘组织形式(Debriefing Organization Forms) 小组(Small Group)形式 3. 复盘地点(Debriefing Location) 讨论室(Discussion Room) 4. 复盘导师(Debriefer) 促进者(Facilitator) 5. 复盘方法(Debriefing Technique) (1)收集 - 分析 - 总结(Gather-Analyze-Summarize,GAS) (2)情境回顾法(After action review Method) (3)同伴复盘法(Pear-Assisted Debriefing Method) (4)团队复盘法(Team Debriefing Method) (5)混合复盘法(Blended Debriefing Method) (6)主张 - 探寻法(Advocacy-Inquiry Method) (7)优点 - 不足法(Plus-Delta Method) (8)形成性反馈法(Formative Feedback Method) (9)总结性反馈法(Summative Feedback Method) 6. 复盘工具(Debriefing Tools) (1)主张 - 探寻(Advocacy-Inquiry,AI) (2)核查清单(Checklist) (3)优点 - 不足(Plus-Delta,+/Δ) (4)记录板(Whiteboard) (5)概念图(Concept Mapping)

复盘设计(Debriefing Designing & Implementation)				
阶段	目的	行为	问题提纲	注释
收集	积极地听取参与者的意见,了解他们对自己行为的看法。	1. 需要团队领导叙述。 2. 需要团队澄清或补充信息。	1. 所有人:你们觉得自己做的怎样?你们对彼此的表现是否满意? 2. 队长:你能告诉我们发生了什么事吗?请你回顾一下刚才的经过。 3. 团队成员:有其他补充吗?觉得哪个地方自己或互相还能做得更好?	1. 时间保证:7.5 分钟,占复盘时间 25%。 (1)分配足够的时间进行信息收集; (2)建构并开展收集阶段,明确支持结构化复盘策略。 2. 方法保证: (1)采用开放式问题及鼓励性教学法: 1)征求学员最初的反应/情绪; 2)确认“分析”阶段待讨论的问题; 3)提升学习兴趣、热情和积极性。 (2)采用“情境回顾法”及“记录板”: 1)对案例及学习目标有共同的理解; 2)在进入“分析”阶段之前,总结学员在收集阶段所共有的关注点(如:存疑之处等); 3)板书形式,边引导边归纳,记录如上所共有的关注点。

续表

<table>
<tr><th>阶段</th><th>目的</th><th>行为</th><th>问题提纲</th><th>注释</th></tr>
<tr><td rowspan="4">分析</td><td rowspan="4">促进学生反思并分析他们的行为。</td><td rowspan="4">1. 检查事件的准确记录。
2. 报告观察正确和不正确的步骤。
3. 利用咨询来阐明思考的过程。
4. 在必要的地方刺激反射并提供重定向。
5. 利用基于证据的指南作为临床查询/关注的基准。</td><td>1. 我注意到……(针对教学目标和学员们的表现进行分析)</td><td rowspan="4">1. 时间保证:15 分钟,占复盘时间 50%。
(1)分配足够的时间来执行分析阶段;
(2)保证课堂收益,突出教学重点。
2. 方法保证:
(1)采用“引导反思”“同伴、团队及混合复盘法”及“核查清单”:
1)将学员的个人观点与观察相结合;
2)以学员对具体而准确的某一行为、互动或先前评论作为探究的基础。
(2)采用“主张 - 探寻”“形成性反馈法”及“记录板”、“优点 - 不足”:
1)引导学员分享积极的行为、想法;
2)引导学员对需要改进的方面/领域进行自我发现;
3)选择学员模拟过程中的表现或观察到的差距,进行引导并同时总结学员的共识之处;
4)板书形式,边引导边归纳,记录学员“表现差距”(Performance Gap)。
(3)采用“指导反馈法”:
1)为学员需要进行的改变或改进提供建议;
2)提供建议变更/改进的理论依据和/或事实;
3)反馈集中在全体学员(而不是个人)、表现差距(Performance Gap)、学习目标及场景与临床真实存在的差距(Gap),并给予建议、解决其差距(Closed Performance Gap)。</td></tr>
<tr><td>2. 低血容量性休克(代偿期)病情评估包括哪些内容?能不能再具体一点?例如?
①你在进抢救室快速评估时,你还记得自己做的操作吗?(不记得的时候请其他学员来适当提醒)我注意到你后面才给病人接上监护,你当是怎么想的/为什么?你能告诉我为什么当时给病人(不经鼻导管吸氧或面罩吸氧处理)直接气囊正压通气吗?当病人血氧/血压掉下来的时候你是怎么考虑的?当时是怎么想的?实际工作中你会怎么做?学员 A 回答不上来,轮流询问其他学员等。
②呼吸窘迫的治疗及氧疗的选择是怎么样的?
③容量复苏:液体种类、量、速度;
④容量复苏后病情的评估。</td></tr>
<tr><td>3. 你对……感觉怎么样?当发生……你是怎么想的。</td></tr>
<tr><td>4. 指南上的这个建议,你认为如何?</td></tr>
<tr><td rowspan="4">总结</td><td rowspan="4">便于识别和审查所吸取的经验教训。</td><td rowspan="4">1. 验证所有必要的覆盖。
2. 教学/汇报点。
3. 总结讨论/结束。
4. 会议/听取任何意见。
5. 保证足够的时间来执行总结阶段。</td><td>1. 使用两种你认为有效或者做得好的行动和事件。</td><td rowspan="4">1. 时间保证:7.5 分钟,占复盘时间 25%。
(1)保证时间用来执行总结阶段;
(2)强化课堂收益及重要性。
2. 方法保证:
(1)采用“引导反思”“记录板”“优点 - 不足”:根据板书中“优点 - 不足”的板图形式已呈现的学员表现差距,让学员从中来总结模拟过程中的主要收益(学习目标、表现差距及场景与临床真实存在的差距(Gap)要点)
(2)采用“总结性反馈法”:
1)学员总结应用这些关键信息(要点和策略)来改变其未来的临床实践;
(如时间不足,由导师总结关键的信息)
2)提升临床实践诊疗自信心,提升临床胜任力。</td></tr>
<tr><td>2. 描述两个你认为你/团队需要工作的领域。</td></tr>
<tr><td>3. 如果下一次模拟,有无信心做得更好?</td></tr>
<tr><td>4. 哪些可以应用到今后的临床实践中?</td></tr>
<tr><td colspan="5">备注:
1. 此次医学模拟课堂教学复盘以“支持结构化复盘”为主要的复盘策略,辅以“引导反思”和“指导反馈”等复盘策略。
2. 整合“主张 - 探寻法”等多种复盘方法和多种复盘工具,保证教学重点,解决教学难点。
3. 结合实际模拟情境整合多种“基于证据的复盘”(Evidence-Based Debriefing)策略及方法,综合高效执行混合复盘,以实现并提升学员自信心和临床胜任力。</td></tr>
</table>

第六部分：本次授课使用的教材及参考资料（References, Evidence-Based Practice Guidelines, Protocols, or Algorithms）

教材
王卫平，孙锟，常立文．儿科学．9 版．北京：人民卫生出版社，2018.
参考资料
1. 图林，斯科特．急重症医学情景模拟案例训练手册．北京：科学出版社，2020. 2. 许峰．实用儿科危重病抢救常规和流程手册．2 版．北京：人民卫生出版社，2020.
拓展资料
1. 中华医学会儿科学分会急救学组，中华医学会急诊医学分会儿科学组，中国医师协会儿童重症医师分会．儿童脓毒性休克（感染性休克）诊治专家共识（2015 版）．中华儿科杂志，2015，53（8）：576-580. 2. 张学鹏，吉毅，陈思源．拯救脓毒症运动儿童脓毒性休克和脓毒症相关器官功能障碍国际指南解读．中国当代儿科杂志，2020（4）

第七部分：教学评估方案（Evaluations & Recommendations）

学习效果核查方案（Outcome-Based Learning Verification Program & Post Simulation Exercises）
1. 核查表（Checklist）见附件 4-2-4。 为评价模拟教学实施进展和项目完成度，分别用“√”和“×”标识项目有 / 无操作或者是执行 / 未执行。 2. 医学模拟教学课程质量及教学质量评价表，附件 4-2-5。

第八部分：案例权属及审修（Ownership & Revision & Validation & Peer Review）

案例权属（Ownership）	
编写日期	2021 年 6 月
案例作者	陈叶　胡智立
作者单位	华中科技大学协和深圳医院
联系邮箱	dytze2005@126.com
审核修订（Revision & Validation & Peer Review）	
案例审核	杨棉华
审稿校正	刘圆

附件 4-2-1　助演（家长）脚本 / 台词

助演角色：扮演患儿焦虑紧张且不停询问病情的家长。
1. 助演（家长）台词：救命呀！有没有人呀？快点呀！宝宝不行了（情绪激动、焦虑紧张、夸张）。（看到医生则说）医生呀，我家宝宝腹泻、呕吐了，好几个小时没有小便了，哭的时候也没有眼泪，怎么办呀？ 处理：家长十分担心；请做好安抚工作；告知病情，护送至抢救室，需进行抢救。
2. 助演（家长）台词：医生怎么我家宝宝没有反应，送到你们医院还好好的，为什么又吸氧，又打针，还上个机器监测呀？（不停刻板的询问，紧紧握住医生的手，激动、颤抖） 处理：向家长解析病情，签署同意书，交代抢救工作，请家长在抢救室门外等候。
3. 助演（家长）台词：医生，现在我家宝宝是不是没事了，我们可以回家了吗？ 处理：向家长交代病情，抢救成功，需住院继续治疗。

附件 4-2-2　情境运行 - 剧情发展

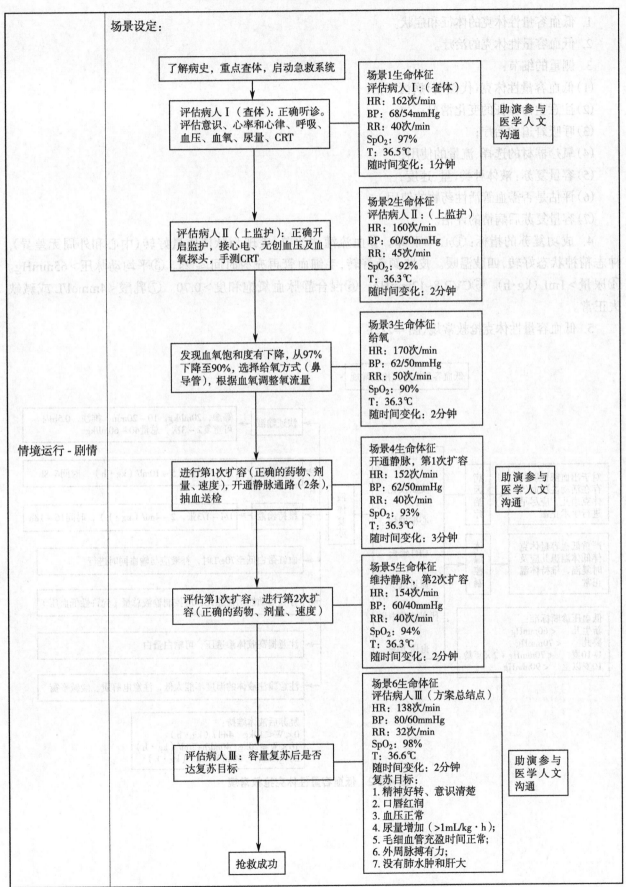

情境运行 - 剧情	场景设定： 了解病史，重点查体，启动急救系统 ↓ 评估病人Ⅰ（查体）：正确听诊。评估意识、心率和心律、呼吸、血压、血氧、尿量、CRT — 场景1生命体征 评估病人Ⅰ：（查体） HR：162次/min BP：68/54mmHg RR：40次/min SpO_2：97% T：36.5℃ 随时间变化：1分钟 — 助演参与医学人文沟通 ↓ 评估病人Ⅱ（上监护）：正确开启监护，接心电、无创血压及血氧探头，手测CRT — 场景2生命体征 评估病人Ⅱ：（上监护） HR：160次/min BP：60/50mmHg RR：45次/min SpO_2：92% T：36.3℃ 随时间变化：2分钟 ↓ 发现血氧饱和度有下降，从97%下降至90%，选择给氧方式（鼻导管），根据血氧调整氧流量 — 场景3生命体征 给氧 HR：170次/min BP：62/50mmHg RR：50次/min SpO_2：90% T：36.3℃ 随时间变化：2分钟 ↓ 进行第1次扩容（正确的药物、剂量、速度），开通静脉通路（2条），抽血送检 — 场景4生命体征 开通静脉，第1次扩容 HR：152次/min BP：62/50mmHg RR：40次/min SpO_2：93% T：36.3℃ 随时间变化：3分钟 — 助演参与医学人文沟通 ↓ 评估第1次扩容，进行第2次扩容（正确的药物、剂量、速度） — 场景5生命体征 维持静脉，第2次扩容 HR：154次/min BP：60/40mmHg RR：40次/min SpO_2：94% T：36.3℃ 随时间变化：2分钟 ↓ 评估病人Ⅲ：容量复苏后是否达复苏目标 — 场景6生命体征 评估病人Ⅲ（方案总结点） HR：138次/min BP：80/60mmHg RR：32次/min SpO_2：98% T：36.6℃ 随时间变化：2分钟 复苏目标： 1. 精神好转、意识清楚 2. 口唇红润 3. 血压正常 4. 尿量增加（>1mL/kg·h）； 5. 毛细血管充盈时间正常； 6. 外周脉搏有力； 7. 没有肺水肿和肝大 — 助演参与医学人文沟通 ↓ 抢救成功

附件 4-2-3　教学目标答案

1. 低血容量性休克的体征和症状。

2. 低血容量性休克的治疗。

3. 侧重的细节：

(1)低血容量性休克(代偿期)病情评估；

(2)注意生命体征的变化情况；

(3)呼吸窘迫的治疗；

(4)氧疗器材的选择、流量的使用；

(5)容量复苏：液体种类、量、速度；

(6)评估是否需血管活性药物的使用；

(7)容量复苏后病情的评估。

4. 成功复苏的指标：①心率下降。②血流灌注改善，表现为脉搏质量好转(中心和外周无差异)，神志精神状态好转，四肢温暖。皮肤颜色好转，毛细血管再充盈时间 ≤ 2s。③平均动脉压 > 65mmHg。④尿量 > 1mL(kg·h)。⑤CVP 8~12mmHg。⑥混合静脉血氧饱和度 > 0.70。⑦乳酸 < 4mmol/L 或碱缺失正常。

5. 低血容量性休克抢救常规(图 4-2-2)：

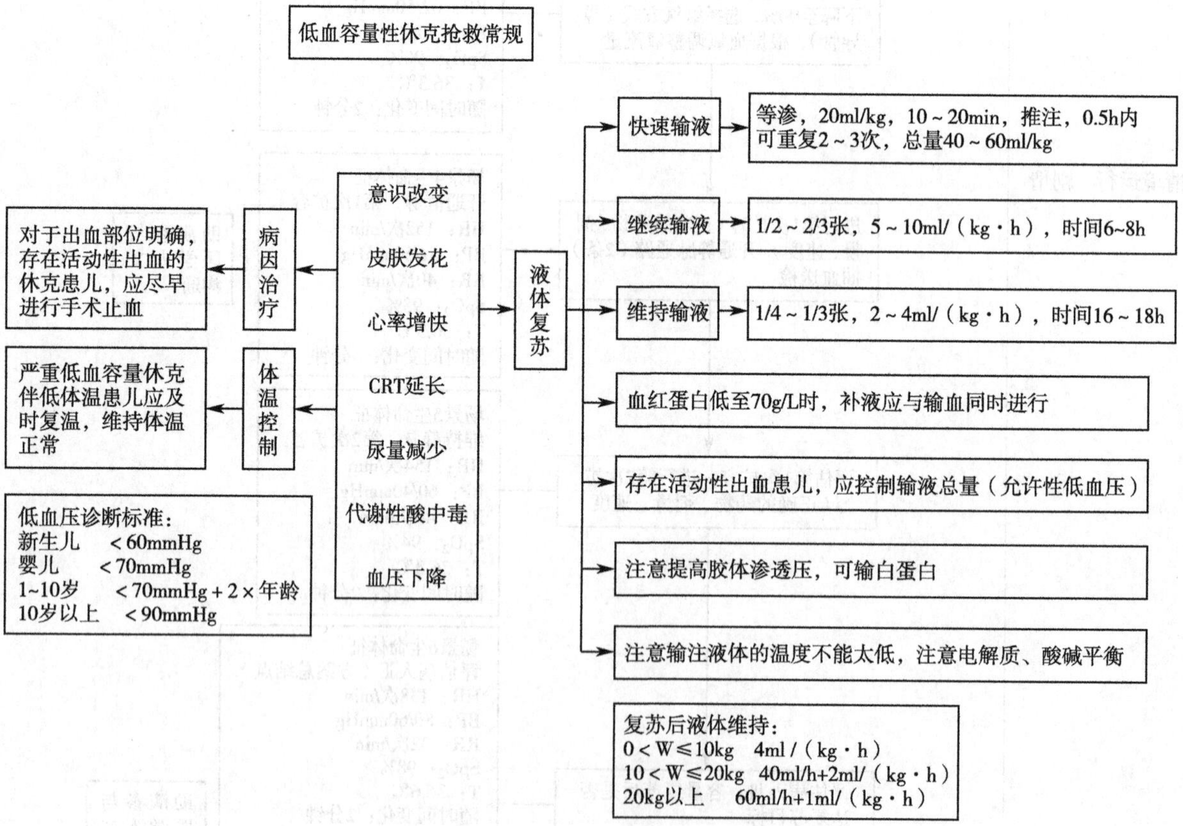

图 4-2-2　低血容量性休克抢救常规

6. 什么样的患儿有血容量不足(图 4-2-3)？

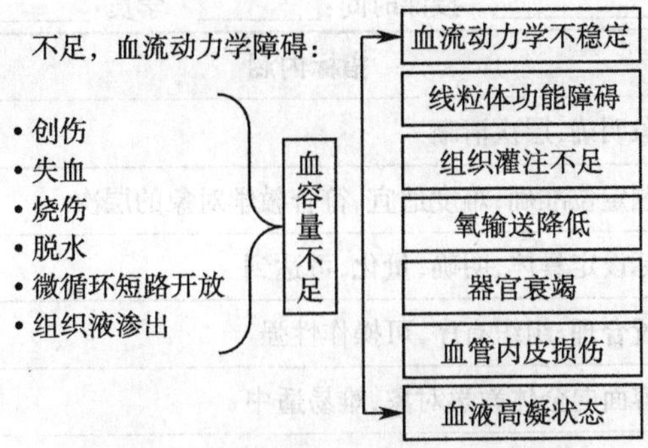

图 4-2-3 什么样的患儿有血容量不足

7. 危重病患儿血容量不足的判断(图 4-2-4)：

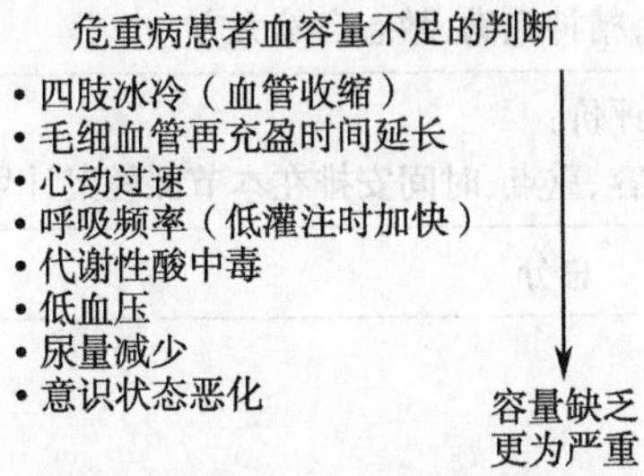

图 4-2-4 危重病患儿血容量不足的判断

附件 4-2-4 核 查 表

项目	任务	完成	未完成	备注
1	了解病史			
2	正确心、肺、腹查体、CRT			
3	注意囟门、询问尿量			
4	初步评估			
5	启动急救系统			
6	应用监护仪(开启、连接、无创血压、血氧)			
7	氧疗(方式、途径、流量)			
8	开通静脉通路			
9	抽血送检			
10	正确下达扩容医嘱(药物、剂量、速度)			
11	液体复苏后评估			
12	安慰家属、了解及解释病情、解决问题			

附件 4-2-5 医学模拟教学课程质量及教学质量评价表

组别：第____组 授课题目：____________ 授课时间：________ 学员：________

评价指标		指标内涵	分值	得分
课程质量	教学对象	教学对象明确，层次清晰	10	
	教学主题	教学主题定位准确，难度适宜，符合教学对象的层次	10	
	教学目标	教学目标设定具体，明确，量化，可达到	10	
	场景设定	场景布置合理，组织有序，可操作性强	10	
	课程内容	课程内容面向全体教学对象，难易适中	10	
		课程内容与时间安排恰当，重点、难点分布恰当	10	
教学质量	复盘	问题设计与学习目标相呼应，注重发现问题、解决问题的能力	10	
	教学效果	采用有效的方式、方法对课堂教学及学习效果进行评价	10	
	教姿教态	着装典雅庄重，精神饱满，教态自然大方	10	
	综合评价（与教案的吻合度）	课堂演示总体评价： 现场授课的内容、重点、时间安排在本节课教案计划内进行	10	
总分			100	
专家建议：				

第三节 婴儿毛细支气管炎伴急性呼吸衰竭的评估与治疗

第一部分：案例概况（Overview）

案例主题（Title）				
案例主题	婴儿毛细支气管炎伴急性呼吸衰竭的评估与治疗			
授课对象、场景布置及辅助人员（Roles & Guidelines）				
授课对象及人数	学员学科：儿科		学员层级：住培三年级	学员人数：4 人
教学地点	☑模拟实训室		□原位模拟	□其他______
授课导师	导师：1 人			
辅助人员	□标准化病人：__人，☑助演：1 人			
	☑模拟工程师：1 人，□其他人员：__人			
模拟时间分配（合计 45 分钟，不含场景布置和复原）	场景布置	30 分钟	课前介绍（Prebriefing）	10 分钟
	情境运行	10 分钟	复盘（Debriefing）	25 分钟
	场景复原	10 分钟		

续表

案例简介(Summary)

案例简介	本案例旨在帮助儿科住培三年级医师掌握婴儿毛细支气管炎伴急性呼吸衰竭的评估方法和分级标准,并根据患者病情严重程度合理选择氧疗方式及雾化治疗方案,通过案例运行强化学员"评估—处理—再评估"的临床思维模式。本案例开始后学员需首先对患儿临床状况及血气进行评估,做出"重度毛细支气管炎伴Ⅱ型呼吸衰竭"的诊断,初次给予雾化及氧疗后,需再次评估患者状况及血气改善程度,讨论机械通气指征、选择合适的通气模式。

教学目标(Learning Objectives)(※ 标识为本案例的学习重点)

知识目标(Knowledge)	※1. 描述毛细支气管炎伴急性呼吸衰竭的评估方法和分级标准; 2. 描述毛细支气管炎常用雾化药物使用原则及注意事项; 3. 描述机械通气的适应证。
技能目标(Skill)	※1. 运用《毛细支气管炎病情严重程度分级》对病情严重程度进行评估及分级; 2. 正确解读血气分析,对呼吸衰竭进行评估; 3. 运用"评估—处理—再评估"的临床思维模式,制定并改进雾化及氧疗方案。
情感目标(Attitude)	※1. 展现团队成员间高效协作; 2. 展示健康所系生命相托的医者精神。

供给导师信息(Information for Faculty & Education & Simulation Theory/Framework)

1. 案例信息

李某,男,3个月,体重6kg,因"咳嗽、喘息3天,加重、伴精神萎靡半天"由门诊收入儿童重症监护室(PICU)。主要表现为咳嗽,伴喘息、气促,无发热,无呕吐、腹泻。于儿童呼吸专科门诊就诊,接受"盐酸氨溴特罗口服液"2.5mL每日二次口服治疗2天无好转。入院前半天患儿气促加重、精神萎靡,吃奶量减少至平时一半,伴面色发绀。在急诊科给予鼻导管吸氧及1次特布他林雾化治疗,患者气促及发绀症状无好转,收入PICU。门诊咽拭子病毒核酸检测:呼吸道合胞病毒阳性。新型冠状病毒核酸检测阴性。急诊测血气分析提示Ⅱ型呼吸衰竭。

剧情演进及患者体征变化(详见情境运行剧本)。

2. 教学策略(Instructional Strategy)

(1)混合式模拟教学(Simulation-Based Blended Learning)。

(2)高仿真模拟教学(High-Fidelity Simulation)。

3. 教学组织形式(Instructional Organization Forms)

小组(Small Group)形式展开高仿真模拟课堂学习和沉浸式学习。

4. 教学方法(Instructional Methods)

启发式教学法、互动式教学法、复盘、沉浸式教学法、高仿真模拟教学法、案例教学法、问卷调查法(Survey-Based Teaching)、鼓励性教学法(Incentive Teaching Method)。

5. 教学工具(Instructional Aids)

婴儿高仿真综合模拟人、模拟监护仪、评估录播系统、核查表、课后调查问卷。

6. 核查工具/方法(Checklist Tools/Methods)

(1)工具:核查表(Checklist)。

(2)方法:团队复盘(Team Debriefing)。

首次供给学员信息(Learner Information Needed Prior to Scenario)

李某,男,3月,体重6kg,因"咳嗽、喘息3天,加重伴精神萎靡半天"入院。患儿3天前无明显诱因出现咳嗽,伴喘息、气促,无发热,无呕吐、腹泻。门诊就诊,接受"盐酸氨溴特罗口服液"2.5mL/次,每日二次口服治疗2天,无好转。入院半天前患儿气促加重、精神萎靡,吃奶量减少至平时一半,伴面色发绀。在急诊科给予鼻导管吸氧及特布他林雾化治疗一次,症状仍无好转,遂收入PICU。

院前检查:

1. 咽拭子病毒核酸检测:呼吸道合胞病毒核酸检测阳性。

2. 血常规:WBC 4.45×10^9/L,N 1.64×10^9/L,Hb 90g/L,Plt 120×10^9/L;CRP<1.0mg/L

3. 血气分析1:pH 7.29,PO_2 55mmHg,PCO_2 68mmHg,BE 3.5mmol/L,Na^+ 140mmol/L,K^+4.5mmol/L,Ca^{2+}1.15mmol/L,空腹血糖6.0mmol/L。

续表

首次供给学员信息（Learner Information Needed Prior to Scenario）
补充信息： 1. 请您和您的团队对患儿的呼吸状况进行评估和诊断。 2. 根据患儿情况给予合适的治疗。 3. 注意体现团队协作。
模拟教学前学员应具备的知识和技能（Participant Requirements & Pilot Test）
1. 知识： (1)在本课程前1周，学员完成“儿童呼吸道合胞病毒感染诊治规范”理论学习。 (2)在本课程前1周，学员完成“血气分析”理论学习。 2. 技能： (1)能够操作心电监护仪和雾化装置，具备吸痰和气管插管等技能。 (2)能够规范实施呼吸系统体格检查。 (3)完成团队协作培训。

第二部分：病例信息（Case Information）

初始病例信息（Initial Brief Description of Case）			
患者姓名：李某	年龄：3月	性别：☑男　□女　□其他	体重：6kg
主诉：咳嗽、喘息3天，加重、伴精神萎靡半天			
提示：以下内容根据案例剧情演进需要，可先告诉学员或学员询问后才提供，以下均同。 现病史： 患儿3天前无明显诱因出现单双声咳嗽，病初不剧烈，伴喘息、气促，无面色青紫，无发热，无呕吐、腹泻。于儿童呼吸专科门诊就诊，完善血常规及咽拭子病原核酸检测，结果提示合胞病毒核酸阳性，接受“盐酸氨溴特罗口服液”2.5mL/次每日二次口服治疗2天，患儿咳嗽喘息症状无好转。半天前患儿出现阵发性连声咳，气促加重，伴精神萎靡，吃奶量减少至平时一半，伴面色及口唇青紫。在急诊科给予鼻导管吸氧及特布他林雾化液2.5mg雾化治疗一次，患者气促及发绀症状无好转，遂收入PICU。 起病以来，患儿精神逐渐转差，夜间睡眠不安，吃奶减少，大小便尚正常。 出生史：足月顺产出生，出生体重3.8kg。 喂养史及生长发育史：生后母乳及奶粉混合喂养，发育符合同龄儿的平均水平。 过敏史：否认食物及药物过敏史。 既往史：无特殊。 用药史：门诊给予“盐酸氨溴特罗口服液”2.5mL/次，每日2次口服治疗两天。 半小时前急诊给予特布他林雾化液2.5mg雾化治疗1次。			

补充病例信息（Supplementary Information & Significant Lab and Diagnostic Findings）
1. 入院前检查： (1)咽拭子病毒核酸检测：呼吸道合胞病毒核酸检测阳性。 (2)血常规：WBC 4.45×10^9/L，N 1.64×10^9/L，Hb 90g/L，Plt 120×10^9/L；CRP<1.0mg/L (3)血气分析1：pH 7.29，PO_2 55mmHg，PCO_2 68mmHg，BE 3.5mmol/L，Na^+140mmol/L，K^+4.5mmol/L，Ca^{2+} 1.15mmol/L (4)血糖：6.0mmol/L。 2. 场景2中复查： 血气分析2：pH 7.25，PO_2 60mmHg，PCO_2 65mmHg，BE 4.7mmol/L，Na^+ 136mmol/L，K^+3.5mmol/L，Ca^{2+} 1.02mmol/L。

第三部分：模拟设备要求 / 场景布置要求（Equipment & Scene Layout）

A. 模拟患者（Fidelity/Modality & Simulated Patient Type）
☑婴儿高仿真综合模拟人
□标准化病人 ☑助演
□任务训练器
□混合（Hybrid）模式

B. 设备 / 物品清单（Props）

序号	名称	品规或相应要求	数量	其他要求
1	婴儿高仿真综合模拟人		1个	
2	抢救车	放置抢救用品及药物	1台	
3	听诊器		1个	
4	速干手消毒液		1瓶	
5	球囊面罩	适合婴儿用	1个	
6	鼻导管	适合婴儿用	1条	
7	吸氧面罩	适合婴儿用	1个	
8	雾化器	适合婴儿用	1个	
9	吸引器	移动式	1台	
10	吸痰管	8号	1根	
11	经鼻连续气道正压通气呼吸机	配婴儿用的鼻塞和管路	1台	
12	气管插管喉镜	配不同型号镜片	1套	–
13	氧源		1个	–
14	胃管	适合婴儿用	1根	
15	注射器	2.5mL	5个	
16	输液器		1套	备用
17	电脑	–	1台	
18	文件夹子	A_4大小	3个	供学员及导师记录使用
19	白板、白板笔及板擦		1套	供学员及导师记录使用
20	椅子		6个	
21	会议桌		1张	

C. 模拟药品和液体清单（Medications and Fluids）

序号	药品名称	药品规格	数量	备注
1	干扰素α2b	10万U/支	2支	可模拟
2	吸入用沙丁胺醇雾化液	5mg∶2mL	2支	可模拟
3	吸入用特布他林雾化液	5mg∶2mL	2支	可模拟

续表

序号	药品名称	药品规格	数量	备注
4	吸入用异丙托溴铵雾化原液	500μg : 2mL	2 支	可模拟
5	吸入用布地奈德雾化原液	1mg : 2mL	2 支	可模拟
6	0.9% 氯化钠注射液	10mL/ 支	5 支	
7	0.9% 氯化钠注射液	100mL/ 袋	1 袋	
8	注射用甲泼尼龙琥珀酸钠	40mg/ 支	1 支	可模拟

D. 模拟人化妆及场地布置（Simulated Patient Makeup & Simulation Location & Setting/Environment）

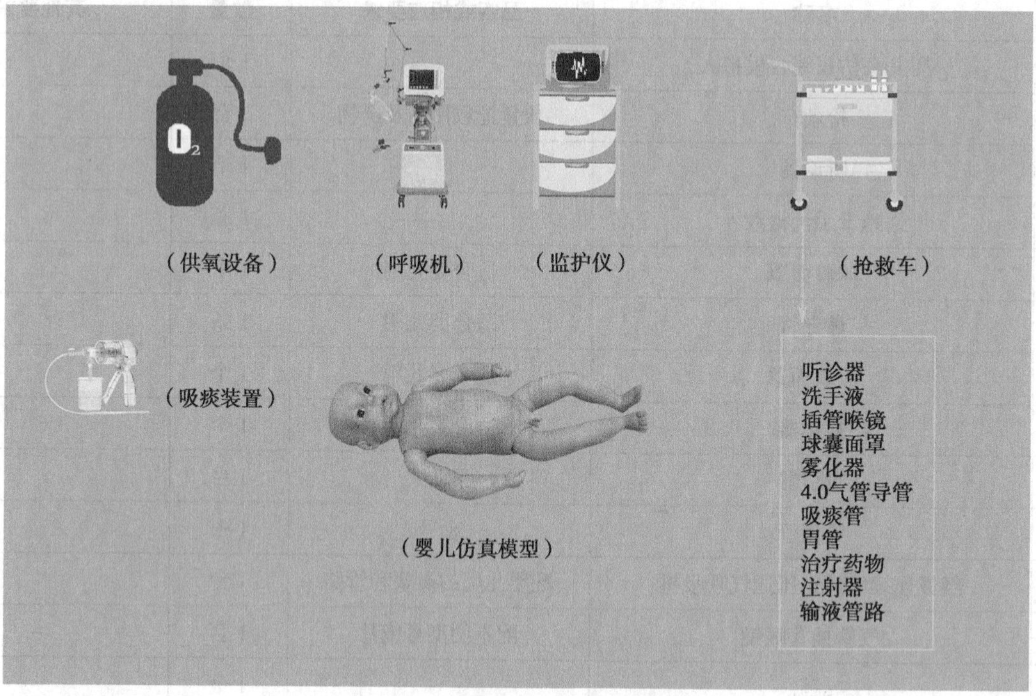

图 4-3-1　模拟人化妆及场地布置

E. 初始监护状态（Initial Monitoring State）

☐ 初始状态患者已经接监护
☑ 初始状态患者未接监护

F. 患者（模拟人）初始设定（Initial State Setting）

T:37.0℃	HR:182 次 /min	RR:63 次 /min	SpO_2 :83%
NIBP:无	IBP:无	CVP:无	
神志:嗜睡	瞳孔及对光反射:眼睑闭合,双侧瞳孔 3mm,对光反射灵敏		

其他(如气道、心肺听诊等):
1. 患儿已经连接鼻导管(1L/min)吸氧。
2. 皮肤:面颊、口唇及甲床呈现发绀。
3. 气道:咳嗽。
4. 胸部视诊:胸骨上窝及肋下凹陷(模拟三凹征)。
5. 肺部听诊:双肺哮鸣音。
6. 心脏听诊:心音有力,律齐,无杂音。
7. 模拟人无法表现的体征,当学员询问时由导师口述:肝脾不大,无皮疹,四肢暖、皮肤干燥,脉搏有力,CRT 1 秒。

第四部分：标准化病人和助演分工及职能（Standardized Patient & Confederate & Observer）

标准化病人和助演分工及职能（Standardized Patient & Confederate & Observer）	
角色（Roles）	职能（Functions）
标准化病人	无。
助演	1. 助演分工：标准化护士，认定其已完成相应培训，并承担相应任务。 2. 助演职能：执行组长下达的医嘱，如心电监护、雾化给药、采血气、下胃管等操作。 3. 助演形式及要点： (1)当学员询问血气分析结果时，回应“已经完成，电脑上可以查看了。”（屏幕上提供血气） (2)当学员要求进行胸片检查时回应：“拍片人员较忙，要过一会儿来。” (3)不主动与学员进行语言交流，不在模拟过程中对学员进行各种形式的提醒或暗示，不干扰模拟课程的进行。 (4)在学员下达口头医嘱时及时回应“是”。 4. 脚本／台词（附件 4-3-1）。

第五部分：课堂设计（Class Design）

课前介绍（Prebriefing）		
项目	要点	内容
人员介绍	致欢迎词	导师开场、主持
	相互认识	导师、辅助导师、模拟中心工作人员、学员相互认识
环境和设备介绍	环境介绍	介绍模拟教室及周围环境：洗手间、茶水间、出入通道
	模拟人介绍	模拟人性能
		模拟人无法呈现的体征，学员需做出查体动作，再询问导师获得相关信息
	设备介绍	操作注意：开关、电源、插座等
		可显示生命体征并随病情变化，可以调阅病历信息及提供的检查结果
课程介绍	确定教学目标	婴儿呼吸道合胞病毒感染伴急性呼吸衰竭的评估；
		给予合适的氧疗及雾化措施
		展现一定的团队配合
	课程目的	提升知识、规范诊疗行为、允许犯错、吸取教训
	教学安排	案例运行 10 分钟，复盘 25 分钟
角色及职能介绍	学员	一名学员担任组长；组长分配其他学员角色；组员熟悉自己职责
	助演	承担 PICU 专科护士角色
运行规则	真实性	与学员对模拟情景达成契约，使其迅速融入
	参与性	尽量引导、调动学员的积极性
	保密协议	告知有录像对教学行为进行记录，用于反馈、课后删除
		对学员在课程中的不佳表现不外传

情境运行（Scenario & Case Running）			
运行剧本（Progression Outline）			
阶段 / 生命体征	患者状态	预期学员行为	线索 / 提示
1. 场景 1 (0—3min) 在学员连接好心电监护仪后呈现以下数据 HR：182 次 /min BP：80/55mmHg RR：63 次 /min SpO_2：83% T：37.0℃	患儿已经连接鼻导管吸氧 1. 体征：面颊、口唇及肢端青紫，气促、剑突下及胸骨上窝凹陷。 2. 声音：咳嗽、哭声弱。 3. 听诊：双肺哮鸣音。	1. 分工； 2. 连接心电监护； 3. 获得生命体征、SpO_2； 4. 呼吸系统查体； 5. 评估危重程度； 6. 改为面罩吸氧。	1. 触发条件： (1) 学员将鼻导管吸氧改为面罩吸氧并选择布地奈德 / 异丙托溴铵进行首次雾化后进入场景 2； (2) 如 3 分钟到，学员仍未下达"改为面罩吸氧"医嘱，助演询问"医生，血氧报警了，要改吸氧方式吗？"，学员下达面罩吸氧医嘱，案例进入场景 2。 2. 错误操作： (1) 如学生未改变吸氧方式，则血氧下降至 80%，且心率升至 190 次 /min。 (2) 如选择沙丁胺醇或特布他林作为首次雾化，助演首先询问"刚在急诊做过一次特布他林雾化，再给一次吗？"
2. 场景 2 (4—6min) HR：166 次 /min BP：82/53mmHg RR：55 次 /min SpO_2：90% T：37.0℃	1. 体征：发绀消失、仍有气促及呼吸费力。 2. 声音：哭声增强、咳嗽、有痰。 3. 听诊：双肺仍有哮鸣音。	1. 再次查体评估面罩吸氧及首次雾化的效果，确定患儿危重程度仍达中度。 2. 予以口鼻腔吸痰。 3. 要求复查血气分析。 4. 解读血气 2，判断出患者仍有Ⅱ型呼吸衰竭。	1. 触发条件： 学员询问血气结果，助演告知"已经可以调阅查看了"，在电脑上显示血气 2 结果，进入场景 3。 2. 错误操作： (1) 如学生未下达吸痰医嘱，则模拟人反复咳嗽，助演询问"医生，患者咳嗽、吐沫，要处理吗？" (2) 如学生上一场景选择特布他林雾化，模拟人显示心率增快至 200 次 /min 以上，助演提示"患者烦躁，肢体震颤"。
3. 场景 3 (7—10min) HR：160 次 /min BP：85/52mmHg RR：55 次 /min SpO_2：91% T：37.0℃	1. 体征：发绀消失、仍有气促及呼吸费力。 2. 声音：哭声增大。 3. 听诊：哮鸣音仍存在。	1. 给予干扰素 α2b 10~20IU/kg 雾化。 2. 下达经口插胃管医嘱。 3. 讨论机械通气模式。 4. 下达经鼻连续气道正压通气无创通气医嘱。	1. 触发条件： 案例运行 10 分钟或所有场景均完成，案例结束。 2. 错误操作： (1) 如未下达无创通气医嘱，则模拟人 RR 增加至 65 次 /min，血氧饱和度降至 88%； (2) 如选择气管插管，则模拟人哭声增大，张开眼睑，四肢活动增多；助演提示"患者反应似乎比刚才好些了"。

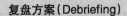

复盘方案（Debriefing）
1. 复盘策略（Debriefing Strategy） (1) 支持结构化复盘（Structured and Supported Debriefing，SSD） (2) 音视频支持复盘（Video-Audio assisted Debriefing） (3) 引导反思（Guided Reflection） (4) 指导反馈（Directive Feedback） 2. 复盘组织形式（Debriefing Organization Forms） 小组（Small Group）形式 3. 复盘地点（Debriefing Location） 讨论室（Discussion Room） 4. 复盘导师（Debriefer） 促进者（Facilitator） 5. 复盘方法（Debriefing Technique） (1) 收集 - 分析 - 总结（Gather-Analyze-Summarize，GAS） (2) 音视频支持复盘法（Video-Audio assisted Debriefing Method） (3) 情境回顾法（After action review Method） (4) 同伴复盘法（Pear-Assisted Debriefing Method） (5) 团队复盘法（Team Debriefing Method） (6) 混合复盘法（Blended Debriefing Method） (7) 主张 - 探寻法（Advocacy-Inquiry Method） (8) 优点 - 不足法（Plus-Delta Method） (9) 形成性反馈法（Formative Feedback Method） (10) 总结性反馈法（Summative Feedback Method） 6. 复盘工具（Debriefing Tools） (1) 评估录播系统 (2) 主张 - 探寻（Advocacy-Inquiry，AI） (3) 核查清单（Checklist） (4) 优点 - 不足（Plus-Delta，+/Δ） (5) 记录板（Whiteboard）

复盘设计（Debriefing Designing & Implementation）				
阶段	目的	行为	问题提纲	注释
收集	积极地听取参与者的意见，了解他们对自己行为的看法	1. 需要团队领导叙述。 2. 需要团队澄清或补充信息。	1. 所有人：案例运行结束，大家感觉如何？ 2. 队长：你能说说刚才这个患者是什么情况吗？ 3. 团队成员：还有没有人补充自己的感受和想法？	1. 时间保证：6 分钟，占复盘时间 25%。 (1) 分配足够的时间进行信息收集 (2) 建构并开展收集阶段，明确支持结构化复盘策略 2. 方法保证 (1) 采用开放式问题及鼓励性教学法 1) 征求学员最初的反应 / 情绪 2) 确认“分析”阶段待讨论的问题 3) 提升学习兴趣、热情和积极性 (2) 采用“情境回顾法”及“记录板”： 1) 对案例及学习目标有共同的理解 2) 在进入“分析”阶段之前，总结学员在收集阶段所共有的关注点（如：存疑之处等） 3) 板书形式，边引导边归纳，记录如上所共有的关注点

续表

阶段	目的	行为	问题提纲	注释
分析	促进学生反思并分析他们的行为。	1. 检查事件的准确记录。 2. 报告观察正确和不正确的步骤。 3. 利用咨询来阐明思考的过程。 4. 在必要的地方刺激反射并提供重定向。 5. 利用基于证据的指南作为临床查询/关注的基准。	1. 我注意到……,请告诉我更多…… 2. 你觉得怎么样?你当时在想什么?但是,我了解到场景的更多"×"方面。 3. 解决冲突:让我们重新集中注意力,重要的不是谁对,而是对病人来说什么是正确的。	1. 时间保证:12 分钟,占复盘时间 50%。 (1)分配足够的时间来执行分析阶段。 (2)保证课堂收益,突出教学重点。 2. 方法保证: (1)采用"引导反思""同伴、团队及混合复盘法"及"核查清单": 1)将学员的个人观点与观察相结合。 2)以学员对具体而准确的某一行为、互动或先前评论作为探究的基础。 (2)采用"主张-探寻""形成性反馈法"及"记录板""优点-不足": 1)引导学员分享积极的行为、想法。 2)引导学员对需要改进的方面/领域进行自我发现。 3)选择学员模拟过程中的表现或观察到的差距,进行引导并同时总结学员的共识之处。 4)板书形式,边引导边归纳,记录学员"表现差距"(Performance Gap)。 (3)采用"指导反馈""音视频支持复盘法"及"概念图": 1)为学员需要进行的改变或改进提供建议。 2)提供建议变更/改进的理论依据和/或事实。 3)反馈集中在全体学员(而不是个人)、表现差距(Performance Gap)、学习目标及场景与临床真实存在的差距(Gap),并给予建议、解决其差距(Closed Performance Gap)。
总结	便于识别和审查所吸取的经验教训。	1. 验证所有必要的覆盖。 2. 教学/汇报点。 3. 总结讨论/结束。 4. 会议/听取任何意见。 5. 保证足够的时间来执行总结阶段。	1. 使用两种你认为有效或者做得好的行动和事件。 2. 描述两个你认为你/团队需要工作的领域。 3. 描述你认为可以改进的地方。	1. 时间保证:7 分钟,占复盘时间 25%。 (1)保证时间用来执行总结阶段。 (2)强化课堂收益及重要性。 2. 方法保证: (1)采用"引导反思""记录板""优点-不足":根据板书中"优点-不足"的板图形式已呈现的学员表现差距,让学员从中来总结模拟过程中的主要收益(学习目标、表现差距及场景与临床真实存在的差距要点)。 (2)采用"总结性反馈法": 1)学员总结应用这些关键信息(要点和策略)来改变其未来的临床实践。 (如时间不足,由导师总结关键的信息) 2)提升临床实践诊疗自信心,提升临床胜任力。

备注:
1. 此次医学模拟课堂教学复盘以"支持结构化复盘"为主要的复盘策略,辅以"引导反思"和"指导反馈"等复盘策略。
2. 整合"主张-探寻法"等多种复盘方法和多种复盘工具,保证教学重点,解决教学难点。
3. 结合实际模拟情境整合多种"基于证据的复盘"(Evidence-Based Debriefing)策略及方法,综合高效执行混合复盘,以实现并提升学员自信心和临床胜任力。

相关问题（Supplementary Questions）

1. 评估毛细支气管炎患儿病情危重程度时需要注意哪些临床表现和体征？
2. 治疗呼吸道合胞病毒感染，指南中推荐使用的药物有哪些？
3. 如何根据血气分析结果诊断呼吸衰竭？
4. 机械通气时，选择无创通气或有创通气的指征是什么？
5. 呼吸道合胞病毒感染的传播方式是什么？应如何防护？

第六部分：本次授课使用的教材及参考资料（References, Evidence-Based Practice Guidelines, Protocols, or Algorithms）

教材
申昆玲，黄国英.《国家卫生和计划生育委员会住院医师规范化培训规划教材：儿科学》. 北京：人民卫生出版社，2016.
参考资料
1. 国家呼吸系统疾病临床医学研究中心，中华医学会儿科学分会呼吸学组，中国医师协会呼吸医师分会儿科呼吸工作委员会，等. 儿童呼吸道合胞病毒感染诊断、治疗和预防专家共识. 中华实用儿科临床杂志，2020，35（4）：241-250. 2. 中华人民共和国国家健康委员会，国家中医药局. 儿童社区获得性肺炎诊疗规范（2019年版）. 中华临床感染病杂志，2019，12（1）：6-13
拓展资料
Daley-Yates PT. Inhaled corticosteroids: potency, dose equivalence and therapeutic index. Br J Clin Pharmacol.2015, 80（3）：372-380.

第七部分：教学评估方案（Evaluations & Recommendations）

学习效果核查方案（Outcome-Based Learning Verification Program & Post Simulation Exercises）
1. 核查表（Checklist）：见附件4-3-3。 2. 学习效果评价表：见附件4-3-4。 3. 医学模拟教学课程质量及教学质量评价表：见附件4-3-5。

第八部分：案例权属及审修（Ownership & Revision & Validation & Peer Review）

案例权属（Ownership）	
编写日期	2021年6月
案例作者	张蕾
作者单位	深圳市儿童医院
联系邮箱	hualei310@163.com
审核修订（Revision & Validation & Peer Review）	
案例审核	杨棉华
审稿校正	刘圆

附件4-3-1 助演脚本/台词

场景1	1. 案例开始后，学员下达"心电监护"医嘱时，回答"是"。 2. 如3min到，学员仍未下达"改为面罩吸氧"医嘱，助演询问"医生，血氧报警了，要吸氧吗？" 3. 如选择沙丁胺醇或特布他林作为首次雾化，助演首先询问"刚在门诊做过一次特步他林雾化，再给一次吗？"

续表

场景 2	1. 学员下达“吸痰”医嘱时,回答“是”。 2. 学员下达“复查血气”医嘱时,回答“是”。 3. 学员询问血气 2 结果时,回答“电脑上已经可以调阅查看了。” 4. 如医生要求拍胸片,回答“拍片人员比较忙,要过一会儿到。”,如医生再次询问,仍回复“还没到,已经打过电话联系了。” 5. 如学员未下达吸痰医嘱,助演问“医生,患者咳嗽、吐沫,要处理吗?” 6. 如学员首次雾化选择特布他林 / 沙丁胺醇雾化,助演提示“患者烦躁,肢体震颤。”
场景 3	1. 学员下达“插胃管”医嘱,询问“经口还是经鼻?” 2. 如学员准备气管插管,则告知“孩子醒了,精神似乎比刚才好些了。”

附件 4-3-2 教学目标答案

1. 毛细支气管炎病情严重程度分级

项目	轻度	中度	重度
喂养量	正常	下降至正常一半	下降至正常一半以上或拒食
呼吸频率	正常或略快	>60 次 /min	>70 次 /min
胸壁吸气性三凹征	无	肋间隙凹陷较明显	肋间隙凹陷极明显
鼻翼扇动或呻吟	无	无	有
血氧饱和度	>92%	88%~92%	<88%
精神状态	正常	轻微或间断烦躁,易激惹	极度烦躁不安,嗜睡,昏迷
注明:中 - 重度毛细支气管炎判断标准为存在其中任何一项即可判定			

2. 治疗呼吸道合胞病毒感染的常用药物

分类	药物	常用剂量	备注
抗病毒药	干扰素 α1b	2~4μg/(kg·次)每日两次,持续 5 天	雾化使用
	干扰素 α2b	10 万 ~20 万 IU/(kg·次)每日两次,持续 5 天	雾化使用
	利巴韦林	–	不常规推荐
支气管舒张剂	沙丁胺醇雾化剂	<6 岁,2.5mg/ 次,3~4 次 /d	易引起心动过速、低钾血症
	特布他林雾化剂	<20kg,2.5mg/ 次,3~4 次 /d	同上
	异丙托溴铵	<12 岁,250μg/ 次	多与短效 β_2 受体激动剂联合使用
糖皮质激素	全身激素	–	不常规推荐
	布地奈德雾化液	0.5~1mg/ 次,1~2 次 /d	可联合支气管舒张剂使用
高渗盐水	3% 氯化钠溶液	雾化时间<20min	不推荐常规使用,如严重喘憋对其他治疗无效可尝试,可能会加重刺激性咳嗽
白三烯受体拮抗剂	孟鲁司特	–	不常规推荐,仅用于反复喘息或预防
抗菌药物	–	–	不常规推荐,重症病例存在细菌感染高危因素时

3. 氧疗方案及机械通气指征

(1)氧疗方案

1)普通氧疗指征：血氧饱和度持续低于90%~92%时，需给予氧疗。

2)氧疗方式：鼻导管吸氧(1~2L/min)。

面罩吸氧(4~6L/min)。

(2)机械通气指征：

1)无创通气指征：轻-中度呼吸困难，呼吸急促，辅助呼吸肌用力，鼻翼扇动；动脉血气异常：pH<7.35，$PaCO_2$ >45mmHg，或动脉血氧分压/吸入氧浓度(PaO_2/FiO_2)<300mmHg。儿科常用无创通气模式包括：持续气道正压通气(CPAP)和双相气道正压(BiPAP)通气。

2)有创通气指征：呼吸困难明显，呼吸道分泌物不易清除(即难以维持气道通畅)；频繁呼吸暂停；吸氧浓度>50%，而 PaO_2<50mmHg；二氧化碳潴留：$PaCO_2$ >70mmHg。

附件 4-3-3 核查量表(Checklist)

为评价模拟教学实施进展和项目完成度，分别用"√"和"×"标识项目有/无操作或者是执行/未执行。

项目	是(有执行)	否(未执行)
接触病人前洗手、戴口罩		
连接心电监护、获得HR、RR、BP、SpO_2、测体温		
呼吸系统查体		
首次评估患儿病情达重度		
首次评估后下达"面罩吸氧"医嘱		
首次评估后下达"布地奈德/异丙托溴铵"雾化		
第一场景总用时不超过3min		
首次雾化后再次呼吸系统查体		
二次评估后判断出患儿病情仍达中度		
二次评估后下达"吸痰"医嘱		
二次评估需复查血气		
解读血气2：判断患者仍有Ⅱ型呼吸衰竭		
二次评估用时不超过3min		
给予干扰素雾化(剂量准确)		
下达"经口插胃管"医嘱		
不使用抗生素		
不使用全身激素		
讨论机械通气指征，下达经鼻连续气道正压通气医嘱		
总用时不超过10min		

附件 4-3-4 学习效果评价表(自评)

1. 时间：复盘结束后。
2. 方式：给学员发放评估表填写。
3. 课程评价内容主要包括：

(1)您以前参加过类似形式的培训及教学吗？

(2)该中心提供的设备和设施是否能满足本次教学需要?

(3)对于本次课程内容设置和安排,是否能满足教学目标要求?

(4)您对授课导师在课程当中表现出的专业知识、授课态度、授课技巧、人文知识、协调能力方面,哪些最满意?对于不足之处,您有哪些建议和要求?

(5)从课程形式、教学效果等方面谈谈您对这次教学的感受?

(6)针对本次教学,您觉得还需进行哪些改进?

(7)如果下次参加类似教学,您最期待在哪些方面有所改变?

附件4-3-5 医学模拟教学课程质量及教学质量评价表

组别:第____组 授课题目:____________ 授课时间:________ 学员:________

评价指标		指标内涵	分值	得分
课程质量	教学对象	教学对象明确,层次清晰	10	
	教学主题	教学主题定位准确,难度适宜,符合教学对象的层次	10	
	教学目标	教学目标设定具体,明确,量化,可达到	10	
	场景设定	场景布置合理,组织有序,可操作性强	10	
	课程内容	课程内容面向全体教学对象,难易适中	10	
		课程内容与时间安排恰当,重点、难点分布恰当	10	
教学质量	复盘	问题设计与学习目标相呼应,注重发现问题、解决问题的能力	10	
	教学效果	采用有效的方式、方法对课堂教学及学习效果进行评价	10	
	教姿教态	着装典雅庄重,精神饱满,教态自然大方	10	
	综合评价(与教案的吻合度)	课堂演示总体评价:现场授课的内容、重点、时间安排在本节课教案计划内进行	10	
总分			100	
专家建议:				

第四节 新生儿复苏

第一部分:案例概况(Overview)

案例主题(Title)			
案例主题	新生儿复苏		
授课对象、场景布置及辅助人员(Roles & Guidelines)			
授课对象及人数	学员学科:儿科	学员层级:住培三年级	学员人数:3人
教学地点	☑模拟实训室	☐原位模拟	☐其他____

续表

<table>
<tr><th colspan="5">授课对象、场景布置及辅助人员(Roles & Guidelines)</th></tr>
<tr><td>授课导师</td><td colspan="4">导师:1人</td></tr>
<tr><td rowspan="2">辅助人员</td><td colspan="4">□标准化病人:__人,☑助演:1人</td></tr>
<tr><td colspan="4">☑模拟工程师1人,□其他人员:__人</td></tr>
<tr><td rowspan="3">模拟时间分配(合计45分钟,不含场景布置和复原)</td><td>场景布置</td><td>30分钟</td><td>课前介绍(Prebriefing)</td><td>10分钟</td></tr>
<tr><td>情境运行</td><td>10分钟</td><td>复盘(Debriefing)</td><td>25分钟</td></tr>
<tr><td>场景复原</td><td>10分钟</td><td></td><td></td></tr>
<tr><th colspan="5">案例简介(Summary)</th></tr>
<tr><td>案例简介</td><td colspan="4">新生儿出生后常因各种原因需要复苏,高质量的复苏可提高存活率。此案例模拟了一名自主呼吸弱的早产新生儿出生后的抢救复苏过程,旨在帮助儿科住培三年级学员快速识别需复苏的新生儿并有效地完成新生儿复苏流程,提高团队协作能力。</td></tr>
<tr><th colspan="5">教学目标(Learning Objectives)(※标识为本案例的教学重点)</th></tr>
<tr><td>知识目标(Knowledge)</td><td colspan="4">※1. 描述需要新生儿复苏的指征。
2. 描述新生儿复苏流程。</td></tr>
<tr><td>技能目标(Skill)</td><td colspan="4">※1. 快速识别需复苏的新生儿。
2. 正确完成新生儿复苏流程。</td></tr>
<tr><td>情感目标(Attitude)</td><td colspan="4">※良好的组织能力和团队协作能力。</td></tr>
<tr><th colspan="5">供给导师信息(Information for Faculty & Education & Simulation Theory/Framework)</th></tr>
<tr><td colspan="5">1. 案例信息
产科现有一孕妇陈某,孕30周,因“前置胎盘大出血”拟行紧急剖宫产,请新生儿科医生到手术室协助新生儿的抢救。
早产新生儿娩出后不哭,自主呼吸弱,呼吸20次/min,有呻吟,全身皮肤苍白,颜面、口唇发绀,听诊呼吸音弱,心率85次/min,心音弱,需立即进行复苏抢救。
参加者共3位学员及1位助演护士,其中2位学员与助演护士组成复苏团队,根据设置场景运行整个复苏模拟过程,另1位学员承担记录者角色。
2. 教学策略
(1)混合式模拟教学/学习(Simulation-Based Blended Learning)
(2)高仿真模拟教学(High-Fidelity Simulation)
(3)循证教学/学习(Evidence-Based Teaching/Learning)
(4)模拟提升跨学科教学(Simulation-Enhanced Interprofessional Education, Sim-IPE)
3. 教学组织形式
小组(Small Group)形式展开高仿真模拟课堂学习和沉浸式学习
4. 教学方法
启发式教学法、互动式教学法、循证教学法、复盘、沉浸式教学法、高仿真模拟教学法、案例教学法、深入教学/学习法(Deepen Learning)、鼓励性教学法(Incentive Teaching Method)、同伴互学(Peer to Peer Learning, P2P)
5. 教学工具
新生儿高仿真模拟人、模拟监护仪、评估录播系统、核查表
6. 核查工具/方法
(1)工具:核查表(Checklist)
(2)方法:团队复盘(Team Debriefing)</td></tr>
</table>

续表

首次供给学员信息(Learner Information Needed Prior to Scenario)
产妇,孕 30 周,因“前置胎盘大出血”拟行紧急剖宫产。助产士给新生儿科医生打电话,要求到手术室协助新生儿的抢救。学员作为抢救团队成员到达现场,并分工如下:学员 A 承担新生儿科医生角色,学员 B 承担第一助手角色,学员 C 承担记录者角色,助演承担护士角色。 早产新生儿娩出后不哭,自主呼吸弱,呼吸 20 次 /min,有呻吟,全身皮肤苍白,颜面、口唇发绀,听诊呼吸音弱,心率 85 次 /min,心音弱。请组织复苏抢救。
模拟教学前学员应具备的知识和技能(Participant Requirements & Pilot Test)
1. 知识:已学习新生儿复苏流程的理论。 2. 技能:课前掌握了复苏球囊使用、气管插管、胸外心脏按压等技能。 3. 标准化角色:承担护士角色的学员已完成预模拟(Pre-Simulation)角色培训及考核,认定为标准化角色。

第二部分:病例信息(Case Information)

初始病例信息(Initial Brief Description of Case)			
患者姓名:陈某婴	年龄:0 分钟	性别:☑男 □女 □其他	体重:1.3kg
主诉:胎龄 30 周,生后自主呼吸弱			
现病史(如下信息可在开场告诉学员): 胎龄 30 周,因“孕母前置胎盘大出血”紧急剖宫产娩出,不哭,自主呼吸弱,呼吸 20 次 /min,有呻吟,全身皮肤苍白,颜面、口唇发绀,听诊呼吸音弱,心率 85 次 /min,心音弱,肌张力差,需立即进行复苏抢救。			

补充病例信息(Supplementary Information & Significant Lab and Diagnostic Findings)
无。

第三部分:模拟设备要求 / 场景布置要求(Equipment & Scene Layout)

A. 模拟患者(Fidelity/Modality & Simulated Patient Type)
☑高仿真模拟人 / 器
□标准化病人
□任务训练器
□混合(Hybrid)模式

B. 设备 / 物品清单(Props)

序号	名称	品规或相应要求	数量	其他要求
1	婴儿高仿真模拟人	/	1个	无
2	新生儿辐射台	无	1个	无
3	喉镜	0号	1个	无
4	气管导管	2.5 号、3.0 号、3.5 号	各2个	无
5	复苏球囊	无	1个	无
6	面罩	小号	1个	无
7	负压吸球	无	1个	无
8	吸痰管	6号、8号	各1个	无
9	负压吸引器	无	1个	无

续表

序号	名称	品规或相应要求	数量	其他要求
10	吸氧装置	无	1个	无
11	吸氧管	无	1个	无
12	脐静脉导管	无	1个	无
13	三通管	无	1个	无
14	注射器	1mL、5mL、10mL、20mL、50mL	各1个	无
15	听诊器	无	1个	无
16	毛巾	无	2条	无
17	肩垫	无	1个	无
18	剪刀	无	1个	无
19	胶布	无	1个	无
20	丝线	无	2根	无
21	弯盘	无	1个	无
22	保鲜膜	无	1卷	无
23	口罩、帽子、手套	无	各3个	无
C. 模拟药品和液体清单（Medications and Fluids）				
序号	药品名称	药品规格或相应要求	数量	其他要求
1	肾上腺素	1∶1 000	1支	无
2	生理盐水	0.9%，100mL	1支	无
D. 模拟人化妆及场地布置（Simulated Patient Makeup & Simulation Location & Setting/Environment）				

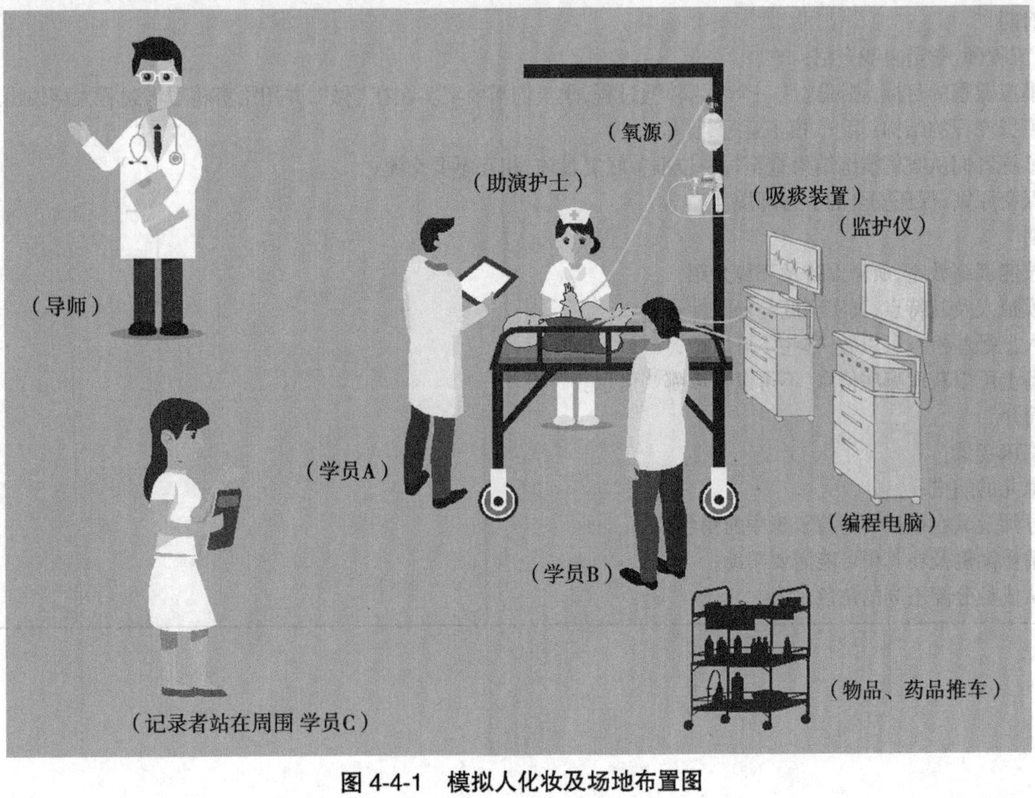

图 4-4-1 模拟人化妆及场地布置图

续表

E. 初始监护状态(Initial Monitoring State)			
☑初始状态患者已经接监护 ☐初始状态患者未接监护			
F. 患者(模拟人)初始设定(Initial State Setting)			
T:不需要	HR:85 次 /min	RR:20 次 /min	SpO_2 :50%
NIBP:不需要	IBP:不需要	CVP:不需要	
神志:不需要	瞳孔及对光反射:不需要		
其他(如气道、心肺听诊等):听诊呼吸音弱,心音弱			

第四部分:标准化病人和助演分工及职能(Standardized Patient & Confederate & Observer)

标准化病人和助演分工及职能(Standardized Patient & Confederate & Observer)	
角色(Roles)	**职能(Functions)**
标准化病人	无。
助演	承担护士角色,在复苏过程中主要执行配药、脐静脉置管、气管及脐静脉注药等任务。

第五部分:课堂设计(Class Design)

课前介绍(Prebriefing)
1. 简介前期 (1)导师、工程师、学员自我介绍; (2)说明模拟课程的目标,强调这是一个学习体验过程,学员们需要实实在在"做",并用语言将思考过程大声说出来; (3)指明模拟课程的结构:简介、模拟运行、复盘; (4)要求参练者们从案例演练结束直至每一位准备好复盘前,相互不要交流; (5)强调保密原则,保证安全的学习环境。 2. 熟悉期 (1)介绍技能训练教室,所需设备及环境介绍; (2)介绍模拟人及其特点、真实程度与局限性; (3)模拟人上哪些检查可以做,哪些不可以做; (4)从设备上可以获取哪些信息,不可以获取哪些信息。 3. 剧情简介 (1)初始临床场景; (2)介绍患儿的病史; (3)介绍导师及其在模拟病例与复盘中的角色; (4)介绍情境案例及在其中可能需要帮助; (5)为团队成员分配不同的角色。

情境运行（Scenario & Case Running）			
运行剧本（Progression Outline）			
阶段 / 生命体征	患者状态	预期学员行为	线索 / 提示
1. 场景 1 HR:85 次 /min BP: 无 RR:20 次 /min SpO_2 : 无 T: 无	1. 不哭，自主呼吸弱，有呻吟，听诊呼吸音弱； 2. 心音弱； 3. 全身皮肤苍白，颜面、口唇发绀，肌张力差。	1. 确认新生儿胎龄？ 2. 询问羊水清吗？ 3. 注意患儿出生后肌张力。 4. 有无呼吸或哭声。	1. 提示： (1) 当学员确认新生儿胎龄时，导师回答胎龄 30 周。 (2) 当学员询问羊水清吗？导师回答血性羊水。若学员未询问羊水情况，导师提示血性羊水。 2. 触发事件：完成所有操作或 40 秒钟后→场景 2。
2. 场景 2 HR:88 次 /min BP: 无 RR:22 次 /min SpO_2 : 无 T: 无	1. 自主呼吸弱，呻吟，听诊呼吸音弱； 2. 心音弱； 3. 全身皮肤苍白，颜面、口唇发绀。	1. 保鲜膜保暖； 2. 摆好体位（垫肩、轻度仰伸位）； 3. 清理气道； 4. 刺激（拍打或轻弹足底 / 摩擦背部 2 次以上）、重新摆头位； 5. 再评估，同时连接脉氧仪。	1. 提示：若学员未使用保鲜膜，导师提示胎龄 30 周，小于 32 周。 2. 触发事件：完成所有操作或 40 秒钟后→场景 3。
3. 场景 3 HR:80 次 /min BP: 无 RR:20 次 /min SpO_2 :75% T: 无	1. 自主呼吸弱，胸廓起伏不明显； 2. 全身皮肤苍白，颜面、口唇发绀。	复苏球囊面罩正压通气（E-C 手法）30 秒	1. 提示：若学员手法不准确，导师提示注意手法、密闭性。 2. 触发事件：完成所有操作或 1 分钟后→场景 4。
4. 场景 4 HR:50 次 /min BP: 无 RR:15 次 /min SpO_2 :65% T: 无	自主呼吸仍弱，胸廓起伏不明显，发绀加重	矫正通气步骤，继续复苏球囊面罩正压通气 15 秒，再评估。	1. 提示： (1) 若场景 3 结束后学员直接进行气管插管，导师提示刚刚面罩密闭性是不是不好； (2) 若学员未再次吸引口鼻分泌物，导师提示口腔是不是有分泌物堵塞。 2. 触发事件：完成所有操作或 1 分钟后→场景 5-0。
5. 场景 5-0 HR:50 次 /min BP: 无 RR:15 次 /min SpO_2 :50% T: 无	自主呼吸进一步减弱，看不到胸廓起伏，颜面、口唇发绀加重。脉氧仪显示氧饱和度下降。	1. 气管插管 插管后立即确定气管导管位置正确，观察胸廓起伏 + 听诊双肺呼吸音对称、胃部无呼吸音； 2. 胸外按压； 3. 复苏球囊接储氧器； 4. 助演护士脐静脉置管； 5. 再评估。	1. 提示：若学员出现场景 5-1、5-2、5-3，导师给予相应提示。 2. 触发事件：完成所有操作或 2 分钟后→场景 6。

续表

阶段 / 生命体征	患者状态	预期学员行为	线索 / 提示
6. 场景 5-1 HR:10 次 /min BP:无 RR:5 次 /min SpO_2 :10% T:无	自主呼吸进一步减弱，看不到胸廓起伏，颜面、口唇发绀加重。脉氧仪显示氧饱和度下降。	1. 未行气管插管或插管不成功； 2. 胸外按压； 3. 复苏球囊接储氧器； 4. 助演护士脐静脉置管； 5. 再评估。	1. 提示： (1)若学员未行气管插管，导师提示患儿呼吸越来越弱了，氧饱和度越来越差了。 (2)若学员 A 气管插管 2 次不成功，导师提示患儿呼吸越来越弱了，要不要换人；若更换学员气管插管 1 次仍不成功，导师提示插管操作很久了，患儿氧饱和度好差啊。 2. 触发事件：完成所有操作或 2 分钟后→场景 6。
7. 场景 5-2 HR:45 次 /min BP:无 RR:10 次 /min SpO_2 :30% T:无	自主呼吸进一步减弱，看不到胸廓起伏，颜面、口唇发绀加重。 脉氧仪显示氧饱和度下降。	1. 气管插管，插管后立即确定气管导管位置正确，观察胸廓起伏 + 听诊双肺呼吸音对称、胃部无呼吸音。 2. 未行胸外按压或手法不正确； 3. 复苏球囊接储氧器； 4. 助演护士脐静脉置管； 5. 再评估。	1. 提示： (1)若学员未行胸外按压，导师提示患儿心率很慢，氧饱和度也越来越差了，如何处理？ (2)若胸外按压手法不正确，导师提示注意按压手法、部位、力度。 2. 触发事件：完成所有操作或 2 分钟后→场景 6。
8. 场景 5-3 HR:40 次 /min BP:无 RR:15 次 /min SpO_2 :40% T:无	自主呼吸进一步减弱，看不到胸廓起伏，颜面、口唇发绀加重。 脉氧仪显示氧饱和度下降。	1. 气管插管，插管后立即确定气管导管位置正确，观察胸廓起伏 + 听诊双肺呼吸音对称、胃部无呼吸音； 2. 胸外按压； 3. 复苏球囊未接储氧器； 4. 助演护士脐静脉置管； 5. 再评估。	1. 提示：若复苏球囊未接储氧器，导师提示氧饱和度越来越差了，是不是要提高吸氧浓度。 2. 触发事件：完成所有操作或 2 分钟后→场景 6。
9. 场景 6 HR:45 次 /min BP:无 RR:15 次 /min SpO_2 :50% T:无	呼吸无改善，全身皮肤苍白，颜面、口唇发绀。	1. 持续正压通气 + 胸外心脏按压； 2. 脐静脉给药 1/10 000 肾上腺素 0.2~0.4mL 或气管内注入 1/10 000 肾上腺素 1mL； 3. 再评估。	1. 提示：若助演护士脐静脉置管未完成，导师提示目前无法脐静脉给药，怎么办？ 2. 触发事件：完成所有操作或 2 分钟后→场景 7。
10. 场景 7 HR:80 次 /min BP:无 RR:10 次 /min SpO_2 :75% T:无	自主呼吸弱，肤色苍白无改善，口唇发绀有减轻。	1. 继续胸外心脏按压 + 复苏球囊正压通气； 2. 脐静脉注入生理盐水 13mL (10mL/kg) 扩容（口述缓慢静脉滴注）； 3. 再评估。	1. 提示：若学员未扩容，导师提示孕母前置胎盘大出血，早产儿肤色苍白，可能存在失血性休克。 2. 触发事件：完成所有操作或 1.5 分钟后→场景 8。
11. 场景 8 HR:120 次 /min BP:无 RR:10 次 /min SpO_2 :90% T:无	1. 自主呼吸弱，心音有力； 2. 肤色苍白改善、逐渐转红； 3. 口唇无发绀。	1. 停止胸外心脏按压； 2. 继续复苏球囊正压通气； 3. 评估； 4. 带气管插管转运至新生儿重症监护病房。	1. 提示：若监护仪上显示 SpO_2 升至 90% 以上，学员打算拔气管插管，导师提示自主呼吸弱。 2. 触发事件：完成所有操作或 1 分钟后结束模拟。
备注：新生儿复苏流程见中国新生儿复苏项目专家组著《中国新生儿复苏指南(2016 年北京修订)》，情境运行流程表见流程图(图 4-4-2)，教学目标答案见附件(附件 4-4-1)。			

复盘方案（Debriefing）
1. 复盘策略（Debriefing Strategy） (1)支持结构化复盘（Structured and Supported Debriefing，SSD） (2)音视频支持复盘（Video-Audio assisted Debriefing） (3)引导反思（Guided Reflection） (4)指导反馈（Directive Feedback） 2. 复盘组织形式（Debriefing Organization Forms） 小组（Small Group）形式 3. 复盘地点（Debriefing Location） 讨论室（Discussion Room）或以问题为导向教学室（Problem-Based Learning Room）或复盘室（Debriefing Room） 4. 复盘导师（Debriefer） 促进者（Facilitator） 5. 复盘方法（Debriefing Technique） (1)收集 - 分析 - 总结（Gather-Analyze-Summarize，GAS） (2)音视频支持复盘法（Video-Audio assisted Debriefing Method） (3)情境回顾法（After action review Method） (4)同伴复盘法（Pear-Assisted Debriefing Method） (5)团队复盘法（Team Debriefing Method） (6)混合复盘法（Blended Debriefing Method） (7)主张 - 探寻法（Advocacy-Inquiry Method） (8)优点 - 不足法（Plus-Delta Method） (9)形成性反馈法（Formative Feedback Method） (10)总结性反馈法（Summative Feedback Method） 6. 复盘工具（Debriefing Tools） (1)评估录播系统 (2)主张 - 探寻（Advocacy-Inquiry，AI） (3)核查清单（Checklist） (4)优点 - 不足（Plus-Delta，+/Δ） (5)记录板（Whiteboard） (6)概念图（Concept Mapping）

复盘设计（Debriefing Designing & Implementation）

阶段	目的	行为	问题提纲	注释
收集	积极地听取学员们的意见，了解他们对自己行为的看法。	1. 需要复苏团队队长的叙述； 2. 需要团队澄清或补充信息。	1. 所有人：你感觉如何？对彼此的表现是否满意？ 2. 队长：你能告诉我们发生了什么事吗？ 3. 团队成员：有其他补充吗？	1. 时间保证：6 分钟，占复盘时间 24%。 (1)分配足够的时间进行信息收集； (2)建构并开展收集阶段，明确支持结构化复盘策略。 2. 方法保证： (1)采用开放式问题及鼓励性教学法： 1)征求学员最初的反应 / 情绪； 2)确认“分析”阶段待讨论的问题； 3)提升学习兴趣、热情和积极性。 (2)采用“情境回顾法”及“记录板”： 1)对案例及学习目标有共同的理解； 2)在进入“分析”阶段之前，总结学员在收集阶段所共有的关注点（如：存疑之处等）； 3)板书形式，边引导边归纳，记录如上所共有的关注点。

续表

阶段	目的	行为	问题提纲	注释
分析	促进学生反思并分析他们的行为。	1. 检查事件的准确记录 2. 报告观察正确和不正确的步骤 3. 利用咨询来阐明思考的过程 4. 在必要的地方刺激反射并提供重定向 5. 利用基于证据的指南作为临床查询 / 关注的基准	1. 我注意到你在一开始快速评估后马上进行气囊正压通气,如果在快速评估时,羊水Ⅲ度粪染,无活力表现(即呼吸弱或肌张力低或心率<100 次 /min),那你接下来还是直接进行复苏球囊正压通气吗? 2. 我看你在经过两次面罩正压通气复苏无效后选择气管插管,那如果患儿娩出后,即刻进行 Apgar 评分为 0~3 分,你们会怎么做? 3. 解决冲突:让我们重新集中注意力,重要的不是谁对,而是对病人来说什么是正确的?	1. 时间保证:13 分钟,占复盘时间 52%。 (1)分配足够的时间来执行分析阶段; (2)保证课堂收益,突出教学重点。 2. 方法保证: (1)采用“引导反思”“同伴、团队及混合复盘法”及“核查清单”: 1)将学员的个人观点与观察相结合; 2)以学员对具体而准确的某一行为、互动或先前评论作为探究的基础。 (2)采用“主张 - 探寻”“形成性反馈法”“记录板”及“优点 - 不足”等: 1)引导学员分享积极的行为、想法; 2)引导学员对需要改进的方面 / 领域进行自我发现; 3)选择学员模拟过程中的表现或观察到的差距,进行引导并同时总结学员的共识之处; 4)板书形式,边引导边归纳,记录学员“表现差距”(Performance Gap)。 (3)采用“指导反馈”“音视频支持复盘法”及“概念图”: 1)为学员需要进行的改变或改进提供建议; 2)提供建议变更 / 改进的理论依据和 / 或事实; 3)反馈集中在全体学员、表现差距(Performance Gap)、学习目标及场景与临床真实存在的差距(Gap),并给予建议,解决其差距(Closed Performance Gap)。
总结	便于识别和审查所吸取的经验教训。	1. 验证所有必要的覆盖 2. 教学 / 汇报点 3. 总结讨论 / 结束 4. 会议 / 听取任何意见 5. 保证足够的时间来执行总结阶段	1. 你们觉得做得最好的事件是什么? 2. 如果下一次模拟,你们有无信心做得更好? 3. 你们会重点加强哪些方面,如何去加强呢?	1. 时间保证:6 分钟,占复盘时间 24%。 (1)保证时间用来执行总结阶段; (2)强化课堂收益及重要性。 2. 方法保证: (1)采用“引导反思”“记录板”“优点 - 不足”:根据板书中“优点 - 不足”的板图形式已呈现的学员表现差距,让学员从中来总结模拟过程中的主要收益(学习目标、表现差距及场景与临床真实存在的差距)。 (2)采用“总结性反馈法”: 1)学员总结应用这些关键信息(要点和策略)来改变其未来的临床实践。如时间不足,由导师总结关键的信息。 2)提升临床实践诊疗自信心,提升临床胜任力。

备注:
1. 此次医学模拟课堂教学复盘以“支持结构化复盘”为主要的复盘策略,辅以“引导反思”和“指导反馈”等复盘策略;
2. 整合“主张 - 探寻法”等多种复盘方法和多种复盘工具,保证教学重点,解决教学难点;
3. 结合实际模拟情境,整合多种“基于证据的复盘”(Evidence-Based Debriefing)策略及方法,综合高效执行混合复盘,以实现并提升学员自信心和临床胜任力。

相关问题(Supplementary Questions)

1. 我注意到你在一开始快速评估后马上进行复苏球囊正压通气,如果在快速评估时,羊水Ⅲ度粪染,无活力表现(即呼吸弱或肌张力低或心率<100 次 /min),那你接下来还是直接进行复苏球囊正压通气吗?

2. 这次模拟培训给出的是早产儿复苏,那如果是足月儿复苏,开始复苏时使用多少浓度的氧,具体怎么做?

3. 气管插管指征是什么?如果患儿娩出后,即刻进行 Apgar 评分为 0~3 分,你们会怎么做?

4. 如何判断气管插管成功与否?如果多次气管插管不成功,你会怎么办?

5. 为什么肾上腺素静脉注射后仍复苏不成功,需静推生理盐水?还可以观察哪些指征来帮助判断?

6. 在场景 6 时我观察到你们给患儿进行了生理盐水扩容,模拟设置时间 1.5 分钟,那实际上应该多长时间合适呢?

第六部分:本次授课使用的教材及参考资料(References, Evidence-Based Practice Guidelines, Protocols, or Algorithms)

教材
申昆玲,黄国英.儿科学.北京:人民卫生出版社,2016。
参考资料
1. 中国新生儿复苏项目专家组.中国新生儿复苏指南(2016 年北京修订).中华实用儿科临床杂志,2017,32(14):1058-1062. 2. Wyckoff. MH, Aziz. K, Escobedo. MB. Part 13 :Neonatal Resuscitation: 2015 American Heart Association Guidelines Update for Cardiopulmonary Resuscitation and Emergency Cardiovascular Care. Circulation, 2015, 132(18 S2): S543-560.
拓展资料
无

第七部分:教学评估方案(Evaluations & Recommendations)

学习效果核查方案(Outcome-Based Learning Verification Program & Post Simulation Exercises)
1. 核查表(Checklist):见附件 4-4-2。 2. 学习效果评价表(自评),可根据需要设计,可参考附件 4-4-3。 3. 教学效果评价表:见附件 4-4-4。

第八部分:案例权属及审修(Ownership & Revision & Validation & Peer Review)

案例权属(Ownership)	
编写日期	2021 年 6 月
案例作者	蔡琳
作者单位	华中科技大学协和深圳医院
联系邮箱	445149630@qq.com
审核修订(Revision & Validation & Peer Review)	
案例审核	杨棉华
审稿校正	刘礼

情境运行流程表

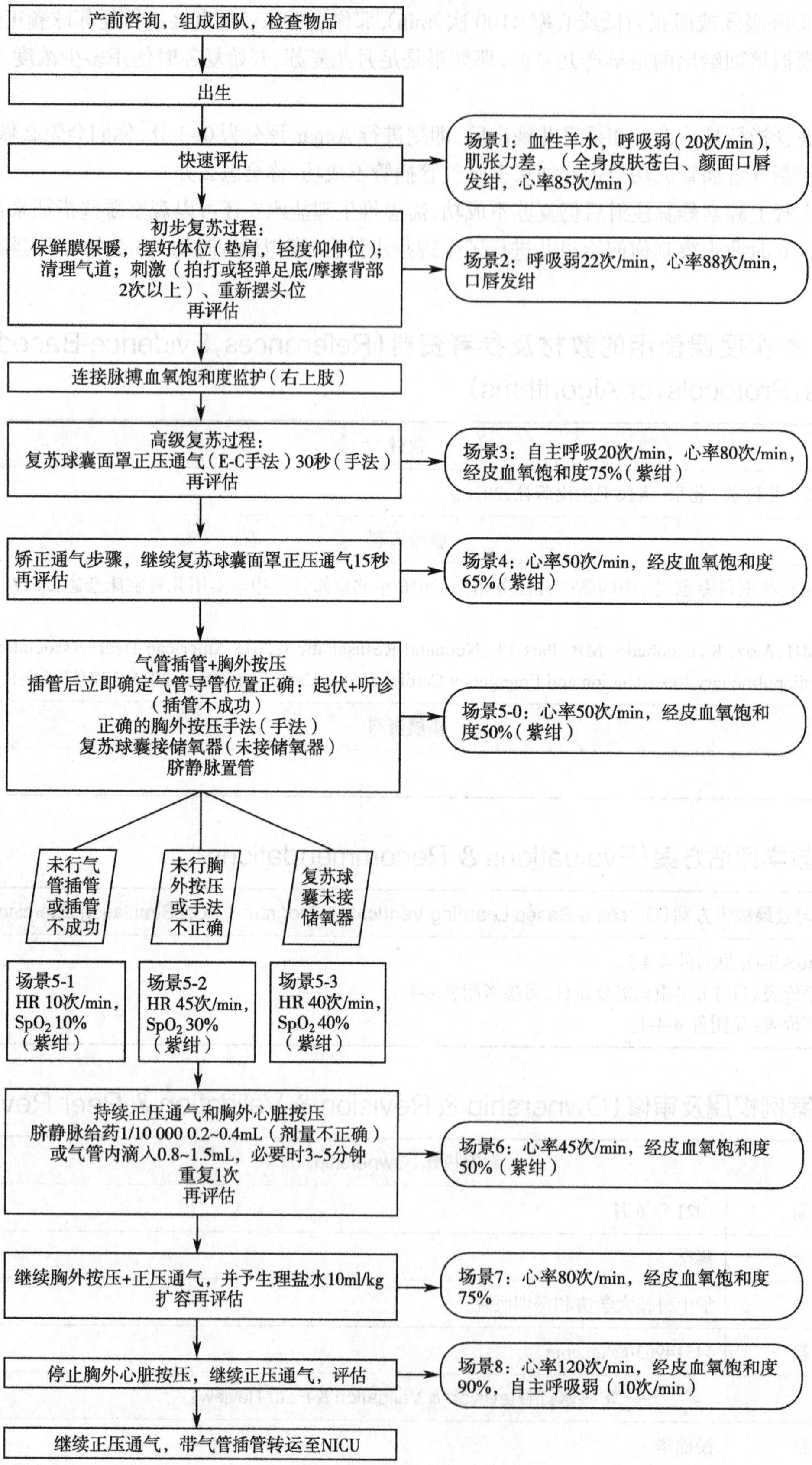

图 4-4-2 情境运行流程表

附件 4-4-1 教学目标答案

1. 需要复苏的新生儿临床表现

参考答案：出生后立即快速评估 4 项指标：(1) 足月吗？ (2) 羊水清吗？ (3) 有哭声或呼吸吗？ (4) 肌张力好吗？如以上 4 项中有 1 项为“否”，则需复苏。

2. 新生儿复苏流程

参考答案：复苏流程如下：

(1) 人员到场后，先进行产前咨询、组成团队、检查物品。

(2) 新生儿出生后，立即快速评估，如以上 4 项指标均为“是”，应快速彻底擦干，与母亲皮肤接触，进行常规护理；如 4 项指标中有 1 项为“否”，则需复苏，应进行初步复苏。

(3) 初步复苏：保暖和维持正常体温（复苏胎龄<32 周的早产儿时，可将头部以下躯体和四肢放在清洁的塑料袋内或盖以薄膜置于辐射保暖台上）；摆正体位（轻度仰伸位）；必要时清理气道；擦干和刺激。

(4) 经初步复苏，评估，若有呼吸暂停或喘息样呼吸、心率<100 次 /min，给予复苏球囊面罩正压通气（压力 20~25cmH_2O，频率 40~60 次 /min，足月儿开始用空气进行复苏，早产儿开始给予 21%~40% 浓度的氧）；同时监测氧饱和度。

(5) 经复苏球囊面罩正压通气 30 秒，心率仍<100 次 /min，检查胸廓运动，矫正通气步骤（检查面罩和面部之间是否密闭），再次通畅气道，增加气道压力。

(6) 矫正通气后心率<60 次 /min，立即气管插管，胸外按压与正压通气配合（比例 3 : 1），氧浓度提高至 100%，45~60 秒后评估心率。

(7) 心率仍<60 次 /min，脐静脉注射 1/10 000 肾上腺素 0.1~0.3mL/kg，如脐静脉插管操作尚未完成或没有条件做脐静脉插管时，可气管内注入 1/10 000 肾上腺素 0.5~1mL/kg，必要时 3~5 分钟重复 1 次。

(8) 若心率仍<60 次 /min，考虑有低血容量、怀疑失血或休克时，予生理盐水 10mL/kg 经脐静脉或外周静脉 5~10 分钟缓慢推入。

(9) 新生儿心率、氧饱和度和肌张力状况改善，复苏成功后送入新生儿重症监护室继续监护。

附件 4-4-2 核查量表（Checklist）

为评价模拟教学实施进展和项目完成度，分别用“√”和“×”标识项目有 / 无操作或者是执行 / 未执行。

项目	是（有执行）	否（未执行）
1. 能熟练运用“快速评估四项”快速识别需立即初步复苏的患儿。		
2. 能根据心率、呼吸、肤色（经皮氧饱和度）等指标判断气囊面罩正压通气的应用指征。		
3. 能根据心率、呼吸、经皮氧饱和度等指标判断气管插管、胸外按压的指征。		
4. 能根据心率、呼吸、经皮氧饱和度等指标判断肾上腺素使用指征。		
5. 快速识别失血性休克。		
6. 立即保暖、摆正体位、清理气道、触觉刺激。		
7. 连接脉氧仪，尽快获取生命体征，根据心率、呼吸、经皮氧饱和度评估下一步复苏措施。		
8. 选择合适面罩予复苏球囊面罩正压通气。		
9. 选择合适的喉镜、气管导管进行气管插管，尽快给予胸外按压 + 气囊正压通气。		

续表

项目	是(有执行)	否(未执行)
10. 正确给予 1∶10 000 肾上腺素：气管内给药(脐静脉置管成功前)，脐静脉给药(脐静脉置管成功后)，3~5 分钟后可重复。		
11. 液体复苏：0.9% 氯化钠注射液 10mL/kg，5~10min 脐静脉输注。		
12. 反复评估患儿病情变化及对治疗的反应。		
13. 评估生命体征变化，停止胸外心脏按压和气囊正压通气时机合理。		
14. 明确患儿去向：带气管插管转运至新生儿重症监护病房。		
15. 队长沉稳和自信，救治过程有条不紊，团队成员分工明确。		
16. 队长指令清晰，团队成员间闭环式沟通，知识分享，互相尊重。		

附件 4-4-3　学员课后评价表

1. 下次愿意参加此项课程	不可能	中性	肯定
2. 描述此课程教育中最有意义的体验			
3. 描述在下一次课程中您觉得可以改进的体验			
4. 课程符合您所设定的主题 / 目标	不同意	中立	同意
5. 课程的目标已明确阐述	不同意	中立	同意
6. 课程的教学水平与我的水平相一致	不同意	中立	同意
7. 描述您在此课程实践教学中学到的两件事			
8. 模拟教学结合了我临床经验中有价值的部分	不同意	中立	同意
9. 模拟教学方案是现实版案例的体现	不同意	中立	同意
10. 模拟场景具有挑战性	不同意	中立	同意
11. 模拟场景时压力很大	不同意	中立	同意
12. 在同龄人面前演练让我感到很紧张	不同意	中立	同意
13. 模拟案例促进我的水平提升： (1)技术技能 (2)医学知识 (3)判断技巧 (4)自信心	不同意	中立	同意
14. 课前资料的准备花费的时间	小于 1 小时	1~2 小时	大于 2 小时
15. 课前材料有助于我学习	不同意	中立	同意
16. 讨论我演练时表现对我很有帮助	不同意	中立	同意

附件 4-4-4 医学模拟教学课程质量及教学质量评价表

组别：第____组 授课题目：____________ 授课时间：__________ 学员：__________

评价指标		指标内涵	分值	得分
课程质量	教学对象	教学对象明确，层次清晰	10	
	教学主题	教学主题定位准确，难度适宜，符合教学对象的层次	10	
	教学目标	教学目标设定具体，明确，量化，可达到	10	
	场景设定	场景布置合理，组织有序，可操作性强	10	
	课程内容	课程内容面向全体教学对象，难易适中	10	
		课程内容与时间安排恰当，重点、难点分布恰当	10	
教学质量	复盘	问题设计与学习目标相呼应，注重发现问题、解决问题的能力	10	
	教学效果	采用有效的方式、方法对课堂教学及学习效果进行评价	10	
	教姿教态	着装典雅庄重，精神饱满，教态自然大方	10	
	综合评价（与教案的吻合度）	课堂演示总体评价： 现场授课的内容、重点、时间安排在本节课教案计划内进行	10	
总分			100	
专家建议：				

第五节 热性惊厥的处理

第一部分：案例概况（Overview）

案例主题（Title）			
案例主题	热性惊厥的处理		
授课对象、场景布置及辅助人员（Roles & Guidelines）			
授课对象及人数	学员学科：儿科	学员层级：住培二年级	学员人数：6人
教学地点	☑模拟实训室	☐原位模拟	☐其他____
授课导师	导师：1人		
辅助人员	☐标准化病人：__人，☑助演：2人		
	☑模拟工程师1人，☐其他人员：__人		

续表

<table>
<tr><th colspan="5">授课对象、场景布置及辅助人员（Roles & Guidelines）</th></tr>
<tr><td rowspan="3">模拟时间分配（合计50分钟，不含场景布置和复原）</td><td>场景布置</td><td>30分钟</td><td>课前介绍（Prebriefing）</td><td>10分钟</td></tr>
<tr><td>情境运行</td><td>15分钟</td><td>复盘（Debriefing）</td><td>25分钟</td></tr>
<tr><td>场景复原</td><td>10分钟</td><td></td><td></td></tr>
<tr><th colspan="5">案例简介（Summary）</th></tr>
<tr><td>案例简介</td><td colspan="4">本案例旨在帮助儿科住培二年级学员识别热性惊厥，能进行急性发作期的紧急处理，正确选用抗惊厥药物，并与患者家属进行病情沟通。本案例为儿科门诊候诊的患者突发惊厥伴高热，学员需对患者立即紧急处理并与患者母亲进行病情沟通。</td></tr>
<tr><th colspan="5">教学目标（Learning Objectives）（※ 标识为本案例的教学重点）</th></tr>
<tr><td>知识目标（Knowledge）</td><td colspan="4">※1. 能描述儿童热性惊厥的特点和急性发作期处理原则。
2. 能描述惊厥发作时正确抗惊厥用药。</td></tr>
<tr><td>技能目标（Skill）</td><td colspan="4">※1. 能通过采集相关病史，进行生命体征、神经系统的重点查体，快速病情评估。
2. 建立正确的热性惊厥的临床诊断思维。</td></tr>
<tr><td>情感目标（Attitude）</td><td colspan="4">※1. 实施人文关怀、医患沟通。
2. 实施治疗性沟通，展示出有效的团队合作。</td></tr>
<tr><th colspan="5">供给导师信息（Information for Faculty & Education & Simulation Theory/Framework）</th></tr>
<tr><td colspan="5">1. 案例信息
本案例为儿科门诊患者，张某，8月，男性患儿，因“发热18小时”来门诊就诊，临床诊断为“急性上呼吸道感染”，上午10时患儿就诊结束，在门诊1楼大厅突发抽搐抖动，患儿母亲紧急呼救，患儿被立即送入儿科抢救室。
现病史：患儿18小时前受凉后出现发热，热峰39.2℃，口服布洛芬后退热不佳，不能降至正常，体温波动在37.7~39.2℃之间，伴流清涕，无咳嗽、咳痰，无呕吐、腹泻，无嗜睡、烦躁。今晨在我院儿科门诊就诊，诊断“急性上呼吸道感染”，就诊结束后突发抽搐抖动，表现为双眼凝视、牙关紧闭、四肢强直抖动，呼之不应、面色发绀，被紧急送入抢救室。发病以来，精神可，食欲可，睡眠正常，大小便正常。
既往史：体健，预防接种按计划完成，无药物、食物过敏史，无外伤、输血、手术史。个人史：出生史正常，生长发育史正常，喂养史正常。家族史：母亲幼年有“热性惊厥”病史，否认癫痫、高血压、糖尿病家族史。
体格检查：T 39.1℃，HR 132次/min，RR 35次/min。意识不清，面色发绀，前囟平软，大小0.5cm×0.5cm，无颅骨软化。双眼瞳孔等大等圆，直径3mm，对光反射灵敏，无结膜充血，全身皮肤未见出血点及瘀斑，浅表淋巴结未及肿大。口吐泡沫，呼吸平稳，无气促及呼吸费力，双肺呼吸音稍粗，未闻及干湿啰音，心率132次/min，律齐，心音有力，各瓣膜听诊区未闻及杂音，腹部平软，肝脏肋下1cm，脾脏未触及，未触及包块，肠鸣音4次/min，四肢肌张力增高，脑膜刺激征阴性，生理反射存在，病理反射未引出。
现需要学员对患者立即紧急处理（急性发作期治疗、抗惊厥用药）。学员接诊患者时患者已抽搐3分钟，接诊2分钟后患者仍抽搐，经抗惊厥用药后患者仍抽搐，需学员第2次给抗惊厥药物，2次正确给药后，患者抽搐停止，病情平稳，与家属沟通病情，病例运行结束。如果患者在10分钟内没有得到正确抗惊厥治疗，就会持续惊厥，病例运行结束。
2. 教学策略（Instructional Strategy）
（1）混合式模拟教学（Simulation-Based Blended Learning）
（2）高仿真模拟教学（High-Fidelity Simulation）
（3）循证教学（Evidence-Based Teaching/Learning）
（4）模拟提升跨学科教学（Simulation-Enhanced Interprofessional Education，Sim-IPE）
3. 教学组织形式（Instructional Organization Forms）
小组（Small Group）形式展开高仿真模拟课堂学习和沉浸式学习
4. 教学方法（Instructional Methods）
启发式教学法、互动式教学法、循证教学法、复盘、沉浸式教学法、高仿真模拟教学法、案例教学法、深入教学/学习法（Deepen Learning）、问卷调查法（Survey-Based Teaching）、鼓励性教学法（Incentive Teaching Method）</td></tr>
</table>

续表

供给导师信息（Information for Faculty & Education & Simulation Theory/Framework）
5. 教学工具（Instructional Aids） 婴儿高仿真综合模拟人、模拟监护仪、评估录播系统、核查表、学前调查问卷 6. 核查工具 / 方法（Checklist Tools/Methods） (1)工具：核查表（Checklist） (2)方法：团队复盘（Team Debriefing）
首次供给学员信息（Learner Information Needed Prior to Scenario）
1. 学员版首次案例信息 儿科门诊患者，张某，8 月，男性患儿，因“发热 18 小时”在门诊就诊，上午 10 时患儿就诊结束，在门诊大厅突发抽搐抖动，表现为双眼凝视、牙关紧闭、四肢强直抖动，呼之不应，患儿母亲紧急呼救，被送入抢救室。 2. 学员版现病史 患儿 18 小时前受凉后出现发热，热峰 39.2℃，口服布洛芬后退热不佳，不能降至正常，体温波动在 37.7~39.2℃之间，伴流清涕，无咳嗽、咳痰，无呕吐、腹泻，无嗜睡、烦躁，今晨在我院儿科门诊就诊，诊断“急性上呼吸道感染”，就诊结束后突发抽搐抖动，表现为双眼凝视、牙关紧闭、四肢强直抖动，呼之不应、面色发绀，被紧急送入抢救室。发病以来，精神可，食欲可，睡眠正常，大小便正常。
模拟教学前学员应具备的知识和技能（Participant Requirements & Pilot Test）
1. 知识：已经掌握热性惊厥的理论知识、抗惊厥药物的相关知识。 2. 技能：已经接受医患沟通技能及团队配合的培训。

第二部分：病例信息（Case Information）

初始病例信息（Initial Brief Description of Case）			
患者姓名：张某	年龄：8 个月	性别：☑男 □女 □其他	体重：9kg
主诉：发热 18 小时，抽搐 1 次			
现病史（如下信息可在开场告诉学员）： 患儿 18 小时前受凉后出现发热，热峰 39.2℃，口服布洛芬后退热不佳，不能降至正常，体温波动在 37.7~39.2℃之间，伴流清涕，无咳嗽、咳痰，无呕吐、腹泻，无嗜睡、烦躁，今晨在我院儿科门诊就诊，诊断“急性上呼吸道感染”。就诊结束后突发抽搐抖动，表现为双眼凝视、牙关紧闭、四肢强直抖动，呼之不应、面色发绀，被紧急送入抢救室。发病以来，精神可，食欲可，睡眠正常，大小便正常。			

补充病例信息（Supplementary Information & Significant Lab and Diagnostic Findings）
1. 根据剧情演进需要，学员询问可以提供的病史；学员询问后才提供： 过敏史：无药物食物过敏史。 既往史：体健，预防接种按计划完成，无外伤、输血、手术史，无传染性疾病接触史。 个人史：生长发育正常，出生史及喂养史正常。 家族史：母亲幼年有“热性惊厥”病史。 服药史：无。 2. 学员体格检查时提供病历信息（如果学员没有做该项目查体则不提供；如果学员查体项目超出以下范围则提示未见异常） T:39.1℃，HR:132 次 /min，RR:35 次 /min，意识不清，面色发绀，前囟平软，大小 0.5cm × 0.5cm，无颅骨软化，双眼瞳孔等大等圆，直径 3mm，对光反射灵敏，无结膜充血，全身皮肤未见出血点及瘀斑，浅表淋巴结未及肿大，口吐泡沫状唾液，呼吸平稳，无气促及呼吸费力，双肺呼吸音稍粗，未闻及干湿啰音，心率 132 次 /min，律齐，心音有力，各瓣膜听诊区未闻及杂音，腹部平软，肝脏肋下 1cm，质软，脾脏未触及，未触及包块，肠鸣音 4 次 /min，四肢肌张力增高，脑膜刺激征、病理征阴性。

续表

补充病例信息(Supplementary Information & Significant Lab and Diagnostic Findings)

3. 学员连接监护仪后提供信息

T 39.1℃,HR 132 次 /min,RR 35 次 /min,NIBP 95/75mmHg,SpO_2 86%。

4. 学员询问病史后提供给学员的检验结果

血常规 +CRP(表 4-5-1)。

表 4-5-1 某医院血常规检验报告单(发病前 1 小时结果)

姓名:张某　门诊号:　标本类别:血液　样本编号:3009

年龄:8 月　床号:　标本状态:合格　申请时间:2020-01-25 09 :50 :12

性别:男　科别:急诊　送检医生:某某某

检验项目	结果	提示	参考区间(实验方法)	单位
白细胞计数(WBC)	13.73	↑	4.0~10.0(仪器法)	$\times 10^9$/L
红细胞计数(RBC)	4.10		3.5~5.0(仪器法)	$\times 10^{12}$/L
血红蛋白浓度(Hb)	130		110.0~150.0(仪器法)	g/L
血小板计数(Plt)	425		100~300(仪器法)	$\times 10^9$/L
红细胞压积	39		37~43(仪器法)	%
平均红细胞体积	85		82~92(仪器法)	fl
平均 RBC 血红蛋白量	30		27.0~31.0(仪器法)	pg
平均 RBC HB 浓度	340		320~360(仪器法)	g/L
中性粒细胞比值	84.3	↑	50~75(仪器法)	%
淋巴细胞比值	10.8	↓	20~40(仪器法)	%
单核细胞比值	4.8		3~8(仪器法)	%
嗜酸性粒细胞比值	0.5		0.5~5(仪器法)	%
嗜碱性粒细胞比值	0.1		0~1(仪器法)	%
中性粒细胞绝对值	11.5	↑	2.0~7.5(仪器法)	$\times 10^9$/L
淋巴细胞绝对值	1.5		0.8~4.0(仪器法)	$\times 10^9$/L
单核细胞绝对值	0.65		0.12~0.8(仪器法)	$\times 10^9$/L
嗜酸性粒细胞绝对值	0		0.0~0.5(仪器法)	$\times 10^9$/L
嗜碱性粒细胞绝对值	0		0.0~0.1(仪器法)	$\times 10^9$/L
RBC 分布宽度变异系数 -CV	13.0		12.1~14.3(仪器法)	比值比 Ratio
超敏 C 反应蛋白	<0.499		0~0.5(仪器法)	mg/L

5. 学员下达检查动脉血气分析、血糖后提供结果

动脉血气分析、血糖(见表 4-5-2)。

续表

补充病例信息（Supplementary Information & Significant Lab and Diagnostic Findings）

表 4-5-2　某某医院血气分析检验报告单

姓名：张某	门诊号：	标本类别：血液	样本编号：3234
年龄：8 月	床号：	标本状态：合格	申请时间：2020-01-25 10：10：12
性别：男	科别：急诊	送检医生：某某某	临床诊断：抽搐查因

序号	项目代号	项目名称	结果	单位	参考值
1	pH	pH 值	7.28		7.35~7.45
2	PCO_2	二氧化碳分压	47	mmHg	35~45
3	PO_2	氧分压	70	mmHg	80~100
4	Na^+	钠	140	mmol/L	135~145
5	K^+	钾	4.0	mmol/L	3.5~5.5
6	Ca^{2+}	离子钙	1.26	mmol/L	1.15~1.35
7	GLU	葡萄糖	5.2	mmol/L	3.9~6.1
8	Lac	乳酸	2.0	mmol/L	0.5~1.8
9	Hct	红细胞压积	30	%	36~50
10	Ca^{2+}(7.4)	标准离子钙	1.25	mmol/L	1.15~1.35
11	HCO_3^-	碳酸氢根	18	mmol/L	21~25
12	HCO_3^-std	标准碳酸氢根	18	mmol/L	21~25
13	TCO_2	总二氧化碳	21	mmol/L	23~27
14	BEecf	细胞外液剩余碱	−1	mmol/L	−3~+3
15	BE(B)	全血剩余碱	−1	mmol/L	−3~+3
16	SaO_2	血氧饱和度	93	%	90~100
17	THbc	总血红蛋白	130	g/L	110~160

第三部分：模拟设备要求 / 场景布置要求（Equipment & Scene Layout）

A. 模拟患者（Fidelity/Modality & Simulated Patient Type）
☑高仿真模拟人 / 器
☐标准化病人
☐任务训练器
☐混合（Hybrid）模式

B. 设备 / 物品清单（Props）

序号	设备 / 物品名称	物料品规或相应要求	数量	其他要求
1	抢救车		1 辆	
2	心电监护仪		1 台	

续表

序号	设备 / 物品名称	物料品规或相应要求	数量	其他要求
3	一次性使用吸氧装置		1套	
4	压舌板、纱布		各1块	
5	一次性吸痰管		3根	
6	婴儿高仿真综合模拟人		1套	
7	负压吸引器		1套	
8	氧气罐或接氧口		1个	
9	动脉采血器套件		1个	
10	注射器 1mL、2mL		各2个	
11	采血管		3个	
12	乳胶手套		2副	
13	听诊器		1个	
14	电筒		1个	
15	护士挂表		1个	
16	止血带		1根	
17	输液器		1个	
18	静脉留置针		1个	
19	一次性留置针贴膜		1包	
20	胶布		1卷	
备注：以上为模拟过程中应该用到的设备和物品。				

C. 模拟药品和液体清单（Medications and Fluids）

序号	药品名称	数量
1	咪达唑仑	1盒
2	地西泮	1盒
3	苯巴比妥	1盒
4	10% 水合氯醛	1盒
5	布洛芬口服液	1盒
6	对乙酰氨基酚口服液	1盒
7	小儿布洛芬栓	1盒
8	生理盐水 100mL	1组
9	5% 葡萄糖注射液 100mL	1组

续表

D. 模拟人化妆及场地布置（Simulated Patient Makeup & Simulation Location & Setting/Environment）
案例运行角色和模拟人不需要化妆处理，场地布置可参考下图（图 4-5-1）。

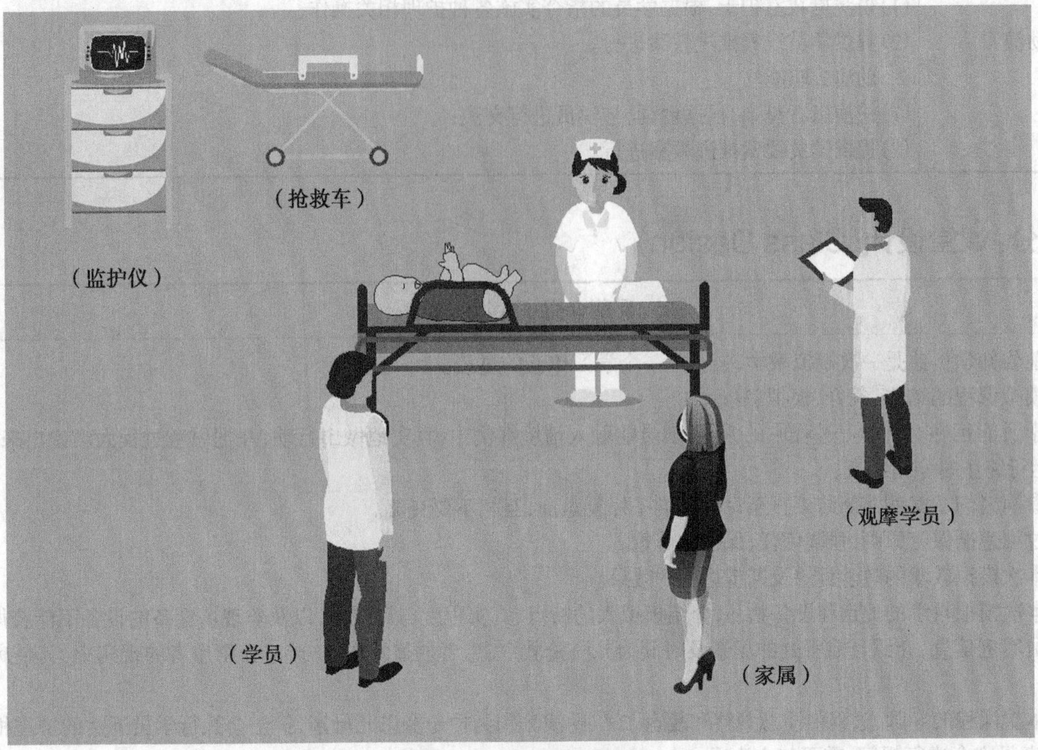

图 4-5-1　场地布置图

E. 初始监护状态（Initial Monitoring State）
□ 初始状态患者已经接监护 ☑ 初始状态患者未接监护

F. 患者（模拟人）初始设定（Initial State Setting）				
T：39.1℃	HR：132 次 /min	RR：35 次 /min	SpO$_2$：86%	
NIBP：85/60mmHg	IBP：无	CVP：无		
神志：昏迷	瞳孔及对光反射：双侧瞳孔等大等圆，直径 3mm，对光反射灵敏			
其他（如气道、心肺听诊等）： 1. 气道：通畅； 2. 双肺听诊：双肺呼吸音稍粗，无干湿啰音； 3. 心脏听诊：心音有力，律齐，心率 132 次 /min，各瓣膜听诊区未闻及杂音； 4. 皮肤：躯干部肤色红润，口唇、指、趾端发绀。				

第四部分：标准化病人和助演分工及职能（Standardized Patient & Confederate & Observer）

标准化病人和助演分工及职能（Standardized Patient & Confederate & Observer）	
角色（Roles）	职能（Functions）
标准化病人	无。

续表

角色(Roles)	职能(Functions)
助演	助演的台词见附件 4-5-1。 1. 助演 1 职能 (1)扮演抢救室护士,根据学员的指令实施各种护理相关操作; (2)提供学员线索推进教案进行。 2. 助演 2 职能 (1)扮演患者母亲,根据台词,与学员进行交流; (2)提供学员线索推进教案进行。

第五部分:课堂设计(Class Design)

课前介绍(Prebriefing)
1. 开课前告知学员这是一次模拟教学,强调是一个学习体验的过程。 2. 告知模拟课程的结构:简介、模拟、复盘。 3. 告知学员能正确对待学习过程中的错误,学员能融入情境案例中,真实地做出行动,并把思考过程大声说出来,并在导师宣布运行终止时剧情结束。 4. 要求参演者们从案例演练结束直至每一位准备好复盘前,互相不要交流。 5. 教学过程遵循保密原则,强调信任、保密和尊重。 6. 告知本次模拟教学的教学目的及期望达到的效果。 7. 介绍本次模拟教学的地点和设备物品,介绍模拟人的特点、真实程度与局限性,以及非现场配备的设备不能获得。 8. 给学员案例信息,介绍目前所处的场景及时间为儿科抢救室、患者抽搐发作 3 分钟,介绍患者的现病史,其余病史需自行采集。 9. 介绍本次课程的导师,过程中注意观察和复盘,2 位助演分别为护士及患儿母亲,护士会执行学员下达的护理相关操作指令,患者母亲会进行提问,需要与之沟通。

情境运行(Scenario & Case Running)			
运行剧本(Progression Outline)			
阶段 / 生命体征	患者状态	预期学员行为	线索 / 提示
1. 阶段 1 HR:132 次 /min BP:85/60mmHg RR:35 次 /min SpO_2:86% T:39.1℃	全身强直 - 阵挛性惊厥发作。 1. 神志昏迷,前囟平软,双侧瞳孔等大等圆,对光反射灵敏; 2. 心脏:心律齐,无杂音; 3. 肺部:呼吸活动度正常,双肺呼吸音对称,粗糙; 4. 脉搏有力,末梢温暖,毛细血管再充盈迅速,口唇及肢端发绀。	1. 吸氧(下医嘱护士执行); 2. 建立静脉通道(下医嘱护士执行); 3. 完善血常规、血电解质、血气、血糖检查; 4. 查体评估气道、呼吸和循环(模拟人上无法完成的体格检查在学员询问或查体时后告知); 5. 摆体位; 6. 清理口鼻腔分泌物(下医嘱护士执行); 7. 连接监护仪(下医嘱护士执行); 8. 呼叫上级医生; 9. 确认患者年龄、体重、惊厥发作时间; 10. 询问相关需补充病史(询问后给病史资料)。	1. 提示信息 如未吸氧、连接监护,护士提醒学员是否需要吸氧、连接监护仪。 2. 触发事件 护士说:"病人还在抽搐,已经抽搐 5 分钟了",并转入第 2 阶段。

续表

阶段 / 生命体征	患者状态	预期学员行为	线索 / 提示
2. 阶段 2 HR：128 次 /min BP：88/60mmHg RR：32 次 /min SpO_2：95% T：39.1℃	全身强直 - 阵挛性惊厥发作。 1. 神志昏迷，前囟平软，双侧瞳孔等大等圆，对光反射灵敏； 2. 心脏：心律齐，无杂音； 3. 肺部：呼吸活动度正常，双肺呼吸音对称，粗糙； 4. 脉搏有力，末梢温暖，毛细血管再充盈迅速，无发绀。	1. 如有静脉通道：缓慢注射咪达唑仑或地西泮。正确用法：地西泮 0.3~0.5mg/kg，速度 1~2mg/min，咪达唑仑 0.2~0.3mg/kg。 2. 如无静脉通道：咪达唑仑肌内注射（0.2~0.3mg/kg）或 10% 水合氯醛 0.5mL/kg 灌肠。 3. 建立静脉通道（下医嘱护士执行，无静脉通道情况下）。	1. 提示信息 护士说："医生，患儿抽搐 5 分钟了，需要用什么药么！" 2. 触发事件 本阶段进展 3 分钟后无论是否给止惊药均进入第 3 阶段。
3. 阶段 3 HR：140 次 /min BP：83/50mmHg RR：35 次 /min SpO_2：93% T：39.1℃	仍然全身强直 - 阵挛性惊厥发作。 1. 神志昏迷，前囟平软，双侧瞳孔等大等圆，对光反射灵敏； 2. 心脏：心律齐，无杂音； 3. 肺部：呼吸活动度正常，双肺呼吸音对称，粗糙； 4. 脉搏有力，末梢温暖，毛细血管再充盈迅速，无发绀。	1. 建立静脉通道（下医嘱护士执行，无静脉通道情况下）。 2. 再次缓慢注射咪达唑仑或地西泮。正确用法：地西泮 0.3~0.5mg/kg，速度 1~2mg/min，咪达唑仑 0.2~0.3mg/kg。	1. 提示信息 护士说："医生，患者还在抽搐，需要再用药吗？" 2. 触发事件 再次正确给止惊药： (1) 如正确给药，则进入第 4 阶段； (2) 如未正确给药，继续抽搐，终止案例。
4. 阶段 4 HR：130 次 /min BP：90/60mmHg RR：28 次 /min SpO_2：98% T：39.1℃	惊厥停止，意识恢复。	1. 给退热药（布洛芬 / 对乙酰氨基酚）； 2. 脑电图（非必须）； 3. 头部 CT 或磁共振成像（非必须）； 4. 重点查体； 5. 告知诊断、鉴别诊断、治疗方案； 6. 告知需住院。	1. 提示信息 (1) 护士说："医生，测量体温 39.1℃，要退热处理吗？" (2) 家属说："他是什么病？需要做哪些检查？需要住院吗？" 2. 触发事件 解答提问终止案例。
备注：案例进行流程图见图示（图 4-5-2），教学目标答案见附件（附件 4-5-2）。			

复盘方案（Debriefing）
1. 复盘策略（Debriefing Strategy） (1) 支持结构化复盘（Structured and Supported Debriefing，SSD） (2) 音视频支持复盘（Video-Audio assisted Debriefing） (3) 引导反思（Guided Reflection） (4) 指导反馈（Directive Feedback） 2. 复盘组织形式（Debriefing Organization Forms） 小组（Small Group）形式 3. 复盘地点（Debriefing Location） 讨论室（Discussion Room）或以问题为导向教学室（Problem-Based Learning Room）或复盘室（Debriefing Room） 4. 复盘导师（Debriefer） 促进者（Facilitator） 5. 复盘方法（Debriefing Technique） (1) 收集 - 分析 - 总结（Gather-Analyze-Summarize，GAS） (2) 音视频支持复盘法（Video-Audio assisted Debriefing Method） (3) 情境回顾法（After action review Method） (4) 同伴复盘法（Pear-Assisted Debriefing Method） (5) 团队复盘法（Team Debriefing Method） (6) 混合复盘法（Blended Debriefing Method） (7) 主张 - 探寻法（Advocacy-Inquiry Method）

续表

复盘方案（Debriefing）
(8)优点-不足法（Plus-Delta Method） (9)形成性反馈法（Formative Feedback Method） (10)总结性反馈法（Summative Feedback Method） 6. 复盘工具（Debriefing Tools） (1)评估录播系统 (2)主张-探寻（Advocacy-Inquiry，AI） (3)核查清单（Checklist） (4)优点-不足（Plus-Delta，+/Δ） (5)记录板（Whiteboard） (6)概念图（Concept Mapping）

复盘设计（Debriefing Designing & Implementation）

阶段	目的	行为	问题提纲	注释
收集	积极地听取参与者的意见，了解他们对自己行为的看法。	1. 需要团队领导的叙述； 2. 需要团队澄清或补充信息。	1. 所有人：你感觉如何？ 2. 队长：你能告诉我们发生了什么事吗？ 3. 团队成员：有其他补充吗？	1. 时间保证：6分钟，占复盘时间24%。 (1)分配足够的时间进行信息收集； (2)建构并开展收集阶段，明确支持结构化复盘策略。 2. 方法保证： (1)采用开放式问题及鼓励性教学法： 1)征求学员最初的反应/情绪； 2)确认"分析"阶段待讨论的问题； 3)提升学习兴趣、热情和积极性。 (2)采用"情境回顾法"及"记录板"： 1)对案例及学习目标有共同的理解； 2)在进入"分析"阶段之前，总结学员在收集阶段所共有的关注点（如：存疑之处等）； 3)板书形式，边引导边归纳，记录如上所共有的关注点。
分析	促进学生反思并分析他们的行为。	1. 检查事件的准确记录。 2. 报告观察正确和不正确的步骤。 3. 利用咨询来阐明思考的过程。 4. 在必要的地方刺激反射并提供重定向。 5. 利用基于证据的指南作为临床查询/关注的基准。	1. 我注意到……，请告诉我更多…… 2. 你觉得怎么样？你当时在想什么？但是，我了解到场景的更多"×"方面（导师可选取列举几点以作分析）。 3. 解决冲突：让我们重新集中注意力，重要的不是谁对，而是对病人来说什么是正确的。	1. 时间保证：13分钟，占复盘时间52%。 (1)分配足够的时间来执行分析阶段； (2)保证课堂收益，突出教学重点。 2. 方法保证： (1)采用"引导反思""同伴、团队及混合复盘法"及"核查清单"： 1)将学员的个人观点与观察相结合； 2)以学员对具体而准确的某一行为、互动或先前评论作为探究的基础。 (2)采用"主张-探寻""形成性反馈法""记录板"及"优点-不足"等： 1)引导学员分享积极的行为、想法； 2)引导学员对需要改进的方面/领域进行自我发现； 3)选择学员适当地表现或观察的差距进行引导并总结学员的共识之处； 4)板书形式，边引导边归纳，记录学员"表现差距"（Performance Gap）。 (3)采用"指导反馈""音视频支持复盘法"及"概念图"： 1)为学员需要进行的改变或改进提供建议； 2)提供建议变更/改进的理论依据和/或事实； 3)反馈集中在全体学员、表现差距（Performance Gap）、学习目标及场景与临床真实存在的差距（Gap），并给予建议，解决其差距（Closed Performance Gap）。

续表

阶段	目的	行为	问题提纲	注释
总结	便于识别和审查所吸取的经验教训。	1. 验证所有必要的覆盖。 2. 教学/汇报点。 3. 总结讨论/结束。 4. 会议/听取任何意见。 5. 保证足够的时间来执行总结阶段。	1. 使用两种你认为有效或者做得好的行动和事件。 2. 描述两个你认为你/团队需要工作的领域。	1. 时间保证:6 分钟,占复盘时间 24%。 (1)保证时间用来执行总结阶段; (2)强化课堂收益及重要性。 2. 方法保证: (1)采用“引导反思”“记录板”“优点 - 不足”根据板书中“优点 - 不足”的板图形式已呈现的学员表现差距,让学员从中来总结模拟过程中的主要收益(学习目标、表现差距及场景与临床真实存在的差距)。 (2)采用“总结性反馈法”: 1)学员总结应用这些关键信息(要点和策略)来改变其未来的临床实践。如时间不足,由导师总结关键的信息。 2)提升临床实践诊疗自信心,提升临床胜任力。
备注: 1. 此次医学模拟课堂教学复盘以“支持结构化复盘”为主要的复盘策略,辅以“引导反思”和“指导反馈”等复盘策略; 2. 整合“主张 - 探寻法”等多种复盘方法和多种复盘工具,保证教学重点,解决教学难点; 3. 结合实际模拟情境,整合多种“基于证据的复盘”(Evidence-Based Debriefing)策略及方法,综合高效执行混合复盘,以实现并提升学员自信心和临床胜任力。				

相关问题(Supplementary Questions)

1. 抽搐的患者做哪些重点查体?
2. 热性惊厥要与哪些疾病鉴别?
3. 总结下热性惊厥急性期的紧急处理有哪些?

第六部分:本次授课使用的教材及参考资料(References, Evidence-Based Practice Guidelines, Protocols, or Algorithms)

教材
王卫平,孙锟,常立文 . 儿科学 .9 版 . 北京:人民卫生出版社,2018.
参考资料
1. Seizures S, Pediatrics A. Neurodiagnostic evaluation of the child with a simple febrile seizure. Pediatrics, 2011, 127(2): 389. 2. 中华医学会儿科学分会神经学组 . 热性惊厥诊断治疗与管理专家共识(2017 实用版). 中华实用儿科临床杂志,2017, 32(18): 1379-1382.
拓展资料
1. Steering Committee on Quality Improvement and Management, Subcommittee on Febrile Seizures American Academy of Pediatrics. Febrile seizures: clinical practice guideline for the long-term management of the child with simple febrile seizures. Pediatrics. 2008, 121(6): 1281-1286. 2. Tanaka M, Natsume J, Hamano SI, et al. The effect of the guidelines for management of febrile seizures 2015 on clinical practices: Nationwide survey in Japan. Brain Dev, 2020, 42(1): 28-34.

第七部分:教学评估方案(Evaluations & Recommendations)

学习效果核查方案(Outcome-Based Learning Verification Program & Post Simulation Exercises)
1. 核查表(Checklist):见附件 4-5-3。 2. 学习效果评价表(自评),可根据需要设计。 3. 教学效果评价表:见附件 4-5-4。

第八部分：案例权属及审修（Ownership & Revision & Validation & Peer Review）

案例权属（Ownership）	
编写日期	2021 年 6 月
案例作者	陈晶晶　张珍　刘婷
作者单位	北京大学深圳医院
联系邮箱	66116874@qq. com
审核修订（Revision & Validation & Peer Review）	
案例审核	杨棉华
审稿校正	刘礼

附件 4-5-1　助演任务及脚本

助演 1（护士）脚本

1. 任务：(1)根据学员的指令实施各种护理相关操作；(2)提供学员线索推进案例进行。

2. 场景：儿科门诊患者，张某，8 月，男性患儿，因“发热 18 小时”在门诊就诊，上午 10 时患儿就诊结束，在门诊大厅突发抽搐抖动，表现为双眼凝视、牙关紧闭、四肢强直抖动，呼之不应，患儿母亲紧急呼救，被送入抢救室。

3. 回应学员原则：(1)根据脚本回答问题；(2)超出脚本不予回答。

4. 需执行护理相关操作：(1)遵照医嘱测生命体征；(2)协助摆体位；(3)清理口鼻腔分泌物；(4)连接监护仪；(5)按口头医嘱给氧；(6)按医嘱开放静脉通道；(7)按医嘱用药。

5. 助演脚本：

(1)第 1 阶段：

1)某医生，我是抢救室的刘护士，这个患儿是刚送入抢救室的惊厥的病人，现在需要我做些什么？

2)医生，患儿经皮血氧饱和度是 86%。

3)医生，患儿口吐泡沫，口鼻有较多分泌物。

4)案例进展 2 分钟时护士说：“医生，这个病人还在抽搐，一共 5 分钟了。”

5)若学员未下达连接监护仪的指令，可提示：医生，患儿的脸色发绀，需要连接监护仪吗？需要监测脉氧吗？

6)若学员未下达给氧的指令，可提示：医生，患儿血氧饱和度低于正常范围，需要给氧吗？

7)若学员未下达清理分泌物指令，可提示：医生，患儿口鼻分泌物很多，需要清理吗？

8)接受到医嘱指令后，说：收到。

并在执行后告知医生，说：医生，已执行某操作。

9)若有开放静脉通道的医嘱但无血液检查医嘱时，可提示：医生，需要查什么血液检查？

(2)第 2 阶段：

本阶段进展 2 分钟左右，若医生未用止惊药医嘱，护士可提示：医生，患儿抽搐 5 分钟了，需要用什么药么？

(3)第 3 阶段

1)若已经使用镇静药，用药后 3 分钟，报告医生：医生，患儿还在抽搐。

2)若未用镇静药，护士可提示：医生，患儿还在抽搐，需要用什么药么！

3)若此阶段患者仍未开放静脉通道，护士可提示：医生，患者需要开放静脉通道吗？

4)若此阶段学员未第2次给止惊药,护士可提示:医生,患者还在抽搐,需要再给药吗?

5)若有开放静脉通道的医嘱,无血液检查医嘱时,可提示:医生,需要查什么血液检查?(必要时进一步提示需要查血气、血糖、血常规吗?)

(4)第4阶段:

1)护士说:医生,患儿现在测量体温还是39.1℃?

2)护士说:医生,患者的血常规和血气分析结果出来了。

3)若学员未下退热医嘱,护士可提示:医生,患儿现在测量体温还是39.1℃,需要退热处理吗?

助演2(患儿母亲)脚本

1. 任务:(1)回答学员的提问;(2)提供学员线索推进教案进行。

2. 场景:您是一个8月男婴张某的妈妈,您的孩子因"发热18小时"在门诊就诊,上午10时患儿就诊结束,在门诊大厅突发抽搐抖动,表现为双眼凝视、牙关紧闭、四肢强直抖动,呼之不应,被送入儿科抢救室,您很着急,呼唤医生抢救孩子。您想知道孩子究竟是什么情况,是什么原因导致孩子发生抽搐,接下来应该做哪些检查与治疗?

3. 回应学员原则:(1)根据脚本回答问题;(2)超出脚本不予回答。

4. 助演脚本:

(1)开始抽搐后:

1)患儿母亲在抢救室大声呼喊:医生快救救我的孩子!(双手摇晃患儿:宝宝你怎么了,你醒醒!)

2)学员:我是××医生,我知道你现在非常担心,我需要立即给他做检查,并了解小孩的病情,希望您能冷静并配合我们。

3)患儿母亲:好的。

4)学员:您是孩子的什么人?

5)患儿母亲:我是他的妈妈。

6)学员:发现孩子抽搐多久?

7)患儿母亲:大概3分钟。

8)学员:现在我们需要立即对小孩进行救治,过程中请您在这边先安静的等待,并配合我们,不要过度紧张和担心,请相信我们一定会尽力治疗你的孩子。

9)患儿母亲:好的,拜托你们了。

(2)问答要点:

1)学员询问过敏史时,回答:无药物、食物过敏史。

2)学员询问既往史时,回答:既往健康,无惊厥发作病史。预防接种按计划完成,无外伤、输血、手术史,无传染性疾病接触史。

3)学员询问个人史时,回答:患儿系第1胎第1产,胎龄39周顺产娩出,母亲孕期规律产检,均正常,出生体重3.3kg,身长50cm。否认新生儿病理性黄疸和新生儿窒息史。无智力运动发育落后,2月抬头,4月翻身,6月会坐,8月会爬,发育正常。喂养史:生后配方奶喂养,生后2周开始口服维生素AD。生后5月开始逐渐添加米粉,6月添加菜泥、果泥,7月添加蛋黄,8月添加肉泥。

4)学员询问个人史时,回答:父亲体健,母亲幼年有"热性惊厥"病史。否认家族性疾病、家庭居住环境良好、经济状况中等。

5)学员询问个人史时,回答:无。

(3)停止抽搐后:

1)患儿母亲:医生,我的孩子究竟怎么了?他是什么病,严重吗?会影响智力吗?

2)学员:向家属分析、解释病情。(目前初步诊断上呼吸道感染并热性惊厥,但有待于进一步排除其他

疾病方能确诊。热性惊厥是小儿最常见的惊厥之一，大多预后良好，不会影响智力）

3）患儿母亲：要怎么诊断？

4）学员：告知诊断思路，如热性惊厥的诊断是排除性诊断（应与中枢神经系统感染、中毒性脑病、癫痫、代谢紊乱等相鉴别，目前主要是观察病情进展，如出现神经系统症状体征，需进一步完善脑电图、腰穿及头颅影像学检查等）。

5）患儿母亲：他还需要做什么检查和治疗？

6）学员：告知辅助检查，和进一步治疗。

7）患儿母亲：他需要住院吗？

8）学员：告知患儿需要住院观察病情。

9）患儿母亲：医生，听了您的话，我现在心里踏实多了，谢谢你们，你们辛苦了！

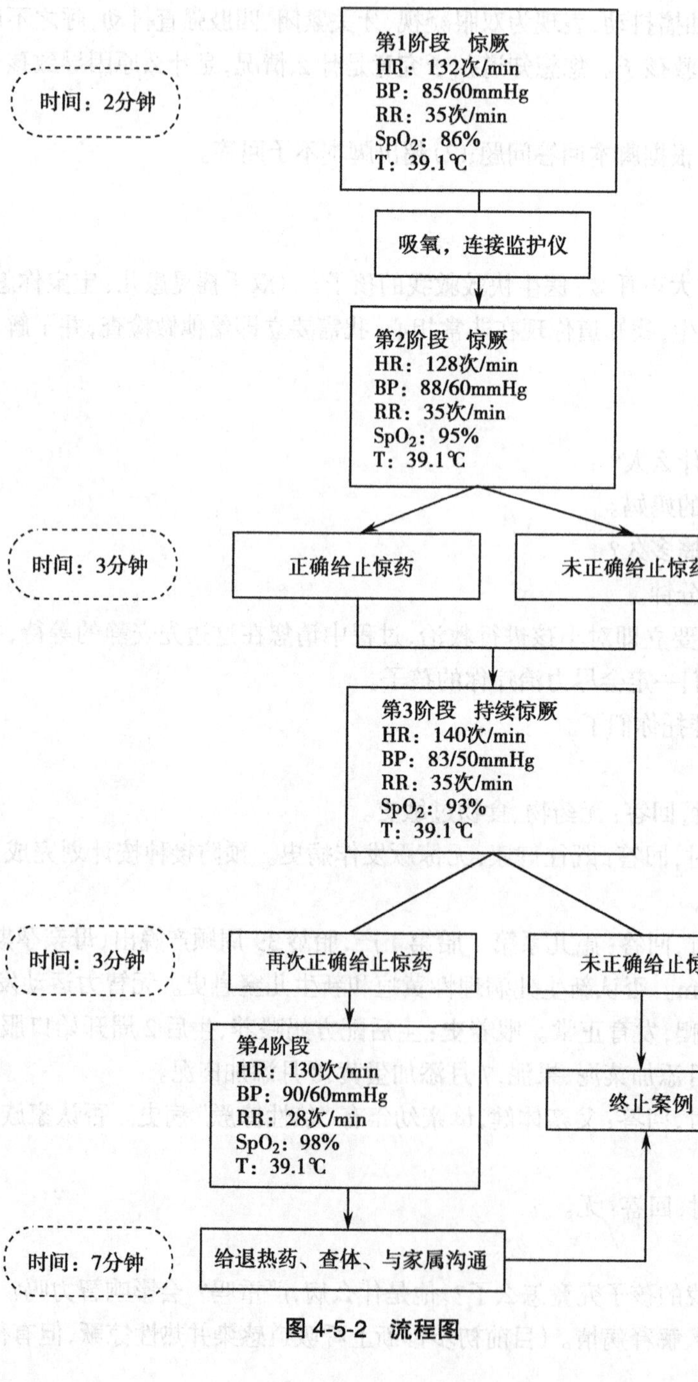

图 4-5-2　流程图

附件 4-5-2 教学目标答案

1. 儿童热性惊厥的特点和急性发作期处理原则

参考答案：儿童热性惊厥是婴幼儿时期最常见的惊厥性疾病，是指发生在生后 3 个月—5 岁，发热初期或体温快速上升期出现的惊厥，排除了中枢神经系统感染以及引发惊厥的任何其他急性病，既往也没有热惊厥史，根据临床特点可以分为单纯型和复杂型两种。

(1) 单纯型：发作表现为全面性发作，无局灶性发作特征；发作持续时间小于 15 分钟(24 小时之内)或同一热性病程中仅发作 1 次。

(2) 复杂型：具有以下特征之一：

1) 发作时间长(＞15 分钟)；

2) 局灶性发作；

3) 惊厥在 24 小时之内或同一热性病程中发作 ≥ 2 次。

急性发作期处理原则：治疗原则是尽快明确原因进行针对性治疗，同时控制惊厥，稳定生命体征。

1) 一般处理：严密观察意识、瞳孔及生命体征变化，及时发现处理病情变化(如脑疝、呼吸停止等)；

2) 注意记录惊厥发作的具体表现；

3) 注意保护，避免意外伤害，保持头向一侧偏斜，维持呼吸道通畅；

4) 避免窒息及误吸，不要向口腔内塞入任何物品；

5) 不要过度用力按压病人，以免造成骨折；

6) 必要时给氧；

7) 止惊治疗：多数惊厥发作可在 5 分钟内自发缓解，发作超过 5 分钟者需要及时给予药物止惊治疗。

2. 选择惊厥用药

参考答案：(1) 首选苯二氮䓬类药物。如有静脉通道，应静脉推注地西泮，每次 0.3~0.5mg/kg(单剂最大剂量 10mg，每分钟 1~2mg，新生儿 0.2mg)。如推注过程中发作终止即停止推注；若 5 分钟后发作仍未控制或控制后复发，可重复一剂；如仍不能控制，按惊厥持续状态处理。如不能或者难以马上建立静脉通道的情况下，咪达唑仑肌内注射作为首选，首剂 0.2~0.3mg/kg，最大不超过 10mg。(2) 苯巴比妥由于吸收较慢，不适宜用于急救的一线用药，目前此药已经仅作为止惊治疗的二线、甚至三线治疗。(3) 10% 水合氯醛。用于上述治疗无效时，剂量为 0.5mL/kg(50mg/kg)，稀释至 3% 灌肠。目前国内在没有条件很快使用静脉注射地西泮或者肌内注射咪达唑仑的情况下，也可以作为首选止惊治疗。(4) 苯妥英钠，用于惊厥持续状态，用量为 15~20mg/kg 溶于生理盐水静脉滴注，滴速＜1mg/(kg·min)，24 小时后予维持量 5mg/(kg·d)。开始负荷量时需严密监测各项心脏功能。

3. 热性惊厥的诊断思路

参考答案：发热伴惊厥，多提示为感染性疾病，分为脑部感染及脑外感染。常见脑部感染疾病有：脑炎、脑膜炎、脑脓肿、脑结核瘤、脑灰质炎等。脑外的常见感染性病因有：胃肠炎、中毒性菌痢、败血症、上呼吸道感染等急性感染所致热性惊厥，狂犬病、破伤风等。非感染性疾病中，脑部常见病因有脑外伤、肿瘤、脑血管疾病、癫痫、核黄疸、大脑变性病变等；脑外常见病因有中毒、高血压脑病、代谢障碍、风湿病，如系统性红斑狼疮、脑血管炎等。热性惊厥的诊断为排他性诊断，应与其他疾病相鉴别。

4. 抽搐的患者应做哪些重点查体

参考答案：检查生命体征，评估气道、呼吸和循环，气道是否通畅，有无呼吸困难表现。循环方面检查肤色、肢端循环、CRT。神经系统查体关注精神、意识，前囟、有无颈项强直，脑膜刺激征等，肌力、肌张力。

5. 医患沟通的要点

参考答案：自我介绍，保护隐私，介绍患者目前的情况和治疗，回答家属的提问，感谢患儿家属的配合，态度有礼，语言通俗易懂，专业流利等。

附件 4-5-3　核查量表(Checklist)

为评价模拟教学实施进展和项目完成度,分别用“√”和“×”标识项目有 / 无操作或者是执行 / 未执行。

项目	是(有执行)	否(未执行)
1. 评估气道、呼吸、循环。		
2. 连接监护仪。		
3. 气道管理:摆体位、清理口鼻腔分泌物(下医嘱)、吸氧(下医嘱)。		
4. 采集相关病史:既往病史,服药史、中毒史,外伤史、过敏史,生长发育史,出生史,家族史等。		
5. 建立静脉通道(下医嘱)。		
6. 正确使用抗惊厥药、退热药。		
7. 重点查体关注心、肺、神经系统体征。		
8. 合理选择检查,必选:血常规 +CRP、血电解质、血气、血糖; 备选:尿常规、脑电图、头部 CT 或磁共振成像。		
9. 严密监护患者生命体征变化。		
10. 明确患者去向:留院观察或收住院。		
11. 学员表现出沉稳和自信,救治过程有条不紊。		
12. 学员对急救团队成员有明确分工。		
13. 学员指令清晰,团队成员间闭环式沟通,知识分享,互相尊重。		
14. 学员能在急救过程中快速采集相关病史,逻辑清晰,重点突出。		
15. 学员用言语或动作安抚家长,表现出人文关怀。		
16. 衣着得体、举止端庄,言语得体,做适当的自我介绍,有礼貌地称呼病人。		
17. 介绍患儿情况。		
18. 综合病史、查体及检查,向病人准确说出目前的诊断“热性惊厥”。		
19. 同答患者母亲问题,问患者母亲有无其他问题,感谢患者母亲的配合。		

附件 4-5-4　医学模拟教学课程质量及教学质量评价表

组别:第____组　授课题目:____________　授课时间:________　学员:________

评价指标		指标内涵	分值	得分
课程质量	教学对象	教学对象明确,层次清晰	10	
	教学主题	教学主题定位准确,难度适宜,符合教学对象的层次	10	
	教学目标	教学目标设定具体,明确,量化,可达到	10	
	场景设定	场景布置合理,组织有序,可操作性强	10	
	课程内容	课程内容面向全体教学对象,难易适中	10	
		课程内容与时间安排恰当,重点、难点分布恰当	10	
教学质量	复盘	问题设计与学习目标相呼应,注重发现问题、解决问题的能力	10	
	教学效果	采用有效的方式、方法对课堂教学及学习效果进行评价	10	
	教姿教态	着装典雅庄重,精神饱满,教态自然大方	10	
	综合评价(与教案的吻合度)	课堂演示总体评价: 现场授课的内容、重点、时间安排在本节课教案计划内进行	10	
总分			100	
专家建议:				

第六节 新生儿复苏术

第一部分：案例概况（Overview）

<table>
<tr><th colspan="5">案例主题（Title）</th></tr>
<tr><td>案例主题</td><td colspan="4">新生儿复苏术</td></tr>
<tr><th colspan="5">授课对象、场景布置及辅助人员（Roles & Guidelines）</th></tr>
<tr><td>授课对象及人数</td><td>学员学科：儿科学</td><td colspan="2">学员层级：住培三年级</td><td>学员人数：5人</td></tr>
<tr><td>教学地点</td><td>☑模拟实训室</td><td colspan="2">☐原位模拟</td><td>☐其他</td></tr>
<tr><td>授课导师</td><td colspan="4">导师：1人</td></tr>
<tr><td rowspan="2">辅助人员</td><td colspan="4">☑标准化病人家长：1人，☐助演：____人</td></tr>
<tr><td colspan="4">☐模拟工程师____人，☐其他人员：____人</td></tr>
<tr><td rowspan="3">模拟时间分配（合计60分钟，不含场景布置和复原）</td><td>场景布置</td><td>30分钟</td><td>课前介绍（Prebriefing）</td><td>10分钟</td></tr>
<tr><td>情境运行</td><td>20分钟</td><td>复盘（Debriefing）</td><td>30分钟</td></tr>
<tr><td>场景复原</td><td>10分钟</td><td></td><td></td></tr>
<tr><th colspan="5">案例简介（Summary）</th></tr>
<tr><td>案例简介</td><td colspan="4">新生儿科医生值夜班时至手术室急会诊一宫内窘迫足月儿，与助产士、手术室护士合作进行新生儿复苏。经抢救成功后，将新生儿转运至新生儿重症监护病房。通过本案例学习，使学员掌握新生儿复苏术的流程、提高团队合作能力、增强沟通技巧。</td></tr>
<tr><th colspan="5">教学目标（Learning Objectives）（※ 标识为本案例的教学重点）</th></tr>
<tr><td>知识目标（Knowledge）</td><td colspan="4">※1. 列举新生儿复苏术流程中每个步骤；
2. 应用新生儿复苏指南正确开展新生儿复苏术；
3. 明确新生儿复苏术意义。</td></tr>
<tr><td>技能目标（Skill）</td><td colspan="4">※1. 进行新生儿复苏术操作，包括快速评估、初步复苏、正压通气、气管插管、胸外按压、复苏药物使用；
2. 能讲述各流程间的衔接内容；
3. 明确新生儿复苏过程中的评估内容。</td></tr>
<tr><td>情感目标（Attitude）</td><td colspan="4">※1. 认识与抢救组成员进行团队配合的重要性；
2. 能向家长解释新生儿复苏的必要性和进一步处理原则。</td></tr>
<tr><th colspan="5">供给导师信息（Information for Faculty & Education & Simulation Theory/Framework）</th></tr>
<tr><td colspan="5">1. 案例信息（Case Information）
新生儿科医生值夜班期间接到手术室护士电话要求急会诊，电话内容：29岁初产妇，足月临产，脐带脱垂，胎心减速，最低胎心70次/min，急诊剖宫产手术，术前请新生儿科会诊，至手术室协助抢救。
请三位学员在手术室对新生儿进行复苏抢救。学员1扮演新生儿科医生，为主操作者，负责下达指令、管理气道、指挥抢救过程；学员2扮演助产士，负责接新生儿置于抢救台、擦干、刺激，协助学员1进行胸外按压；学员3扮演手术室护士，负责记录、评估、准备物品与药品、协助进行脐静脉插管及给药；学员2和学员3听从学员1指令，但指令错误或滞后时，可提出意见、及时纠正。学员4、5在外围观看3位学员表现，并在课后进行评价。
2. 教学策略（Instructional Strategy）
（1）高仿真模拟教学（High-Fidelity Simulation）；
（2）模拟提升跨学科教学（Simulation-Enhanced Interprofessional Education，Sim-IPE）。</td></tr>
</table>

续表

供给导师信息（Information for Faculty & Education & Simulation Theory/Framework）
3. 教学组织形式（Instructional Organization Forms） 小组（Small Group）形式展开高仿真模拟课堂学习和跨学科教学。 4. 教学方法 / 手段（Instructional Methods） 高仿真模拟教学法、互动式教学法、同伴互学 / 同伴互相核查的方法（Peer to Peer Learning，P2P）、复盘。 5. 教学工具（Instructional Aids） 新生儿高仿真模拟人、模拟监护仪、评估录播系统、核查表。 6. 核查工具 / 方法（Checklist Tools/Methods） (1) 工具：核查表。 (2) 方法：团队复盘（Team Debriefing）。
首次供给学员信息（Learner Information Needed Prior to Scenario）
新生儿科医生值夜班期间接到手术室护士电话要求急会诊，电话内容：29 岁初产妇，足月临产，脐带脱垂，胎心减速，最低胎心 70 次 /min，急诊剖宫产手术，术前请新生儿科会诊并至手术室协助抢救。请三位学员在手术室对新生儿进行复苏抢救。
模拟教学前学员应具备的知识和技能（Participant Requirements & Pilot Test）
1. 知识 学员已学习并掌握新生儿窒息、新生儿复苏术理论知识，已提前预习《中国新生儿复苏指南（2016 年北京修订）》《国际新生儿复苏教程更新及中国实施意见》。 2. 技能 学员已熟练掌握新生儿复苏过程中各主要步骤的操作方法，包括球囊面罩正压通气方法、气管插管技术、胸外按压方法、脐静脉插管技术，各分解步骤已在前期教学中进行学习并掌握。

第二部分：病例信息（Case Information）

初始病例信息（Initial Brief Description of Case）			
患者姓名：王某丽	年龄：出生 10 分钟	性别：☐ 男 ☑ 女 ☐ 其他	体重：3.5kg
主诉：产前脐带脱垂、出生时窒息			
1. 现病史 患儿为孕 1 产 1，胎龄 40 周，因其母亲摔倒后“脐带脱垂”入院行紧急剖宫产。该患儿出生时不可啼哭、全身发绀、松软，出生体重 3.5kg。 2. 其他相关病史 母亲 28 岁，孕期体健，定期产检未见异常；父亲 30 岁，体健。 3. 体格检查 T 36℃，HR 90 次 /min，RR 0 次 /min。足月儿外貌，刺激无反应，无自主呼吸，全身发绀，四肢松软。 4. 辅助检查 脐动脉血气分析：pH 6.818，PO_2 16mmHg，PCO_2 89.7mmHg，Lac 14.17mmol/L，BE −23mmol/L。			

补充病例信息（Supplementary Information & Significant Lab and Diagnostic Findings）
经初步复苏、球囊面罩正压通气，仍无好转，气管插管及胸外按压后无好转，遂予脐静脉插管静脉注射 1∶10 000 肾上腺素 0.5mL 后，心率、呼吸、血氧饱和度恢复至正常，肤色转红润，在气管插管正压通气下转运至新生儿科。抢救后自主呼吸活跃，无抽搐，无昏迷。尚未进行预防接种。 母亲既往体健，孕期定期产检，无特殊异常。今日不慎摔倒，出现阴道流水、脐带脱垂，急诊入院，胎监显示频发胎心减速，最慢 70 次 /min，遂行紧急剖宫产。父亲体健；家族中无遗传性、传染性疾病患者。

第三部分：模拟设备要求 / 场景布置要求（Equipment & Scene Layout）

A. 模拟患者（Fidelity/Modality & Simulated Patient Type）
□新生儿高仿真综合模拟人
□标准化病人
□任务训练器
☑混合（Hybrid）模式

B. 设备 / 物品清单（Props）

序号	设备 / 物品名称	物料品规或相应要求	数量	其他要求
1	模拟产妇	无	1位	已铺盖手术巾
2	手术床	放模拟产妇	1张	无
3	高端婴儿模拟人	可进行正压通气、气管插管、胸外按压、心电血氧监护，可行脐静脉置管	1套	无
4	婴儿辐射抢救台	带Apgar评分器、温度传感器	1套	无
5	大毛巾	可包被新生儿	2条	无
6	小毛巾	可做肩垫	2条	无
7	新生儿帽子	无	1个	无
8	保鲜膜	无	1卷	无
9	吸球	可吸引口鼻分泌物	1个	无
10	吸痰管	10号、12号	各1条	无
11	壁式负压吸引器	压力可达80~100mmHg，连接负压吸引管	1套	无
12	听诊器	新生儿使用	1个	无
13	氧气源	可调流量0~10L/min	1个	无
14	空氧混合器	可调氧浓度21%~100%	1个	无
15	新生儿复苏气囊	新生儿使用	1个	无
16	T组合复苏器	已接好管道	1个	无
17	氧气面罩	足月儿及早产儿使用的大、中、小型号	各1个	无
18	新生儿喉罩	新生儿使用	1个	无
19	新生儿胃管	8号	1根	无
20	多功能心电呼吸血氧监护仪	接氧饱和度传感器手腕带	1台	无
21	心电监护电极片	新生儿用	3个	无
22	A_4纸、记录板、签字笔	记录心率、呼吸、血氧	1套	无
23	喉镜及镜片	包括喉镜手柄1个、足月儿及早产儿使用镜片00号、0号、1号各1个	1套	无
24	气管导管	新生儿使用，不带气囊，2.5号、3号、3.5号、4号	各1个	无
25	气管导管导芯	细、软、可弯曲	1根	无
26	卷尺	无	1个	无
27	胶布	防水	1卷	无
28	剪刀	无	1把	无
29	脐静脉导管	足月儿、早产儿使用	1条	无
30	注射器	1mL、5mL、10mL	各5个	无
以上为模拟过程中应该用到的物品、设备和模拟液体等。				

续表

C. 模拟药品和液体清单(Medications and Fluids)				
序号	设备/物品名称	物料品规或相应要求	数量	其他要求
1	肾上腺素	1∶10 000	5支	无
2	生理盐水	100mL/袋	1袋	无
D. 模拟人化妆及场地布置(Simulated Patient Makeup & Simulation Location & Setting/Environment)				
模拟剖宫产手术室：手术床上放模拟产妇，盖手术巾；旁边放辐射抢救台，用于新生儿复苏，物品摆放按照下图所示(图4-6-1)。				

图4-6-1 模拟教学学员站位及物品摆放位置

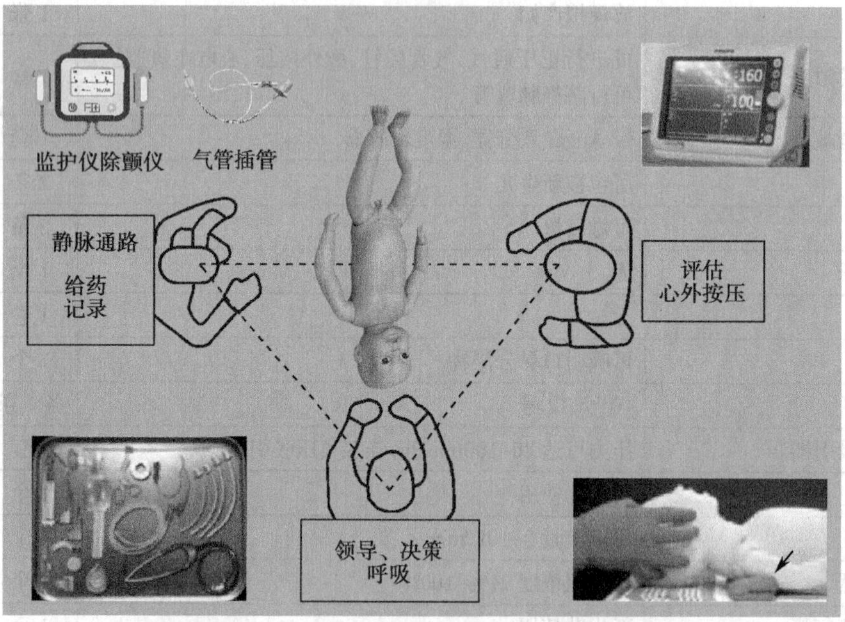

图4-6-1A 模拟教学学员站位及物品摆放位置

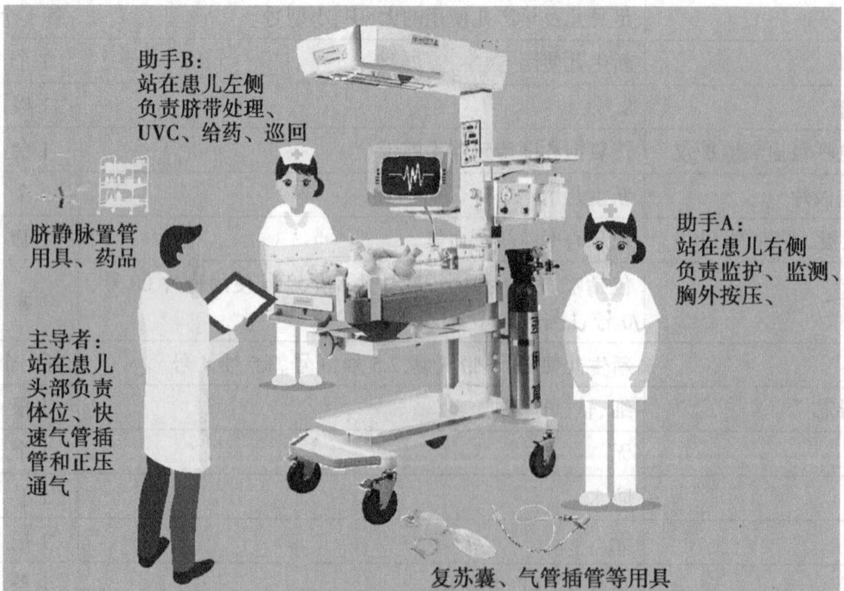

图4-6-1B 模拟教学学员站位及物品摆放位置

续表

E. 初始监护状态(Initial Monitoring State)			
□初始状态患者已经接监护 ☑初始状态患者未接监护			
F. 患者(模拟人)初始设定(Initial State Setting)			
T:36℃	HR:80 次 /min	RR:30 次 /min	SpO_2: 60%
NIBP:无	IBP:无	CVP:无	
神志:昏迷	瞳孔及对光反射:消失		
其他(如气道、心肺听诊等): 心音低钝、节律规整,双侧呼吸音对称,颜面发绀。			

第四部分:标准化病人和助演分工及职能(Standardized Patient & Confederate & Observer)

标准化病人和助演分工及职能(Standardized Patient & Confederate & Observer)	
角色(Roles)	**职能(Functions)**
标准化病人	1. 标准化病人家长职能 负责扮演新生儿父亲,在产房外等候,待复苏完成后需转运至新生儿重症监护病房之前,由新生儿科医生与患儿父亲沟通病情,征得其同意方转科。 2. 标准化病人家长对话脚本 新生儿复苏术完成后新生儿科医生至手术室门口与新生儿父亲沟通。SP 扮演新生儿父亲。 SP:我的小孩情况怎么样?产妇情况怎么样? 医生:产妇情况良好,现在产科医生正在进行分娩后的处理,不用担心,等下就可以见到她;新生儿因为有脐带脱垂、宫内缺氧,出生后呼吸、心跳不太好,但经过医生护士积极的复苏抢救,已经很快恢复了心跳、呼吸,现在要转去新生儿科。 SP:我小孩情况严重不?非得去新生儿科住院么? 医生:宝宝出生后经历了抢救,在新生儿科观察过程中,要看看小孩的全身情况如何,脑功能是否正常,如果有什么异常,我们会尽快治疗。您不要太担心,我们都会尽力的!也希望您配合我们的工作,我们会第一时间把小孩情况告知您。希望您也配合我们工作,尽快转至新生儿抢救室。 SP:好的,为了小孩好,我同意转科。 医生:咱们现在一起把小孩转去新生儿科、办理入院手续。
助演	无。

第五部分:课堂设计(Class Design)

课前介绍(Prebriefing)
1. 模拟课程简介 通过模拟一例出生时窒息新生儿的复苏抢救,使学员掌握新生儿复苏术的基本流程,掌握各步骤之间衔接,正确进行评估。同时使学员认识到团队合作的重要性,掌握医患沟通技巧。 2. 模拟环境介绍 (1)场所:模拟手术室。 (2)人员:现场有标准化病人家长 1 名,为新生儿父亲,负责与住培学员交流病情;产妇和新生儿均为模拟人,如需与产妇交流,由指导老师发出声音。高端新生儿模型可进行正压通气、气管插管及胸外按压,可进行脐静脉插管操作,可进行心电监护操作。电子屏幕上显示新生儿心率、呼吸、血氧饱和度、血压。 (3)人员分工:从所有参加培训的学员中选出 1 名主操作者,2 名助手分别充当新生儿科医生、助产士、手术室护士,该 3 名学员在进行操作过程中,另外 2 名学员为观察者,在负责观察及记录,在反馈阶段进行评价。

续表

课前介绍（Prebriefing）
3. 模拟案例介绍 (1)案例简介：新生儿科医生值夜班期间接到手术室护士电话要求急会诊。 电话内容：29 岁初产妇，足月临产，脐带脱垂，胎心减速，最低胎心 70 次 /min，急诊剖宫产手术，术前请新生儿科会诊，至手术室协助抢救。 (2)运行要求：住培学员 1 扮演新生儿科医生，为该新生儿复苏抢救的主要完成者，负责下达指令、管理气道，指挥住培学员 2 及学员 3 协助完成新生儿复苏术，同时负责与产妇及新生儿父亲沟通。学员 2 扮演助产士，负责接新生儿置于抢救台、协助擦干、刺激、做胸外按压，学员 3 扮演手术室护士，负责记录、评估、准备物品与药品、协助进行脐静脉插管及给药。所有助手的行动均由学员 1 指挥完成，当指令错误或滞后时，助手可提出修正建议及协助。 (3)时间：总时间 60min，其中开场白 10min，新生儿复苏操作 20min，复盘 30min。 (4)物品：包括保暖设备、清理呼吸道物品、听诊器、通气及氧疗设备、氧饱和度和心电监测设备、气管插管设备、药品、产妇模型、新生儿模型（可进行正压通气、气管插管和胸外按压，可进行脐静脉插管）。

情境运行（Scenario & Case Running）			
运行剧本（Progression Outline）			
阶段 / 生命体征	患者状态	预期学员行为	线索 / 提示
1. 初始阶段 1 复苏前准备：产前咨询、组成团队、检查物品 HR：未显示 BP：未显示 RR：未显示 SpO_2：未显示 T：未显示	新生儿模型盖手术巾，为未出生状态。	1. 安慰产妇：我是新生儿科医生，会协助新生儿抢救，无需担心； 2. 与助产士、手术室护士确认产妇情况，分工、检查复苏物品； 3. 医生站在患儿头侧，指挥助产士站在患儿右侧，护士站在患儿左侧。	1. 导师提示信息 产妇已在手术台准备麻醉，神志清醒、焦急，旁白：医生，我很担心我的宝宝！产妇的焦虑提示学员需进行产前咨询。 2. 触发事件 学员做完复苏前准备，带教老师将覆盖新生儿模型的毛巾拿开，提示新生儿已出生，需进入下一阶段快速评估阶段。
2. 阶段 2 快速评估及初步复苏 HR：无 BP：未显示 RR：未显示 SpO_2：未显示 T：未显示	带教老师将覆盖新生儿模型毛巾拿开，将模型递给助产士角色的学员，并告知：羊水清，无呼吸，发绀，松软。	1. 新生儿科医生完成快速评估，大声说：足月，羊水清，无呼吸，无反应，需进行新生儿复苏！ 2. 首先进行初步复苏： (1)助产士将新生儿抱至已预热抢救台，汇报予保温、摆正体位，贴腹壁肤温探头； (2)新生儿科医生吸引口鼻分泌物； (3)助产士擦干及撤走湿毛巾、刺激足底。	1. 导师提示信息 带教老师将新生儿模型递给学员，并告知生命体征，提示学员需进行快速评估。 2. 触发事件 学员做完初步复苏，到刺激步骤时，准备进入下一阶段评估阶段，时间 30 秒。
3. 阶段 3 评估 I HR：90 次 /min BP： RR：0 次 /min SpO_2： T：	无反应，发绀。	1. 新生儿科医生下指令：评估心率、呼吸； 2. 手术室护士用听诊器听心率、呼吸，用手指打拍子。	1. 导师提示信息 学员下指令需进行评估时，心电监护仪显示生命体征数据，提示学员需给出下一步决策。 2. 触发事件 心电监护显示第一次评估的数据。
4. 阶段 4 正压给氧 30 秒 HR： BP： RR： SpO_2： T：	无反应，发绀。	1. 新生儿科医生下指令：HR 小于 100 次 /min，无呼吸，需球囊面罩正压通气，以双手 E-C 法进行正压通气，选用中号面罩，指挥助产士协助按压球囊，压力 20~25cmH_2O，频率 40~60 次 /min，口号：吸，2，3，1 秒 1 组，共 30 组； 2. 手术室护士安装右上肢血氧探头，看胸廓起伏、听双侧呼吸音，并提醒 30 秒时间到。	1. 导师提示信息 由于患儿 HR 小于 100 次 /min、无呼吸，心电监护仪发出报警音、并闪烁，提示学员需做出正压通气的决策。 2. 触发事件 学员做正压通气 30 秒。

续表

阶段 / 生命体征	患者状态	预期学员行为	线索 / 提示
5. 阶段 5 评估Ⅱ HR:80 次 /min BP: RR:8 次 /min SpO_2:60% T:	无反应,发绀。	新生儿科医生下指令:评估心率、呼吸、血氧,看心电监护仪。	1. 导师提示信息 当学员下指令进行评估时,心电监护仪显示变化的生命体征数据,提示学员需给出下一步决策。 2. 触发事件 心电监护显示变化的生命体征。
6. 阶段 6 矫正通气 30 秒 HR: BP: RR: SpO_2: T:	无反应,发绀。	1. 新生儿科医生下指令:HR 仍小于 100 次 /min,需矫正通气: 先予调整面罩 + 重新摆正体位,如无胸廓起伏,则予吸引口鼻分泌物 + 打开口腔,如仍无胸廓起伏,则予提高压力; 2. 助产士继续协助面罩正压通气 30 秒。	1. 导师提示信息 由于患儿 HR 小于 100 次 /min、无呼吸,心电监护仪发出报警音、并闪烁,提示学员做出相应的决策。 2. 触发事件 学员做矫正通气 30 秒。
7. 阶段 7 评估Ⅲ HR:50 次 /min BP: RR:5 次 /min SpO_2:64% T:	无反应,发绀。	1. 新生儿科医生下指令:评估心率、呼吸、血氧,看心电监护仪; 2. 护士听诊呼吸音。	1. 导师提示信息 当学员下指令进行评估时,心电监护仪显示变化的生命体征数据,提示学员需给出下一步决策。 2. 触发事件 心电监护显示变化的生命体征。
8. 阶段 8 气管插管 HR: BP: RR: SpO_2: T:	无反应,发绀。	1. 新生儿科医生下指令:HR 小于 60 次 /min,需气管插管 + 胸外按压; 2. 指挥助产士协助胸外按压、护士取气管插管器械; 3. 未插管前单手球囊面罩正压通气 + 胸外按压,有插管器械后进行气管插管,选用 0 号镜片,3.5 号导管、插入深度 9~10cm; 4. 指挥护士改成纯氧通气、安装心电监护电极,继续正压通气 + 胸外按压,听诊双侧呼吸音。	1. 导师提示信息 由于患儿 HR 小于 60 次 /min、血氧饱和度低,心电监护仪发出报警音、并闪烁,提示学员做出气管插管的决策。 2. 触发事件 此步骤插管时间 20 秒,按压 + 通气时间 1 分钟。
9. 阶段 9 胸外按压 60 秒 HR: BP: RR: SpO_2: T:	无反应,发绀。	新生儿科医生指挥助产士胸外按压部位在两乳头连线中点下方,按压深度胸廓前后径 1/3,按压与通气比例 3∶1,2 秒内 3 次按压 1 次通气,由助产士喊口令:01,02,03,呼吸,2 秒 1 组,共 30 组。	1. 导师提示信息 心电监护仪不断闪烁、发出报警音,提示学员需进行正压通气配合胸外按压。 2. 触发事件 学员进行正压通气 + 胸外按压时间 1 分钟。
10. 阶段 10 评估Ⅳ HR:55 次 /min BP: RR:0 次 /min SpO_2:50% T:	无反应,发绀。	1. 新生儿科医生下指令:评估心率、呼吸、血氧,看心电监护仪; 2. 护士听诊呼吸音。	1. 导师提示信息 当学员下指令进行评估时,心电监护仪显示变化的生命体征数据,提示学员需给出下一步决策。 2. 触发事件 心电监护显示变化的生命体征。

续表

阶段 / 生命体征	患者状态	预期学员行为	线索 / 提示
11. 阶段 11 给药 HR： BP： RR： SpO_2： T：	无反应，发绀。	1. 新生儿科医生指出，HR 仍小于 60 次 /min，需脐静脉插管、给药； 2. 改成头侧胸外按压，助产士在右侧进行正压通气； 3. 指挥护士准备肾上腺素，浓度 1∶10 000，进行脐静脉置管术； 4. 置管完毕予注药剂量 0.5mL，生理盐水 2mL 冲管，并留取脐动脉血 1ml 进行血气分析。	1. 导师提示信息 由于患儿 HR 小于 60 次 /min、血氧饱和度低，心电监护仪发出报警音、并闪烁，提示学员需做出进一步决策。 2. 触发事件 学员进行脐静脉插管，做出已给药的行动，此步骤 2 分钟。
12. 阶段 12 评估 V HR：120 次 /min BP： RR：30 次 /min SpO_2：95% T：	有肢体活动，转红润。	新生儿科医生下指令：HR 大于 60 次 /min，停止胸外按压，继续气管插管正压通气，固定导管。	1. 导师提示信息 当学员下指令进行评估时，心电监护仪显示变化的生命体征数据，由于 HR 大于 100 次 /min，停止报警和闪烁，提示学员需给出下一步决策。 2. 触发事件 心电监护停止报警和闪烁，学员做出转科的决策。
13. 阶段 13 转运及沟通 HR：140 次 /min BP： RR：30 次 /min SpO_2：95% T：	新生儿有肢体活动，面色红润。	1. 护士打电话给新生儿重症监护病房，准备抢救台、呼吸机、监护仪； 2. 协助将患儿置于已预热转运暖箱中，助产士继续气管插管正压通气，40~60 次 /min，带心电监护仪，转运至新生儿重症监护病房； 3. 在手术室门口新生儿科医生向新生儿父亲简单介绍病情，告知转新生儿重症监护病房进一步监护和治疗的必要性，征求其同意，共同至新生儿科办理入院手续。	1. 导师提示信息 当学员做出转新生儿科决策时，新生儿父亲显出焦虑，问医生：我的小孩怎么样？提示学员需进行医患沟通。 2. 谈话之后流程结束。
备注：新生儿复苏术模拟教学案例流程图参考以下图（图 4-6-2）。			

复盘方案（Debriefing）
1. 复盘策略（Debriefing Strategy） （1）结构化支持性复盘（Structured and Supported Debriefing，SSD） （2）音视频辅助复盘（Video-Audio assisted Debriefing） （3）引导反思（Guided Reflection） （4）指导反馈（Directive Feedback） 2. 复盘组织形式（Debriefing Organization Forms） 小组（Small Group）形式 3. 复盘地点（Debriefing Location） 讨论室（Discussion Room） 4. 复盘方法（Debriefing Technique） （1）收集 - 分析 - 总结（Gather-Analyze-Summarize，GAS） （2）音视频辅助复盘法（Video-Audio assisted Debriefing Method） （3）情境回顾法（After action review Method） （4）同伴复盘法（Pear-Assisted Debriefing Method） （5）团队复盘法（Team Debriefing Method） （6）混合复盘法（Blended Debriefing Method） （7）优点 - 不足法（Plus-Delta Method） （8）形成性反馈法（Formative Feedback Method）

续表

复盘方案（Debriefing）
(9) 总结性反馈法（Summative Feedback Method） 5. 复盘工具（Debriefing Tools） (1) 评估录播系统 (2) 核查清单（Checklist） (3) 优点 - 不足（Plus-Delta，+/Δ） (4) 记录板（Whiteboard） (5) 概念图（Concept Mapping）

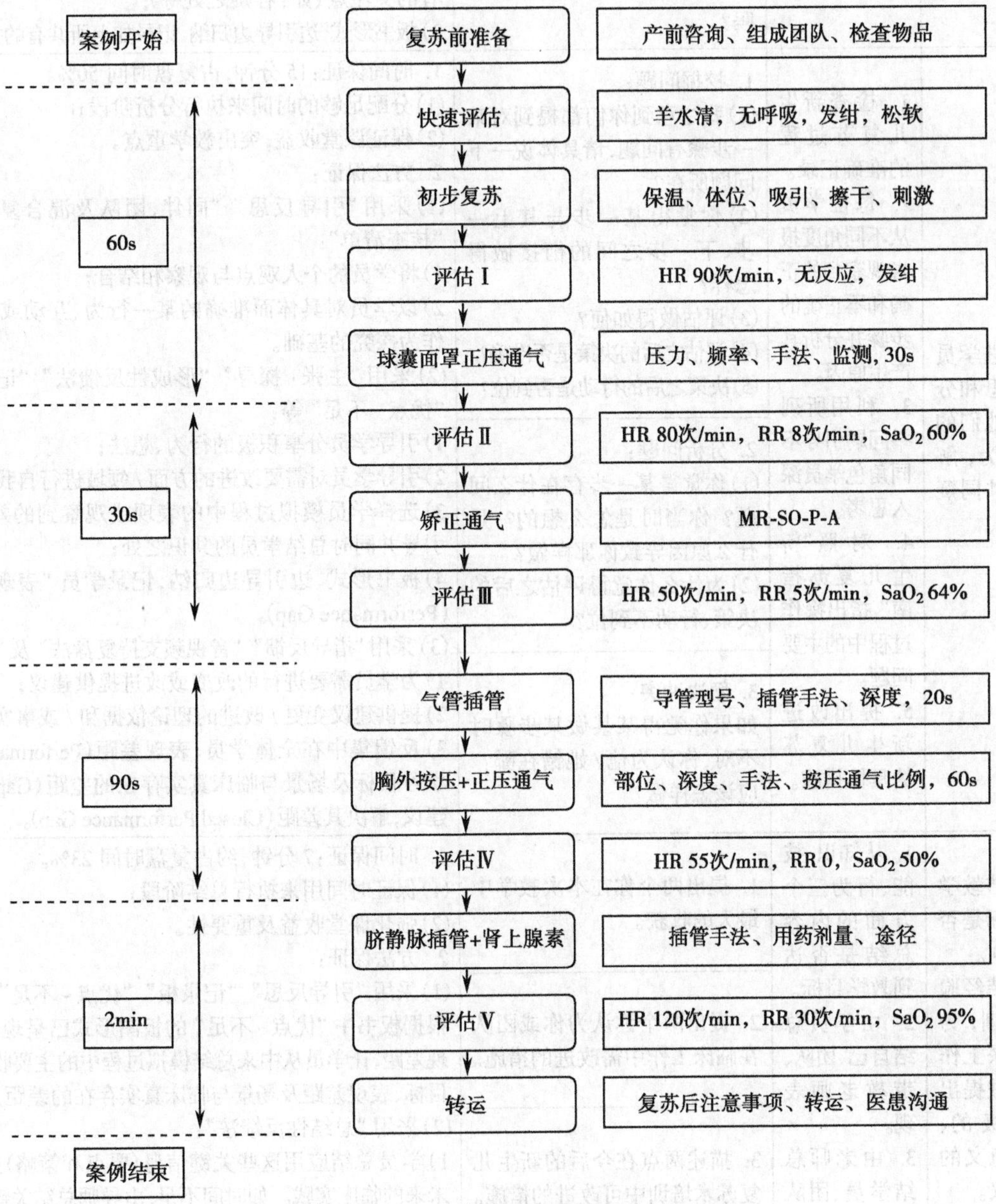

图 4-6-2 新生儿复苏术模拟教学案例流程图

复盘设计（Debriefing Designing & Implementation）				
阶段	目的	行为	问题提纲	注释
收集	通过听取每位学员的意见，了解他们对自己和团队成员行为的看法。	1. 需要团队领导的叙述； 2. 需要团队成员澄清或补充信息。	1. 对所有人：对新生儿复苏术的整体流程是否熟练掌握？如果满分100分，给自己（或给其他学员）打多少分？ 2. 对主操作人：你觉得哪些步骤做得好？哪些做得不如意？ 3. 对团队成员：有其他补充吗？	1. 时间保证：8分钟，约占复盘时间27%。 2. 方法保证： （1）采用开放式问题及鼓励性教学法： 1）征求学员最初的反应/情绪； 2）确认“分析”阶段待讨论的问题； 3）提升学习兴趣、热情和积极性。 （2）采用“情境回顾法”及“记录板”： 1）对案例及学习目标有共同的理解； 2）在进入“分析”阶段之前，总结学员在收集阶段所共有的关注点（如：存疑之处等）； 3）板书形式，边引导边归纳，记录如上所共有的关注点。
分析	促进学员反思和分析他们的行为，解决共同疑问。	1. 检查新生儿复苏过程的准确记录。 2. 每位学员从不同角度报告观察到的正确和不正确的步骤并分析其产生原因。 3. 利用所列举问题引导不同角色学员深入思考。 4. 对照“新生儿复苏指南”指出操作过程中的主要问题。 5. 提出改进新生儿复苏的具体措施。	1. 挖掘问题： （1）我注意到你们都提到对某一步骤有问题，请具体说一下问题所在？ （2）你觉得某一步与其上一步、下一步之间的衔接做得怎样？ （3）评估做得如何？ （4）评估之后的决策是否准确？ （5）决策之后的行动是否到位？ 2. 分析问题： （1）你觉得某一步存在什么问题？你当时是怎么想的？是什么原因导致你那样做？ （2）为什么你觉得评估之后的决策、行动不到位？ 3. 解决冲突： 如果你觉得某某做某步骤时不对，你认为他/她错在哪？应该怎样做？	1. 时间保证：15分钟，占复盘时间50%。 （1）分配足够的时间来执行分析阶段； （2）保证课堂收益，突出教学重点。 2. 方法保证： （1）采用“引导反思”“同伴、团队及混合复盘法”及“核查清单”： 1）将学员的个人观点与观察相结合； 2）以学员对具体而准确的某一行为、互动或先前评论作为探究的基础。 （2）采用“主张-探寻”“形成性反馈法”“记录板”及“优点-不足”等： 1）引导学员分享积极的行为、想法； 2）引导学员对需要改进的方面/领域进行自我发现； 3）选择学员模拟过程中的表现或观察到的差距，进行引导并同时总结学员的共识之处； 4）板书形式，边引导边归纳，记录学员“表现差距”（Performance Gap）。 （3）采用“指导反馈”“音视频支持复盘法”及“概念图”： 1）为学员需要进行的改变或改进提供建议； 2）提供建议变更/改进的理论依据和/或事实； 3）反馈集中在全体学员、表现差距（Performance Gap）、学习目标及场景与临床真实存在的差距（Gap），并给予建议，解决其差距（Closed Performance Gap）。
总结	总结教学目标是否达到。 总结经验教训，为将来工作改进提出积极的、有意义的建议。	1. 从知识、技能、行为三个方面的内容总结是否达到教学目标。 2. 由学员总结自己、团队、带教老师表现。 3. 由老师总结学员、团队表现。	1. 提出两个你在本次教学中最大的收获。 2. 提出两个你认为你或团队在临床工作中需改进的措施。 3. 描述两点在今后的新生儿复苏术培训中可改进的措施。	1. 时间保证：7分钟，约占复盘时间23%。 （1）保证时间用来执行总结阶段； （2）强化课堂收益及重要性。 2. 方法保证： （1）采用“引导反思”“记录板”“优点-不足” 根据板书中“优点-不足”的板图形式已呈现的学员表现差距，让学员从中来总结模拟过程中的主要收益（学习目标、表现差距及场景与临床真实存在的差距）。 （2）采用“总结性反馈法”： 1）学员总结应用这些关键信息（要点和策略）来改变其未来的临床实践。如时间不足，由导师总结关键的信息。 2）提升临床实践诊疗自信心，提升临床胜任力。
备注： 1. 此次医学模拟课堂教学复盘以“支持结构化复盘”为主要的复盘策略，辅以“引导反思”和“指导反馈”等复盘策略； 2. 整合“主张-探寻法”等多种复盘方法和多种复盘工具，保证教学重点，解决教学难点； 3. 结合实际模拟情境，整合多种“基于证据的复盘”（Evidence-Based Debriefing）策略及方法，综合高效执行混合复盘，以实现并提升学员自信心和临床胜任力。				

第六部分：本次授课使用的教材及参考资料（References，Evidence-Based Practice Guidelines，Protocols，or Algorithms）

教材
叶鸿瑁，虞人杰，朱小瑜．中国新生儿复苏指南及临床实施教程．北京：人民卫生出版社，2017.
参考资料
1. 中国新生儿复苏项目专家组．中国新生儿复苏指南（2016 年北京修订）．中国新生儿科杂志，2016，32（14）：1058-1062. 2. 中国新生儿复苏项目专家组．国际新生儿复苏教程更新及中国实施意见．中华围产医学杂志，2018（2）：73-80. 3. Topjian AA，Raymond TT，Atkins D，et al. 2020 American Heart Association Guidelines for Cardiopulmonary Resuscitation and Emergency Cardiovascular Care. Pediatrics，2020，147（S1）：e2020038505D.
拓展资料
1. 中华医学会围产医学分会新生儿复苏学组．新生儿窒息诊断的专家共识．中华围产医学杂志，2016，19（1）：3-6. 2. 全国新生儿窒息多器官损害临床诊断多中心研究协作组．"新生儿窒息多器官损害的临床诊断标准"解读．中华围产医学杂志，2016，19（4）：243-246.

第七部分：教学评估方案（Evaluations & Recommendations）

学习效果核查方案（Outcome-Based Learning Verification Program & Post Simulation Exercises）
1. 核查表：见附件 4-6-1《新生儿复苏术操作评分表》。 2. 学习效果评价表（自评），可根据需要设计，可参考附件 4-6-2《医学模拟教学课程质量及教学质量自我评价表》。 3. 教学效果评价表，见附件 4-6-3。

第八部分：案例权属及审修（Ownership & Revision & Validation & Peer Review）

案例权属（Ownership）	
编写日期	2021 年 6 月
案例作者	房晓祎　李管明　张霭润　李嘉鸿
作者单位	中山大学附属第七医院
联系邮箱	judyfangxy@126.com
审核修订（Revision & Validation & Peer Review）	
案例审核	杨棉华
审稿校正	刘礼

附件 4-6-1　新生儿复苏术操作评分表

时间：10 分钟　　　　　　　　　　学员：________

项目	评分点	分数	扣分内容	得分
1. 产前咨询	到达手术室，产妇分娩前进行产前咨询、检查物品、组成团队。	4		
2. 快速评估（10 秒）	足月吗？羊水清吗？有呼吸或哭声吗？肌张力好吗？（每项各 1 分）。	4		

续表

项目	评分点	分数	扣分内容	得分
3. 初步复苏（30 秒）	保暖：用第 1 张大毛巾包患儿至保温台保温，腹壁温度 36.5℃（2 分）； 摆正体位：轻微伸仰位（2 分）； 清理呼吸道：以吸球，先口咽、后两侧鼻腔（2 分）； 擦干：换第 2 张干洁大毛巾，擦干患儿（2 分）； 刺激：轻拍打足底或摩擦背部诱发自主呼吸，并重新摆体位（2 分）。	10		
	评估（10 秒内）：心率（2 分）、呼吸（2 分）。 模拟器显示屏显示：HR 90 次 /min，RR 0。	4		
4. 复苏过程（200 秒）	正压通气（30 秒）：下指令需正压通气、血氧监测（2 分），并给予气囊面罩正压通气、指挥助产士安装右上肢脉搏氧饱和度监测探头； 面罩大小：选择中号（2 分）； 位置：放在口鼻上，勿压迫眼睛、勿漏气（2 分）； 氧浓度：空气氧（2 分）；频率 40~60 次 /min（2 分）； 压力：20~25cmH_2O（2 分）。 观察：胸廓起伏、听诊双侧呼吸音（2 分）、脉搏氧饱和度（2 分）。	16		
	再评估（10 秒）：指挥助手评估心率、呼吸、血氧（2 分）。 模拟器显示屏：HR 80 次 /min，RR 8 次 /min，SaO_2 60%。	2		
	矫正通气（30 秒）："MRSOPA"方法，先做调整面罩 M+ 重新摆正体位 R，如无效再做吸引气道 S+ 打开口腔 O，如无效则增加压力 P，必要时建立气道 A（每项各 1 分）。	6		
	再评估（10 秒）：指挥助手评估心率、呼吸、血氧（2 分）。 模拟器显示屏：HR 50 次 /min，RR 5 次 /min，SaO_2 70%。	2		
	下指令气管插管与胸外按压（2 分）：行气管插管，指挥助手安装心电监护电极并连接心电监护仪；助手开始胸外按压，未插入气管导管之前继续正压通气，按压与通气比例 3∶1；氧浓度改为纯氧（2 分）。 气管插管：选 3.5 号气管导管、0 号镜片（2 分）；左手拿喉镜，右手拿气管导管（2 分）；喉镜舌片从右嘴角进入口腔将舌头推向左边，左手小指轻压患儿甲状软骨（2 分）；将舌片置于会厌谷中轻上提，暴露声门（2 分）；沿口腔右侧插入气管导管，插入深度 9cm（2 分）；撤出喉镜，拔出导管金属芯，接气囊加压吸氧（2 分）；听诊双侧肺通气对称（2 分）；手法熟练、时间 20~30 秒（2 分）。	20		
	胸外心脏按压：由主完成者进行； 部位：胸骨体下 1/3（2 分）；按压与正压通气比例 3∶1（2 分）； 手法：按压时间稍短于放松时间，放松时手指不离开胸壁（1 分）； 方法：拇指法、双指法（2 分）； 时间：45~60 秒（1 分）。	8		
	再次评估：指挥助手评估心率（2 分）。 模拟器显示屏：HR 55 次 /min，呼吸 0，SaO_2 50%。下指令继续按压、正压通气（2 分）、准备肾上腺素（2 分），置入脐静脉管（2 分）。	8		
	肾上腺素（每项各 1 分）：浓度 1∶10 000，剂量 0.1~0.3mL/kg，取 0.5mL，给药途径脐静脉注入。	3		
	再评估（10 秒内）：指挥助手评估心率、呼吸、血氧（1 分）。 模拟器显示屏：HR 120 次 /min，RR 30 次 /min，SaO_2 95%。	1		
5. 新生儿转运	复苏后转运注意事项：保暖、保持气道通畅、监测生命体征。	6		
6. 提问	如有效正压通气后不能使患儿肺部充分通气的特殊情况有哪些： 1. 气道机械性阻塞：胎粪或黏液阻塞、后鼻孔闭锁、咽气道畸形； 2. 肺功能损害：气胸、胸腔积液、先天性膈疝； 3. 心脏功能损害：先天性心脏病、胎儿失血。	6		
总分		100		

附件 4-6-2 医学模拟教学课程质量及教学质量自我评价表

组别：第______组 授课题目：__________ 授课学时：______ 日期：________

带教老师：______ 职称：__________ 学员：____________________

评价指标		指标内涵	分值	得分
课程质量	教学对象	教学对象明确，层次清晰。	10	
	教学主题	教学主题定位准确，难度适宜，符合教学对象的层次。	10	
	教学目标	教学目标设定具体，明确，量化，可达到。	10	
	场景设定	场景布置合理，组织有序，可操作性强。	10	
	课程内容	课程内容面向全体教学对象，难易适中。	10	
		课程内容与时间安排恰当，重点、难点分布恰当。	10	
教学质量	复盘	问题设计与学习目标相呼应，注重发现问题、解决问题的能力。	10	
	教学效果	采用有效的方式、方法对课堂教学及学习效果进行评价。	10	
	教姿教态	着装典雅庄重，精神饱满，教态自然大方。	10	
	综合评价（与教案的吻合度）	课堂演示总体评价：现场授课的内容、重点、时间安排在本节课教案计划内进行。	10	
总分			100	
自我评价：				

附件 4-6-3 医学模拟教学课程质量及教学质量专家评价表

组别：第______组 授课题目：__________ 授课学时：______ 日期：________

带教老师：______ 职称：__________ 学员：____________________

评价指标		指标内涵	分值	得分
课程质量	教学对象	教学对象明确，层次清晰。	10	
	教学主题	教学主题定位准确，难度适宜，符合教学对象的层次。	10	
	教学目标	教学目标设定具体，明确，量化，可达到。	10	
	场景设定	场景布置合理，组织有序，可操作性强。	10	
	课程内容	课程内容面向全体教学对象，难易适中。	10	
		课程内容与时间安排恰当，重点、难点分布恰当。	10	
教学质量	复盘	问题设计与学习目标相呼应，注重发现问题、解决问题的能力。	10	
	教学效果	采用有效的方式、方法对课堂教学及学习效果进行评价。	10	
	教姿教态	着装典雅庄重，精神饱满，教态自然大方。	10	
	综合评价（与教案的吻合度）	课堂演示总体评价：现场授课的内容、重点、时间安排在本节课教案计划内进行。	10	
总分			100	
专家建议：				

第七节　儿童室上性心动过速的处理

第一部分：案例摘要（Overview）

案例主题（Title）				
案例主题	儿童室上性心动过速的处理			
授课对象、场景布置及辅助人员（Roles & Guidelines）				
授课对象及人数	学员学科：儿科	学员层级：住培三年级学员	学员人数：3 人	
教学地点	☑ 模拟实训室	□ 原位模拟	□其他______	
授课导师	导师：1 人			
辅助人员	□ 标准化病人，☑ 助演：1 人			
	☑ 模拟工程师：1 人，□ 其他人员：1 人			
模拟时间分配（合计 50 分钟，不含场景布置和复原）	场景布置	20 分钟	课前介绍（Prebriefing）	5 分钟
	情境运行	15 分钟	复盘（Debriefing）	30 分钟
	场景复原	10 分钟		
案例简介（Summary）				
案例简介	本模拟案例旨在帮助儿科医师早期快速识别室上性心动过速，以及帮助其掌握室上性心动过速的紧急救治和处理措施。			
教学目标（Learning Objectives）（※ 标识为本案例的教学重点）				
知识目标（Knowledge）	※1. 能识别儿童室上性心动过速。 ※2. 能列出室上性心动过速患儿血流动力学评估项目。 ※3. 列举室上性心动过速的非药物治疗方法和治疗药物。			
技能目标（Skill）	※1. 能快速识别室上性心动过速心电图。 ※2. 能运用非药物方法进行治疗。 ※3. 使用除颤仪进行电复律。			
情感目标（Attitude）	1. 培养爱伤意识。 2. 建立急救时的时间观念。 3. 培养团队合作意识与有效沟通。			
供给导师信息（Information for Faculty & Education & Simulation Theory/Framework）				

1. 案例信息（Case Information）

张某，男，10 岁，体重 30kg。心悸、胸闷半天就诊。半天前患儿无明显诱因出现胸闷、心悸，自觉气短，无发热，无咳嗽、咳痰，无视物不清，无抽搐、昏迷等，精神、胃纳一般，睡眠可，体重变化不明显，大小便正常。由学校老师送到儿科急诊，随即被急诊直送入儿科病房。

既往史：有 2 次类似病史，休息后自行缓解，余无特殊。

过敏史、个人史无特殊。

体格检查：T 36.5℃，HR 230 次 /min，BP 未测，RR 35 次 /min，SpO_2 未测。

查体：神志尚清，反应可，头颈部查体无特殊，双肺呼吸音对称清晰，未闻及啰音，心率 230 次 /min，心律齐，心音有力，可闻及奔马律，未闻及杂音，未闻及心包摩擦音，腹部及神经系统查体无异常，CRT<3s。

学员接诊后，经过询问病史、查体及初步查看心电监护后，判断为稳定型室上性心动过速（SVT），选择刺激迷走神经和药物治疗。刺激迷走神经和药物治疗无效，接诊患儿 8 分钟后出现血流动力学不稳定，选择同步电复律治疗。同步电复律后患儿恢复窦性心律，病例运行结束。如中途学员遗漏重要步骤，可由专科护士提醒，仍不采纳意见或未选择相关治疗措施，则血压进一步降低，直至病例运行至 15 分钟导师宣布结束。

续表

供给导师信息（Information for Faculty & Education & Simulation Theory/Framework）
2. 教学策略 (1)混合式模拟教学／学习（Simulation-Based Blended Learning）。 (2)高仿真模拟教学（High-Fidelity Simulation）。 (3)循证教学／学习（Evidence-Based Teaching/Learning）。 3. 教学组织形式 小组（Small Group）形式展开高仿真模拟课堂学习和沉浸式学习。 4. 教学方法／手段 启发式教学法、互动式教学法、循证教学法、复盘、沉浸式教学法、高仿真模拟教学法、案例教学法、深入教学／学习法（Deepen Learning）、同伴互学（Peer to Peer Learning，P2P）。 5. 教学工具 成人高仿真模拟人、模拟监护仪、评估录播系统、核查表。 6. 核查工具／方法 (1)工具：核查表（Checklist）。 (2)方法：团队复盘（Team Debriefing）。
供给学员信息（Learner Information Needed Prior to Scenario）
张某，男，10岁，体重30kg。心悸、胸闷半天就诊。半天前患儿无明显诱因出现胸闷、心悸，自觉气短，无发热，无咳嗽、咳痰，无视物不清，无抽搐、昏迷等，精神、胃纳一般，睡眠可，体重变化不明显，大小便正常。既往史：有2次类似病史，休息后自行缓解，余无特殊。过敏史、个人史无特殊。
模拟教学前学员应具备的知识和技能（Participant Requirements & Pilot Test）
1. 知识 (1)儿童稳定型室上性心动过速与非稳定型室上性心动过速的识别内容。 (2)电复律治疗室上性心动过速的指征。 (3)治疗室上性心动过速的药物种类与使用剂量。 2. 技能 (1)识别儿童室上性心动过速心电图。 (2)电复律的操作方法。 (3)刺激迷走神经治疗室上性心动过速的操作方法。

第二部分：病例信息（Case Information）

初始病例信息（Initial Brief Description of Case）			
患者姓名：张某	年龄：10岁	性别：☑男　□女　□其他	体重：30kg
主诉：心悸、胸闷半天			
现病史：半天前患儿无明显诱因出现胸闷、心悸，自觉气短，无发热，无咳嗽、咳痰，无视物不清，无抽搐、昏迷等，精神、胃纳一般，睡眠可，体重变化不明显，大小便正常。 既往史：有2次类似病史，休息后自行缓解，余无特殊。过敏史、个人史无特殊。 体格检查：T 36.5℃，HR 230次/min，BP未测，RR 35次/min，SpO_2未测。查体：神志尚清，反应可，头颈部查体无特殊，双肺呼吸音对称清晰，未闻及啰音，心率230次/min，心律齐，心音有力，可闻及奔马律，未闻及杂音，未闻及心包摩擦音，腹部及神经系统查体无异常，CRT<3s。			
补充病例信息（Supplementary Information & Significant Lab and Diagnostic Findings）			
1. 血常规检查：WBC 8.7×10^9/L，Hb 118g/L，Plt 423×10^9/L，N 30%。 2. C反应蛋白：CRP 0.5mg/L 3. 心功能／心肌酶学检查：心肌酶CK/CK-MB 20/9IU/L，肌钙蛋白I 0.01μg/L，脑利尿钠肽1 431pg/ml。 4. 电解质、肾功能、肝功能：未见明显异常。 5. 甲状腺功能：未见明显异常。 6. 胸部X线片检查：胸廓对称，心影形态大小未见异常，双膈面光滑，双侧肋膈角锐利，双肺纹理稍增多。			

续表

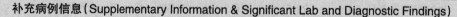

补充病例信息（Supplementary Information & Significant Lab and Diagnostic Findings）
7. 超声心动图示心动过速，左心室射血分数 66.7%，二尖瓣轻度反流，左右冠状动脉无明显增宽。 8. 心电图如下（图 4-7-1）：

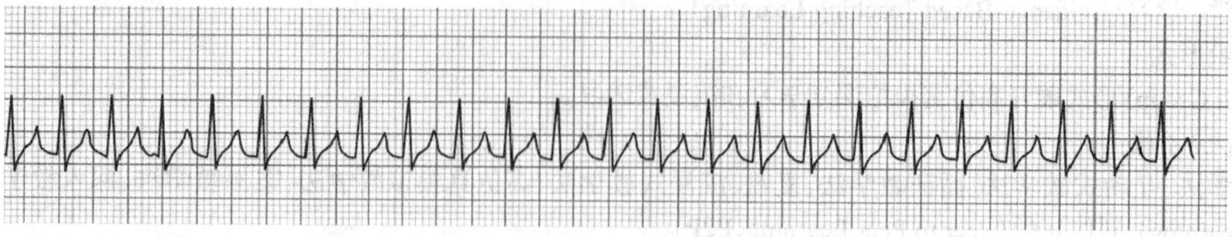

图 4-7-1　心电图

第三部分：模拟设备要求 / 场景布置要求（Equipment & Scene Layout）

A. 模拟患者（Fidelity/Modality & Simulated Patient Type）
☑高仿真模拟人 / 器
☐标准化病人　☑助演
☐任务训练器
☐混合（Hybrid）模式

B. 设备 / 物品清单（Props）

序号	设备 / 物品名称	物料品规或相应要求	数量	其他要求
1	高级模拟人	无	1 套	无
2	除颤仪		1 台	无
3	注射器	10mL	5 个	无
4	采血针		2 个	无
5	病床	无	1 张	无
6	输液架	无	1 个	无
7	听诊器	无	1 个	无
8	输液器	无	2 个	无
9	吸氧管	无	1 根	无
10	血氧监测仪	无	1 台	无
11	心电监护仪	无	1 台	无
12	采血试管	无	5 个	无
13	抢救车	无	1 辆	无

C. 模拟药品和液体清单（Medications and Fluids）

序号	药品名称	药品规格及剂量	数量
1	腺苷	2mL：6mg	2 支
2	生理盐水	250mL/ 瓶	3 瓶
3	肾上腺素	1mL：1mg	2 支
4	普罗帕酮	10mL：35mg；5mL：17.5mg	2 支

续表

D. 模拟人化妆及场地布置(Simulated Patient Makeup & Simulation Location & Setting/Environment)
场地布置图可参考下图(图 4-7-2,图 4-7-3)。

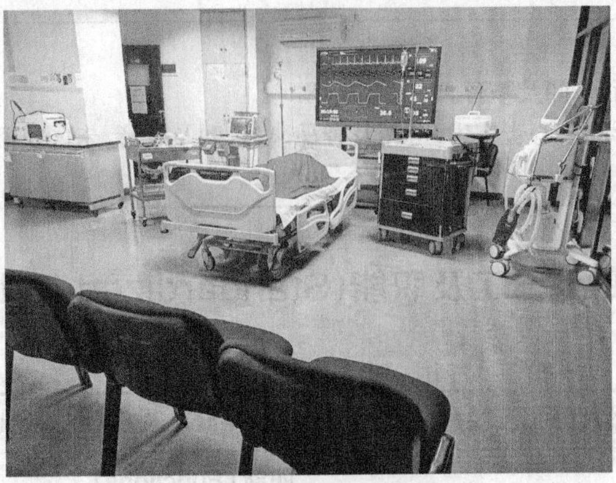

图 4-7-2 场地布置实景图

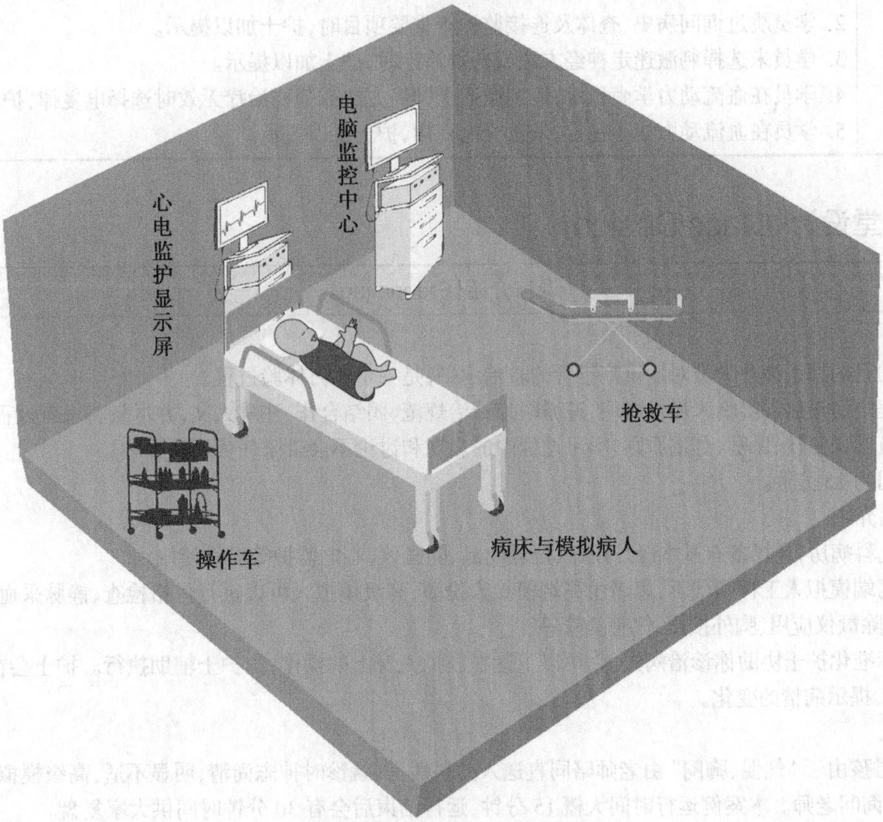

图 4-7-3 场地布置示意图

E. 初始监护状态(Initial Monitoring State)
□ 初始状态患者已经接监护
☑ 初始状态患者未接监护

F. 患者(模拟人)初始设定(Initial State Setting)			
T:36.5℃	HR:230 次 /min	RR:18 次 /min	SpO_2 :98%
NIBP:95/63mmHg	IBP:-	CVP:-	

续表

F. 患者（模拟人）初始设定（Initial State Setting）	
神志：清	瞳孔及对光反射：正常
其他（如气道、心肺听诊等）：无。	
1. 气道：通畅，可维持。 2. 双肺听诊：双肺呼吸音对称清晰，未闻及啰音。 3. 心脏听诊：心率 230 次 /min，心律齐，心音有力，可闻及奔马律，未闻及杂音，未闻及额外心音，未闻及心包摩擦音。 4. 皮肤：正常。	

第四部分：标准化病人和助演分工及职能（Standardized Patient & Confederate & Observer）

标准化病人和助演分工及职能（Standardized Patient & Confederate & Observer）	
角色（Roles）	职能（Functions）
标准化病人	可不设置，病史采集台词由工程师 / 导师代述。
助演	1. 担任标准化护士（助演台词详见附件 4-7-3）。 2. 学员跳过询问病史、查体及连接监护等重要项目时，护士加以提示。 3. 学员未选择刺激迷走神经方法或药物治疗时，护士加以提示。 4. 学员在血流动力学尚稳定，但刺激迷走神经方法或药物治疗无效时选择电复律，护士进行提醒。 5. 学员在血流动力学不稳定，未选择电复律，护士加以提示。

第五部分：课堂设计（Class Design）

课前介绍（Prebriefing）
1. 课程简介 （1）本模拟课程的目的用于提升学员对危重症患者的救治水平，是一个学习体验过程。 （2）案例运行过程中请按照真实临床场景对待，遵循医疗诊治规范、团结合作、注重人文，并尽量将思考过程表达出来。 （3）所有参与人员遵循信任、保密、尊重原则，学习过程中的表现和讨论不会带来任何不良影响。 （4）案例运行时间约 15 分钟。 2. 环境及模拟人介绍 （1）目前所在为儿科病房，现场备有基本医疗用品、抢救物品、除颤仪、心电监护等可供使用。 （2）患者病史由高端模拟人工程师代诉，患者由高端模拟人扮演，高级模拟人可以进行体格检查、静脉采血、输液、心电图、心电监护、吸氧、除颤仪应用、胸外按压、气管插管等。 （3）现场有一名标准化护士协助你诊治病人，你可以下达在模拟人身上的操作，由护士辅助执行。护士会在你需要时提供相关的检查结果，提示病情的变化。 3. 案例初始信息 现有 1 名 10 岁男孩由于“气促、胸闷”由老师陪同直送入儿科病房，就诊时神志尚清，明显不适，高级模拟人模拟患者，查体的阳性体征可询问老师。本案例运行时间大概 15 分钟，运行结束后会有 30 分钟时间供大家复盘。 4. 课前导语 （1）大家在案例开始前可以先熟悉下场地和物品，如果有疑问及时提问。 （2）本案例假设你们在儿科病房作为值班医生，负责接诊和处理病人，1 名规培同学为跟值医生，负责协助处理病人，有 1 名当值护士配合你们。 （3）同学们还有没有什么疑问？如果没有疑问的话，那么演练开始。

情境运行(Scenario)			
运行剧本(Progression)			
阶段 / 生命体征	患者状态	预期学员行为	线索 / 提示
1. 阶段 1：初步接诊 HR：230 次 /min BP：95/63mmHg RR：18 次 /min SpO_2：98% T：36.5℃ ECG：室上性心动过速	1. 神志尚清，诉心悸、胸闷、气短。 2. 查体：神志尚清，心率 230 次 /min，心律齐，心音有力，可闻及奔马律，未闻及杂音，未闻及心包摩擦音，CRT<3s。	1. 采集重点病史、重点查体。 2. 连接心电监护，开通静脉通道。 3. 判断为稳定型室上性心动过速，选用迷走神经刺激，或予使用静脉药物。	1. 提示信息 (1)护士问，此时病人的生命体征是否平稳。引导学员进行心电监护、开通静脉通道。 (2)护士询问如何刺激迷走神经，或询问使用何种药物、具体剂量等。 (3)学员未选用迷走神经刺激，或使用静脉药物，则由护士提醒。 2. 触发条件：案例运行至 8 分钟进入第 2 阶段。
2. 阶段 2：电复律 HR：245 次 /min BP：60/32mmHg RR：33 次 /min SpO_2：89% T：- ECG：室上性心动过速	1. 神志尚清，诉心悸、胸闷、气短加重。 2. 查体：神志尚清，心率 245 次 /min，心律齐，心音低钝，可闻及奔马律，未闻及杂音，未闻及心包摩擦音，CRT>3s。	1. 判断为非稳定型室上性心动过速，已开通静脉通道，选择药物治疗。 2. 药物治疗无效，充分镇静、镇痛后进行同步电复律。 3. 吸氧。	1. 提示信息 (1)如学员直接选择电复律，则由护士提示是否先用药物治疗。 (2)如学员不选择除颤仪，则由护士提示是否需要使用除颤仪。 2. 触发条件 若学员进行电复律，则进入第 3 阶段。若不选用电复律，案例运行至 15 分钟结束。
3. 阶段 3：窦性心律 HR：90 次 /min BP：89/62mmHg RR：22 次 /min SpO_2：95% T：- ECG：窦性心律	患儿恢复窦性心律。	转入儿童重症监护室继续治疗。	触发条件 1. 完成预期行为，案例结束。 2. 若未完成预期行为，则案例运行至 15 分钟结束。
备注：案例运行流程图可参考图 4-7-4，情境运行 - 剧情演进示意图见附件(附件 4-7-2)。			

复盘方案(Debriefing)
1. 复盘策略(Debriefing Strategy) (1)支持结构化复盘(Structured and Supported Debriefing，SSD) (2)音视频支持复盘(Video-Audio assisted Debriefing) 2. 复盘组织形式(Debriefing Organization Forms) 小组(Small Group)形式 3. 复盘地点(Debriefing Location) 讨论室(Discussion Room) 4. 复盘导师(Debriefer) 联合复盘导师(Co-Debriefer) 5. 复盘方法(Debriefing Technique) (1)收集 - 分析 - 总结(Gather-Analyze-Summarize，GAS) (2)音视频支持复盘法(Video-Audio assisted Debriefing Method) (3)情境回顾法(After action review Method) (4)同伴复盘法(Pear-Assisted Debriefing Method) (5)团队复盘法(Team Debriefing Method) (6)混合复盘法(Blended Debriefing Method) (7)主张 - 探寻法(Advocacy-Inquiry Method) (8)形成性评价法(Formative Assessment Method)

续表

复盘方案（Debriefing）
6. 复盘工具（Debriefing Tools） (1)评估录播系统 (2)核查清单（Checklist） (3)记录板（Whiteboard）

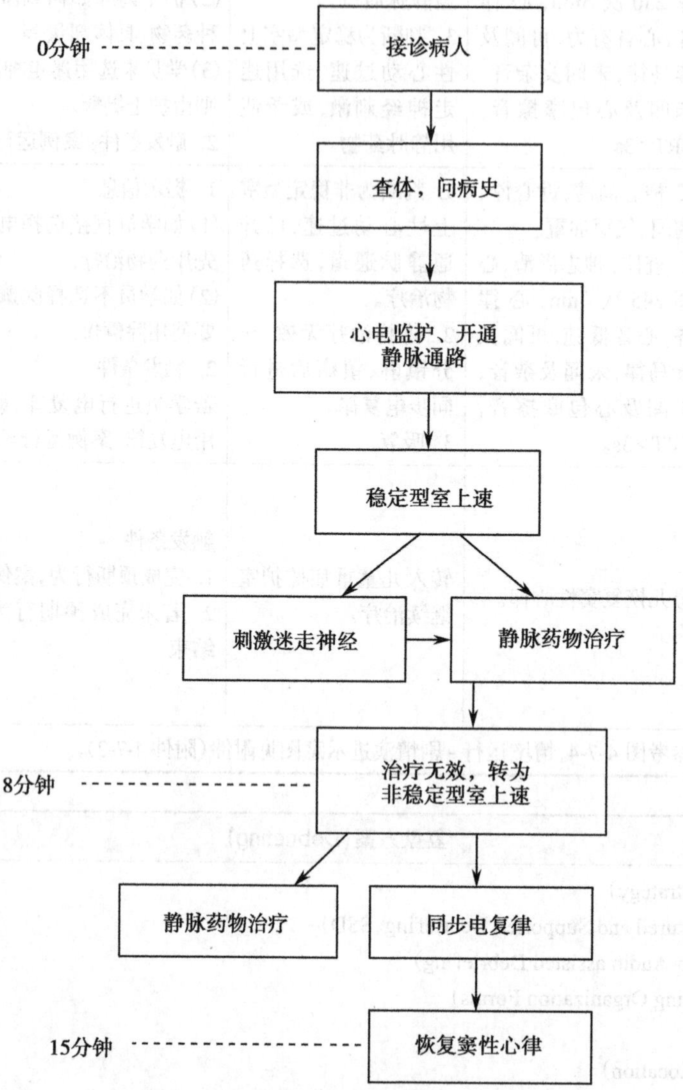

图 4-7-4 流程图

复盘设计（Debriefing Designing & Implementation）				
阶段	目的	行为	问题提纲	注释
收集	积极地听取参与者的意见，了解他们对自己行为的看法。	1. 需要团队领导的叙述； 2. 需要团队澄清或补充信息。	1. 所有人：你感觉如何？ 2. 队长：你能告诉我们发生了什么事吗？ 3. 团队成员：有其他补充吗？	1. 时间保证：6 分钟，占复盘时间 20%。 (1)分配足够的时间进行信息收集； (2)建构并开展收集阶段，明确支持结构化复盘策略——教学互助。 2. 方法保证： (1)采用开放式问题及鼓励性教学法： 1)征求学员最初的反应 / 情绪； 2)确认“分析”阶段待讨论的问题； 3)提升学习兴趣、热情和积极性。

续表

阶段	目的	行为	问题提纲	注释
收集				(2)采用“情境回顾法”及“记录板”： 1)对案例及学习目标有共同的理解； 2)在进入“分析”阶段之前，总结学员在收集阶段所共有的关注点(如：存疑之处等)； 3)板书形式，边引导边归纳，记录如上所共有的关注点。
分析	促进学生反思并分析他们的行为。	1. 检查事件的准确记录 2. 报告观察正确和不正确的步骤 3. 利用咨询来阐明思考的过程 4. 在必要的地方刺激反射并提供重定向 5. 利用基于证据的指南作为临床查询/关注的基准	1. 我注意到……，请告诉我更多…… 2. 你觉得怎么样？你当时在想什么？但是，我了解到场景的更多“×”方面(导师可选取列举几点以作分析)。 3. 解决冲突：让我们重新集中注意力，重要的不是谁对，而是对病人来说什么是正确的。	1. 时间保证：15 分钟，占复盘时间 50%。 (1)分配足够的时间来执行分析阶段； (2)保证课堂收益，突出教学重点。 2. 方法保证： (1)采用“引导反思”“同伴、团队及混合复盘法”及“核查清单” 1)将学员的个人观点与观察相结合； 2)以学员对具体而准确的某一行为、互动或先前评论作为探究的基础。 (2)采用“主张 - 探寻”“形成性反馈法”“记录板”及“优点 - 不足”等： 1)引导学员分享积极的行为、想法； 2)引导学员对需要改进的方面/领域进行自我发现； 3)选择学员模拟过程中的表现或观察到的差距，进行引导并同时总结学员的共识之处； 4)板书形式，边引导边归纳，记录学员“表现差距”(Performance Gap)。 (3)采用“音视频支持复盘法”及“概念图”： 1)为学员需要进行的改变或改进提供建议； 2)提供建议变更/改进的理论依据和/或事实； 3)反馈集中在全体学员、表现差距(Performance Gap)、学习目标及场景与临床真实存在的差距(Gap)，并给予建议，解决其差距(Closed Performance Gap)。
总结	便于识别和审查所吸取的经验教训。	1. 验证所有必要的覆盖 2. 教学/汇报点 3. 总结讨论/结束 4. 会议/听取任何意见 5. 保证足够的时间来执行总结阶段	1. 使用两种你认为有效或者做得好的行动和事件。 2. 描述两个你认为你/团队需要工作的领域。 3. 对整个过程的亮点和不足再次进行归纳总结。	1. 时间保证：9 分钟，占复盘时间 30%。 (1)保证时间用来执行总结阶段； (2)强化课堂收益及重要性。 2. 方法保证： (1)采用“引导反思”“记录板”“优点 - 不足”： 根据板书中“优点 - 不足”的板图形式已呈现的学员表现差距，让学员从中来总结模拟过程中的主要收益(学习目标、表现差距及场景与临床真实存在的差距)。 (2)采用“总结性反馈法”： 1)学员总结应用这些关键信息(要点和策略)来改变其未来的临床实践。如时间不足，由导师总结关键的信息。 2)提升临床实践诊疗自信心，提升临床胜任力。
备注： 1. 此次医学模拟课堂教学复盘以“支持结构化复盘”为主要的复盘策略，辅以“引导反思”和“指导反馈”等复盘策略； 2. 整合“主张 - 探寻法”等多种复盘方法和多种复盘工具，保证教学重点，解决教学难点； 3. 结合实际模拟情境，整合多种“基于证据的复盘”(Evidence-Based Debriefing)策略及方法，综合高效执行混合复盘，以实现并提升学员自信心和临床胜任力。				

第六部分：本次授课使用的教材及参考资料（References，Evidence-Based Practice Guidelines，Protocols，or Algorithms）

教材
王卫平，孙锟，常立文．儿科学．9版．北京：人民卫生出版社，2018.
参考资料
1. 江载芳，申昆玲，沈颖．诸福棠实用儿科学．8版．北京：人民卫生出版社，2015. 2. 次仁央宗，崔凯军．《2019 ESC室上性心动过速患者管理指南》解读．心血管病学进展，2020，4（5）：531-536.

第七部分：教学评估方案（Evaluations & Recommendations）

学习效果核查方案
1. 核查表：见附件4-7-1。 2. 学习效果评价表（自评），可根据需要设计。 3. 教学效果评价表：见附件4-7-4。

第八部分：案例权属及审修（Ownership & Revision & Validation & Peer Review）

案例权属（Ownership）	
编写日期	2021年6月
案例作者	胡现俊
作者单位	深圳市人民医院
联系邮箱	1051456618@qq. com
审核修订（Revision & Validation & Peer Review）	
案例审核	杨棉华
审稿校正	刘礼

附件4-7-1　评价量表

为评价模拟教学实施进展和项目完成度，分别用"√"和"×"标识项目有/无操作或者是执行/未执行。

序号	项目	是（有执行）	否（未执行）	备注
1	询问病史、查体			
2	心电监护			
3	开通静脉通道			
4	识别室上性心动过速心电图			
5	刺激迷走神经			
6	使用静脉药物			
7	识别非稳定型室上性心动过速			
8	吸氧			
9	镇静、镇痛			
10	电复律			

附件 4-7-2　情境运行 - 剧情

时间	事件
0min	接诊患者
0—3min	迅速采集重点病史、重点查体，快速连接心电监护并口述开通静脉通道。查看心电图，判断为稳定型室上性心动过速
3—8min	给予治疗如刺激迷走神经和静脉使用抗心律失常药
8—15min	血压下降，可再次予静脉使用抗心律失常药或立即进行同步电复律
15min	运行案例结束

附件 4-7-3　助演台词脚本

助演或标准化病人台词脚本	
助演角色	护士和标准化病人（SP）。
助演护士任务及对学员可能提问或要求的回答	1. 学员跳过询问病史、查体及连接监护等重要项目时，护士提示说：“×× 医生，我们要不要先问问病人的基本情况？需不需要先给他检查下身体？”。 2. 若学员未选择刺激迷走神经方法或静脉使用抗心律失常药，护士提示说：“×× 医生，我看其他医生对这种病人有使用冰敷面部或者静脉用药，我们这个病人可不可以用？” 3. 若学员需要而未选择电复律，护士提示说：“×× 医生，我看其他医生这种病人有使用除颤仪的，我们这个病人可不可以用？”。
SP 台词（供病史采集使用）	医生：您好！我是某某医生，是您的接诊医生，请问您有哪里不舒服？ SP：觉得心跳的好快，胸口闷闷的，感觉自己不能呼吸啦。 医生：这种情况多久了？ SP：差不多半天啦。 医生：胸口痛吗？ SP：没有，就突然一下子就很不舒服啦。 医生：有去哪里看过吗？ SP：没有，在学校觉得不舒服，休息了一下还是不好，老师就送我来医院啦。 医生：还有其他不舒服吗？ SP：感觉自己没力气。 医生：以前有什么病？ 医生：以前有什么药物过敏吗？ SP：没有。 SP：医生，我现在很不舒服呢，感觉我要死掉啦！ 医生：别担心，我马上开始给你治疗。

附件 4-7-4　医学模拟教学课程质量及教学质量评价表

组别：第____组　授课题目：________________　授课时间：________　学员：________

评价指标		指标内涵	分值	得分
课程质量	教学对象	教学对象明确，层次清晰	10	
	教学主题	教学主题定位准确，难度适宜，符合教学对象的层次	10	
	教学目标	教学目标设定具体，明确，量化，可达到	10	
	场景设定	场景布置合理，组织有序，可操作性强	10	
	课程内容	课程内容面向全体教学对象，难易适中	10	
		课程内容与时间安排恰当，重点、难点分布恰当	10	

续表

评价指标		指标内涵	分值	得分
教学质量	复盘	问题设计与学习目标相呼应，注重发现问题、解决问题的能力	10	
	教学效果	采用有效的方式、方法对课堂教学及学习效果进行评价	10	
	教姿教态	着装典雅庄重，精神饱满，教态自然大方	10	
	综合评价 （与教案的吻合度）	课堂演示总体评价： 现场授课的内容、重点、时间安排在本节课教案计划内进行	10	
总分			100	
专家建议：				

第八节 肛周脓肿患儿接诊及知情同意书签署

第一部分：案例概况（Overview）

案例主题（Title）				
案例主题	肛周脓肿患儿接诊及知情同意书签署			
授课对象、场景布置及辅助人员（Roles & Guidelines）				
授课对象及人数	学员学科：儿外科	学员层级：住培三年级	学员人数：3 人	
教学地点	☑模拟实训室	☐原位模拟	☐其他____	
授课导师	导师：____人			
辅助人员	☑标准化病人：1 人，☐助演：____人 ☐模拟工程师：____人，☐其他人员：____人			
模拟时间分配（合计 50 分钟，不含场景布置和复原）	场景布置	5 分钟	课前介绍（Prebriefing）	5 分钟
	情境运行	15 分钟	复盘（Debriefing）	30 分钟
	场景复原	5 分钟		
案例简介（Summary）				
案例简介	本案例旨在通过模拟儿外科医师在门诊对一名有手术指征的肛周脓肿患者接诊及术前谈话过程，提升儿外科住培三年级学员在接诊儿外科拟手术治疗患儿时的临床思维判断力和决策力，以及提高医患沟通技巧。			
教学目标（Learning Objectives）（※ 标识为本案例的教学重点）				
知识目标（Knowledge）	※1. 描述肛周脓肿的治疗原则。 ※2. 描述肛周脓肿的手术指征。			
技能目标（Skill）	※1. 展示接诊肛周脓肿患者时的临床思维判断力和决策力。 ※2. 展示医患沟通时的职业素养和技巧。			
情感目标（Attitude）	展现人文关怀，爱伤观念和同理心。			

续表

供给导师信息(Information for Faculty & Education & Simulation Theory/Framework)
1. 案例介绍 王某,男,3 个月,由妈妈带到儿外科门诊就诊。 1 天前,患儿妈妈发现孩子屁股有一个红色包块,3 小时后带其到当地的一家医院就诊,当时医生诊断为“肛周炎”,并做了超声检查,开了外用红霉素软膏。今天早上,家长发现孩子肛周包块增大,且疼痛明显加重,家长对之前医院的治疗产生质疑,特来儿童医院就诊。 进入本模拟课程后,学员需作为外科门诊医生做出“肛周脓肿”的临床诊断,告知家长患儿需要行脓肿切开手术治疗。家长觉得非常严重,很难接受,担心孩子受罪,希望医生不要手术治疗。经过医生耐心解释后,家长打消了疑虑,同意手术,并同意签署手术同意书。 2. 案例运行前导师未告知学员的案例内容及教学意义 (1)学员角色进入时,患儿尚未进行本院的辅助检查,家长在外院的检查单未主动提供。(考查学员是否提出行辅助检查的意见,反映学员的临床思维能力) (2)检查单与查体结果有矛盾。(考查学员思辨、抗干扰能力,发现之前就诊医院诊疗有瑕疵后,在面对可能发生的纠纷时,合理解释病情,并体现对同行的保护意识) (3)SP 患儿家长为焦虑型性格,对外院的检查报告及治疗意见有异议。(考查学员对家长的观察力、应变能力及沟通能力) (4)案例的运行情况见案例介绍流程图(图 4-8-1)。 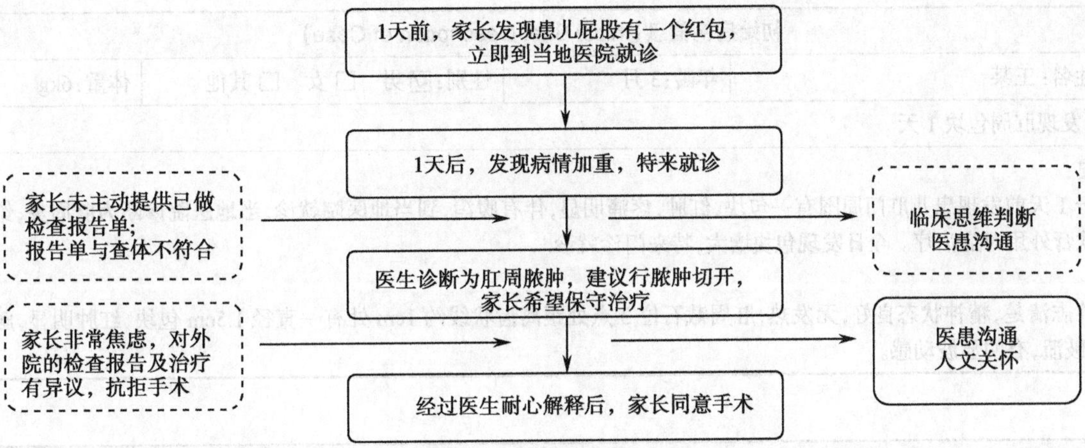 **图 4-8-1　案例介绍流程图** 3. 教学策略(Instructional Strategy) (1)高仿真模拟教学(High-Fidelity Simulation)。 (2)循证教学(Evidence-Based Teaching/Learning)。 4. 教学组织形式(Instructional Organization Forms) 小组(Small Group)形式展开高仿真模拟课堂学习和沉浸式学习。 5. 教学方法(Instructional Methods) 启发式教学法、互动式教学法、循证教学法、复盘、沉浸式教学法、高仿真模拟教学法、案例教学法、问卷调查法(Survey-Based Teaching)、鼓励性教学法(Incentive Teaching Method)。 6. 教学工具(Instructional Aids) 标准化病人、核查表。 7. 核查工具 / 方法(Checklist Tools/Methods) (1)工具:核查表(Checklist)。 (2)方法:团队复盘(Team Debriefing)。

续表

首次供给学员信息（Learner Information Needed Prior to Scenario）
王某，男，3个月，发现臀部肿块1天。 于1天前家长发现患儿肛门周围有一包块，红肿，疼痛明显，伴有腹泻，到当地医院就诊，当地医院诊断为“肛周炎”，给予红霉素外用对症治疗，今日家长发现包块增大，特来外科门诊就诊。 查体：神志清楚，精神状态良好，无发热，肛周截石位3点处距离齿状线约1cm处有一直径1.5cm包块，红肿明显，触痛明显，无破溃，有明显波动感。 学员任务：请您扮演接诊医生，根据角色进入节点，对SP家长及患儿进行接诊，回答SP家长的问题。如果需要行手术操作，请学员对SP患儿家长进行讲解并签署手术同意书（SP患儿家长同意手术即任务达成，不必进行手术操作）。
模拟教学前学员应具备的知识和技能（Participant Requirements & Pilot Test）
知识：1. 已经完成“肛周脓肿”相关理论知识的学习； 2. 已完成“医患沟通”相关知识的学习。 技能：1. 根据病史及相关辅助检查结果诊断“肛周脓肿”； 2. 能够根据病情判断是否需要手术治疗； 3. 与家长进行术前谈话告知，展示医患沟通时的职业素养和技巧。

第二部分：病例信息（Case Information）

初始病例信息（Initial Brief Description of Case）			
患者姓名：王某	年龄：3月	性别：☑男 □女 □其他	体重：6kg
主诉：发现肛周包块1天			
现病史： 家长于1天前发现患儿肛门周围有一包块，红肿，疼痛明显，伴有腹泻，到当地医院就诊，当地医院诊断为肛周炎，给予红霉素软膏外用对症治疗。今日发现包块增大，特来门诊就诊。 查体： 患儿神志清楚，精神状态良好，无发热，肛周截石位3点处距离齿状线约1cm处有一直径1.5cm包块，红肿明显，触痛明显，无破溃，有明显波动感。			

补充病例信息（Supplementary Information & Significant Lab and Diagnostic Findings）
外院超声报告： 截石位肛周三点钟方向距肛门齿状线1cm处，有一直径1.5cm低回声包块，内无液性暗区。

第三部分：模拟设备要求/场景布置要求（Equipment & Scene Layout）

A. 模拟患者（Fidelity/Modality & Simulated Patient Type）
□高仿真模拟人/器
☑标准化病人
□任务训练器
□混合（Hybrid）模式

B. 设备/物品清单（Props）

序号	名称	品规或相应要求	数量	其他要求
1	婴儿模型		1个	
2	双肩背包		1个	

续表

序号	名称	品规或相应要求	数量	其他要求
3	超声报告单	超声报告：截石位肛周三点钟方向距肛门齿状线 1cm 处，有一直径 1.5cm 低回声包块，内无液性暗区。	1 份	放在背包中
4	速干洗手液		1 瓶	
5	白大衣		1 件	
6	诊桌		1 张	
7	椅子		2 把	
8	评分表		1 张	
9	水性笔		1 支	
10	门诊病历本		1 本	
11	儿童玩具		1 个	
C. 模拟药品和液体清单（Medications and Fluids）				
无				

第四部分：标准化病人和助演分工及职能（Standardized Patient & Confederate & Observer）

标准化病人和助演分工及职能（Standardized Patient & Confederate & Observer）	
角色（Roles）	职能（Functions）
标准化病人（Standardized Patient）	1. 您的背景资料 (1) 姓名：王某妈妈； (2) 年龄：30 岁； (3) 性别：女； (4) 语言：汉语； (5) 身体症状：良好； (6) 教育程度：大学本科； (7) 职业：公司职员； (8) 社会经济背景：有独立经济来源，家庭经济条件一般； (9) 家庭状况：离婚，单亲妈妈，只有一个孩子。 2. 扮演角色外观描述 (1) 整洁状况：较为整洁； (2) 衣着：普通； (3) 道具：抱一个婴儿模型，背一个婴儿背包，包里有一份外院的超声报告； (4) 化妆：头发凌乱； (5) 情绪：精神疲惫，紧张，对孩子出现的问题非常心痛，自责，焦虑，对前一家医院有误诊的质疑，对医生提出的手术建议比较抗拒； (6) 身体表现：反复抹眼泪、眼睑肿胀； (7) 声调、音量：急切、声调高； (8) 每场表演时间：15 分钟； (9) 模拟场地：儿外科（普通外科）门诊诊室。 3. 就诊目的 孩子 3 个月，1 天前，发现孩子屁股有一个红包，发现包块后 3 小时就在当地的一家医院就诊，当时医生诊断为“肛周炎”，并做了超声检查，开了红霉素软膏外用，但今天您发现孩子肛周的包块变大了，痛的厉害，特来儿童医院就诊。 4. 您对这个医生的期待 (1) 希望孩子的病能快点好； (2) 孩子还小，不想孩子受罪； (3) 不希望采用手术的方式来治疗。

续表

角色(Roles)	职能(Functions)
标准化病人(Standardized Patient)	5. 重点情节 (1)开场(SP角色进入节点):接诊医生已经初步完成对您的孩子的病史询问及查体,将要对您的孩子的病情提出诊断及治疗意见; (2)如果医生追问病史,需详细回答; (3)如果医生追问是否做过超声检查,需提供检查报告; (4)如果医生在提出诊断为肛周脓肿时,医生没有索要超声报告或提出做超声检查的建议,需主动提示医生已经在外院行超声检查; (5)如果医生提出手术建议,需要和您解释病情并签署手术同意书; (6)如果医生对患儿提出的治疗建议为非手术治疗,则导师将终止案例运行。 6. 挑战性提问 (1)触发条件:医师提到手术时,可以情绪比较激动地打断医生的讲话; (2)具体提问示例:重点提及孩子病情是否被耽误了?可否有其他治疗方案? 7. 标准化病人问答脚本及应急预案 (1)按照顺序进行提问,如医生主动提问导致顺序颠倒时,可跳过已经提过的问题; (2)当话题偏离时,从哪个问题离开,就从哪个问题接回; (3)注意情绪变化介入的节点。 8. SP家长脚本/台词示例详见附件4-8-1。

第五部分:课堂设计(Class Design)

课前介绍(Prebriefing)
1. 人员介绍:导师、学员、工作人员等相互熟悉和认识。 2. 环境和设备介绍:介绍培训中心及仿真教室的环境、设施,包括物品位置。 3. 课程介绍: (1)主题:肛周脓肿患儿接诊及知情同意书签署。 (2)目标: 1)技能:提升临床思维判断力、决策力;掌握医患沟通谈话技巧; 2)态度:培养人文关怀,爱伤观念,同理心及耐心; 3)知识:掌握肛周脓肿治疗原则及手术指征。 (3)案例运行规则的介绍: 1)与学员对模拟情境的真实性达成契约,帮助他们迅速进入情景及扮演角色; 2)以SP患儿家长为中心; 3)允许犯错,目的是吸取教训并改正错误; 4)保密:告知会有录像,但是视频不会被外传,课程结束后会删除。鼓励让学生放松,强调学生的重在参与; 5)尽量引导、充分发挥学生的自省能力。 4. 案例说明: (1)教学流程: 1)介绍案例场景、学员角色及任务,病例资料及签署保密契约(5分钟); 2)案例运行,导师根据学员表现进行记录及评分(15分钟); 3)复盘阶段,导师针对学员表现进行提问和点评(30分钟)。 (2)场景及学员角色:儿外科(普通外科)门诊的出诊医生。 (3)角色进入节点:接诊医生已初步完成病史询问及查体(详见提供给学员的病历资料)。 (4)患者病历资料:患儿王某,男,3月,发现肛周包块1天,于1天前家长发现患儿肛门周围有一包块,红肿,疼痛明显,伴有腹泻,到当地医院就诊,当地医院诊断为肛周炎,给予红霉素外用对症治疗,今日发现包块增大,特来门诊就诊。查体:神志清醒、精神状态良好,无发热,肛周截石位3点处距离齿状线约1cm处有一直径1.5cm包块,红肿明显,触痛明显,无破溃,有明显波动感。 (5)学员任务:请学员扮演接诊医生,根据角色进入节点,对SP患儿家长及患儿进行接诊,回答SP家长的问题。如果需要行手术操作,请学员对SP患儿家长进行讲解并签署手术同意书(SP家长同意手术即任务达成,不必进行手术操作)。

情境运行（Scenario & Case Running）			
运行剧本（Progression Outline）			
阶段 / 生命体征	SP 状态	预期学员行为	线索 / 提示
1. 初始阶段 （0—3min）	SP 家长抱着孩子来普外科门诊就诊，医生已经简单了解了患儿的病史，做过体格检查。SP 家长表情显得有些焦虑，急于知道患儿的情况，问："医生，我的孩子到底是什么情况？"	1. 核对家长身份； 2. 自我介绍； 3. 进一步了解病史； 4. 询问外院的检查和治疗； 5. 做出"肛周脓肿"的诊断。	触发进下阶段事件： 1. 学员做出"肛周脓肿"的诊断，则场景进入第二阶段； 2. 如 3 分钟时间到，学员仍未做出"肛周脓肿"的诊断，则 SP 从背包中取出超声报告递给学员。
2. 第二阶段 （3—8min）	1. SP 家长被告知患儿诊断为"肛周脓肿"，表现出不能相信、怀疑的态度，进一步询问"肛周脓肿"的原因及治疗方案。 2. 本阶段 SP 还要表现出对首诊医院的不满情绪。	1. 耐心解答 SP 家长提出的问题； 2. 安抚 SP 家长焦虑的心情； 3. 消除 SP 家长对首诊医院诊疗的不满情绪。	触发进下阶段事件： 1. 学员告知 SP 家长，患儿的"肛周脓肿"需要手术治疗时，则进入第三阶段。 2. 案例运行至第 8 分钟，如学员仍未向家长交待患儿需要手术治疗。SP 家长则提示："肛周脓肿要不要手术啊？"
3. 第三阶段 （8—15min）	SP 家长听说需要手术治疗，情绪突然变得很激动，哭哭啼啼，怕孩子受罪，抗拒手术，要求保守治疗。	1. 安抚 SP 家长，体现人文关怀； 2. 耐心讲解手术的指征和必要性； 3. 告知保守治疗的风险； 4. 消除 SP 家长对首诊医院的质疑，避免激化矛盾； 5. 劝说家长接受手术治疗； 6. 讲解手术知情同意书条款，指导家长签署同意书。	SP 家长接受手术治疗方案并签署手术同意书或者案例运行时间满 15 分钟，模拟结束。
备注：教学目标及答案见附件 4-8-2。			

复盘方案（Debriefing）
1. 复盘策略（Debriefing Strategy）：引导反思（Guided Reflection） （1）讨论出发点：围绕教学目标，联系学员在案例运行中的表现。 （2）讨论内容：临床思维、医患沟通、理论知识。 2. 复盘组织形式（Debriefing Organization Forms） 小组（Small Group）形式（学员：导师 ≤ 3：1） 3. 复盘地点（Debriefing Location） 讨论室（Discussion Room） 4. 复盘导师（Debriefer） 促进者（Facilitator） 5. 复盘方法（Debriefing Technique） （1）收集 - 分析 - 总结（Gather-Analyze-Summarize，GAS） （2）情境回顾法（After action review Method） （3）团队复盘法（Team Debriefing Method） （4）总结性反馈法（Summative Feedback Method） 6. 复盘工具（Debriefing Tools） （1）核查清单（Checklist） （2）记录板（Whiteboard）

复盘设计（Debriefing Designing & Implementation）				
阶段	目的	行为	问题提纲	注释
收集	积极地听取参与者的意见，了解他们对自己行为的看法	导师： 1. 倾听学员陈述，搜集客观信息，了解学员想法和感受； 2. 使学员注意力尽快从模拟情景转移到反馈环节。 学员： 释放情绪；表达感受；陈述事实（行为和思维）。	1. 请你谈谈参与这次模拟培训的体验：可以用一句话简单描述你对整个过程的表现是否满意？有哪些感受和想法？ 2. 简要回顾一下模拟案例的过程。 3. 请回顾一下本次模拟教学的目标有哪些？	1. 时间保证：7.5 分钟，约占复盘时间 25%。 （1）分配足够的时间进行信息收集； （2）建构并开展收集阶段，明确支持结构化复盘策略。 2. 方法保证： （1）采用开放式问题及鼓励性教学法： 1）征求学员最初的反应 / 情绪； 2）确认"分析"阶段待讨论的问题； 3）提升学习兴趣、热情和积极性。 （2）采用"情境回顾法"及"记录板"： 1）对案例及学习目标有共同的理解； 2）在进入"分析"阶段之前，总结学员在收集阶段所共有的关注点（如：存疑之处等）； 3）板书形式，边引导边归纳，记录如上所共有的关注点。
分析	促进学生反思并分析他们的行为	导师 1. 回顾：引导学员主动准确回顾（按时间顺序）模拟案例运行过程中的行为（优点和不足）。 2. 反思：积极调动学员主动思考。通过一系列询问获得学员的思考过程。 3. 分析：针对不同问题，尽最大可能让学员充分发表意见。 4. 要点： （1）鼓励和肯定学员正确的行为； （2）探究目的达成或未达成的原因； （3）指导学员评价自身表现。 学员 1. 陈述： （1）当时发生了什么情况？ （2）自己是如何想的？ （3）当时得出了什么判断？ 2. 点评（学员自评）： （1）哪些错误行为？ （2）哪些做的好？	1. ××，你在今天的课程中扮演了什么角色？承担什么任务？ 2. 你能告诉我，患儿妈妈的情绪及人格特点？如何安慰家长？ 3. 为什么有或没有向家长索取超声的检查结果？ 4. 遇到临床查体和辅助检查矛盾的时候，如何做出判断？ 5. 外院的同行和自己的诊断出现不一致的情况如何处理？ 6. 你讲解病情或谈手术同意书的策略？你做得好不好？有哪些做得好？哪些有待改进和完善？ 7. 还有其他事情是你想讨论的吗？	1. 时间保证：15 分钟，占复盘时间 50%。 （1）分配足够的时间来执行分析阶段； （2）保证课堂收益，突出教学重点。 2. 方法保证： （1）采用"引导反思""同伴、团队及混合复盘法"及"核查清单"： 1）将学员的个人观点与观察相结合； 2）以学员对具体而准确的某一行为、互动或先前评论作为探究的基础。 （2）采用"主张 - 探寻""形成性反馈法""记录板"及"优点 - 不足"： 1）引导学员分享积极的行为、想法； 2）引导学员对需要改进的方面 / 领域进行自我发现； 3）选择学员模拟过程中的表现或观察到的差距，进行引导并同时总结学员的共识之处； 4）板书形式，边引导边归纳，记录学员"表现差距"（Performance Gap）； （3）采用"指导反馈""音视频支持复盘法"及"概念图"： 1）为学员需要进行的改变或改进提供建议； 2）提供建议变更 / 改进的理论依据和 / 或事实； 3）反馈集中在全体学员（而不是个人）、表现差距（Performance Gap）、学习目标及场景与临床真实存在的差距（Gap），并给予建议、解决其差距（Closed Performance Gap）。

续表

阶段	目的	行为	问题提纲	注释
总结	便于识别和审查所吸取的经验教训	老师 1. 总结 (1)学员在模拟过程中做得好的方面； (2)经验教训：回顾不足之处，如何改进才能做得更好。 2. 帮助学员回顾关键学习点。 学员 1. 回顾模拟教学中的重要场景； 2. 认识到自身的优点和有待改进的方面。	1. 你学到了什么？其中，你认为重要的是什么？对你以后的工作或学习有无帮助？ 2. 你觉得学员哪些方面做得比较好？ 3. 你有哪些方面有待改进？	1. 时间保证：7.5 分钟，约占复盘时间 25%。 (1)保证时间用来执行总结阶段； (2)强化课堂收益及重要性。 2. 方法保证： (1)采用“引导反思”“记录板”“优点 - 不足”：根据板书中“优点 - 不足”的板图形式已呈现的学员表现差距，让学员从中来总结模拟过程中的主要收益(学习目标、表现差距及场景与临床真实存在的差距(Gap)要点)。 (2)采用“总结性反馈法” 1)学员总结应用这些关键信息(要点和策略)来改变其未来的临床实践； (如时间不足，由导师总结关键的信息) 2)提升临床实践诊疗自信心，提升临床胜任力。
备注： 1. 此次医学模拟课堂教学复盘以“支持结构化复盘”为主要的复盘策略，辅以“引导反思”和“指导反馈”等复盘策略； 2. 整合“主张 - 探寻法”等多种复盘方法和多种复盘工具，保证教学重点，解决教学难点； 3. 结合实际模拟情境，整合多种“基于证据的复盘”(Evidence-Based Debriefing)策略及方法，综合高效执行混合复盘，以实现并提升学员自信心和临床胜任力。				

第六部分：本次授课使用的教材及参考资料(References，Evidence-Based Practice Guidelines，Protocols，or Algorithms)

教材
李惠君，郭媛．医患沟通技能训练．北京：人民卫生出版社，2014.
参考资料
1.《关于建立住院医师规范化培训制度的指导意见》国卫科教发〔2013〕56 号； 2.《2018 年广东省住院医师规范化培训结业实践技能考核指导标准》。

第七部分：教学评估方案(Evaluations & Recommendations)

学习效果核查方案(Outcome-Based Learning Verification Program & Post Simulation Exercises)
1. 评价量表(Checklist)(见附件 4-8-3)。 2. 学员评分表(见附件 4-8-4)。 3. 教学效果评价表(见附件 4-8-5)。

第八部分：案例权属及审修(Ownership & Revision & Validation & Peer Review)

案例权属(Ownership)	
编写日期	2021 年 6 月
案例作者	任锋
作者单位	深圳市儿童医院
联系邮箱	renfeng2000@sohu. com

续表

审核修订（Revision & Validation & Peer Review）	
案例审核	杨棉华
审稿校正	刘礼

附件 4-8-1 SP 家长对话脚本 / 台词示例

序号	SP 患儿家长的提问	医师可能的回答
1	医生，我的孩子到底是什么情况？	目前孩子诊断考虑肛周脓肿。
2	是什么原因导致的呢？	婴儿的肛周软组织较为疏松，当有腹泻等诱因时容易导致。
3	需要怎么处理呢？	目前脓肿已经成熟，建议切开引流。
4	为什么要手术？（情绪开始激动）	防止感染进一步扩散，切开减压后也可以缓解疼痛。
5	为什么前一天在其他医院就诊没有说要手术呢？	脓肿的成熟是有一个过程的。
6	有其他保守的方法吗？	如果继续保守治疗，脓肿自行消退的可能性是很小的。
7	是不是孩子病情耽误了才导致孩子要手术？	请不要激动，您的心情我们很理解，幼儿的病情经常发展较快，而且目前看没有耽误病情。
8	是不是前一家医院的超声有问题？	脓肿的成熟是有一个过程的，一天前脓肿还没有成熟。
9	孩子会不会非常痛苦？	我们会尽一切努力去减少孩子的痛苦，这个请放心。
10	切开引流后会怎样呢？	切开引流后会愈合的比较快，但具体要看孩子的原发原因是否同时得到根除。
11	什么时候手术？	需要尽快做手术。
12	需要住院吗？	不需要，在门诊治疗室就可以。
13	风险很大吗？	手术前需要签同意书，常规手术，会有一定的风险，但如果不及时手术，孩子的病情会加重的。
14	有哪些风险？	感染扩散或加重，出血、复发、肛瘘形成等。
15	我们已经在外院做过超声检查，您需要看吗？（如果医生回答需要，请提供超声检查报告）	触发性问题：如果医生在提出诊断为肛周脓肿时，医生没有索要超声单或提出做超声检查的建议时，由患儿家长提问。医生可回答：需要或者不需要，并可给予相应理由解释。

序号	医生可能的提问	SP 患儿家长的回答
1	您是王某的妈妈吗？	是的。
2	在外院用的什么药物？	红霉素软膏外用。
3	有做过超声吗？	已经在外院做过超声检查，这个是超声检查报告。
4	什么时候做的超声？	昨天。

附件 4-8-2 教学目标问题及答案

序号	提问	反馈要点
1	患儿妈妈的情绪及人格特点？	焦急、自责、焦虑（观察患者家长情绪和性格特征，有助于“避开雷区”）。

续表

序号	提问	反馈要点
2	如何安抚家长？	学会“倾听”，放缓“节奏”；要换位思考，避免刺激性的语言；友好对待患儿，获得家长认可。
3	如何给患者讲解病情？	保持耐心，同理心，运用换位思考，恰当的比喻等方式从科学的角度出发讲解病情，帮助患者家长理解病情。
4	谈手术同意书的策略？	1. 通过专业的态度及沟通，良好的知识及逻辑，建立信任是首要的。使家长相信医生是有经验、有技术、有爱心的好医生，相信医生的判断是正确的，从而配合治疗并顺利的签署同意书。 2. 不被家长牵着走，并且以科学道理说服家长，对风险和预后有良好的、恰当的表述，不夸大，也不能为避免矛盾而淡化风险。
5	为什么有或没有向家长索取超声的检查结果？	接诊医生应该根据临床思维的逻辑及要素来索取检查结果。
6	遇到临床查体和辅助检查矛盾的时候，如何做出判断？	查体是诊断依据中的优先项，信度较高。
7	外院的同行和自己的诊断出现不一致的情况如何处理？	科学分析，并注意保护同行，避免造成不必要的医患矛盾。医德不仅是对待患者，也包括对待同行。
8	该患儿是否具备肛周脓肿切开引流的手术指征？	病史：发现肛周包块 1 天。 查体：肛周包块，红肿，触痛，明显波动感。
9	手术指征中的重点是什么？	查体获得的阳性体征。
10	手术的时机是什么？	包块触痛及波动感明显，说明脓肿已经成熟。
11	如何理解医患沟通与科学判断的关系？	沟通的基础是科学认知和正确判断，否则一切归零。

附件 4-8-3　评价量表

为评价模拟教学实施进展和项目完成度，分别用“√”和“×”标识项目有 / 无操作或者是执行 / 未执行

项目	是(有执行)	否(未执行)
1. 对患儿妈妈能用安抚性语气进行安慰，体现良好的人文素养和医德医风。		
2. 对于手术风险不夸大，也不刻意淡化，描述恰当。		
3. 运用恰当的比喻等方式从科学的角度出发讲解病情，帮助患儿家长理解病情。		
4. 根据年龄特征安排诊室里准备各种小玩具，如泡泡机，吸引孩子注意力，体现儿科医生的爱心和安抚患儿的能力。		
5. 在家长面前不负面评价外院诊断结论的局限及检查结果与目前患儿情况的矛盾，体现良好的医德医风。		
6. 主动询问患儿就医史，及是否做过超声等辅助检查。		
7. 发现外援超声报告与查体不符合，但通过查体得出脓肿形成并成熟的判断。		
8. 讲解可能的病因：婴幼儿肛周软组织疏松，近期有腹泻等诱因。		
9. 正确及时的“三个判断”：诊断；治疗方式；手术时机。		

附件 4-8-4　学员评分表

案例名称：高仿真肛周脓肿患儿接诊及知情同意书签署的情景模拟训练
评估目标：两个方面的评估（任务完成情况、综合表现）
1. 采取三档评分尺标（劣、不佳、可、良、优）
2. 二个评估方向，每个方向评分项目 12 个，合计 24 个评分项目
学员姓名：　　　　导师签名：　　　　　　　　　　　　日期：　年　月　日

评估项目	分值	劣	不佳	可	良	优
		0	0.3	0.6	0.8	1
任务完成情况						
1. 正确诊断：肛周脓肿（成熟）。	5					
2. 正确治疗方案：肛周脓肿切开引流。	5					
3. 追问既往就诊经历的详细情况：时间轴完整。	5					
4. 主动获取超声检查结果。	5					
5. 讲解可能病因：腹泻，婴儿肛周软组织特点。	5					
6. 能抓住病人提出的主要问题，不跑题。	3					
7. 治疗方案签署同意书前病人身份确认。	2					
8. 脓肿切开引流的必要性：减压、防扩散。	5					
9. 确认家属了解病情并达成共识。	5					
10. 关注家长情绪，使之焦虑情绪得到缓解。	2					
11. 消除家长对其他医院诊疗的疑虑。	3					
12. 患者接受手术建议，并同意签署同意书。	5					
综合表现						
13. 表达共情（换位思考）。	5					
14. 不随意打断病人谈话。	3					
15. 使用病人听得懂的语言，避免艰涩医学术语。	5					
16. 告知信息分步合理。	2					
17. 对谈中能注视病人倾听。	5					
18. 适度等待（给患者情绪调整时间）。	5					
19. 无不符合实际的承诺。	5					
20. 综合考虑家属意见。	5					
21. 安慰家属会尽最大努力提供持续医疗帮助和支持。	5					
22. 语速、语音、语调恰当，使人舒适。	5					
23. 适当的眼神交流及肢体语言。	3					
24. 衣着得体。	2					
总分	100	得分				

说明：1. 具体的分值是该评分项目占总评分的权重；

2. 每一项的得分是该项分值 × 具体的等级系数，如分值为 4 分，评分为“可”，即可 4×0.6=2.4 分；

3. 总得分 = 评分为“不佳”的项目总分 ×0.3+ 评分为“可”的项目总分 ×0.6+ 评分为“良”的项目总分 ×0.8+ 评分为“优”的项目总分 ×1。

附件 4-8-5 医学模拟教学课程质量及教学质量评价表

组别：第____组 授课题目：____ 授课时间：____ 学员：____

评价指标		指标内涵	分值	得分
课程质量	教学对象	教学对象明确，层次清晰	10	
	教学主题	教学主题定位准确，难度适宜，符合教学对象的层次	10	
	教学目标	教学目标设定具体，明确，量化，可达到	10	
	场景设定	场景布置合理，组织有序，可操作性强	10	
	课程内容	课程内容面向全体教学对象，难易适中	10	
		课程内容与时间安排恰当，重点、难点分布恰当	10	
教学质量	复盘	问题设计与学习目标相呼应，注重发现问题、解决问题的能力	10	
	教学效果	采用有效的方式、方法对课堂教学及学习效果进行评价	10	
	教姿教态	着装典雅庄重，精神饱满，教态自然大方	10	
	综合评价（与教案的吻合度）	课堂演示总体评价：现场授课的内容、重点、时间安排在本节课教案计划内进行	10	
总分			100	
专家建议：				

第九节 新生儿气胸的识别和处理

第一部分：案例概况（Overview）

案例主题（Title）					
案例主题	新生儿气胸的识别和处理				
授课对象、场景布置及辅助人员（Roles & Guidelines）					
授课对象及人数	学员学科：新生儿		学员层级：住培三年级		学员人数：4人
教学地点	☑模拟实训室	☐原位模拟		☐其他____	
授课导师	导师：1人				
辅助人员	☐标准化病人：人，☐助演：人				
	☑模拟工程师1人，☐其他人员：____人				
模拟时间分配（合计55分钟，不含场景布置和复原）	场景布置	30分钟	课前介绍（Prebriefing）	10分钟	
	情境运行	15分钟	复盘（Debriefing）	30分钟	
	场景复原	10分钟			

续表

案例简介(Summary)	
案例简介	本例患儿为一名出生3天的足月新生儿,因"新生儿胎粪吸入综合征"在新生儿重症监护病房接受呼吸机辅助呼吸治疗。住院过程中患儿突然出现烦躁、呼吸困难和发绀,学员需要按照标准流程快速寻找患儿出现呼吸困难的原因,并给予有效治疗。本案例旨在帮助住培三年级医师熟练运用"DOPE"原则评估机械通气下突发呼吸困难的新生儿,增强其对"新生儿气胸"认识,并熟练实施新生儿胸腔穿刺术。
教学目标(Learning Objectives)(※标识为本案例的教学重点)	
知识目标(Knowledge)	※1. 描述新生儿在机械通气下出现呼吸困难的处理流程。 2. 描述新生儿胸腔穿刺术的适应证和注意事项。
技能目标(Skill)	※1. 按照"DOPE"原则处理新生儿机械通气时突然出现的呼吸困难。 ※2. 能够正确实施胸腔穿刺术。 3. 通过临床表现和查体诊断新生儿气胸。
情感目标(Attitude)	1. 体现团队应急协作能力。 2. 体现同理心和爱伤观念。
供给导师信息(Information for Faculty & Education & Simulation Theory/Framework)	
1. 案例信息(Case Information) 患儿,王某之子,男,3天,孕1产1,孕38周因"宫内窘迫"急诊剖宫产出生,出生体重3.5kg,生后1分钟Apgar评分7分(肤色、呼吸、心率各减1分),羊水Ⅲ度,脐带绕颈2周,气管内可吸出较多胎粪,予复苏球囊加压给氧,5分钟——9分(呼吸减1分),10分钟——9分(呼吸减1分),生后持续呼吸困难,无发热,先予头罩吸氧,患儿呼吸困难仍明显,伴有发绀,1天前给予气管插管及呼吸机辅助呼吸,目前在呼吸机辅助呼吸下呼吸稍促,无发绀及呼吸困难。学员现作为刚接班夜班医生,需要对患儿机械通气下的呼吸状态及呼吸机运行状况进行评估,患儿突发呼吸困难和发绀,学员需要应用"DOPE"原则快速评估病因,识别新生儿气胸并给予及时的胸腔穿刺减压处理。 2. 教学策略(Instructional Strategy) (1)高仿真模拟教学(High-Fidelity Simulation)。 (2)循证教学/学习(Evidence-Based Teaching/Learning)。 3. 教学组织形式(Instructional Organization Forms) 小组(Small Group)形式展开高仿真模拟课堂学习和沉浸式学习。 4. 教学方法(Instructional Methods) 启发式教学法、互动式教学法、循证教学法、复盘、沉浸式教学法、高仿真模拟教学法。 5. 教学工具(Instructional Aids) 高仿真模拟人、模拟监护仪、评估录播系统、核查表、课前测试问卷。 6. 核查工具/方法(Checklist Tools/Methods) (1)工具:核查表(Checklist)。 (2)方法:团队复盘(Team Debriefing)。	
首次供给学员信息(Learner Information Needed Prior to Scenario)	
患儿,王某之子,男,3天,孕1产1,孕38周因"宫内窘迫"急诊剖宫产出生,出生体重3.5kg,生后1分钟Apgar评分7分(肤色、呼吸、心率各减1分),羊水Ⅲ度,脐带绕颈2周,气管内可吸出较多胎粪,予复苏球囊加压给氧,5分钟评分9分(呼吸减1分),10分钟评分9分(呼吸减1分),出生后持续呼吸困难,无发热,先予头罩吸氧,患儿呼吸困难仍明显,伴有发绀,1天前给予气管插管及呼吸机辅助呼吸,目前在呼吸机辅助呼吸下呼吸稍促,无发绀及呼吸困难。学员现作为刚接班夜班医生,需要对患儿上机下的呼吸状态及呼吸机运行状况做出快速评估,并密切监测其相应变化,以快速做出判断和处理。	
模拟教学前学员应具备的知识和技能(Participant Requirements & Pilot Test)	
1. 知识:课程前1周,学员完成"新生儿气漏综合征"相关基础知识学习并通过考核。 2. 技能:(1)完成新生儿辅助通气技术的培训并通过考核; (2)完成胸腔穿刺术的培训并通过考核; (3)接受过急救团队协作方面的培训。	

第二部分：病例信息（Case Information）

初始病例信息（Initial Brief Description of Case）			
患者姓名：王某之子	年龄：3 天	性别：☑男 □女 □其他	体重：3.5kg
主诉：窒息复苏后持续呼吸困难 3 天			
提醒：以下信息为根据案例剧情演进需要，可先告诉学员或学员询问后才提供，以下均同。 现病史：患儿系孕 1 产 1，孕 38 周于 3 天前因"宫内窘迫"急诊剖宫产出生，出生体重 3.5kg，生后 1 分钟 Apgar 评分 7 分（肤色、呼吸、心率各减 1 分），羊水Ⅲ度，脐带绕颈 2 周，气管内可吸出较多胎粪，予复苏球囊加压给氧，5 分钟评分 9 分（呼吸减 1 分），10 分钟评分 9 分（呼吸减 1 分），生后持续呼吸困难，无发热，在出生医院先予头罩吸氧，患儿呼吸困难仍明显，伴有发绀，1 天前给予气管插管及呼吸机辅助呼吸，目前在呼吸机辅助呼吸下呼吸稍促，无发绀及呼吸困难。			

补充病例信息（Supplementary Information & Significant Lab and Diagnostic Findings）
1. 实验室检查（案例运行前） （1）脐动脉血气：pH 7.10，PCO_2 55mmHg，PO_2 26mmHg，BE −8mmol/L，HCO_3^- 15.6mmol/L。 （2）第一天桡动脉血气（头罩吸氧）：pH 7.22，PCO_2 68mmHg，PO_2 45mmHg，BE −3mmol/L，HCO_3^- 23.6mmol/L。 （3）第三天桡动脉血气（呼吸机）：pH 7.3，PCO_2 48mmHg，PO_2 65mmHg，BE −2mmol/L，HCO_3^- 22.1mmol/L。 （4）第一天血常规：WBC 16×10^9/L，N 70%，淋巴细胞占比 22%，Hb 160g/L，Plt 180×10^9/L，CRP 23mg/L，PCT 6.3ng/mL。 （5）血生化：肝肾功、电解质均未见明显异常。 （6）双肺胸片示片状模糊影。 2. 案例运行中（学员申请相关检查且在询问其结果时导师可告知） （1）血气分析： 1）初始桡动脉血气（呼吸机）：pH 7.33，PCO_2 42mmHg，PO_2 62mmHg，BE −2mmol/L，HCO_3^- 23.0mmol/L。 2）发生气胸后桡动脉血气（呼吸机）：pH 7.28，PCO_2 60mmHg，PO_2 35mmHg，BE 0mmol/L，HCO_3^- 24.0mmol/L。 3）胸腔穿刺后桡动脉血气（呼吸机）：pH 7.32，PCO_2 46mmHg，PO_2 72mmHg，BE −1mmol/L，HCO_3^- 22.0mmol/L。 （2）胸片：不能获取。

第三部分：模拟设备要求 / 场景布置要求（Equipment & Scene Layout）

A. 模拟患者（Fidelity/Modality & Simulated Patient Type）
☑新生儿高仿真综合模拟人
□标准化病人
□任务训练器
□混合（Hybrid）模式

B. 设备 / 物品清单（Props）

序号	名称	品规或相应要求	数量	其他要求
1	新生儿高仿真综合模拟人		1个	
2	胸腔穿刺训练模型		1个	
3	胸腔穿刺针		1根	
4	听诊器		1个	
5	胸腔闭式引流瓶		1个	
6	新生儿抢救车		1辆	
7	吸痰器		1个	
8	吸痰管	6号和8号	2个	

续表

序号	名称	品规或相应要求	数量	其他要求
9	呼吸机		1台	
10	心电监护仪		1台	
11	血氧探头		1个	
12	输液泵		1个	
13	碘伏	0.5%	1瓶	
14	棉签		1包	
15	辐射台		1台	
16	新生儿复苏球囊		1个	
17	氧源		1套	
18	注射器	1mL、10mL	各5个	
19	无菌手套		各10副	
20	纱布	小纱	6包	
21	胶布	普通胶布	各1卷	
22	透明敷贴	大	4包	
23	气管插管	3.5、4.0	各2根	
24	喉镜	1号	1个	
C. 模拟药品和液体清单(Medications and Fluids)				
序号	药品名称	药品规格	数量	备注
1	注射用肾上腺素	1mL∶1mg/支	2支	可模拟
2	0.9%氯化钠注射液	10mL∶1mg/支	4支	

D. 模拟人化妆及场地布置(Simulated Patient Makeup & Simulation Location & Setting/Environment)

模拟人化妆：经口气管插管(型号4.0，气管插管深度9.0cm)，接呼吸机辅助呼吸(同步间歇指令通气模式：吸气峰压24mmHg，呼气末正压通气5mmHg，FiO_2 40%，吸气时间0.5s，呼气频率(RR)40次/min)。

场地物品及布置可参照以下示意图(图4-9-1)。

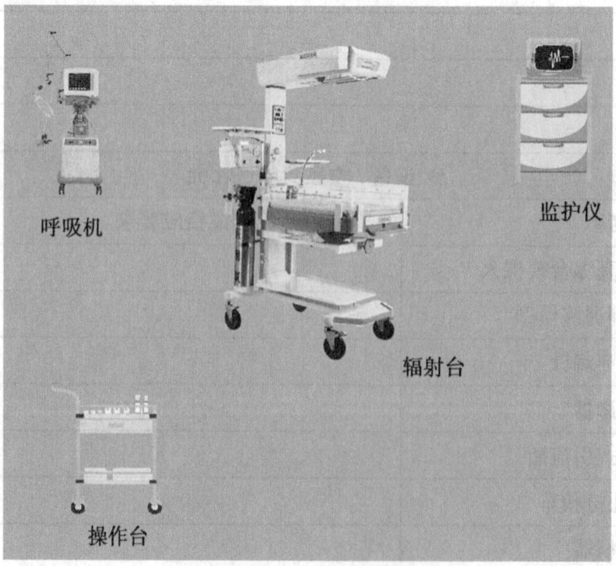

图4-9-1 场地布置图

续表

E. 初始监护状态(Initial Monitoring State)			
☑初始状态患者已经接监护 □初始状态患者未接监护			
F. 患者(模拟人)初始设定(Initial State Setting)			
T:36.8℃	HR:130 次 /min	RR:机控 40 次 /min	SpO_2 :95%
NIBP:70/35mmHg	IBP:无	CVP:无	
神志:镇静状态	瞳孔及对光反射:等大等圆 3mm,对光反射灵敏		
其他(如气道、心肺听诊等):无发绀,胸廓起伏良好,双肺呼吸音粗,左右对称。			

第四部分:标准化病人和助演分工及职能(Standardized Patient & Confederate & Observer)

标准化病人和助演分工及职能(Standardized Patient & Confederate & Observer)	
角色(Roles)	**职能(Functions)**
标准化病人	无
助演	无

第五部分:课堂设计(Class Design)

课前介绍(Prebriefing)

1. 课程简介

本课程使用新生儿高仿真综合模拟人模拟一个出生 3 天的新生儿,患儿因"胎粪吸入综合征"在呼吸机辅助呼吸下出现突发情况。在案例运行过程中,有关病人的生命体征数据及相应的体征会随着案例的进展而发生动态改变,学员需要根据其改变做出快速的判断,并做出正确的诊疗干预措施,案例运行过程中所有的数据信息均由系统提供。

2. 环境简介

本案例为一模拟新生儿重症监护病房环境中,一名出生后 3 天新生儿因"持续呼吸困难"在新生儿重症监护病房接受呼吸机辅助呼吸,并通过心电监护密切监测其生命体征。

3. 角色及职能简介

(1)学员自我介绍(如需);

(2)学员角色分配。

4. 模拟安全说明(如需)

模拟案例:患儿,王某之子,男,3 天,孕 1 产 1,孕 38 周因"宫内窘迫"急诊剖宫产出生,出生体重 3.5kg,生后 1 分钟 Apgar 评分 7 分(肤色、呼吸、心率各减 1 分),羊水Ⅲ度,脐带绕颈 2 周,气管内可吸出较多胎粪,予复苏球囊加压给氧,5 分钟评分 9 分(呼吸减 1 分),10 分钟评分 9 分(呼吸减 1 分),生后持续呼吸困难,无发热,先予头罩吸氧,患儿呼吸困难仍明显,伴有发绀。1 天前给予气管插管及呼吸机辅助呼吸,目前在呼吸机辅助呼吸下呼吸稍促,无发绀及呼吸困难。学员现作为刚接班夜班医生,需要对患儿上机下的呼吸状态及呼吸机运行状况做出快速评估,并密切监测其相应变化,以快速做出判断和处理。

情境运行(Scenario & Case Running)			
运行剧本(Progression Outline)			
阶段 / 生命体征	患者状态	预期学员行为	线索 / 提示
1. 场景一(0—3 分钟) ECG:窦性心律 HR:130 次 /min BP:70/35mmHg T:36.8℃ SpO_2 :95% RR:40 次 /min	1. 患儿在呼吸机辅助呼吸下无气促、发绀及呼吸困难。 2. 查体:双侧胸廓起伏良好,对称,双肺呼吸音粗,未闻及明显干湿啰音。	1. 检查呼吸机运行状况(波形、参数)。 2. 评估患儿呼吸状况: (1)视:面色?胸廓形状?起伏?对称?气管插管深度?生命体征(监护仪)? (2)听:双肺呼吸音清晰。	触发条件: 学员做出期望干预手段或场景运行到 3 分钟则进入场景二。
2. 场景二(3—13 分钟) ECG:窦性心律 HR:100 次 /min BP:60/32mmHg T:36.8℃ SpO_2 :85% RR:53 次 /min	1. 患儿在呼吸机辅助呼吸下突然出现血氧饱和度下降,伴明显气促及呼吸困难。 2. 查体:面色发绀,呼吸急促,双肺可闻及中量粗湿啰音,右侧胸廓明显膨隆,起伏不良,右肺呼吸音明显减弱。	1. 调节呼吸机参数(调高氧浓度)。 2. 组长按照"DOPE"原则初步判断可能原因。 (1)移位(Displacment):呼吸机波形正常,气管插管位置和深度在初始位置,呼吸音清晰,气管插管无移位。 (2)堵管(Obstruction):呼吸机波形正常,呼吸音清晰,清理呼吸道无改善,无堵管。 (3)气胸(Pneumothorax):患儿突发呼吸困难,右侧胸廓明显膨隆,起伏不良,右肺呼吸音明显减弱,血压降低,考虑可能性大。 (4)设备(Equipment):患儿呼吸机运行状态正常,管路连接完好,设备正常。 3. 做出右侧气胸的判断。 4. 立即完善胸腔穿刺及闭式引流用物(消毒、位置、配合)。	1. 导师提示信息 (1)学员要求完善血气分析,导师可给予相应结果。 (2)学员要求床边胸片,导师提示"放射科技师在来的路上"。 (3)案例运行到第 8 分钟学员仍未能识别出"气胸",导师提示"患儿右侧胸廓明显膨隆,呼吸动度减弱"。 2. 触发条件 (1)学员完成右侧胸腔穿刺及闭式引流后患儿病情好转,进入场景三。 (2)案例运行至第 8 分钟时,学员未能识别出"气胸"或未及时完成胸腔穿刺减压,模拟人参数调整为: 1)ECG:窦性心律; 2)HR:80 次 /min; 3)BP:55/25mmHg; 4)SpO_2 :60%; 5)RR:70 次 /min。 导师提示后,学员能够判断出右侧气胸并完成右侧胸腔穿刺,进入场景三。 (3)学员仍未完成右侧胸腔穿刺,模拟人心率在 5 分钟内持续下降,学员开始按压,案例运行结束。
3. 场景三(13—15 分钟) ECG:窦性心律 HR:125 次 /min BP:64/30mmHg T:36.7℃ SpO_2 :95% RR:40 次 /min	1. 患儿在呼吸机辅助呼吸及右侧持续胸腔闭式引流下呼吸平顺,无气促、发绀及呼吸困难。 2. 查体:双侧胸廓起伏良好,对称,双肺呼吸音清晰。	1. 检查呼吸机运行状况(波形、参数)。 2. 评估患儿呼吸状况 (1)视:面色?胸廓形状?起伏?对称?气管插管深度?生命体征(监护仪)? (2)听:双肺呼吸音清晰。 3. 化验检查:复查血气分析、胸片。	学员做出期望干预手段或者案例运行时间到 15 分钟案例结束。
备注:教学目标答案见附件(附件 4-9-2)。			

复盘方案（Debriefing）
1. 复盘策略（Debriefing Strategy） (1)引导反思（Guided Reflection） (2)指导反馈（Directive Feedback） 2. 复盘组织形式（Debriefing Organization Forms） 小组（Small Group）形式 3. 复盘地点（Debriefing Location） 讨论室（Discussion Room）或以问题为导向教学室（Problem-Based Learning Room）或复盘室（Debriefing Room）或原位复盘（In Situ Debriefing） 4. 复盘导师（Debriefer） 联合复盘导师（Co-Debriefer） 5. 复盘方法（Debriefing Technique） (1)收集 - 分析 - 总结（Gather-Analyze-Summarize，GAS） (2)音视频支持复盘法（Video-Audio assisted Debriefing Method） (3)情境回顾法（After action review Method） (4)优点 - 不足法（Plus-Delta Method） 6. 复盘工具（Debriefing Tools） (1)评估录播系统 (2)核查清单（Checklist） (3)优点 - 不足（Plus-Delta，+/Δ） (4)记录板（Whiteboard）

复盘设计（Debriefing Designing & Implementation）				
阶段	目的	行为	问题提纲	注释
收集	积极地听取参与者的意见，了解他们对自己行为的看法。	1. 需要团队领导的叙述； 2. 需要团队澄清或补充信息。	1. 所有人：你感觉如何？ 2. 队长：你能告诉我们发生了什么事吗？ 3. 团队成员：有其他补充吗？	1. 时间保证：7.5 分钟，占复盘时间 25%。 (1)分配足够的时间进行信息收集； (2)建构并开展收集阶段，明确支持结构化复盘策略。 2. 方法保证： (1)采用开放式问题及鼓励性教学法： 1)征求学员最初的反应 / 情绪； 2)确认“分析”阶段待讨论的问题； 3)提升学习兴趣、热情和积极性。 (2)采用“情境回顾法”及“记录板”： 1)对案例及学习目标有共同的理解； 2)在进入“分析”阶段之前，总结学员在收集阶段所共有的关注点(如：存疑之处等)； 3)板书形式，边引导边归纳，记录如上所共有的关注点。

续表

阶段	目的	行为	问题提纲	注释
分析	促进学生反思并分析他们的行为。	1. 检查事件的准确记录。 2. 报告观察正确和不正确的步骤。 3. 利用咨询来阐明思考的过程。 4. 在必要的地方刺激反射并提供重定向。 5. 利用基于证据的指南作为临床查询 / 关注的基准。	1. 我注意到……请告诉我更多……(根据复盘需要组织语句) 2. 你觉得怎么样？你当时在想什么？但是，我了解到场景的更多“×”方面(导师可选取列举几点以作分析)。 3. 解决冲突：让我们重新集中注意力，重要的不是谁对，而是对病人来说什么是正确的。	1. 时间保证：15 分钟，占复盘时间 50%。 (1)分配足够的时间来执行分析阶段； (2)保证课堂收益，突出教学重点。 2. 方法保证： (1)采用“引导反思”“同伴、团队及混合复盘法”及“核查清单”： 1)将学员的个人观点与观察相结合； 2)以学员对具体而准确的某一行为、互动或先前评论作为探究的基础。 (2)采用“主张 - 探寻”“形成性反馈法”“记录板”及“优点 - 不足”等： 1)引导学员分享积极的行为、想法； 2)引导学员对需要改进的方面 / 领域进行自我发现； 3)选择学员模拟过程中的表现或观察到的差距，进行引导并同时总结学员的共识之处； 4)板书形式，边引导边归纳，记录学员“表现差距”(Performance Gap)。 (3)采用“指导反馈”“音视频支持复盘法”及“概念图” 1)为学员需要进行的改变或改进提供建议； 2)提供建议变更 / 改进的理论依据和 / 或事实； 3)反馈集中在全体学员、表现差距(Performance Gap)、学习目标及场景与临床真实存在的差距(Gap)，并给予建议，解决其差距(Closed Performance Gap)。
总结	便于识别和审查所吸取的经验教训。	1. 验证所有必要的覆盖。 2. 教学 / 汇报点。 3. 总结讨论 / 结束。 4. 会议 / 听取任何意见。 5. 保证足够的时间来执行总结阶段。	1. 使用两种你认为有效或者做得好的行动和事件； 2. 描述两个你认为你 / 团队需要工作的领域； 3. 对整个过程的亮点和不足再次进行归纳总结； 4. 总结收获，回归强调教学目标； 5. 提出课后学习方向和要求。	1. 时间保证：7.5 分钟，占复盘时间 25%。 (1)保证时间用来执行总结阶段； (2)强化课堂收益及重要性。 2. 方法保证： (1)采用“引导反思”“记录板”“优点 - 不足”：根据板书中“优点 - 不足”的板图形式已呈现的学员表现差距，让学员从中来总结模拟过程中的主要收益(学习目标、表现差距及场景与临床真实存在的差距)。 (2)采用“总结性反馈法”： 1)学员总结应用这些关键信息(要点和策略)来改变其未来的临床实践。如时间不足，由导师总结关键的信息。 2)提升临床实践诊疗自信心，提升临床胜任力。
备注： 1. 此次医学模拟课堂教学复盘以“支持结构化复盘”为主要的复盘策略，辅以“引导反思”和“指导反馈”等复盘策略； 2. 整合“主张 - 探寻法”等多种复盘方法和多种复盘工具，保证教学重点，解决教学难点； 3. 结合实际模拟情境，整合多种“基于证据的复盘”(Evidence-Based Debriefing)策略及方法，综合高效执行混合复盘，以实现并提升学员自信心和临床胜任力。				

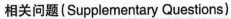

相关问题(Supplementary Questions)

1. 对组长:你是如何判断该患儿发生了气胸(引导学员自己讲出DOPE处理原则)?

2. 对负责监护的学员:请您回顾一下,在患儿突然出现呼吸困难和发绀的时候,他的循环发生了什么变化吗?(参考答案:心率减慢,血压下降)

3. 对组长:你觉得发生这种变化的原因是什么?需要如何干预?

4. 该患儿为什么必须要立刻行胸腔穿刺术?(引导学员点出胸腔穿刺术的依据)

第六部分:本次授课使用的教材及参考资料(References,Evidence-Based Practice Guidelines,Protocols,or Algorithms)

教材
无。
参考资料
邵肖梅,叶鸿瑁,丘小汕.实用新生儿学.5版.北京:人民卫生出版社,2019.
拓展资料
无

第七部分:教学评估方案(Evaluations & Recommendations)

学习效果核查方案(Outcome-Based Learning Verification Program & Post Simulation Exercises)
1. 核查表(Checklist):见附件4-9-1。 2. 学习效果评价表(自评),可根据需要设计。 3. 教学效果评价表:见附件4-9-3。

第八部分:案例权属及审修(Ownership & Revision & Validation & Peer Review)

案例权属(Ownership)	
编写日期	2021年6月
案例作者	于爱真
作者单位	深圳市儿童医院
联系邮箱	181921095@qq. com
审核修订(Revision & Validation & Peer Review)	
案例审核	杨棉华
审稿校正	刘礼

附件4-9-1 核查量表(Checklist)

序号	项目		执行	未执行
1	角色分工	确定气道管理、监护、记录		
2	呼吸机运行状况评估	呼吸机参数		
		运行状态是否正常		
		呼吸机波形		
		气管插管深度		

续表

序号	项目		执行	未执行
3	患者呼吸状态评估	胸廓起伏		
		双肺呼吸音		
4	调节呼吸机参数	调高氧浓度或增加呼吸频率		
5	评估有无移位、堵塞或设备故障	运行状态是否正常		
		呼吸机波形		
		气管插管深度		
		呼吸机管道连接		
	评估有无气胸或堵塞	胸廓起伏		
		双肺呼吸音		
6	操作规范	做出气胸判断		
		床边胸片		
		血气分析		
		消毒标准		
		穿刺位置正确		
		穿刺动作正确		
7	呼吸机运行状况评估	呼吸机参数		
		运行状态是否正常		
		呼吸机波形		
		气管插管深度		
	呼吸状态评估	胸廓起伏		
		双肺呼吸音		
	治疗效果评估	复查床边胸片		
		血气分析		
8	团队协作	团队协作好,效率高		
9	人文	有提到同患儿家长病情沟通		

为评价模拟教学实施进展和项目完成度,分别用“√”和“×”标识项目有/无操作或者是执行/未执行。

附件 4-9-2　教学目标答案

序号	教学目标	答案
1	新生儿在机械通气下出现呼吸困难的处理流程	1. 调节呼吸机参数:适当调高氧浓度、呼吸频率等呼吸机参数。 2. 按照“DOPE”原则初步判断可能原因 (1)移位(Displacment):呼吸机波形正常,气管插管位置和深度在初始位置,呼吸音清晰,气管插管无移位。 (2)堵管(Obstruction):呼吸机波形正常,呼吸音清晰,清理呼吸道无改善,无堵管。 (3)气胸(Pneumothorax):患儿突发呼吸困难,右侧胸廓明显膨隆,起伏不良,右肺呼吸音明显减弱,血压下降。 (4)设备(Equipment):患儿呼吸机运行状态正常,管路连接完好,设备正常。

续表

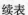

序号	教学目标	答案
2	新生儿胸腔穿刺术的适应证和注意事项	1. 适应证：(1)气胸或胸腔积液的诊断；(2)气胸或胸腔积液的引流。 2. 注意事项：(1)避免损伤神经，下一肋上缘进针；(2)确定位置（胸片）。
3	正确实施胸腔穿刺术	1. 位置正确：锁骨中线第二肋间。 2. 消毒及手卫生规范：操作前标准卫生手消毒、规范消毒、铺巾。 3. 穿刺动作流畅。
4	通过临床表现和查体诊断新生儿气胸	1. 临床表现：进行性血氧下降和呼吸困难加重。 2. 体征：患侧胸廓隆起及呼吸音减弱，脉压差变小。
5	团队应急协作能力	职责明确、指令清晰、闭环沟通、知识分享、配合默契、互相尊重。

附件 4-9-3 医学模拟教学课程质量及教学质量评价表

组别：第____组 授课题目：________ 授课时间：________ 学员：________

评价指标		指标内涵	分值	得分
课程质量	教学对象	教学对象明确，层次清晰	10	
	教学主题	教学主题定位准确，难度适宜，符合教学对象的层次	10	
	教学目标	教学目标设定具体，明确，量化，可达到	10	
	场景设定	场景布置合理，组织有序，可操作性强	10	
	课程内容	课程内容面向全体教学对象，难易适中	10	
		课程内容与时间安排恰当，重点、难点分布恰当	10	
教学质量	复盘	问题设计与学习目标相呼应，注重发现问题、解决问题的能力	10	
	教学效果	采用有效的方式、方法对课堂教学及学习效果进行评价	10	
	教姿教态	着装典雅庄重，精神饱满，教态自然大方	10	
	综合评价（与教案的吻合度）	课堂演示总体评价： 现场授课的内容、重点、时间安排在本节课教案计划内进行	10	
		总分	100	
专家建议：				

第五章

急诊医学模拟教案

第一节　儿童药源性严重过敏反应的早期诊断与治疗

第一部分：案例概况（Overview）

案例主题（Title）				
案例主题	儿童药源性严重过敏反应的早期诊断与治疗			
授课对象、场景布置及辅助人员（Roles & Guidelines）				
授课对象及人数	学员学科：儿科	学员层级：住培三年级		学员人数：4 人
教学地点	☑模拟实训室	☐原位模拟	☐其他______	
授课导师	导师：1 人			
辅助人员	☐标准化病人：______人，☑助演：2 人 ☑模拟工程师：1 人，☐其他人员：_____人			
模拟时间分配（合计 45 分钟，不含场景布置和复原）	场景布置	30 分钟	课前介绍（Prebriefing）	10 分钟
	情境运行	10 分钟	复盘（Debriefing）	25 分钟
	场景复原	10 分钟		
案例简介（Summary）				
案例简介	本案例为一名 5 岁儿童，因输注“头孢曲松钠”过程中出现腹痛、呕吐、气促、面色苍白等表现被送入急诊抢救室。本次课程通过学员对该名患儿的抢救过程，帮助儿科高年级住院医师早期正确识别儿童药物源性严重过敏反应，规范严重过敏反应抢救流程，提高学员危机处理能力。			
教学目标（Learning Objectives）（※ 标识为本案例的教学重点）				
知识目标（Knowledge）	※1. 描述儿童严重过敏反应诊断标准； ※2. 描述儿童严重过敏反应的抢救流程。			
技能目标（Skill）	※1. 能够判断药物过敏导致的上呼吸道梗阻和失代偿性休克； ※2. 按严重过敏反应的标准急救流程正确救治患者； 3. 运用儿科高级生命支持（PALS）系统评估方法快速识别危重患儿。			
情感目标（Attitude）	1. 展现团队成员间高效协作； 2. 与患儿家属进行有效沟通； 3. 展现健康所系生命相托的医者精神。			

续表

供给导师信息（Information for Faculty & Education & Simulation Theory/Framework）
1. 案例信息（Case Information） 郑某，男，5 岁，体重 15kg。 (1) 主诉：发热 1 天，腹痛、呕吐伴面色苍白 5 分钟。 (2) 现病史（提前告知学员）：患儿 1 天前无诱因出现反复发热，体温最高 39.0℃，无抽搐，应用退热药体温可以降至正常，间隔 4h 左右反复。患儿偶有单双声咳嗽，无流涕，无呕吐及腹泻，无头痛及头晕，精神尚好，食欲欠佳，大小便正常。今日就诊于我院急诊科，查血常规示白细胞 18.8×10^9/L；中性粒细胞百分比 90.4%，初步诊断“急性上呼吸道感染，颅内感染”，给予“头孢曲松钠”静脉滴注抗感染治疗。5 分钟前，即输注“头孢曲松钠”约 10 分钟，患儿自诉腹痛不适，反复呕吐 3 次，非喷射性，吐物为胃内容物，伴有面色苍白，多汗，烦躁不安。护士关闭输液器后将患儿带入急诊抢救室。 (3) 过敏史（学员询问后才提供）：否认食物及药物过敏史。但 1 个月前患儿静脉输注“头孢曲松钠”时曾有一过性皮肤瘙痒，无皮疹，未予治疗可自行缓解。 (4) 既往史（学员询问后才提供）：患儿既往有多次“化脓性脑膜炎”病史，2015 年 2 月确诊“左侧脑脊液耳漏、内耳畸形”。 (5) 服药史（学员询问后才提供）：口服“布洛芬”退热，共 4 次。 (6) 实验室检查（学员下达了相应医嘱并询问结果时才提供）： 血常规：WBC 18.8×10^9/L；中性粒细胞百分比 90.4%；RBC 5.43×10^{12}/L；Hb 151g/L；Plt 280×10^9/L；C 反应蛋白 40mg/L。 血气分析：pH 7.35；PCO_2 33.8mmHg；PO_2 65mmHg；BE −5mmol/L；HCO_3^- 18mmol/L；Lac 4.8mmol/L。 血电解质：Na^+ 138mmol/L；K^+ 3.8mmol/L；Ca^{2+} 1.34mmol/L。 血糖：6.8mmol/L。 2. 教学策略（Instructional Strategy） (1) 混合式模拟教学（Simulation-Based Blended Learning）； (2) 高仿真模拟教学（High-Fidelity Simulation）； (3) 循证教学（Evidence-Based Teaching/Learning）。 3. 教学组织形式（Instructional Organization Forms） 小组（Small Group）形式开展高仿真模拟课堂学习和沉浸式学习。 4. 教学方法（Instructional Methods） 启发式教学法、互动式教学法、循证教学法、复盘、沉浸式教学法、高仿真模拟教学法、案例教学法、问卷调查法（Survey-Based Teaching）、鼓励性教学法（Incentive Teaching Method）、同伴互学（Peer to Peer Learning，P2P）。 5. 教学工具（Instructional Aids） 儿童高仿真综合模拟人、模拟监护仪、核查表、学前调查问卷。 6. 核查工具 / 方法（Checklist Tools/Methods） (1) 工具：核查表（Checklist）。 (2) 方法：团队复盘（Team Debriefing）。
首次供给学员信息（Learner Information Needed Prior to Scenario）
郑某，男，5 岁，体重 15kg。 主诉：发热 1 天，腹痛、呕吐伴面色苍白 5 分钟。 现病史：1 天前患儿无诱因出现反复发热，体温最高 39℃，伴有少许干咳，无流涕，无吐泻，无头痛及头晕。今日就诊于我院门诊，初步诊断“急性上呼吸道感染，颅内感染”，予静脉滴注“头孢曲松钠”抗感染治疗。5 分钟前，患儿在静脉滴注“头孢曲松钠”过程中（输注约 10 分钟）突然出现烦躁不安、腹痛，呕吐 3 次，伴有面色苍白、气促、多汗。巡回护士关闭输液器后立即将患儿及其母亲带入急诊抢救室。 请您作为组长 / 队长带领您的急救团队对该患儿进行诊断和救治，救治过程中要体现高效团队合作，案例运行时间 10 分钟。
模拟教学前学员应具备的知识和技能（Participant Requirements & Pilot Test）
1. 知识：模拟教学开课前 1 周，学员完成急诊科“危重患儿评估”和“严重过敏反应”的理论学习及考核。 2. 技能： (1) 完成儿科高级生命支持（PALS）系统评估方法的培训及考核。 (2) 能够操作心电监护仪、雾化装置。 (3) 完成急救团队协作培训及考核。

第二部分：病例信息（Case Information）

初始病例信息（Initial Brief Description of Case）			
患者姓名：郑某	年龄：5 岁	性别：☑男 □女 □其他	体重：15kg
主诉：发热 1 天，腹痛、呕吐伴面色苍白 5 分钟			
现病史： 1 天前患儿无诱因出现反复发热，体温最高 39℃，4 小时左右反复，无抽搐，伴有少许干咳，无流涕，无吐泻，无头痛及头晕，精神尚好，食欲欠佳，大小便正常。今日就诊于我院急诊科，初步诊断“急性上呼吸道感染，颅内感染”，门诊静脉滴注“头孢曲松钠”抗感染治疗。5 分钟前，患儿在静脉滴注“头孢曲松钠”过程中（约输液 10 分钟）突然出现烦躁不安，自诉腹痛，非喷射性呕吐 3 次，伴有面色苍白、气促、多汗。巡回护士关闭输液器后立即将患儿及其母亲带入急诊抢救室。			

补充病例信息（Supplementary Information & Significant Lab and Diagnostic Findings）
（学员询问后才提供） 1. 过敏史：否认食物及药物过敏史。但 1 个月前患儿静脉输注“头孢曲松钠”时曾有一过性皮肤瘙痒，无皮疹，未予治疗可自行缓解； 2. 既往史：患儿既往有多次“化脓性脑膜炎”病史，2015 年 2 月确诊“左侧脑脊液耳漏、内耳畸形”； 3. 服药史：口服“布洛芬”退热，共 4 次； 4. 实验室检查（学员下达了相应医嘱并询问结果时才提供）： （1）血常规：WBC 18.8 × 10^9/L；中性粒细胞百分比 90.4%；RBC 5.43 × 10^{12}/L；Hb 151g/L；Plt 280 × 10^9/L；C 反应蛋白 40mg/L。 （2）血气分析：pH 7.35；PCO_2 33.8mmHg；PO_2 65mmHg；BE −5mmol/L；HCO_3^- 18mmol/L；Lac 4.8mmol/L。 （3）血电解质：Na^+ 138mmol/L；K^+ 3.8mmol/L；Ca^{2+} 1.34mmol/L。 （4）血糖：6.8mmol/L。

第三部分：模拟设备要求 / 场景布置要求（Equipment & Scene Layout）

A. 模拟患者（Fidelity/Modality & Simulated Patient Type）
☑儿童高仿真综合模拟人
□标准化病人
□任务训练器
□混合（Hybrid）模式

B. 设备 / 物品清单（Props）				
序号	名称	品规或相应要求	数量	其他要求
1	儿童高仿真综合模拟人		1 个	
2	抢救床		1 个	
3	枕头、薄被		1 套	
4	吊塔 / 床头柜		1 个	
5	抢救车	标准配置	1 个	
6	治疗车	标准配置	1 个	
7	心电监护仪	含导线及贴片	1 套	
8	输液泵	竖泵	1 个	
9	输液架		1 个	
10	静脉输液器		2 个	

续表

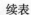

序号	名称	品规或相应要求	数量	其他要求
11	各型号注射器	1mL、5mL、10mL	2个/型号	
12	氧源+流量表	中央供氧/氧气瓶	1套	
13	鼻导管吸氧装置		1个	
14	面罩吸氧装置	儿童型	1个	
15	储氧袋面罩吸氧装置	儿童型	1个	
16	复苏球囊	中号	1个	
17	复苏球囊面罩	2号、3号	1个/型号	
18	简易雾化器		1个	
19	乳胶手套		若干	
20	一次性帽子		若干	
21	听诊器		1个	
22	手电筒		1个	
23	免洗手消毒液		2瓶	
24	白板、白板笔及板擦		1套	
25	圆桌/条形桌	可容纳6~8人	1张	
26	椅子		6个	

C. 模拟药品和液体清单(Medications and Fluids)

序号	药品名称	药品规格	数量	其他要求
1	注射用肾上腺素	1mg∶1mg/支	2支	可模拟
2	盐酸异丙嗪注射液	2mL∶50mg/支	1支	可模拟
3	注射用甲泼尼龙琥珀酸钠	40mg/支	1支	可模拟
4	0.9%氯化钠注射液	10mL	2支	
5	0.9%氯化钠注射液	500mL	1袋	
6	0.9%氯化钠注射液	250mL	2瓶	
7	5%葡萄糖注射液	100mL	2袋	
8	吸入用布地奈德混悬液	2mL∶1mg/支	1支	可模拟

D. 模拟人化妆及场地布置(Simulated Patient Makeup & Simulation Location & Setting/Environment)

1. 模拟人化妆

模拟人左手有留置针,留置针连接静脉输液器和输液袋,输液袋上贴药物标签:"生理盐水100mL+注射用头孢曲松钠1.5g",输液速度调节滑轮呈关闭状态。模拟人躯干部位做化妆处理,能表现红色风团样皮疹即可,学员需要解开衣服暴露皮肤才能发现。

2. 场地布置要求(按照急诊科抢救室抢救单元布置)

(1)抢救床位于房间中央(配枕头和薄被)。

(2)吊塔/床头柜置于抢救床头端左侧。

(3)模拟人仰卧于抢救床上。

(4)输液泵(竖泵),固定于抢救床右侧的输液架上。

(5)标准配置的抢救车和治疗车各1个。

(6)氧源连接流量表。

(7)心电监护仪(配有心电、血氧、血压监护模块)置于吊塔/床头柜上。

(8)白板(配有白板笔和板擦)置于抢救床尾端。

续表

参考图片：

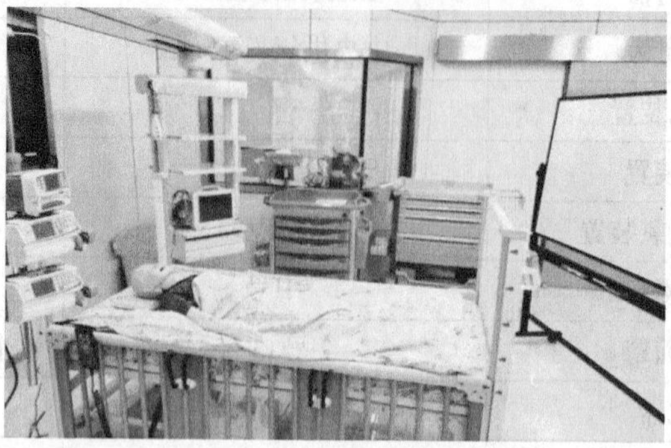

图 5-1-1 场地布置图

E. 初始监护状态（Initial Monitoring State）			
☐ 初始状态患者已经接监护 ☑ 初始状态患者未接监护			
F. 患者（模拟人）初始设定（Initial State Setting）			
T：37.0℃	HR：168 次 /min	RR：40 次 /min	SpO_2：90%（未吸氧） 96%（面罩吸氧）
NIBP：75/35mmHg	IBP：无	CVP：无	
神志：清楚，烦躁不安	瞳孔及对光反射：灵敏		
1. 声音：初始哭吵，声音嘶哑；2 分钟左右不哭闹，有吸气性喘鸣音。 2. 双肺听诊：双肺呼吸音对称，呼吸音减弱，无干湿啰音。 3. 心脏听诊：心音有力，节律齐，未闻及杂音。 4. 模拟人无法表现的初始体征（当学员询问时由导师口述）： 面色苍白、躯干可见散在红色斑疹，四肢肤色苍白、湿冷、桡动脉搏动减弱、CRT 4 秒。			

第四部分：标准化病人和助演分工及职能（Standardized Patient & Confederate & Observer）

标准化病人和助演分工及职能（Standardized Patient & Confederate & Observer）	
角色（Roles）	**职能（Functions）**
标准化病人	无
助演 1	1. 职能 （1）已完成预模拟角色培训，承担抢救室护士角色。 （2）负责执行组长下达的抢救医嘱，如心电监护、管理静脉通路、给药、采血等操作。 2. 回应学员要点 （1）在学员下达口头医嘱时及时回应“是”。 （2）需要核对的医嘱可以与学员进行核对。 （3）当学员询问血气分析和 / 或血糖结果时，出示相应检验报告结果给学员。 （4）当学员提出请会诊，或申请床边辅助检查时，仅回答“好的、已经电话联系”。 （5）不主动与学员进行语言交流，不在模拟过程中对学员进行各种形式的提醒或暗示，不干扰模拟课程的进行。 3. 脚本 / 台词（见附件 5-1-1）。
助演 2	1. 职能 承担患者母亲角色，在学员询问时，请根据助演剧本为学员提供患者病史信息。

续表

角色(Roles)	职能(Functions)
助演 2	2. 回应学员要点 (1)组长向您询问病史时,请按给定信息回答,回复原则为"问什么答什么,不问不答"。 (2)超出给定信息的内容可以回答"没有""不清楚""不记得"。 (3)不可额外增加剧情,情绪表达适当,不要有过激的言语和行为,以免影响案例的走向。 (4)不要介入或干扰学员的诊疗过程。 3. 脚本/台词(见附件 5-1-1)。

第五部分:课堂设计(Class Design)

课前介绍(Prebriefing)
1. 导师自我介绍 2. 课程介绍 (1)环境及设备介绍 (2)儿童高仿真模拟人介绍 (3)模拟规则介绍 3. 角色及职能介绍 (1)学员自我介绍(如果需要则准备) (2)助演分配(可课前完成) 1)抢救室护士,可辅助您完成抢救过程中护理部分医嘱 2)患儿的母亲,可为您提供患儿相关的病史 (3)学员角色分配 一名学员担任组长/队长、3 位学员可根据需要承担气道管理、监护、记录等角色 (4)观察员 4. 场景安全说明(如果需要则准备) 5. 学员案例信息

情境运行(Scenario & Case Running)			
运行剧本(Progression Outline)			
阶段/生命体征	患者状态	预期学员行为	线索/提示
1. 初始阶段 1 (0~2min) HR:未连接监护 BP:未连接监护 RR:未连接监护 SpO_2:未连接监护 T:37℃	1. 患儿烦躁不安,哭吵诉腹痛,间断发出呕吐声音。 2. 患儿呼吸促,声音嘶哑,有喉鸣音,伴呼吸做功。 3. 面色苍白,多汗。家长极力安抚,情绪激动(具体见助演 2 台词脚本)。	1. 根据"PAT 三角"判断患儿病情重。 2. 呼叫团队、角色分工。 3. 考虑可能为药物过敏。正确处理:连同整个输液器一起撤去可疑过敏的药物(不拔留置针),药物留存。 4. 心电监护,高流量吸氧。 5. 安抚家长情绪,告病重,请她到一旁等候。 6. 继续评估患儿。	1. 助演 1 提示:"医生,输液区送过来一个 5 岁男孩,输'头孢曲松钠'过程中出现不适,请您看一下他吧"。 2. 错误处理:如果学员仅去除输液袋,而未撤去输液管路。 3. 结果:在第二阶段接新的液体输注,患儿出现意识丧失、血压急剧下降至 65/30mmHg,休克纠正困难,需要 2 次肾上腺素、2 次扩容才能恢复。 4. 触发进下阶段事件: (1)学员正确处理进入阶段 2。 (2)如 2min 到,学员仍未下监护和吸氧医嘱,助演 1 提示"医生,是否监护、吸氧?",进入阶段 2。

续表

阶段 / 生命体征	患者状态	预期学员行为	线索 / 提示
2. 第二阶段 (2—8min) HR:168 次 /min BP:75/35mmHg RR:40 次 /min SpO_2 :90%(未吸氧) 96%(面罩吸氧) T:37℃	患儿由烦躁转为昏睡,双眼紧闭,不哭。 A:吸气喉鸣。 B:气促、双肺呼吸音对称减弱。 C:心音有力,律齐,无杂音四肢湿冷,桡动脉搏动减弱,CRT 4秒。 D:P 级,双侧瞳孔等大同圆,对光反射灵敏。 E:暴露躯干部,可见红色皮疹。	1. 快速评估:A. 气道;B. 呼吸;C. 循环;D. 意识状态;E. 皮肤等。 2. 考虑严重过敏反应 正确处理:1∶1 000 肾上腺素 0.15mg 肌内注射(大腿外侧)。 3. 根据患者吸气性呼吸困难,喉鸣音,血氧饱和度指标,诊断"上气道梗阻(呼吸窘迫)"。 正确处理:高流量吸氧,布地奈德雾化。 4. 根据患者意识、循环状态,血压等,诊断"过敏性休克(失代偿)。 正确处理:0.9% 氯化钠 10~20mL/kg,20 分钟内静脉泵入;下肢抬高;尝试建立第二条静脉通路。 5. 完善血气分析、血电解质、血糖、乳酸等检查,并及时询问检查结果。 6. 给予正确治疗同时,组长向患儿家长询问相关病史,应简明扼要,快速采集有价值信息,可参考"SAMPLE"模式。 7. 反复评估患儿临床状态。 8. 体现高效团队协作。	1. 第一类错误处理 初始阶段学员仅去除"头孢曲松钠"输液袋,而未同时撤去输液管路,本阶段液体复苏时,继续使用该输液器。 (1)模拟人状态:患儿意识丧失,心率、血压下降。HR 85 次 /min,NIBP 65/25mmHg,SpO_2 88%(面罩吸氧),RR 55 次 /min。 (2)结果:严重失代偿休克且纠正困难,需要 2 次肾上腺素肌内注射、两次扩容才能改善。 2. 第二类错误处理 未首选肾上腺素肌内注射。 (1)模拟人状态:HR 182 次 /min,NIBP 70/30mmHg,SpO_2 92%(面罩吸氧),RR 50 次 /min。 (2)结果:正确使用肾上腺素后才进入阶段 3 的状态 1。 3. 第三类错误处理 学员下医嘱:"静脉推注肾上腺素" 助演 1 提示:"医生,您确定肾上腺素是静脉推注吗?我记得应该是肌内注射,请确认!" 学员仍坚持静脉推注肾上腺素,则暂停案例,现场反馈肾上腺素用法。 4. 第四类错误处理 液体复苏时生理盐水用量不足或速度过慢。 (1)模拟人状态:HR 182 次 /min,NIBP 70/30mmHg,SpO_2 92%(面罩吸氧),RR 50 次 /min。 (2)结果:患儿休克无好转,需要第二次扩容才有改善。 5. 触发进下阶段事件:案例运行至 8min,导师提示:"假定抢救已持续 20min"。 (1)学员正确处理,则案例进入阶段 3 的状态 1。 (2)学员未能正确处理,则案例进入阶段 3 的状态 2。
3. 第三阶段 (8—10min) 第二阶段正确处理(状态 1): HR:115 次 /min BP:98/62mmHg RR:28 次 /min SpO_2 :99% T:36.9℃ 第二阶段未能正确处理(状态 2): HR:189 次 /min BP:70/30mmHg RR:45 次 /min SpO_2 :92% T:36.0℃	1. 第二阶段正确处理(状态 1):患儿意识状态好转,可自主睁眼,能对答,呼吸平顺,面色转红润,脉搏有力,CRT 2 秒。 2. 第二阶段未能正确处理(状态 2):患儿仍意识不清,面色苍白,皮肤湿冷,脉搏弱,CRT 3~4 秒。	1. 再评估患儿意识、呼吸、心率、脉搏、面色、末梢皮肤温湿度,CRT,复测血压等。 2. 组长再次与家长交待患者病情。 3. 如未能成功救治,组长应意识到需要请上级医师 / 儿童重症监护室指导抢救。 4. 与患儿母亲交代病情。	1. 导师提示:8min 时老师提示:"假定抢救已持续 20min",学员应重新评估患儿。 2. 助演提示:9min 时,助演 2 主动提问:"医生,我小孩现在怎么样了?" 学员交代病情案例结束。

续表

复盘方案（Debriefing）
1. 复盘策略（Debriefing Strategy）： (1)支持结构化复盘（Structured and Supported Debriefing，SSD） (2)引导反思（Guided Reflection） (3)指导反馈（Directive Feedback） 2. 复盘组织形式（Debriefing Organization Forms）： 小组（Small Group）形式 3. 复盘地点（Debriefing Location）： 讨论室（Discussion Room） 4. 复盘导师（Debriefer）： 促进者（Facilitator） 5. 复盘方法（Debriefing Technique）： (1)收集 - 分析 - 总结（Gather-Analyze-Summarize，GAS） (2)情境回顾法（After action review Method） (3)同伴复盘法（Pear-Assisted Debriefing Method） (4)团队复盘法（Team Debriefing Method） (5)混合复盘法（Blended Debriefing Method） (6)主张 - 探寻法（Advocacy-Inquiry Method） (7)优点 - 不足法（Plus-Delta Method） (8)形成性反馈法（Formative Feedback Method） (9)总结性反馈法（Summative Feedback Method） 6. 复盘工具（Debriefing Tools）： (1)主张 - 探寻（Advocacy-Inquiry，AI） (2)核查清单（Checklist） (3)优点 - 不足（Plus-Delta，+/Δ） (4)记录板（Whiteboard）

复盘设计（Debriefing Designing & Implementation）				
阶段	目的	行为	问题提纲	注释
收集	积极地听取参与者的意见，了解他们对自己行为的看法。 引导参与者体会急诊岗位的独特魅力。	1. 破冰，对参与者的表现给予肯定，确保一个积极的讨论氛围；需要团队领导的叙述。 2. 需要团队成员澄清或补充。	1. 所有人：刚刚大家都有非常不错的表现，我们掌声鼓励一下自己吧！ 2. 所有人：能用简单的词语描述一下您的心情吗？ 3. 队长：你能告诉我们发生了什么事吗？ 4. 团队成员：有什么需要更正或补充的吗？	1. 时间保证：6 分钟，占复盘时间 24%。 (1)分配足够的时间进行信息收集； (2)建构并开展收集阶段，明确支持结构化复盘策略。 2. 方法保证： (1)采用开放式问题及鼓励性教学法： 1)征求学员最初的反应 / 情绪； 2)确认“分析”阶段待讨论的问题； 3)提升学习兴趣、热情和积极性。 (2)采用“情境回顾法”及“记录板”： 1)对案例及学习目标有共同的理解； 2)在进入“分析”阶段之前，总结学员在收集阶段所共有的关注点（如：存疑之处等）； 3)板书形式，边引导边归纳，记录如上所共有的关注点。

续表

阶段	目的	行为	问题提纲	注释
分析	围绕教学目标，促进学生反思并分析他们的行为。	1. 检查事件的准确记录。 2. 报告观察正确和不正确的步骤。 3. 利用咨询来阐明思考的过程。 4. 在必要的地方刺激反射并提供重定向。 5. 利用基于证据的指南作为临床查询/关注的基准。	1. 我注意到……，请告诉我更多…… 2. 你觉得怎么样？你当时在想什么？但是，我了解到场景的更多“×”方面。 3. 解决冲突：让我们重新集中注意力，重要的不是谁对，而是对病人来说什么是正确的。 4. 你以往有过接诊严重过敏反应患儿的经验吗？与本次案例中患儿的情况有什么不同？	1. 时间保证：13 分钟，占复盘时间 52%。 (1)分配足够的时间来执行分析阶段； (2)保证课堂收益，突出教学重点。 2. 方法保证： (1)采用“引导反思”“同伴、团队及混合复盘法”及“核查清单”： 1)将学员的个人观点与观察相结合； 2)以学员对具体而准确的某一行为、互动或先前评论作为探究的基础。 (2)采用“主张-探寻”“形成性反馈法”“记录板”及“优点-不足”等： 1)引导学员分享积极的行为、想法； 2)引导学员对需要改进的方面/领域进行自我发现； 3)选择学员模拟过程中的表现或观察到的差距，进行引导并同时总结学员的共识之处； 4)板书形式，边引导边归纳，记录学员“表现差距”(Performance Gap)。 (3)采用“指导反馈”“音视频支持复盘法”及“概念图” 1)为学员需要进行的改变或改进提供建议； 2)提供建议变更/改进的理论依据和/或事实； 3)反馈集中在全体学员、表现差距(Performance Gap)、学习目标及场景与临床真实存在的差距(Gap)，并给予建议，解决其差距(Closed Performance Gap)。
总结	便于识别和审查所吸取的经验教训。	1. 验证所有必要的覆盖。 2. 教学/汇报点。 3. 总结讨论/结束。 4. 会议/听取任何意见。 5. 保证足够的时间来执行总结阶段。	1. 描述两个你认为有效或者做得好的行动和事件。 2. 提出两个你认为你/团队需要改进的建议。 3. 通过这样的学习你是否有信心在今后的临床工作中做得更好。	1. 时间保证：6 分钟，占复盘时间 24%。 (1)保证时间用来执行总结阶段； (2)强化课堂收益及重要性。 2. 方法保证： (1)采用“引导反思”“记录板”“优点-不足” 根据板书中“优点-不足”的板图形式已呈现的学员表现差距，让学员从中总结模拟过程中的主要收益(学习目标、表现差距及场景与临床真实存在的差距)。 (2)采用“总结性反馈法”： 1)学员总结应用这些关键信息(要点和策略)来改变其未来的临床实践。如时间不足，由导师总结关键的信息； 2)提升临床实践诊疗自信心，提升临床胜任力。
备注： 1. 此次医学模拟课堂教学复盘以“支持结构化复盘”为主要的复盘策略，辅以“引导反思”和“指导反馈”等复盘策略。 2. 整合“主张-探寻法”等多种复盘方法和多种复盘工具，保证教学重点，解决教学难点。 3. 结合实际模拟情境整合多种“基于证据的复盘”(Evidence-Based Debriefing)策略及方法，综合高效执行混合复盘，以实现并提升学员自信心和临床胜任力。				

相关问题(Supplementary Questions)

1. 严重过敏反应可以累及全身哪些系统？分别有什么表现？
2. 治疗严重过敏反应的首选用药是什么？如何使用？
3. 致敏原进入机体的常见途径有哪些？在去除过敏原时应该注意什么？
4. 什么是双相过敏反应？

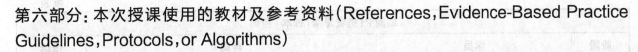

第六部分：本次授课使用的教材及参考资料（References, Evidence-Based Practice Guidelines, Protocols, or Algorithms）

教材
参考资料
1. Cardona V, Ansotegui IJ, Ebisawa M, et al. World allergy organization anaphylaxis guidance 2020. World Allergy Organ. 2020 Oct 30, 13 (10): 100472. 2. 向莉，万伟琳，曲政海，等．中国儿童严重过敏反应诊断与治疗建议．中华实用儿科临床杂志，2021，36（6）：410-416. 3. 高琦，殷菊，徐保平，等．世界过敏组织严重过敏反应指导意见 2020 解读．中华实用儿科临床杂志，2021，36（6）：431-437. 4. 江载芳，申昆玲，沈颖．诸福棠实用儿科学．8 版．北京：人民卫生出版社，2014.
拓展资料
李晓桐，翟所迪，王强，等．《严重过敏反应急救指南》推荐意见．药物不良反应杂志，2019，21（2）：85-91.

第七部分：教学评估方案（Evaluations & Recommendations）

学习效果核查方案（Outcome-Based Learning Verification Program & Post Simulation Exercises）
1. 核查表（Checklist）（见附件 5-1-3） 2. 教学效果评价表（见附件 5-1-4）

第八部分：案例权属及审修（Ownership & Revision & Validation & Peer Review）

案例权属（Ownership）	
编写日期	2021 年 6 月
案例作者	齐颖
作者单位	深圳市儿童医院
联系邮箱	852238780@qq.com
审核修订（Revision & Validation & Peer Review）	
案例审核	李瑛
审稿校正	章能华

附件 5-1-1 助演脚本 / 台词

助演 1（抢救室护士）脚本 / 台词			
阶段	学员	台词	情绪
0min	入场	“医生，输液区送过来一个 5 岁男孩，输‘头孢曲松钠’过程中出现不适，请您看一下他吧。”	无
2min	学员仍未意识到需要监护和给氧时	“医生是否监护、吸氧？”	无
2—10min	学员下医嘱：“静脉推注肾上腺素”时	“医生，您确定肾上腺素是静脉推注吗？我记得应该是肌内注射，请您确认一下！”	无
	学员提出请会诊或申请特殊检查时	“好的，已经电话联系。”	无

续表

助演 2（患者母亲）脚本 / 台词			
阶段	学员	台词	情绪
阶段一 0~2min	语言：“家长您好，我是急诊 ×× 医生，您先别激动，我们现在要查看孩子，麻烦您在旁边稍等。”	行为：患儿烦躁不安，您在旁边安抚。 语言：“宝贝，不哭！”，“这是怎么回事儿啊？好好的孩子一打上针就成这个样子了，是不是你们用错药了？”	担忧 言语激动 不满情绪
阶段二 2~8min	问：“请问小孩叫什么名字，几岁了？”	答：“郑宝宝，5 岁 2 个月”。	焦急，但能够配合医生完成问诊
	问：“孩子这次生病是怎么不好？”	答：“孩子昨天开始发烧，最高 39℃，偶尔咳嗽，今天来看病，医生说细菌感染，要打‘头孢’，才打上十几分钟，孩子肚子疼、呕吐、脸色白得吓人。”	
	问：“以前孩子有没有什么食物、药物过敏？”	答：“没发现。一个月前还打过这个‘头孢’，当时孩子是说身上痒的，但是也没有别的不舒服，没管它就好了，我就没在意。”	
	问：“孩子以前有什么特殊的病吗？”	答：“2015 年 2 月确诊‘左侧脑脊液耳漏，内耳畸形’，经常得‘化脓性脑膜炎’，住过十多次院。2017 年 11 月在广州手术治疗，术后还是有 3 次颅内感染。所以他一发烧我就很紧张。”	
	问：“今天最后一餐吃了什么东西呢？”	答：“3 个小时前吃的米饭和青菜。”	
阶段三 8~10min	患儿情况稳定，学员简单向家长交待病情。	案例进行至第 9 分钟，若学员未与家长沟通病情，则助演 2 可以主动提问：“医生，我小孩现在怎么样了？”	焦急
课程结束			

附件 5-1-2　教学目标答案

1. 严重过敏反应诊断标准

(1) 数分钟至数小时内急性发作的皮肤和 / 或黏膜症状（如全身荨麻疹、瘙痒或潮红、唇 - 舌 - 腭垂水肿），并伴发以下至少 1 种症状。
1) 呼吸道症状（如呼吸困难、喘息 / 支气管痉挛、喘鸣、呼气流速峰值下降、低氧血症）； 2) 血压下降或伴终末器官功能不全（循环衰竭、晕厥、尿便失禁）； 3) 严重的胃肠道症状（如剧烈腹绞痛、反复呕吐），尤其是在非食物过敏原暴露后。
(2) 暴露已知或可疑的变应原后数分钟至数小时内，急性发作的血压降低或支气管痉挛或喉部症状，可无典型的皮肤黏膜症状。
1) 大部分过敏反应发生暴露变应原的 1~2h，一般可能更快。但对于某些食物变应原，如寡糖基半乳糖 -α-1，3- 半乳糖（α-Gal）或免疫治疗，可发生迟发性反应（>10h）。 2) 低血压定义：婴儿和儿童收缩压低于年龄正常值或较基础值下降 >30%。儿童低收缩压定义：1 月龄 ~1 岁，<70mmHg；1~10 岁，<70mmHg+（2× 年龄）；11~17 岁，<90mmHg。 3) 喉部症状包括：喉鸣、声音改变、吞咽困难

2. 严重过敏反应常用药物

(1) 一线用药
肾上腺素：婴儿或体重 <10 千克，肌内注射推荐剂量为 1∶1 000 肾上腺素 0.01mg；1~5 岁儿童或体重 7.5~25.0 千克，肌内注射推荐剂量为 1∶1 000 肾上腺素 0.15mg；6~12 岁儿童或体重 ≥25.0 千克，肌内注射推荐剂量为 1∶1 000 肾上腺素 0.3mg；青少年或成人，肌内注射推荐剂量为 1∶1 000 肾上腺素 0.5mg。每 5~15min 可重复给药。

续表

(2)二线用药
1)抗组胺药:肾上腺素的辅助用药,可用于缓解瘙痒、荨麻疹、水肿,但无法治疗低血压或气道阻塞症状,不能替代肾上腺素。常用药物有异丙嗪、氯雷他定、西替利嗪等。 2)糖皮质激素:全身糖皮质激素主要用于严重过敏反应的辅助治疗,因起效缓慢,起不到急救作用。 3)其他辅助用药:有上气道阻塞症状者,可予以肾上腺素(雾化剂型)或糖皮质激素雾化吸入治疗。 有下气道阻塞症状者,可予以短效 β_2 受体激动剂,如沙丁胺醇雾化吸入治疗,每 15min 可重复吸入 1 次。 4)如反复肌内注射肾上腺素仍无法改善循环障碍,可考虑静脉维持输注多巴胺或肾上腺素等升压药物。

3. 严重过敏反应急救流程

见高琦等著《世界过敏组织严重过敏反应指导意见 2020 解读》[中华实用儿科临床杂志,2021,36(6):431-437]。

附件 5-1-3 核查量表(Checklist)

项目	是(有执行)	否(未执行)
运用"儿科评估三角(PAT)"评估气道、呼吸、循环		
判断患儿危重,立即启动急救团队并分工		
连同输液管路一同撤去可疑过敏药物,留存药品		
1∶1 000 肾上腺素 0.15mg,大腿外侧肌内注射,5~15min 可重复		
心电监护、监测血压		
建立第二条静脉通路		
准确识别过敏导致的"上呼吸道梗阻(呼吸窘迫)"		
平卧位,下肢抬高		
高流量面罩吸氧(6~8L/min)		
雾化用肾上腺素或布地奈德雾化吸入治疗		
准确识别"过敏性休克(失代偿)"		
0.9% 氯化钠 10~20mL/kg,10~20min 快速静脉输注,可重复 1~2 次		
"SAMPLE"模式快速采集相关病史		
再评估患儿生命体征变化及对治疗的反应		
组长沉稳和自信,对急救团队成员有明确分工		
组长指令清晰,团队成员间闭环式沟通、知识分享、互相尊重		
组长对患者及家属体现出人文关怀		
备注:(针对各核查要点执行情况的注释)		

为评价模拟教学实施进展和项目完成度,分别用"√"和"×"标识项目有/无操作或者是执行/未执行。

附件 5-1-4 医学模拟教学课程质量及教学质量评价表

组别：第____组 授课题目：________ 授课时间：______ 学员：______

评价指标		指标内涵	分值	得分
课程质量	教学对象	教学对象明确，层次清晰	10	
	教学主题	教学主题定位准确，难度适宜，符合教学对象的层次	10	
	教学目标	教学目标设定具体、明确、量化、可达到	10	
	场景设定	场景布置合理，组织有序，可操作性强	10	
	课程内容	课程内容面向全体教学对象，难易适中	10	
		课程内容与时间安排恰当，重点、难点分布恰当	10	
教学质量	复盘	问题设计与学习目标相呼应，注重发现问题、解决问题的能力	10	
	教学效果	采用有效的方式、方法对课堂教学及学习效果进行评价	10	
	教姿教态	着装典雅庄重，精神饱满，教态自然大方	10	
	综合评价（与教案的吻合度）	课堂演示总体评价： 现场授课的内容、重点、时间安排在本节课教案计划内进行	10	
总分			100	
专家建议：				

第二节 血胸并失血性休克的识别和急诊救治

第一部分：案例摘要（Overview）

案例主题（Title）			
案例主题	血胸并失血性休克的识别和急诊救治		
授课对象、场景布置及辅助人员（Roles & Guidelines）			
授课对象及人数	学员学科：急诊科	学员层级：住培三年级	学员人数：6 人
教学地点	☑模拟实训室	□原位模拟	□其他____
授课导师	导师：1 人		
辅助人员	□标准化病人，☑助演：1 人 ☑模拟工程师：1 人，□其他人员：__人		

模拟时间分配（合计 50 分钟，不含场景布置和复原）				
	场景布置	20 分钟	课前介绍（Prebriefing）	5 分钟
	情境运行	15 分钟	复盘（Debriefing）	30 分钟
	场景复原	3 分钟		

续表

<table>
<tr><th colspan="2">案例简介(Summary)</th></tr>
<tr><td>案例简介</td><td>本模拟案例旨在帮助急诊和胸外科专业的住培(住院医师规范化培训)三年级学员早期快速识别血胸和失血性休克,以及帮助其掌握血胸和失血性休克的紧急救治和处理措施。</td></tr>
<tr><th colspan="2">教学目标(Learning Objectives)(※ 标识为本案例的教学重点)</th></tr>
<tr><td>知识目标
(Knowledge)</td><td>※1. 明确血胸的诊断标准;
※2. 识别(血胸合并)失血性休克。</td></tr>
<tr><td>技能目标
(Skill)</td><td>※1. 能够对血胸采取相应的急诊救治;
※2. 能够使用标准化流程紧急救治失血性休克。</td></tr>
<tr><td>情感目标
(Attitude)</td><td>1. 展示爱伤意识;
2. 建立急救时的时间观念;
3. 培养团队合作意识。</td></tr>
<tr><th colspan="2">供给导师信息(Information for Faculty & Education & Simulation Theory/Framework)</th></tr>
<tr><td colspan="2">1. 案例信息
刘某,男,26 岁,外伤后右胸痛 3 小时就诊。患者因 3 小时前骑电单车时不慎摔倒,车把手撞伤右侧胸部,出现右胸疼痛,并且逐渐加重。其余部位未受伤,也没有疼痛。患者在挂号时,突然出现头晕、大汗淋漓,被分诊护士送入抢救室。既往史、个人史、婚育史、家族史无特殊。
体格检查:T 36.3℃,HR 110 次 /min,BP 90/60mmHg,RR 26 次 /min,SpO_2 94%。神志淡漠,面色苍白,眼结膜苍白,口唇苍白。无颈静脉怒张,气管居中,右侧第 5 肋腋前线有 5cm × 5cm 皮下瘀斑,局部压痛,胸廓挤压征阳性,右肺叩诊浊音,左肺叩诊清音,右肺呼吸音低,左肺呼吸音清。腹部平软,无压痛。肝区无叩痛。毛细血管充盈时间 3 秒。
学员接诊患者后,如果采取了吸氧和输液的措施,患者 T 36.3℃,HR 105 次 /min,BP 95/65mmHg,RR 24 次 /min,SpO_2 95%。接诊患者 7 分钟后,患者 HR 150 次 /min,BP 70/40mmHg,RR 28 次 /min,SpO_2 90%,心电监护显示窦性心动过速,床旁超声提示右侧胸腔大量积液(血),余未见异常。血常规 Hb 85g/L,血乳酸 2.2mmol/L,动脉血气分析 PaO_2 63mmHg。行抗休克治疗和右侧胸腔闭式引流,引流出血性液体有 1 450mL,患者 HR 96 次 /min,BP 100/75mmHg,RR 19 次 /min,SpO_2 97%,患者病情平稳,收住院。案例运行结束。如果患者在 8 分钟内没有得到抗休克治疗和胸腔闭式引流,案例运行也结束。
2. 教学策略
(1) 混合式模拟教学 / 学习(Simulation-Based Blended Learning)。
(2) 高仿真模拟教学(High-Fidelity Simulation)。
(3) 循证教学 / 学习(Evidence-Based Teaching/Learning)。
3. 教学组织形式
小组(Small Group)形式开展高仿真模拟课堂学习和沉浸式学习。
4. 教学方法 / 手段
启发式教学法、互动式教学法、循证教学法、复盘、沉浸式教学法、高仿真模拟教学法、案例教学法、深入教学 / 学习法(Deepen Learning)、鼓励性教学法(Incentive teaching method)、同伴互学(Peer to Peer Learning, P2P)。
5. 教学工具
成人高仿真模拟人、模拟监护仪、评估录播系统、核查表、学前调查问卷。
6. 核查工具 / 方法:
(1) 工具:核查表(Checklist)。
(2) 方法:团队复盘(Team Debriefing)。</td></tr>
<tr><th colspan="2">首次供给学员信息(Learner Information Needed Prior to Scenario)</th></tr>
<tr><td colspan="2">刘某,男,26 岁,外伤后右胸痛 3 小时就诊。患者因 3 小时前骑电单车时不慎摔倒,车把手撞伤右侧胸部,出现右胸疼痛,并且逐渐加重。其余部位未受伤,也没有疼痛。患者在挂号时,突然出现头晕、大汗淋漓,被分诊护士送入抢救室。既往史、个人史、婚育史、家族史无特殊。</td></tr>
</table>

续表

模拟教学前学员应具备的知识和技能（Participant Requirements & Pilot Test）
1. 知识 (1)列举胸部损伤的分类、描述血胸的临床表现、描述如何治疗血胸； (2)列举失血性休克的诊断依据和分期，描述失血性休克的治疗原则； (3)开课前完成了学前调查问卷（详见附件 5-2-1），成绩在 7.5 分以上。 2. 技能 (1)列举出胸腔闭式引流术的适应证； (2)能进行胸腔闭式引流术。

第二部分：病例信息（Case Information）

初始病例信息（Initial Brief Description of Case）			
患者姓名：刘某	年龄：26 岁	性别：☑男 □女 □其他	体重：58kg
主诉：外伤后右胸痛 3 小时			
现病史： 刘某，男，26 岁，外伤后右胸痛 3 小时就诊。患者因 3 小时前骑电单车时不慎摔倒，车把手撞伤右侧胸部，出现右胸疼痛，并且逐渐加重。其余部位未受伤，也没有疼痛。患者在挂号时，突然出现头晕、大汗淋漓，被分诊护士送入抢救室。			
补充病例信息（Supplementary Information & Significant Lab and Diagnostic Findings）			
根据剧情演进需要，学员询问可以提供给学员的病史、检验结果、心电图和影像学检查结果等。 学员体格检查时同步提供（如果学员没有做该项目查体则不提供；如果学员查体项目超出以下范围则提示未见异常）：神志淡漠，面色苍白，眼结膜苍白，口唇苍白。右侧第 5 肋腋前线有 5cm×5cm 皮下瘀斑，局部压痛，胸廓挤压征阳性，右肺叩诊浊音，左肺叩诊清音，右肺呼吸音低（呼吸音由学员通过对高仿真模拟人听诊后自主判断），左肺呼吸音清。腹部平软，无压痛。肝区无叩痛。毛细血管充盈时间 3 秒。 学员下达心电监护指令后提供：T 36.3℃，HR 110 次 /min，BP 90/60mmHg，RR 26 次 /min，SpO_2 94%。在案例运行 7 分钟后变为 HR 150 次 /min，BP 70/40mmHg，RR 28 次 /min，SpO_2 90%。心电监护显示窦性心动过速。 学员追问抽血结果及 B 超等结果时提供：血常规、血乳酸、动脉血气分析、床旁 B 超结果。 血常规：WBC 6.2×10^9/L，RBC 4.1×10^{12}/L，Hb 85g/L，Plt 160×10^9/L，Hct 30%。 血乳酸：2.2mmol/L。 动脉血气分析：pH 7.36，PCO_2 30mmHg，PO_2 63mmHg，HCO_3^- 18mmol/L，TCO_2 21mmol/L，BE −2mmol/L，SaO_2 93%。 床旁超声：右侧胸腔大量积液（血），余未见明显异常。			

第三部分：模拟设备要求 / 场景布置要求（Equipment & Scene Layout）

A. 模拟患者（Fidelity/Modality & Simulated Patient Type）
☑高仿真模拟人 / 器
□标准化病人
□任务训练器
□混合（Hybrid）模式

B. 设备 / 物品清单（Props）				
序号	设备 / 物品名称	物料品规或相应要求	数量	备注
1	高级模拟人	无	1 个	无
2	病床	无	1 张	无
3	输液架	无	1 个	无
4	听诊器	无	1 个	无

续表

序号	设备 / 物品名称	物料品规或相应要求	数量	备注
5	输液器	无	2个	无
6	注射器	10mL	3个	无
7	吸氧管	无	1根	无
8	血氧监测仪	无	1台	无
9	心电监护仪	无	1台	无
10	采血试管	无	6个	无
11	胸腔闭式引流管	无	1根	与胸腔闭式引流瓶连接
12	胸腔闭式引流瓶	双腔	1个	瓶中装滴了红药水 / 红墨水的液体至“0”刻度线以上 1 450mL
13	操作车	无	1辆	无
14	抢救车	无	1辆	无
15	胶布	无	1卷	无
16	红药水 / 红墨水	无	1瓶	无

C. 模拟药品和液体清单（Medications and Fluids）

序号	药品名称	药品规格	数量	其他要求
1	林格液	500mL	2瓶	无
2	5% 葡萄糖	500mL	1瓶	无
3	多巴胺针剂	20mg/ 支	10支	无
4	去甲肾上腺素针剂	2mg/ 支	10支	无
5	氨甲环酸注射液	0.5g	2瓶	无
6	模拟红细胞悬液	2U（400mL）	1瓶	无

D. 模拟人化妆及场地布置（Simulated Patient Makeup & Simulation Location & Setting/Environment）

模拟人的右侧第 5 肋腋前线有 5cm × 5cm 皮下瘀斑标记。

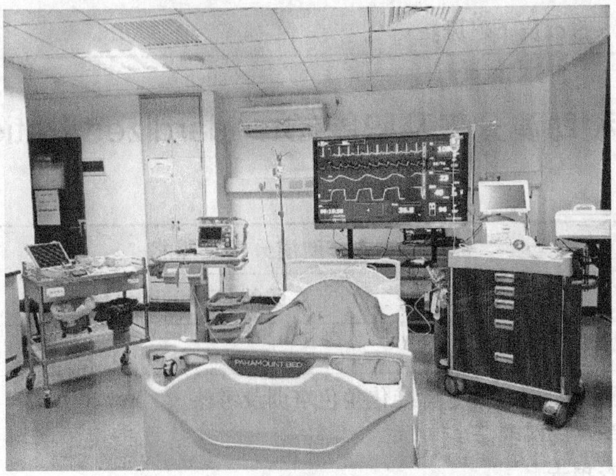

图 5-2-1A 模拟人化妆及场地布置

续表

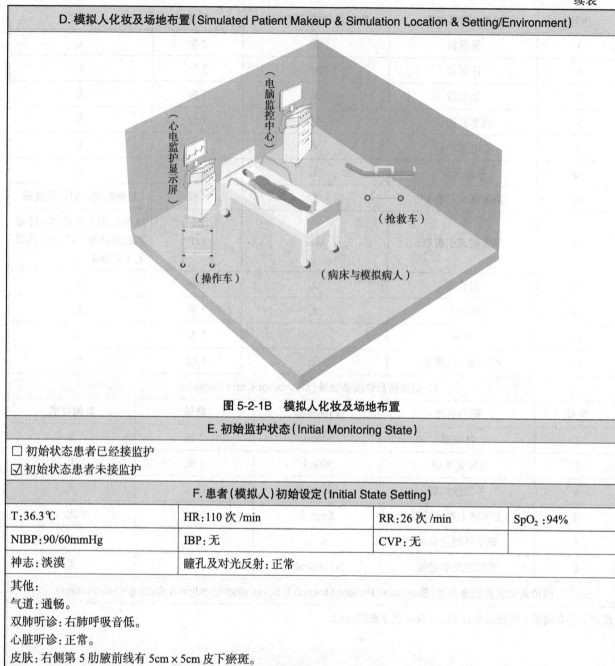

D. 模拟人化妆及场地布置(Simulated Patient Makeup & Simulation Location & Setting/Environment)
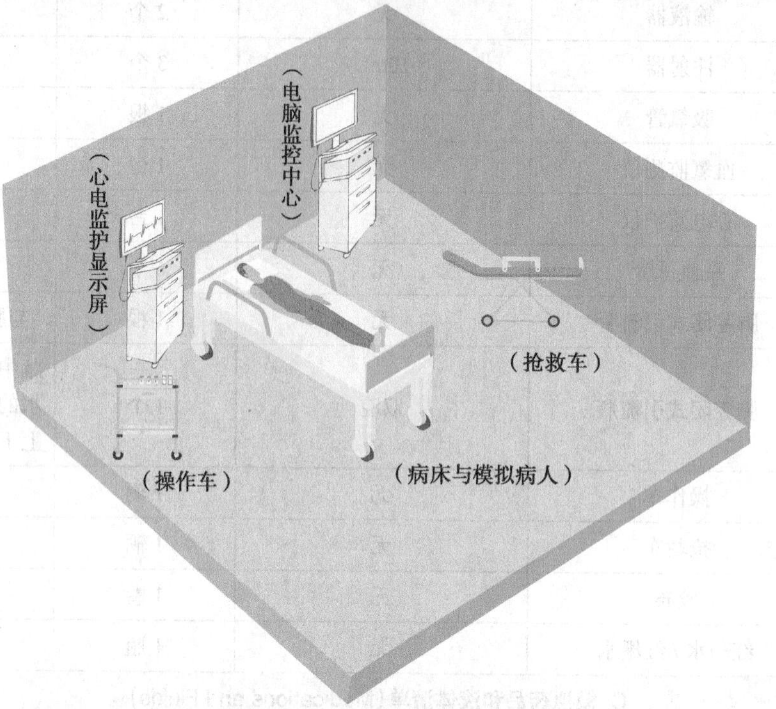 图 5-2-1B　模拟人化妆及场地布置

E. 初始监护状态(Initial Monitoring State)
□ 初始状态患者已经接监护 ☑ 初始状态患者未接监护

F. 患者(模拟人)初始设定(Initial State Setting)			
T:36.3℃	HR:110 次 /min	RR:26 次 /min	SpO_2 :94%
NIBP:90/60mmHg	IBP:无	CVP:无	
神志:淡漠	瞳孔及对光反射:正常		
其他: 气道:通畅。 双肺听诊:右肺呼吸音低。 心脏听诊:正常。 皮肤:右侧第 5 肋腋前线有 5cm × 5cm 皮下瘀斑。			

第四部分:标准化病人和助演分工及职能(Standardized Patient & Confederate & Observer)

标准化病人和助演分工及职能	
角色(Roles)	职能(Functions)
标准化病人	无。
助演	标准化护士 1 名,已经通过标准化角色培训及考核。 1. 向执行学员的医嘱。 2. 传递检查报告。 3. 协助、配合和引导学员让剧情继续直到结束。

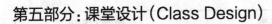

第五部分：课堂设计（Class Design）

课前介绍（Prebriefing）
1. 课程简介 (1)本模拟课程的目的用于提升学员对危重症患者的救治水平，是一个在模拟过程中学习临床知识和技能的过程。 (2)案例运行过程中请按照真实临床场景对待，遵循医疗诊治规范、团结合作、注重人文，并尽量将思考过程表达出来。 (3)所有参与人员遵循信任、保密、尊重原则，学习过程中的表现和讨论不会带来任何不良影响。 (4)案例运行时间约15分钟。 2. 环境及模拟人介绍 (1)目前所在为急诊抢救室，现场备有抢救设备及药品。 (2)患者由高仿真模拟人扮演。这个高仿真模拟人可以模拟患者的语言、体征，相关的监测数据可以显示在显示屏上。 (3)现场有一名标准化护士协助你诊治病人，你可以下达在高仿真模拟人身上的操作，由护士辅助执行。护士会在你需要时提供相关的检查结果，提示病情的变化。 3. 案例初始信息 刘某，男，25岁，快递员，因外伤后右胸痛3小时来诊。患者因3小时前骑电单车时不慎摔倒，车把手撞伤右侧胸部，出现右胸疼痛，并且逐渐加重。其余部位未受伤，也没有疼痛。患者在挂号时，突然出现头晕、大汗淋漓，被分诊护士送入抢救室。 你作为患者的首诊医生，赶紧进入抢救室，对其进行相应的体格检查和紧急救治，直至其病情稳定离开抢救室。你不需要再次询问或补充询问病史。你只要通过体格检查和相关的辅助检查，明确诊断，对患者进行急诊救治。

情境运行（Scenario）

运行剧本（Progression）

阶段 / 生命体征	患者状态	预期学员行为	线索 / 提示
1. 休克代偿期 HR：110次/min BP：90/60mmHg RR：26次/min SpO_2：94% T：36.3℃ ECG：窦性心动过速	1. 淡漠。 2. 体格检查按压右胸淤斑部位时低声回答“痛”。 3. 胸廓挤压征检查时低声回答“右边痛”。	1. 体格检查：发现胸部瘀斑、胸部按压、胸廓挤压征、双肺听诊。 2. 下达摆放休克体位的指令。 3. 下达吸氧的指令。 4. 下达心电监护的指令。 5. 下达建立静脉通路的指令。 6. 下达抽血化验的指令，具体到抽血项目。 7. 申请床旁超声。 8. 备血。 9. 下达进行动脉血气分析的指令。 10. 下达留置尿管并记每小时尿量的指令。	在此阶段，所有检查结果均没有回报。 触发进下阶段事件：有吸氧+输液，进入第2阶段。没有吸氧或输液，运行7分钟后进入第3阶段。
2. 吸氧输液后的休克代偿期 HR：105次/min BP：95/65mmHg RR：24次/min SpO_2：95% T：36.3℃ ECG：窦性心动过速	淡漠。	1. 体格检查：发现胸部瘀斑、胸部按压、胸廓挤压征、双肺听诊。 2. 下达摆放休克体位的指令。 3. 下达心电监护的指令。 4. 下达抽血化验的指令，具体到抽血项目。 5. 申请床旁超声。 6. 备血。 7. 下达进行动脉血气分析的指令。 8. 下达留置尿管并记每小时尿量的指令。	1. 在第1阶段已经完成的行为，在这一阶段视为已经完成。 2. 在此阶段，所有检查结果均没有回报。 3. 如果学员在此阶段要求做诊断性穿刺或胸腔闭式引流，告知学员正在做床旁超声。 触发进下阶段事件：从案例运行开始计时7分钟。

续表

阶段 / 生命体征	患者状态	预期学员行为	线索 / 提示
3. 休克抑制期 HR:150 次 /min BP:70/40mmHg RR:28 次 /min SpO_2:90% T:36.3℃ ECG:窦性心动过速	淡漠。	1. 追问化验结果、动脉血气分析结果、床旁超声结果。 2. 快速输液:双通道外周静脉 / 中心静脉通路 / 骨髓腔内血管通路。 3. 下达输红细胞悬液指令。 4. 右侧胸腔闭式引流(下达指令即可,护士说我请某某医生帮忙完成)。 5. 下达使用升压药物(多巴胺或去甲肾上腺素)的指令。 6. 下达使用止血药物(氨甲环酸)的指令。 7. 观察引流量。	在此阶段,血常规、血乳酸、动脉血气分析、床旁超声检查结果均有回报;其他检查结果未回报。 触发事件 1:行胸腔闭式引流后进入第 4 阶段。 触发事件 2:快速输液 + 输血 + 胸腔闭式引流 + 升压药,进入第 5 阶段。 触发事件 3:没有通过触发事件 1 和触发事件 2 的,在案例开始运行 15 分钟时在此阶段模拟结束。
4. 胸腔闭式引流后的休克抑制期 HR:140 次 /min BP:70/40mmHg RR:21 次 /min SpO_2:97% T:36.3℃ ECG:窦性心动过速	淡漠。	1. 追问化验结果、动脉血气分析结果。 2. 下达快速输液的指令:双通道外周静脉 / 中心静脉通路 / 骨髓腔内血管通路。 3. 下达输红细胞悬液指令。 4. 下达使用升压药物(多巴胺或去甲肾上腺素)的指令。 5. 下达使用止血药物(氨甲环酸)的指令。 6. 观察引流量。	在第 3 阶段已经完成的行为,在这一阶段视为已经完成。 触发事件 1:快速输液 + 输血 + 胸腔闭式引流 + 升压药,进入第 6 阶段。 触发事件 2:没有通过触发事件 1 的,在案例开始运行 15 分钟时在此阶段模拟结束。
5. 液体复苏后低氧血症期 HR:110 次 /min BP:100/75mmHg RR:28 次 /min SpO_2:90% T:36.3℃ ECG:窦性心动过速	淡漠。	1. 追问化验结果、动脉血气分析结果、床旁超声结果。 2. 右侧胸腔闭式引流(下达指令即可,护士说我请某某医生帮忙完成)。 3. 下达使用止血药物(氨甲环酸)的指令。 4. 观察引流量。	在第 3 阶段已经完成的行为,在这一阶段视为已经完成。 触发事件 1:行胸腔闭式引流后进入第 6 阶段。 触发事件 2:没有通过触发事件 1 的,在案例开始运行 15 分钟时在此阶段模拟结束。
6. 稳定期 HR:96 次 /min BP:100/75mmHg RR:19 次 /min SpO_2:97% T:36.3℃ ECG:窦性心律	淡漠。	收住院。	触发事件:收住院。 模拟结束。

复盘（Debriefing）
1. 复盘策略 (1)支持结构化复盘（Structured and Supported Debriefing，SSD） (2)音视频支持复盘（Video-Audio assisted Debriefing） (3)引导反思（Guided Reflection） (4)指导反馈（Directive Feedback） 2. 复盘组织形式 小组（Small Group）形式。 3. 复盘地点 讨论室（Discussion Room）或以问题为导向教学室（Problem-Based Learning Room）或复盘室（Debriefing Room）或原位复盘（In Situ Debriefing）。 4. 复盘方法 (1)收集 - 分析 - 总结（Gather-Analyze-Summarize，GAS） (2)音视频支持复盘法（Video-Audio assisted Debriefing Method） (3)情境回顾法（After action review Method） (4)同伴复盘法（Pear-Assisted Debriefing Method） (5)团队复盘法（Team Debriefing Method） (6)混合复盘法（Blended Debriefing Method） (7)主张 - 探寻法［Advocacy-Inquiry Method（A-I）］ (8)优点 - 不足法［Plus-Delta（+/Δ）Method］ (9)形成性反馈法（Formative Feedback Method） (10)总结性反馈法（Summative Feedback Method） 5. 复盘工具 (1)评估录播系统 (2)主张 - 探寻［Advocacy-Inquiry（AI）］ (3)核查清单（Checklist） (4)优点 - 不足［Plus-Delta（+/Δ）］ (5)记录板（Whiteboard） (6)概念图（Concept Mapping）

复盘设计（Debriefing Designing & Implementation）

阶段	目的	行为	问题提纲	注释
收集	积极地听取参与者的意见，了解他们对自己行为的看法。	1. 需要参加案例运行的学员的叙述。 2. 需要其他旁观学员澄清或补充信息。	1. 刚接诊时你发现病人有哪些情况？你采取了什么措施呢？ 2. 我发现你观察到患者血压下降明显后快速采取了一些抢救措施，能说说你具体采取了哪些措施吗？ 3. 看到床旁超声结果后，你是怎么做的？ 4. 其他旁观学员：有其他补充吗？	1. 时间保证：7 分钟。 (1)分配足够的时间进行信息收集； (2)建构并开展收集阶段，明确支持结构化复盘策略。 2. 方法保证： (1)采用开放式问题及鼓励性教学法： 1)征求学员最初的反应 / 情绪； 2)确认“分析”阶段待讨论的问题； 3)提升学习兴趣、热情和积极性。 (2)采用“情境回顾法”及“记录板”： 1)对案例及学习目标有共同的理解； 2)在进入“分析”阶段之前，总结学员在收集阶段所共有的关注点（如：存疑之处等）； 3)板书形式，边引导边归纳，记录如上所共有的关注点。

续表

<table>
<tr><th>阶段</th><th>目的</th><th>行为</th><th>问题提纲</th><th>注释</th></tr>
<tr><td rowspan="4">分析</td><td rowspan="4">促进学生反思并分析他们的行为。</td><td rowspan="4">1. 检查事件的准确记录。
2. 报告观察正确和不正确的步骤。
3. 利用咨询来阐明思考的过程。
4. 在必要的地方刺激反射并提供重定向。
5. 利用基于证据的指南作为临床查询/关注的基准。</td><td>1. 刚接诊患者时我注意到你做了……,你是怎么考虑的?为什么采取这些措施呢?请告诉我更多。</td><td rowspan="4">1. 时间保证:15 分钟。
(1)分配足够的时间来执行分析阶段;
(2)保证课堂收益,突出教学重点。
2. 方法保证:
(1)采用“引导反思”“同伴、团队及混合复盘法”及“核查清单”:
1)将学员的个人观点与观察相结合;
2)以学员对具体而准确的某一行为、互动或先前评论作为探究的基础。
(2)采用“主张 - 探寻”“形成性反馈法”“记录板”及“优点 - 不足”等:
1)引导学员分享积极的行为、想法;
2)引导学员对需要改进的方面/领域进行自我发现;
3)选择学员模拟过程中的表现或观察到的差距,进行引导并同时总结学员的共识之处;
4)板书形式,边引导边归纳,记录学员“表现差距”(Performance Gap)。
(3)采用“指导反馈”“音视频支持复盘法”及“概念图”:
1)为学员需要进行的改变或改进提供建议;
2)提供建议变更/改进的理论依据和/或事实;
3)反馈集中在全体学员、表现差距(Performance Gap)、学习目标及场景与临床真实存在的差距(Gap),并给予建议,解决其差距(Closed Performance Gap)。</td></tr>
<tr><td>2. 当患者血压继续下降时,你是怎么考虑的?为什么采取这些措施呢?现在反思,还有没有其他的措施可以采取呢?</td></tr>
<tr><td>3. 你看到患者血氧饱和度一直下降时,你当时在想什么?我想了解你更多的思考。</td></tr>
<tr><td>4. 解决冲突:让我们重新集中注意力,重要的不是谁对,而是对病人来说什么是正确的。</td></tr>
<tr><td rowspan="4">总结</td><td rowspan="4">便于识别和审查所吸取的经验教训</td><td rowspan="4">1. 患者的初步诊断考虑可能是血胸;已经有休克了;回顾早期诊断血胸和休克的诊断依据。
2. 总结休克失代偿期的抗休克治疗措施。
3. 总结胸腔闭式引流的指征:引流胸腔积血、观察引流量、判断有无进行性血胸。
4. 引导学员反思抢救过程中应注意人文关怀和沟通。</td><td>1. 使用三个或更多你认为有效或者做得好的有助于诊断的行动和事件。</td><td rowspan="4">1. 时间保证:8 分钟。
(1)保证时间用来执行总结阶段;
(2)强化课堂收益及重要性。
2. 方法保证:
(1)采用“引导反思”“记录板”“优点 - 不足”,根据板书中“优点 - 不足”的板图形式已呈现的学员表现差距,让学员从中来总结模拟过程中的主要收益(学习目标、表现差距及场景与临床真实存在的差距)。
(2)采用“总结性反馈法”:
1)学员总结应用这些关键信息(要点和策略)来改变其未来的临床实践。如时间不足,由导师总结关键的信息;
2)提升临床实践诊疗自信心,提升临床胜任力。</td></tr>
<tr><td>2. 描述两个或更多你认为有助于患者治疗的方面。</td></tr>
<tr><td>3. 描述两个或更多你认为你需要改进的方面。</td></tr>
<tr><td>4. 引导学员反思抢救过程中应注意人文关怀和沟通。</td></tr>
<tr><td colspan="5">备注:
1. 此次医学模拟课堂教学复盘以“支持结构化复盘”为主要的复盘策略,辅以“引导反思”和“指导反馈”等复盘策略。
2. 整合“主张 - 探寻法”等多种复盘方法和多种复盘工具,保证教学重点,解决教学难点。
3. 结合实际模拟情境整合多种“基于证据的复盘”(Evidence-Based Debriefing)策略及方法,综合高效执行混合复盘,以实现并提升学员自信心和临床胜任力。</td></tr>
</table>

相关问题(Supplementary question)

1. 在体格检查中,你发现了哪些阳性体征?
2. 你考虑患者有那些可能的诊断?诊断的依据是什么?你是怎么样进行鉴别诊断的?
3. 胸腔闭式引流的指征有哪些?禁忌证有哪些?有哪些注意事项?
4. 休克分为哪几期?你判断患者处于哪个时期?
5. 如何划分休克的严重程度?该患者属于哪一种程度?
6. 请结合该病例总结针对血胸的急救措施。
7. 请结合该病例总结总结失血性休克的急救措施。

第六部分:本次授课使用的教材及参考资料(References,Evidence-Based Practice Guidelines,Protocols,or Algorithms)

教材
陈孝平,汪建平,赵继宗.外科学.9版.北京:人民卫生出版社,2018.
参考资料
1. 中国医师协会急诊分会,中国人民解放军急救医学专业委员会,中国人民解放军重症医学专业委员会,等.创伤失血性休克诊治中国急诊专家共识.中华急诊医学杂志,2017,26(12):1358-1365. 2. 刘良民,白祥军,李涛,等.创伤失血性休克早期救治规范.创伤外科杂志,2017,19(12):881-884. 3. Rossaint R,Bouillon B,Cerny V,et a1.The European guideline on management of major bleeding and coagulopathy following trauma:fourth edition. Crit Care,2016,20 :100. 4. Almer L. Fluid management in patients with trauma:Restrictive versus liberal 3Pproach,Vet Clin Small Anim J,2017,47(2):397-410.

第七部分:教学评估方案(Evaluations & Recommendations)

学习效果核查方案(Outcome-Based Learning Verification Program & Post Simulation Exercises)
1. 核查表(Checklist)(见附件5-2-5) 2. 教学效果评价表(见附件5-2-6)

第八部分:案例权属及审修(Ownership & Revision & Validation & Peer Review)

案例权属(Ownership)	
编写日期	2021年6月
案例作者	杨超
作者单位	深圳市人民医院
联系邮箱	2535132455@qq. com
审核修订(Revision & Validation & Peer Review)	
案例审核	李瑛
审稿校正	章能华

附件5-2-1　学前调查问卷

以下为多选题,每题2.5分,总分10分。学员总分7.5分及以上为合格。有一次补测机会。

1. 以下哪几项是外伤性血胸可能出现的体征?(　　)

A. 肋间隙饱满,气管移位　　B. 伤侧肺部叩诊浊音

C. 伤侧肺部呼吸音低　　D. 苍白面容，脉搏细速，呼吸急促

2. 以下哪些情况要考虑进行性血胸？（　　）
A. 持续脉搏加快，血压下降，经过补充血容量血压仍不稳定
B. 胸腔闭式引流量每小时超过 200mL，连续 3 小时
C. 血红蛋白，红细胞计数和血细胞比容进行性降低
D. 抽出胸腔积血 1mL，加入 5mL 蒸馏水，出现浑浊或絮状物

3. 以下说法正确的是（　　）
A. 血胸治疗可以分为保守治疗和手术治疗
B. 非进行性血胸可以采用胸腔穿刺或胸腔闭式引流术治疗
C. 进行性血胸应及时进行手术探查
D. 血胸可能持续增加发展成进行性血胸或感染性血胸或凝固型血胸，所以胸腔闭式引流术的指征应该放宽。

4. 休克的治疗包括以下哪些？（　　）
A. 一般治疗：吸氧、休克体位、建立静脉通路，甚至双通路，必要时建立深静脉置管
B. 扩容：先晶体，后胶体。
C. 血管活性药物的使用，常作为首选的药物是去甲肾上腺素
D. 纠正酸碱失衡

参考答案：1. ABCD　2. ABC　3. ABCD　4. ABCD

附件 5-2-2　助演脚本 / 台词

阶段	学员	标准化护士的脚本 / 台词
第 1、2 阶段	剧情开始时	医生，快到抢救室来看这个病人，是新来的病人
	下达指令	好的。（某某操作）已执行
	问检查结果、问超声结果	结果还没有出来
第 3 阶段	案例运行 7 分钟时没有关注到显示屏上的血压血氧变化	医生，监护仪上有变化了
第 3、4、5 阶段	问检查结果	这是血常规、血乳酸、血气分析的结果（传递检查报告）
	问超声结果	这是超声的结果（传递检查报告）
	没有及时胸腔闭式引流或者抗休克治疗	医生，还需要做些什么处理吗？
	学员准备做胸腔闭式引流时	我请王医生来协助放管，你继续治疗病人。王医生已经放置好胸管了（护士把已经准备好的胸管和引流瓶用胶布粘贴固定在胸部）
所有阶段	要求 CT 检查	机器已坏正在维修
所有阶段	床旁 X 线片	我打电话通知了，在推机器过来（一直不到）
第 1、2、3、4、5 阶段	学员请胸外科会诊	好的，我已打电话通知了，胸外科医生正赶来
	直接收入院	我打电话给病房，暂时无床，要调床
第 6 阶段	学员请胸外科会诊	胸外科医生说收入院
	学员说收住院	胸外科有床位了，可以收入院了

附件 5-2-3　情境运行 / 剧情

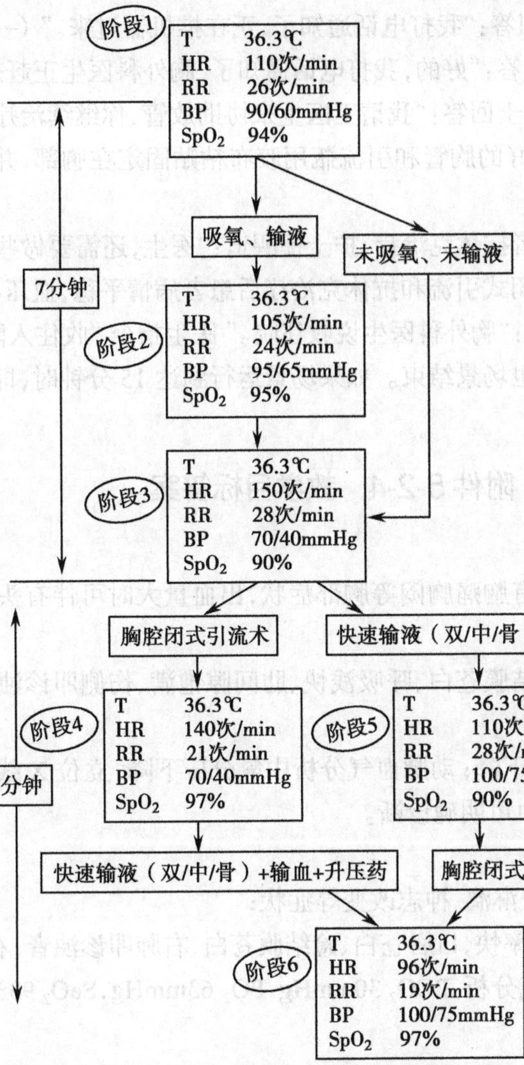

图 5-2-2　处置流程图

双 / 中 / 骨：双通道外围静脉 / 中心静脉通路 / 骨髓腔内血管通路

患者刘某（由高仿真模拟人扮演），男，26 岁，躺在抢救室的病床上。护士（由标准化护士扮演），站在患者床旁。

情境运行开始 0 至 7 分钟时，护士对医生（由学员扮演）说：“医生，快到抢救室来看这个病人，是新来的病人。”

医生开始诊治病人。医生体格检查时，根据他 / 她检查的项目，不能模拟出的项目由指导老师给出答案，如右侧胸部叩诊后，指导老师口述“浊音”。对于可以模拟出的项目，由医生自己报出答案。例如：右侧呼吸音低。对于医生下达的指令，护士配合执行，口述：“好的。（某某操作）已执行。”医生问检查结果、问超声检查结果，护士说：“结果还没有出来。”如果学员在此阶段要求做诊断性穿刺或胸腔闭式引流，告知学员正在做床旁超声。

医生接诊 7 分钟后，心电监护仪的显示发生变化，如果医生没有关注到显示屏上的变化，护士说：“医生，监护仪上有变化了。”

当医生追问检查结果时，问到血常规、血乳酸、动脉血气分析和彩超结果时，护士就报结果单传递给医生，并说："这是血常规、血乳酸、血气分析的结果。"

问到其他检查结果，就回答："还没有回报。

医生要求 CT 检查时，护士回答："机器已坏，正在维修。"

医生要求床旁 X 线片时，护士回答："我打电话通知了，正在推机器过来。"（一直都没有推机器到达）

医生要求胸外科会诊时，护士回答："好的，我打电话通知了，胸外科医生正赶来。"

医生准备做胸腔闭式引流时，护士回答："我请王医生来协助放管，你继续治疗病人。"

间隔 30 秒后，护士把已经准备好的胸管和引流瓶用胶布粘贴固定在胸部，并且告知医生："王医生已经放置好胸管了。"

医生没有及时胸腔闭式引流或者抗休克治疗，护士提醒道："医生，还需要做些什么处理吗？"

当医生已经给患者采取了胸腔闭式引流和抗休克治疗后患者病情平稳，血压心率恢复正常，在此时如果医生要求胸外科会诊时，护士回答："胸外科医生说收住院。" 医生指令 "收住入院"，场景结束。

医生不通过会诊，直接收住院，也场景结束。如果场景运行到达 15 分钟时，即使患者没有得到预期的诊治，场景也结束。

附件 5-2-4　教学目标答案

1. 血胸的诊断

(1) 部分患者有明确的外伤史，有胸痛胸闷等胸部症状，出血量大时可伴有头晕、大汗淋漓、神志改变等失血的表现。

(2) 体格检查可有口唇苍白、睑结膜苍白、呼吸浅快、肋间隙饱满、伤侧叩诊浊音，呼吸音减低等表现，严重时可有气管向健侧移位。

(3) 血常规血红蛋白不同程度的下降；动脉血气分析中氧分压下降；立位 X 线片、胸部彩超和胸部 CT 可协助诊断。胸膜腔穿刺抽出不凝血可明确诊断。

本案例中，血胸的诊断依据有：

(1) 有外伤史，有胸痛、头晕、大汗淋漓、神志改变等症状；

(2) 体格检查：血压下降、呼吸心率快，口唇苍白、睑结膜苍白、右肺叩诊浊音，右肺呼吸音减低；

(3) 血常规：Hb 85g/L　动脉血气分析：PCO_2 30mmHg，PO_2 63mmHg，SaO_2 93%　床旁超声：右侧胸腔大量积液（血）。

2. 失血性休克的诊断

根据临床表现、血流动力学改变以及血乳酸水平可以做出休克的诊断。

(1) 低血压：收缩压 90mmHg 或平均动脉压 $<$70mmHg 或收缩压较基础值下降 40mmHg，应怀疑休克的存在，但部分休克的病人仍可能具有正常的血压。

(2) 组织灌注不足的症状体征：尿量减少甚至无尿，皮肤苍白湿冷以及精神状态变化是常见的三个反应组织灌注的指标。

(3) 乳酸：血乳酸是反映组织灌注不足的敏感指标。血乳酸 $>$1.5mmol/L，提示休克的存在。血乳酸 $>$2mmol/L 的创伤失血性休克患者病死率明显升高。

本案例中，失血性休克的诊断依据有：

(1) 存在可能引起失血性休克的病因；

(2) 患者血压初始 BP 90/60mmHg，最低达到 70/40mmHg；

(3) 患者有组织灌注不足的症状体征：皮肤苍白，精神状态变化为淡漠；

(4) 乳酸：血乳酸 2.2mmol/L。

3. 血胸的急救措施

(1) 根据血胸的出血量，采用胸腔穿刺或胸腔闭式引流术。血胸持续存在会增加凝固性血胸或感染性血胸的可能性，因此胸腔闭式引流术的指征应放宽。

(2)进行性血胸、凝固性血胸应尽早手术。

4. 创伤失血性休克的紧急救治

(1)一般性处理措施：首先是保证呼吸道通畅、鼻导管或面罩吸氧、采取抗休克体位(头、躯干抬高20°~30°、下肢抬高15°~20°)、建立静脉通路、保温、抽血化验、相应的影像学检查等。

(2)容量复苏：首选晶体液体，平衡盐溶液常作为首选。创伤失血性休克患者通常出血量较大，应及早进行快速输血维持血容量，改善微循环灌注，保证主要脏器的氧供。建议对存在活动性出血的患者使用限制性的容量复苏策略，直至已确定完成早期出血控制。

容量复苏，首选建立有效的外周静脉通路，并尽早建立中心静脉通道。骨髓腔内血管通路也是可以同时考虑的重要选择。

(3)血管活性药物的使用：应建立在液体复苏基础上，但对于危及生命的极度低血压，或经液体复苏后不能纠正的低血压，可在液体复苏的同时使用血管活性药物，以尽快提升平均动脉压至60mmHg并恢复全身血液灌注。首选去甲肾上腺素，尽可能通过中心静脉通路输注，常用剂量为0.1~2.0μg/(kg·min)。

(4)止血剂的使用：当创伤失血性休克患者存在或怀疑存在活动性出血时，应尽快静脉使用氨甲环酸，首剂1g(≥10min)，后续1g输注至少持续8小时，防止伤性凝血病。

附件5-2-5　评价量表(Checklist)

为评价模拟教学实施进展和项目完成度，分别用“√”和“×”标识项目有/无操作或者是执行/未执行。

项目	有执行	没有执行	备注
查看胸部瘀斑			
评估胸部压痛			
评估双肺叩诊音			
评估双肺呼吸音			
下达吸氧指令			
下达建立静脉通路的指令			
下达抽血化验的指令			
申请床旁超声检查			
下达动脉血气分析检查的指令			
追问和分析化验结果			
下达导尿的指令			
下达输红细胞悬液的指令			
下达快速输液：双通道/中静脉/骨髓腔内血管通路的指令			
下达右侧胸腔闭式引流术的指令			
下达使用升压药物的指令			
下达使用止血药物的指令			

附件 5-2-6　医学模拟教学课程质量及教学质量评价表

组别：第______组　授课题目：______________　授课时间：________　学员：________

评价指标		指标内涵	分值	得分
课程质量	教学对象	教学对象明确，层次清晰	10	
	教学主题	教学主题定位准确，难度适宜，符合教学对象的层次	10	
	教学目标	教学目标设定具体、明确、量化、可达到	10	
	场景设定	场景布置合理，组织有序，可操作性强	10	
	课程内容	课程内容面向全体教学对象，难易适中	10	
		课程内容与时间安排恰当，重点、难点分布恰当	10	
教学质量	复盘	问题设计与学习目标相呼应，注重发现问题、解决问题的能力	10	
	教学效果	采用有效的方式、方法对课堂教学及学习效果进行评价	10	
	教姿教态	着装典雅庄重，精神饱满，教态自然大方	10	
	综合评价（与教案的吻合度）	课堂演示总体评价： 现场授课的内容、重点、时间安排在本节课教案计划内进行	10	
总分			100	
专家建议：				

第六章 麻醉学模拟教案

第一节 腭咽成形术中呼吸回路意外断开（气管导管脱出气道）的识别与处理

第一部分：案例概况（Overview）

<table>
<tr><th colspan="5">案例主题（Title）</th></tr>
<tr><td>案例主题</td><td colspan="4">腭咽成形术中呼吸回路意外断开（气管导管脱出气道）的识别与处理</td></tr>
<tr><th colspan="5">授课对象、场景布置及辅助人员（Roles & Guidelines）</th></tr>
<tr><td>授课对象及人数</td><td>学员学科：麻醉学</td><td colspan="2">学员层级：住培一年级</td><td>学员人数：3 人</td></tr>
<tr><td>教学地点</td><td>☑模拟实训室</td><td colspan="2">□原位模拟</td><td>□其他____</td></tr>
<tr><td>授课导师</td><td colspan="4">导师：1 人</td></tr>
<tr><td rowspan="2">辅助人员</td><td colspan="4">□标准化病人：___人，☑助演：2 人</td></tr>
<tr><td colspan="4">☑模拟工程师：1 人，□其他人员：___人</td></tr>
<tr><td rowspan="3">模拟时间分配（合计 20 分钟，不含场景布置和复原）</td><td>场景布置</td><td>10 分钟</td><td>课前介绍（Prebriefing）</td><td>5 分钟</td></tr>
<tr><td>情境运行</td><td>5 分钟</td><td rowspan="2">复盘（Debriefing）</td><td rowspan="2">10 分钟</td></tr>
<tr><td>场景复原</td><td>10 分钟</td></tr>
<tr><th colspan="5">案例简介（Summary）</th></tr>
<tr><td>案例简介</td><td colspan="4">本案例参与者共 3 人，场景任务为接管气管插管全麻下行射频温控消融治疗术的 16 岁男性患者，耳鼻喉科医生将口腔撑开器置入口腔 1min 左右时，患者 SpO_2 突然下降至 85%，参与者需能及时发现并和团队沟通合作，进行 SpO_2 明显下降的诊断与鉴别诊断，并及时对患者进行救治。</td></tr>
<tr><th colspan="5">教学目标（Learning Objectives）（※ 标识为本案例的教学重点）</th></tr>
<tr><td>知识目标（Knowledge）</td><td colspan="4">※1. 能讲述出术中气管导管意外脱出气道发生低氧的要点及处理方案；
2. 陈述术中气管导管意外脱出气道的常见发生机制、危险因素、临床表现。</td></tr>
<tr><td>技能目标（Skill）</td><td colspan="4">※1. 能快速识别出术中气管导管意外脱出气道；
2. 术中重新快速气管插管。</td></tr>
<tr><td>情感目标（Attitude）</td><td colspan="4">※1. 能与手术医生、巡回护士、团队成员进行有效闭环沟通；
2. 在模拟道具上进行气管插管，操作要轻柔，爱护教学道具。</td></tr>
</table>

续表

供给导师信息（Information for Faculty & Education & Simulation Theory/Framework）
1. 案例信息 16 岁男性患者拟于静吸复合气管插管全麻下行射频温控消融治疗术 + 腭咽成形术。入室后麻醉诱导顺利，可视喉镜下插入内径 6.5mm 钢丝型气管导管。术中采用吸入七氟烷复合泵注瑞芬太尼进行麻醉维持。麻醉机呼吸参数设定：潮气量 10mL/kg，呼吸频率 15 次 /min，吸呼比 I∶E 比为 1∶2，吸入空氧比例 1∶2 的混合气体，空气流量 1L/min，氧气流量 2L/min，$PetCO_2$ 35mmHg。参与者接管时，患者生命体征平稳。手术开始，耳鼻喉科医生将口腔撑开器置入口腔 1min 左右，SpO_2 从 100% 下降至 85%，预期学员： (1) 能够检查血氧饱和度探头接触是否良好，并嘱咐停止手术； (2) 将机控呼吸转换为辅助通气，并听诊双肺呼吸音是否对称； (3) 检查麻醉机呼吸管路； (4) 检查麻醉机呼吸参数波形，发现 $PetCO_2$ 波形消失，潮气量消失，气道压力波形消失，怀疑气管导管脱出气管内； (5) 要求耳鼻喉科医生将开口器取出，发现气管导管前端已脱入口腔内，此时血氧饱和度已下降至 26%； (6) 立即将气管导管拔除，进行面罩加压给氧，安排麻醉助手准备插管用具，当 SpO_2 升至 95% 左右，重新插管，连接麻醉机； (7) 听诊双肺呼吸音，气管导管牢靠固定。 2. 教学策略（Instructional Strategy） 高仿真模拟教学（High-Fidelity Simulation）。 3. 教学组织形式（Instructional Organization Forms） 小组（Small Group）形式开展高仿真模拟课堂学习和沉浸式学习。 4. 教学方法（Instructional Methods） 启发式教学法、复盘、高仿真模拟教学法、问卷调查法（Survey-Based Teaching）。 5. 教学工具（Instructional Aids） 成人高仿真综合模拟人、模拟监护仪、评估录播系统、核查表。 6. 核查工具 / 方法（Checklist Tools/Methods） (1) 工具：核查表（Checklist）。 (2) 方法：团队复盘（Team Debriefing）。
首次供给学员信息（Learner Information Needed Prior to Scenario）
患者，男，16 岁 5 个月，48.3kg。拟于静吸复合气管插管全身麻醉下行睡眠呼吸暂停低通气综合征射频温控消融治疗术 + 腭咽成形术。入室 BP 116/53mmHg，HR 86 次 /min，SpO_2 100%。按“丙泊酚 2~3mg/kg → 罗库溴铵 0.6mg/kg → 瑞芬太尼 2μg/kg”的顺序进行快速麻醉诱导，可视喉镜下插入内径 6.5mm 钢丝型气管导管，麻醉诱导完成后开始手术。术中采用吸入七氟烷复合泵注瑞芬太尼进行麻醉维持。麻醉机呼吸参数设定：潮气量 10mL/kg，呼吸频率 15 次 /min，吸呼比 I∶E 比为 1∶2，吸入空氧比例 1∶2 的混合气体，空气流量 1L/min，氧气流量 2L/min，$PetCO_2$ 35mmHg。目前患者 BP 113/51mmHg，心率 83 次 /min，SpO_2 100%。此时你作为麻醉医生和队员进行后续麻醉管理工作，任务限时 5 分钟。
模拟教学前学员应具备的知识和技能（Participant Requirements & Pilot Test）
1. 知识：临床麻醉培训半年左右的理论知识。 2. 技能：临床麻醉住培第一年的气道管理技能水平。

第二部分：病例信息（Case Information）

初始病例信息（Initial Brief Description of Case）			
患者姓名：王某	年龄：16 岁 5 个月	性别：☑男　☐女　☐其他	体重：48.3kg
主诉：睡眠打鼾 1 年余。			
现病史：睡眠打鼾 1 年余入院，既往体健，无特殊病史。			
补充病例信息（Supplementary Information & Significant Lab and Diagnostic Findings）			
无。			

第三部分：模拟设备要求/场景布置要求（Equipment & Scene Layout）

A. 模拟患者（Fidelity/Modality & Simulated Patient Type）
☑高仿真模拟人/器
☐标准化病人
☐任务训练器
☐混合（Hybrid）模式

B. 设备/物品清单（Props）

序号	名称	品规或相应要求	数量	其他要求
1	成人高仿真综合模拟人		1个	
2	麻醉机	装有麻醉挥发罐	1台	
3	监护仪	有监测呼气末二氧化碳分压、体温的模块	1台	
4	螺纹管	长度1.2m	1个	
5	气管导管	内径6.0mm、6.5mm、7.0mm带囊钢丝型	各1条	
6	可视喉镜	成人型号，电量足够	1个	
7	固定胶带	丝绸胶带	1卷	
8	简易呼吸球囊	回弹性、密封性良好	1个	
9	负压吸引器	吸引压力等正常	1个	
10	吸引管	8F、10F、12F	各1条	
11	麻醉治疗车	不同大小的抽屉药物、小托盘	1台	
12	砂轮	小	1个	
13	注射器	1mL、2.5mL、5mL、10mL、20mL、50mL	各1个	
14	听诊器	无	1个	
15	面罩	成人型	1个	
16	输液架	高度2.0m	1个	
17	水温毯	无	1个	
18	导电糊	无	1瓶	
19	手术无菌单	小、中、大	小（4张） 中（2张） 大（1张）	
20	耳鼻喉手术用具开口器	无	1个	
21	耳鼻喉科手术用托盘	无	1个	

C. 模拟药品和液体清单（Medications and Fluids）

序号	设备/物品名称	品规或相应要求	数量	其他要求
1	1/1 000肾上腺素	溶液	1支	
2	5%碳酸氢钠注射液	溶液	1支	
3	阿托品	0.5mg稀释至5mL	1支	
4	利多卡因乳膏	无	1支	
5	0.9%生理盐水	500mL瓶装	1瓶	
6	注射器	（1mL、2.5mL、5mL、10mL、20mL、50mL）	各5个	

续表

序号	设备/物品名称	品规或相应要求	数量	其他要求
7	空白标签	无	1卷	
8	丙泊酚注射液	20mL、50mL	各1支	
9	罗库溴铵	5mg/mL,10mL	1支	
10	瑞芬太尼	1mg 稀释至 50mL,接延长管和三通	1支	
11	甲泼尼龙	40mg 稀释至 5mL	1支	

D. 模拟人化妆及场地布置(Simulated Patient Makeup & Simulation Location & Setting/Environment)

成人高仿真综合模拟人平躺于手术床上。模拟人连接心电监护仪,显示 BP 115/62mmHg、HR 82 次 /min,SpO_2 100%。中心供氧管路连接麻醉机,麻醉机与模拟人使用螺纹管和内径为 6.5mm 的加强型气管导管连接,气管导管前端置入主气道中并使用胶带将气管导管固定于下颌中央处。将麻醉机设置为机械控制通气状态,设定潮气量 480mL,呼吸频率 15 次 /min,I∶E 为 1∶2,吸入空氧比例 1∶2 的混合气体,空气流量 1L/min,氧气流量 2L/min,$PetCO_2$ 35mmHg。七氟烷吸入浓度 2%,输液泵连接 50mL 注射器(内含 1mg 瑞芬太尼溶于 50mL 生理盐水),使用延长管连接患者外周静脉通路,泵注速率 0.2μg/(kg·min),并启用运行模式。

靠墙位置设置一个麻醉治疗车,放置药品和麻醉常用物品。

E. 初始监护状态(Initial Monitoring State)

☑ 初始状态患者已经接监护

☐ 初始状态患者未接监护

F. 患者(模拟人)初始设定(Initial State Setting)

T:36.5℃	HR:86 次 /min	RR:16 次 /min	SpO_2 :100%
NIBP:115/62mmHg	IBP:无	CVP:无	
神志:麻醉状态	瞳孔及对光反射:无		
其他(如气道、心肺听诊等):经口插入内径为 6.5mm 加强型带囊气管导管,处于容量模式控制通气状态下			

第四部分:标准化病人和助演分工及职能(Standardized Patient & Confederate & Observer)

标准化病人和助演分工及职能(Standardized Patient & Confederate & Observer)	
角色(Roles)	职能(Functions)
标准化病人	无
助演	台词详见附件 6-1-1。 助演角色分配: 1. 耳鼻喉科医生(标准化耳鼻喉科医师,听从模拟导师指令)。 2. 巡回护士(标准化巡回护士,听从模拟导师指令和执行参与者医嘱)。

第五部分:课堂设计(Class Design)

课前介绍(Prebriefing)

1. 模拟课程简介:明确广义学习目标;课程结构为课前介绍、模拟、复盘(具体时间);设定安全的环境,强调参与者、情境内容保密原则。希望参与者能融入情境,真实地做并大声说出来,强调这是一个学习体验过程。
2. 模拟环境:包括模拟人特点,真实程度与局限;哪些检查、操作可以做,哪些不可以做;哪些部分不像所期望那样;哪些设备可以获得或不能获得,获得途径;可能的支持(电话、会诊)。
3. 模拟案例介绍:情境模拟导师介绍;该情境参与者身份确认,案例导入。

情境运行（Scenario & Case Running）			
运行剧本（Progression Outline）			
阶段 / 生命体征	患者状态	预期学员行为	线索 / 提示
1. 交接班 1~2min HR：86 次 /min BP：115/62mmHg RR：16 次 /min SpO_2：99% Peak：18mmHg $PetCO_2$：35mmHg T：36.5℃	麻醉状态	交接麻醉要点：手术名称、麻醉方式、麻醉诱导用药、气管导管型号及麻醉深度、麻醉呼吸机参数、生命体征。	
2. 血氧下降 2min 后 HR：85 次 /min BP：116/52mmHg RR：16 次 /min SpO_2：85% Peak：8mmHg $PetCO_2$：不规则 T：36.6℃	麻醉状态	检查脉搏血氧饱和度探头的稳定性及灵敏性，嘱咐耳鼻喉医生立即停止手术。	触发条件：耳鼻喉科医师放置口腔撑开器（把气管导管往外拔除 3cm） 提示：耳鼻喉科医生口述回应同意，并停止手术操作。麻醉机、监护仪报警。
3. 血氧继续下降 HR：73 次 /min BP：115/51mmHg RR：16 次 /min SpO_2：42% Peak：6mmHg $PetCO_2$：不规则 T：36.5℃	麻醉状态	1. 呼救。 2. 检查麻醉机呼吸参数的波形、包括 $PetCO_2$ 波形、气道压力波形、潮气量的变化、转换成手控呼吸并听诊双肺呼吸音是否对称。 3. 要求耳鼻喉科医师立刻取出开口器，同时让巡回护士接上吸痰管。 4. 让队友准备插管设备。	耳鼻喉科医生口述回应同意，并取出开口器。
4. 血氧再次下降 HR：65 次 /min BP：53/23mmHg RR：—— SpO_2：23% Peak：—— $PetCO_2$：—— T：35.6℃	麻醉状态	待耳鼻喉科医生取出撑开器，立刻吸引口腔分泌物，并面罩手控通气。	耳鼻喉科医生取出开口器后，口述口腔较多血。
5. 1 血氧回升 HR：85 次 /min BP：73/45mmHg RR：17 次 /min SpO_2：23% → 100% Peak：18mmHg $PetCO_2$：55mmHg T：35.6℃	麻醉状态	重新插入内径 6.5mm 加强型气管导管，位置确认，固定。机械通气。	触发事件：识别出气管导管脱出气道，并重新插入，宣布情境结束，让参与者挪步复盘室。
5. 2 结束阶段 HR：23 次 /min BP：42/20mmHg RR：机械通气下或手控呼吸下 SpO_2：0% T：34.5℃	麻醉状态	嘱巡回护士准备阿托品、肾上腺素等急救药品。	未得到合适处理，情况恶化。 参与者（参与者如果没有主动呼叫，则护士呼叫）呼叫上级医生（模拟导师），识别出气管导管脱落并重新插入气管导管，使 SpO_2 上升至 100%。

复盘方案（Debriefing）
1. 复盘策略（Debriefing Strategy） (1) 支持结构化复盘（Structured and Supported Debriefing，SSD） (2) 音视频支持复盘（Video-Audio assisted Debriefing） (3) 引导反思（Guided Reflection） 2. 复盘组织形式（Debriefing Organization Forms） 小组（Small Group）形式 3. 复盘地点（Debriefing Location） 复盘室（Debriefing Room） 4. 复盘导师（Debriefer） 促进者（Facilitator） 5. 复盘方法（Debriefing Technique） (1) 收集 - 分析 - 总结（Gather-Analyze-Summarize，GAS） (2) 音视频支持复盘法（Video-Audio assisted Debriefing Method） (3) 情境回顾法（After action review Method） 6. 复盘工具（Debriefing Tools） (1) 评估录播系统 (2) 核查清单（Checklist）

复盘设计（Debriefing Designing & Implementation）				
阶段	目的	行为	问题提纲	注释
收集	积极地听取参与者的意见，了解他们对自己行为的看法。	1. 需要团队领导叙述。 2. 需要团队澄清或补充信息。	1. 所有人：请大家谈谈参与这次模拟培训的体验：可以用一句话简单描述你对整个过程的表现是否满意？ 2. 队长：简要向大家回顾一下模拟案例患者的状况（时间不超过1分钟）。 3. 团队成员：有其他补充吗？	1. 时间保证：3分钟，占复盘时间30%。 (1) 分配足够的时间进行信息收集。 (2) 建构并开展收集阶段，明确支持结构化复盘策略。 2. 方法保证： (1) 采用开放式问题及鼓励性教学法： 1) 征求学员最初的反应 / 情绪。 2) 确认“分析”阶段待讨论的问题。 3) 提升学习兴趣、热情和积极性。 (2) 采用“情境回顾法”： 1) 对案例及学习目标有共同的理解。 2) 在进入“分析”阶段之前，总结学员在收集阶段所共有的关注点（如：存疑之处等）。
分析	促进学生反思并分析他们的行为。	1. 检查事件的准确记录。 2. 报告观察正确和不正确的步骤。 3. 利用咨询来阐明思考的过程。 4. 在必要的地方刺激反射并提供重定向。 5. 利用基于证据的指南作为临床查询 / 关注的基准。	1. 我注意到你在检查管道，请告诉我更多…… 2. 你觉得血氧突然下降，最多是什么原因？你当时在想什么？你让耳鼻喉科医师停止手术，我想了解更多“和耳鼻喉科医师沟通”方面的想法。 3. 如果耳鼻喉科医师迟疑甚至不同意，你打算怎样办？如果不是气管导管脱出，你让耳鼻喉科医师撤掉撑开器，你怎么办？	1. 时间保证：5分钟，占复盘时间50%。 (1) 分配足够的时间来执行分析阶段。 (2) 保证课堂收益，突出教学重点。 2. 方法保证： (1) 采用“引导反思”及“核查清单”： 1) 将学员的个人观点与观察相结合。 2) 以学员对具体而准确的某一行为、互动或先前评论作为探究的基础。 (2) 采用“形成性反馈法”： 1) 引导学员分享积极的行为、想法。 2) 引导学员对需要改进的方面 / 领域进行自我发现。 (3) 采用“音视频支持复盘法”： 1) 为学员需要进行的改变或改进提供建议。 2) 提供建议变更 / 改进的理论依据和 / 或事实。 3) 反馈集中在全体学员（而不是个人）。

续表

阶段	目的	行为	问题提纲	注释
总结	便于识别和审查所吸取的经验教训。	1. 验证所有必要的覆盖。 2. 教学 / 汇报点。 3. 总结讨论 / 结束。 4. 会议 / 听取任何意见。 5. 保证足够的时间来执行总结阶段。	1. 对你以后的工作或学习有帮助或可以应用的方面是什么？描述两个方面。 2. 描述两个你认为你 / 团队需要改善的方面。	1. 时间保证：2 分钟，占复盘时间 20%。 (1) 保证时间用来执行总结阶段。 (2) 强化课堂收益及重要性。 2. 方法保证： (1) 采用“引导反思”。 (2) 采用“总结性反馈法”： 1) 学员总结应用这些关键信息（要点和策略）来改变其未来的临床实践。 (如时间不足，由导师总结关键的信息) 2) 提升临床实践诊疗自信心，提升临床胜任力。
备注： 1. 此次医学模拟课堂教学复盘以“支持结构化复盘”为主要的复盘策略，辅以“引导反思”等复盘策略。 2. 整合多种复盘方法和多种复盘工具，保证教学重点，解决教学难点。 3. 结合实际模拟情境整合多种“基于证据的复盘”（Evidence-Based Debriefing）策略及方法，综合高效执行混合复盘，以实现并提升学员自信心和临床胜任力。				

第六部分：本次授课使用的教材及参考资料（References，Evidence-Based Practice Guidelines，Protocols，or Algorithms）

教材
李朝阳，左明章．麻醉危机管理．北京：人民卫生出版社，2020.
参考资料
1. 邓小明，姚尚龙，于布为．现代麻醉学．北京：人民卫生出版社，2014. 2. 米勒，邓小明，曾因明．米勒麻醉学．北京：北京大学医学出版社，2011.
拓展资料
无。

第七部分：教学评估方案（Evaluations & Recommendations）

学习效果核查方案（Outcome-Based Learning Verification Program & Post Simulation Exercises）
1. 核查表（Checklist）见附件 6-1-4。 2. 学习效果评价表（自评）见附件 6-1-5。 3. 教学效果评价表见附件 6-1-6。

第八部分：案例权属及审修（Ownership & Revision & Validation & Peer Review）

案例权属（Ownership）	
编写日期	2021 年 6 月
案例作者	孟利刚
作者单位	深圳市儿童医院
联系邮箱	mlgmlg0@163.com
审核修订（Revision & Validation & Peer Review）	
案例审核	史霆
审稿校正	田似秀

附件 6-1-1　助演台词

1. 耳鼻喉科医生手术开始时拿着等离子射频消融探头正在进行手术操作。

2. 放置口腔撑开器时悄悄把气管导管往外拔除 3cm。

3. 当参与者要求暂停手术时，回应“好的，我已暂停手术”。

4. 当将撑开器取出时，讲述“口腔里有渗血哦”。

5. 执行参与者关于药物抽取和注射医嘱。

6. 患者未得到合适处理，情况恶化时，参与者如果没有主动呼叫，则护士呼叫上级医生（或按模拟导师提示执行）。

附件 6-1-2　情境运行——剧情

参与者接管患者 1~2min 时，耳鼻喉科医生将口腔撑开器置入口腔 1min 左右，SpO_2 从 100% 下降至 85%，在参与者诊断与鉴别诊断时，SpO_2 继续下降至 42%；HR 逐渐降至 65 次 /min；NIBP 逐渐降至 65/36mmHg。参与者成功处理后，患者生命体征稳定，模拟导师宣布情境结束。

如果处理不善 SpO_2 下降至 0%，HR 降至 23 次 /min，NIBP 降至 42/20mmHg 时，模拟导师作为上级医师被呼叫进入后，紧急处理患者，生命体征稳定后，模拟导师宣布情境结束。

附件 6-1-3　教学目标答案

患者是处于机械通气的麻醉状态下，在耳鼻喉科医生放置撑开器 1min 左右后出现血氧饱和度从 100% 下降至 85%，及时发现。

1. 嘱咐耳鼻喉医生停止手术操作，检查血氧饱和度探头是否脱落，是否正常运行。

2. 检查麻醉机是否处于正常工作状态，可发现麻醉机风箱无法充盈，检查麻醉机参数发现低气道压、呼气末二氧化碳波形消失、低潮气量或低分钟通气量。

3. 检查口腔外呼吸回路是否脱开。

4. 改机械通气状态为辅助通气状态，使用听诊器听诊患者双肺呼吸音是否充在。

5. 嘱咐耳鼻喉医生将开口器取出，可听见气管导管前端有气体泄漏的声音。如无识别出气管导管脱出气道，应立即呼叫上级医生。

6. 识别出气管导管脱出气道内。

7. 拔出原先气管导管，面罩加压给氧，待血氧饱和度达到 98%~100% 时，在可视喉镜辅助下重新插入气管导管，插入时要动作轻柔，爱护模拟道具。将气管导管固定，麻醉机转换为机械通气状态，血氧饱和度回升至 100%。

附件 6-1-4　核查量表（Checklist）

为评价模拟教学实施进展和项目完成度，分别用“√”和“×”标识项目有 / 无操作或者是执行 / 未执行。

项目	是（有执行）	否（未执行）
能够检查患者血氧饱和度探头是否接触、运转良好		
能熟练运用听诊器听诊患者双肺呼吸音是否存在、对称		
能根据麻醉机呼吸参数如呼气末二氧化碳、潮气量、分钟通气量、气道压力波形的变化识别出麻醉呼吸管路脱出气道		
原先气管导管拔出后，吸引口腔内分泌物，使用可视喉镜重新插入加强型气管导管		
检查对位，重新固定，机械通气		

续表

项目	是(有执行)	否(未执行)
在危及情况下能够呼叫上级医生		
组长能明确分配任务,指令清晰、合理		
与耳鼻喉医生、团队成员沟通良好,形成闭环沟通		

附件 6-1-5 学习效果评价表

时间: 年 月 日

项目	内容	很差	较差	一般	满意	非常满意
课程	主题突出、教学目标明确					
	案例情景设计合理,贴近临床实际					
	能达到您学习的预期目标					
	时间设置合理					
	让您有信心面对今后临床中出现的类似情况					
导师	课前准备充分,案例运行流畅					
	在课程中能够给您很好的指导					
	可以解答您的疑问					
	为人师表,态度和蔼,尊重学员					
环境及用物	模拟训练室场景逼真					
	学习环境舒适、卫生、安全					
	模拟人及用物清洁,性能完好					
	纸质材料印刷清晰					
参加本次课程您有哪些收获?						
您对本课程有哪些意见或建议?						

附件 6-1-6 医学模拟教学课程质量及教学质量评价表

组别:第____组 授课题目:____________ 授课时间:________ 学员:________

评价指标		指标内涵	分值	得分
课程质量	教学对象	教学对象明确,层次清晰	10	
	教学主题	教学主题定位准确,难度适宜,符合教学对象的层次	10	
	教学目标	教学目标设定具体,明确,量化,可达到	10	
	场景设定	场景布置合理,组织有序,可操作性强	10	
	课程内容	课程内容面向全体教学对象,难易适中	10	
		课程内容与时间安排恰当,重点、难点分布恰当	10	

续表

评价指标		指标内涵	分值	得分
教学质量	复盘	问题设计与学习目标相呼应，注重发现问题、解决问题的能力	10	
	教学效果	采用有效的方式、方法对课堂教学及学习效果进行评价	10	
	教姿教态	着装典雅庄重，精神饱满，教态自然大方	10	
	综合评价（与教案的吻合度）	课堂演示总体评价： 现场授课的内容、重点、时间安排在本节课教案计划内进行	10	
总分			100	
专家建议：				

第二节　全麻术中断电应急处理

第一部分：案例概况（Overview）

<table>
<tr><th colspan="5">案例主题（Title）</th></tr>
<tr><td>案例主题</td><td colspan="4">全麻术中断电应急处理</td></tr>
<tr><th colspan="5">授课对象、场景布置及辅助人员（Roles & Guidelines）</th></tr>
<tr><td>授课对象及人数</td><td colspan="2">学员学科：手术医护工作者（麻醉医师、手术医师、巡回护士、器械护士）</td><td>学员层级：麻醉主治医师、手术主治医师、巡回护士N3层级、器械护士N1层级</td><td>学员人数：4人</td></tr>
<tr><td>教学地点</td><td>☑模拟实训室</td><td>☐原位模拟</td><td colspan="2">☐其他____</td></tr>
<tr><td>授课导师</td><td colspan="4">导师：1人</td></tr>
<tr><td rowspan="2">辅助人员</td><td colspan="4">☐标准化病人：____人，☑助演：1人</td></tr>
<tr><td colspan="4">☑模拟工程师：1人，☐其他人员：____人</td></tr>
<tr><td rowspan="3">模拟时间分配（合计45分钟，不含场景布置和复原）</td><td>场景布置</td><td>20分钟</td><td>课前介绍（Prebriefing）</td><td>10分钟</td></tr>
<tr><td>情境运行</td><td>15分钟</td><td>复盘（Debriefing）</td><td>20分钟</td></tr>
<tr><td>场景复原</td><td>10分钟</td><td></td><td></td></tr>
<tr><th colspan="5">案例简介（Summary）</th></tr>
<tr><td>案例简介</td><td colspan="4">患者拟行全麻下腹腔镜手术，切皮前突然断电。希望参与的医护人员团队对突发事件进行处理。麻醉医师作为领队，和队员合作，运用危机资源管理知识完成全麻下断电的救生措施。三位队员以“患者安全”为导向，明确急救领队，均以闭环式履行应急队员职责。</td></tr>
<tr><th colspan="5">教学目标（Learning Objectives）（※ 标识为本案例的教学重点）</th></tr>
<tr><td>知识目标（Knowledge）</td><td colspan="4">※ 明确全麻术中断电的应急处理。</td></tr>
<tr><td>技能目标（Skill）</td><td colspan="4">※ 应用全麻术中断电救生措施。</td></tr>
<tr><td>情感目标（Attitude）</td><td colspan="4">※1. 领队麻醉医师应用危机资源管理（非技术目标）；
※2. 队员手术医师、巡回护士N3、器械护士N1以“患者安全”为导向，明确急救领队，协助领队完成救生措施并闭环式履行应急队员职责。</td></tr>
</table>

续表

供给导师信息(Information for Faculty & Education & Simulation Theory/Framework)
1. 案例信息 常规手术室内,患者(成人高仿真综合模拟人)是一位 49 岁的女性,拟行择期腹腔镜下肌瘤剔除术。全麻诱导插管完毕(7.0 号导管),机械通气,术中静吸复合维持。麻醉机参数潮气量 500mL,RR 10 次 /min,I∶E =1/2,七氟烷 3%,丙泊酚 1μg/mL,瑞芬太尼 0.2μg/(mg·min)。生命体征 BP 115/65mmHg,HR 78 次 /min,SpO_2 100%,Peak 18mmHg,$PetCO_2$ 45mmHg。情境运行开始时,手术医师和器械护士正在给患者铺上无菌手术单。铺单完毕后,手术医师切皮前突然断电。考察参与的医护人员团队对突发事件的处理。麻醉医师作为围手术期危机处理团队领队,和队员合作,运用危机资源管理知识——麻醉医师非技术性技能,完成全麻下断电的救生措施;手术医师以“患者安全”为导向,明确急救领队,并协助领队完成救生措施;巡回护士明确急救领队,协助领队或主动完成救生措施;器械护士明确急救领队。三位队员均以闭环式履行应急队员职责。最后,麻醉医师对患者的安排、监测、预测等工作到位后模拟导师宣布情境运行结束。 2. 教学策略(Instructional Strategy) (1)高仿真模拟教学(High-Fidelity Simulation); (2)模拟提升跨学科教学(Simulation-Enhanced Interprofessional Education,Sim-IPE)。 3. 教学组织形式(Instructional Organization Forms) 小组(Small Group)形式开展高仿真模拟课堂学习和沉浸式学习。 4. 教学方法(Instructional Methods) 互动式教学法、复盘、沉浸式教学法、高仿真模拟教学法、问卷调查法(Survey-Based Teaching)。 5. 教学工具(Instructional Aids) 成人高仿真综合模拟人、模拟监护仪、评估录播系统、核查表、学前调查问卷。 6. 核查工具 / 方法(Checklist Tools/Methods) (1)工具:核查表(Checklist)。 (2)方法:团队复盘(Team Debriefing)。
首次供给学员信息(Learner Information Needed Prior to Scenario)
常规手术室内,患者(成人高仿真综合模拟人)是一位 49 岁的女性,拟行择期腹腔镜下肌瘤剔除术。目前患者刚全麻诱导插管完毕(7.0 号导管),正在机械通气,术中静吸复合维持。麻醉机参数潮气量 500mL,RR 10 次 /min,I∶E =1/2,七氟烷 3%,丙泊酚 1μg/mL,瑞芬太尼 0.2μg/(mg·min)。生命体征 BP 115/65mmHg,HR 78 次 /min,SpO_2 100%,Peak 18mmHg,$PetCO_2$ 45mmHg。麻醉医师已接管患者,手术医师与器械护士正在给患者手术铺巾,巡回护士在边上配合手术开台。
模拟教学前学员应具备的知识和技能(Participant Requirements & Pilot Test)
1. 知识:麻醉医师已掌握手术室应急事件处理理论知识。 2. 技能:外科医师、巡回护士、器械护士已掌握手术室应急事件非技术性技能。

第二部分:病例信息(Case Information)

初始病例信息(Initial Brief Description of Case)			
患者姓名:李某	年龄:49 岁	性别:☐男 ☑女 ☐其他	体重:60kg
主诉:体检发现肌瘤 1 个月。			
现病史:因“体检发现肌瘤 1 个月”入院。既往无特殊病史。B 超示“肌瘤大小 5cm × 8cm”。			

补充病例信息(Supplementary Information & Significant Lab and Diagnostic Findings)
无

第三部分：模拟设备要求 / 场景布置要求（Equipment & Scene Layout）

A. 模拟患者（Fidelity/Modality & Simulated Patient Type）

☑ 高仿真模拟人 / 器
☐ 标准化病人
☐ 任务训练器
☐ 混合（Hybrid）模式

B. 设备 / 物品清单（Props）

序号	设备 / 物品名称	品规或相应要求	数量	其他要求
1	妇科腔镜器械台	整套	1套	
2	无菌手术衣		2件	
3	手术室服装		5套	
4	口罩、帽子		5套	
5	无菌铺巾	妇科腔镜专用	5条	
6	注射泵	配有注射管	2套	具备储电池并装置同一支架上
7	电筒		1个	放在护士工作台
8	套管针	20G	1个	覆盖贴膜
9	注射器	5mL、10mL、50mL	各10个	
10	空白标签、胶布		各1卷	
11	人工呼吸球囊		1套	放麻醉机柜子
12	人工血压计		1个	放护士工作台
13	认知辅助工具		1套	挂在麻醉机后面
14	血氧监护仪、备用监护 / 除颤仪		1套	放在手术间外
15	麻醉记录单		1份	记录麻醉过程和病情

C. 模拟药品和液体清单（Medications and Fluids）

序号	名称	品规或相应要求	数量	其他要求
1	丙泊酚	50mL 注射器	1个	贴空白标签、附药名
2	瑞芬太尼	50mL 注射器	1个	贴空白标签、附药名
3	林格氏液	500mL 输注系统	1个	

D. 模拟人化妆及场地布置（Simulated Patient Makeup & Simulation Location & Setting/Environment）

1. 房间设置：手术室（常规为麻醉机、喉镜、多功能血氧监护仪、器械药品车、内部电话、听诊器、吸引器、手术台）。
2. 模拟器类型：成人高仿真综合模拟人、模拟通信工具（内部通讯系统和外部影音系统各一套）。
3. 模拟器设置：模拟人气管插管（7号导管）状态，机械通气，静吸复合麻醉，2台注射泵分别泵注丙泊酚和瑞芬太尼，右上肢开放静脉（20G）和林格氏液（500mL），双上肢被收到身体两侧。

E. 初始监护状态（Initial Monitoring State）

☑ 初始状态患者已经接监护
☐ 初始状态患者未接监护

F. 患者（模拟人）初始设定（Initial State Setting）

T：36.2℃	HR：78 次 /min	RR：10 次 /min	SpO_2：100%
NIBP：115/65mmHg	IBP：无	CVP：无	
神志：麻醉状态	瞳孔及对光反射：闭眼		
其他（如气道、心肺听诊等）：正常机械通气			

第四部分：标准化病人和助演分工及职能（Standardized Patient & Confederate & Observer）

标准化病人和助演分工及职能（Standardized Patient & Confederate & Observer）	
角色（Roles）	职能（Functions）
标准化病人	无
助演	情境运行详见附件 6-2-1。 1 名助演角色可能： 1. 预期路线 1（住培医师）：带着血氧监护仪按模拟导师指示进入手术间。按麻醉医师领队安排的任务要求执行并遵循模拟导师的指示； 2. 预计路线 2（上级医师）：推着备用监护仪 / 除颤仪进入手术间后，遵循模拟导师的指示（耳机），提示和辅助麻醉医师领队利用认知辅助手册完成任务。

第五部分：课堂设计（Class Design）

课前介绍（Prebriefing）
1. 模拟课程简介 明确广义学习目标为提高医护工作者手术室应急事件安全处理能力，改善临床质量；课程结构为课前介绍、模拟、复盘；设定安全的环境，强调参与者、情境内容保密原则并与教员团队互相尊重。希望参与者能融入情境，真实地做并大声说出来，强调这是一个学习体验过程。 2. 模拟环境介绍 包括模拟人特点，真实程度与局限；哪些检查、操作可以做，哪些不可以做；哪些部分不像所期望那样；哪些设备可以获得或不能获得，获得途径；可能的支持（电话、会诊）。 3. 模拟案例介绍 情境模拟导师介绍；该情境参与者身份确认，案例导入。

情境运行（Scenario & Case Running）			
运行剧本（Progression Outline）			
阶段 / 生命体征	患者状态	预期学员行为	线索 / 提示
1. 情境开始 2min HR：78 次 /min BP：115/65mmHg SpO_2：100% RR：10 次 /min Peak：18mmHg， $PetCO_2$：45mmHg T：36.2℃	麻醉状态	1. 麻醉医师监测患者生命体征； 2. 手术医师与器械护士正在给患者手术铺巾； 3. 巡回护士在边上配合手术开台。	触发事件：铺巾结束，手术医师切皮前启动断电。
2. 情境开始 7min （断电后 5min，数据不显示） HR：108 次 /min BP：135/85mmHg SpO_2：100% RR：手控 Peak：18mmHg $PetCO_2$：45mmHg T：36.2℃	麻醉状态	1. 断电后团队合作应急：明确领队，队员配合； 2. 麻醉医师技能和非技能的运用。	提示：没有加深麻醉超过 5min。

续表

阶段 / 生命体征	患者状态	预期学员行为	线索 / 提示
3. 1 情境开始 10min (断电后 8min,数据不显示) HR:108 次 /min BP:115/60mmHg SpO_2 :80%~100% RR:手控 Peak:22mmHg $PetCO_2$:46mmHg T:36.2℃	麻醉状态	停电后团队合作应急:技能和非技能。	1. 触发事件:没有加深麻醉超过 8min,患者出现呛管。 2. 处理基本得当:模拟导师指示助演按预期路线 1 作为住培医师携带血氧监护仪进入手术间帮忙。
3. 2 情境开始 10min (断电后 8min,数据不显示) HR:112 次 /min BP:144/90mmHg SpO_2 :60%~80% RR:手控 Peak:26mmHg $PetCO_2$:45mmHg 自主呼吸波形 T:36.2℃	麻醉状态		1. 触发事件:没有加深麻醉超过 8min,患者出现呛管。 2. 若因呼吸管理出现明显问题,导致低氧 SpO_2<80%,模拟导师指示助演按预计路线 2 作为上级医师介入情境,推着备用监护仪或除颤仪进入手术间,遵循模拟导师的指示,引导、辅助麻醉医师利用认知辅助手册完成任务。
4. 情境开始 8min 或 11~15min (数据参考) HR:78 次 /min BP:110/60mmHg SpO_2 :100% RR:手控 Peak:20mmHg $PetCO_2$:44mmHg T:36.2℃	麻醉状态	麻醉医师继续监测患者,落实各队员工作情况。	触发事件:宣布情境结束,让参与者挪步复盘室。
备注:			

复盘方案(Debriefing)
1. 复盘策略(Debriefing Strategy) (1)支持结构化复盘(Structured and Supported Debriefing,SSD) (2)音视频支持复盘(Video-Audio assisted Debriefing) (3)引导反思(Guided Reflection) 2. 复盘组织形式(Debriefing Organization Forms) 小组(Small Group)形式 3. 复盘地点(Debriefing Location) 复盘室(Debriefing Room) 4. 复盘导师(Debriefer) 促进者(Facilitator) 5. 复盘方法(Debriefing Technique) (1)收集 - 分析 - 总结(Gather-Analyze-Summarize,GAS) (2)音视频支持复盘法(Video-Audio assisted Debriefing Method) (3)情境回顾法(After action review Method) (4)团队复盘法(Team Debriefing Method) 6. 复盘工具(Debriefing Tools) (1)评估录播系统 (2)核查清单(Checklist)

复盘设计（Debriefing Designing & Implementation）				
阶段	目的	行为	问题提纲	注释
收集	积极地听取参与者的意见，了解他们对自己行为的看法。	1. 需要领队的叙述； 2. 需要团队澄清或补充信息（提问领队角色是否明确或有疑问；如果明确领队，可以从队员开始提问，最后才问领队，避免领队一个人把所有任务都说完了）。	1. 所有人：你感觉如何？ 2. 领队：你能告诉我们发生了什么事吗？ 3. 团队成员：有其他补充吗？	1. 时间保证：7 分钟，占复盘时间 26%。 (1) 分配足够的时间进行信息收集； (2) 建构并开展收集阶段，明确支持结构化复盘策略。 2. 方法保证： (1) 采用开放式问题及鼓励性教学法： 1) 征求学员最初的反应 / 情绪； 2) 确认“分析”阶段待讨论的问题； 3) 提升学习兴趣、热情和积极性。 (2) 采用“情境回顾法”： 1) 对案例及学习目标有共同的理解； 2) 在进入“分析”阶段之前，总结学员在收集阶段所共有的关注点（如：存疑之处等）；
分析	促进参与者反思和分析他们的行为。	1. 检查事件的准确记录。 2. 报告正确和不正确的步骤。 3. 利用咨询来阐明思考的过程。 4. 在必要的地方刺激反馈并提供重定向。 5. 利用基于证据的指南作为临床基准。	1. 提问麻醉医师：“为什么要这样安排工作（外科医师和巡回护士、器械护士），特别是如果外科医师不理解，如何沟通？” 2. 提问领队：“我注意到巡回护士最忙，为什么她承担的任务最多？请告诉我更多……” 3. 麻醉医师和外科医师的有效沟通（例如提问外科医师：“当麻醉医师请求你检查脉搏，你是怎么考虑的？”“而且你已经穿好无菌衣服，太浪费了，有这个必要吗？”“为什么你认同或不认同麻醉医师？” 4. 提问麻醉医师：“为什么要这样安排工作（住培医师）？”	1. 时间保证：15 分钟，占复盘时间 56%。 (1) 分配足够的时间来执行分析阶段； (2) 保证课堂收益，突出教学重点。 2. 方法保证： (1) 采用“引导反思”“同伴、团队及混合复盘法”及“核查清单”： 1) 将学员的个人观点与观察相结合； 2) 以学员对具体而准确的某一行为、互动或先前评论作为探究的基础。 (2) 采用“形成性反馈法”： 1) 引导学员分享积极的行为、想法； 2) 引导学员对需要改进的方面 / 领域进行自我发现； 3) 选择学员模拟过程中的表现或观察到的差距，进行引导并同时总结学员的共识之处； (3) 采用“指导反馈”“音视频支持复盘法”： 1) 为学员需要进行的改变或改进提供建议； 2) 提供建议变更 / 改进的理论依据和 / 或事实； 3) 反馈集中在全体学员（而不是个人）。
总结	便于识别和审查所吸取的经验教训。	1. 验证所有必要教学点的覆盖。 2. 听取意见。 3. 保证足够的时间来执行总结阶段。	1. 描述两种你认为有效或者做得好的行动和事件。 2. 描述两个你认为你 / 团队需要工作的领域。	1. 时间保证：5 分钟，占复盘时间 18% (1) 时间保证来执行总结阶段； (2) 强化课堂收益及重要性。 2. 方法保证： (1) 采用“引导反思”： 让学员总结关键的收益信息（学习目标、表现差距及场景与临床真实存在的差距）。 (2) 采用“总结性反馈法”： 1) 学员总结应用这些关键信息（要点和策略）来改变其未来的临床实践；（如时间不足，由导师总结关键的信息） 2) 提升临床实践诊疗自信心，提升临床胜任力。
备注： 1. 此次医学模拟课堂教学复盘以“支持结构化复盘”为主要的复盘策略，辅以“引导反思”等复盘策略。 2. 整合多种复盘方法和多种复盘工具，保证教学重点，解决教学难点。 3. 结合实际模拟情境，整合多种“基于证据的复盘（Evidence-Based Debriefing）”策略及方法，综合高效执行混合复盘，以实现并提升学员自信心和临床胜任力。				

第六部分：本次授课使用的教材及参考资料（References, Evidence-Based Practice Guidelines, Protocols, or Algorithms）

教材
无
参考资料
李朝阳，左明章．麻醉危机管理．北京：人民卫生出版社，2020.
拓展资料
无

第七部分：教学评估方案（Evaluations & Recommendations）

学习效果核查方案（Outcome-Based Learning Verification Program & Post Simulation Exercises）
1. 核查表（Checklist）见附件 6-2-3。 2. 学习效果评价表（自评）见附件 6-2-4。 3. 教学效果评价表见附件 6-2-5。

第八部分：案例权属及审修（Ownership & Revision & Validation & Peer Review）

案例权属（Ownership）	
编写日期	2021 年 6 月
案例作者	冯洁华
作者单位	华中科技大学协和深圳医院
联系邮箱	Yiyi1997@163.com
审核修订（Revision & Validation & Peer Review）	
案例审核	史霆
审稿校正	田似秀

附件 6-2-1 情境运行——剧情

模拟导师宣布情境开始：手术医生和器械护士铺单，铺巾完毕后，在手术医师切皮前，突然断电（手术间里漆黑，没有窗户）。

1. 预期参与者：麻醉医师（作为应急团队领队）立刻向手术室内人员宣布应急反应（呼叫帮忙，动员手术间的人员）。

2. 麻醉医师或巡回护士获得备用光源：打开手机光源或喉镜或手电筒，麻醉医师让巡回护士电话紧急呼叫（电话报告护士站该手术间断电）或巡回护士主动呼叫。

3. 麻醉医师或手术医师让巡回护士打开门（巡回护士最熟悉手术室环境、楼道有应急灯）或巡回护士主动执行。

4. 麻醉医师确认麻醉机是否正常工作（停机状态），立刻使用简易呼吸器进行通气，并转变为全凭静脉麻醉（2 个静脉注射泵有备用电源），并调整麻醉深度——加大静脉用量（例如：丙泊酚 2.2μg/mL，瑞芬太尼 0.2μg/（mg·min）），心率和血压无明显变化。若麻醉医师没有调整加深静脉麻醉深度超过 5 分钟，心率加快和血压升高 HR 108 次 /min、BP 135/85mmHg；超过 8 分钟，患者出现呛管，心率明显加快和血压明显升高 HR 112 次 /min、BP 144/90mmHg，呼吸出现自主波形。

5. 麻醉医师发现监护仪处于关闭状态，让手术医师检查脉搏（2 分钟汇报一次），让器械护士手动测量血压（3 分钟监测并汇报一次）。麻醉医师和手术医师必要有效沟通：陈述因为患者处于全麻状态，目前监护仪故障，为了病人安全，请求手术医师和器械护士放弃无菌装备一起监测病人安全。麻醉医师要求手术医师和器械护士分别按时汇报生命体征（明确责任、合理分配工作量），手术医师和器械护士接受任务后执行并按时汇报生命体征。

6. 麻醉医师安排巡回护士转送有备用电源的监护仪（调动资源）。

7. 麻醉医师确保有充足的氧气，或是否需要长时间手控呼吸（预测和计划）。此时（呼吸循环管理无明显问题），模拟导师指示助演按预期路线 1 作为住培医师带着血氧监护仪进入手术间。麻醉医师即可安排住培医师给患者监测血氧和手控呼吸，使自己能专注管理患者生命体征，血氧监护仪可以监测血氧及心率，外科医师可以停止监测心率（充分利用人力资源）。

8. 麻醉医师让巡回护士检查断电范围（电话护士站，被告知只有该手术间断电），呼叫医院工程师处理（利用可用信息，调动资源）。工程师电话通知需要大约 15 分钟能处理成功。

9. 麻醉医师一边等待工程师，一边继续监测患者，落实各队员工作情况。患者生命体征平稳，模拟导师宣布情境结束，并让参与者回到复盘室，全体一起复盘。

附件 6-2-2 教学目标答案

1. 断电救生措施（图 6-2-1）

停电

斯坦福麻醉手术室应急手册创作小组

立即采取救生措施

1. 获得备用光源：
–喉镜、手机、手电筒等

2. 打开门和窗帘让外界光线进入房间

3. 确认麻醉机正常工作，否则使用简易呼吸器进行通气并转变为TIVA（全静脉麻醉）

4. 若监护仪故障，检查脉搏、手动测量血压

5. 请求转送监护仪或除颤监护仪

6. 确保有充足的备用氧气
–停电可能会影响到氧气的供应

7. 检查停电范围
–呼叫工程师
–停电只有一个手术间，所有手术间，还是全院？
–若只有你的手术间，检查电路是否跳闸

图 6-2-1 停电时的救生措施

2. 危机资源管理

(1) 尽早呼救：

1) 及早寻求帮助，以便有所作为；

2) 尽可能可得到更多帮助；

3) 调动早期人员，如有需要，具备特殊技能。

(2)指定领导：

1)建立明确的领导机构；

2)告知小组负责人；

3)“追随者”应该积极地询问谁是领导者。

(3)建立角色清晰性：

1)决定谁会做什么；

2)分配与知识、技能和培训相适应的责任领域；

3)主动追随者可以提供特定的角色。

(4)分发工作负载：

1)根据团队成员的能力分配具体任务；

2)如果有任务过载或故障，修改分配。

(5)有效沟通：

1)指挥和要求明确；

2)寻求确认请求(关闭循环)，避免说“空话”；

3)所有人员之间有信息交流的热情投入和气氛。

(6)预期和计划：

1)有高工作负荷期和低工作负荷期计划和准备；

2)知道在危机期间你可能会去哪里，并尽早制定备份计划。

(7)了解环境：

1)保持情境意识；

2)知道事情是如何运作的，事情在哪里；

3)意识到环境的优势和脆弱性。

(8)使用所有可用的信息：

1)监控多个数据和信息流；

2)核对，交叉核对信息；

(9)明智地分配注意力：

1)消除或减少干扰；

2)避免监测任务饱和和数据过载；

3)避免被固定；

4)招募其他人来帮助监控。

(10)调动资源：

激活所有有用的资源，包括设备和额外的人员。

(11)使用认知辅助：

1)熟悉内容，格式，位置；

2)支持认知辅助工具的有效使用。

附件6-2-3A　麻醉医师兼领队核查量表

项目	是(有执行)	否(未执行)
手术室全身麻醉手术中断电救生措施(技术技能)		
获得备用光源：手机(喉镜/手电筒)		
要求巡回护士打开门		
麻醉医师确认麻醉机停机，立刻使用简易呼吸器进行通气，并转变为全凭静脉麻醉，同时适当加深麻醉		

续表

项目	是(有执行)	否(未执行)
监护仪故障：让外科医生检查脉搏，让器械护士手动测量血压		
让巡回护士请求转送监护仪器		
确保有充足的氧气		
检查断电范围，让巡回护士呼叫医院工程师		
危机资源管理(非技术目标)		
尽快紧急呼叫		
指定领队(明确急救领导人——麻醉医师；告知团队人员谁负责；向外科医生和手术室护士宣布应急反应；团队人员应主动询问由谁领导)		
明确每个人的责任(确认每个人具体工作；根据个人的知识技能合理分工。队员也可以主动要求承担具体责任——麻醉医师控制呼吸；队员们帮忙监测病人生命体征。外科医生监测脉搏器械护士监测血压)		
合理分配工作量(外科医生需要持续监测脉搏，安排其他队员执行其他任务)		
有效沟通：明确指令和要求；确认请求；避免无效指令；鼓励提出建议		
使用认知工具		

为评价模拟教学实施进展和项目完成度，分别用“√”和“×”标识项目有/无操作或者是执行/未执行。

附件 6-2-3B　队员核查量表

为评价模拟教学实施进展和项目完成度，分别用“√”和“×”标识项目有/无操作或者是执行/未执行。

外科医师项目	是(有执行)	否(未执行)
1. 以“患者安全”为导向，明确急救领队，并协助领队完成救生措施		
2. 闭环式履行应急队员职责		
巡回护士项目	**是(有执行)**	**否(未执行)**
1. 明确急救领队，协助领队或主动完成救生措施		
2. 闭环式履行应急队员职责		
器械护士项目	**是(有执行)**	**否(未执行)**
1. 明确急救领队		
2. 闭环式履行应急队员职责		

附件 6-2-4　学习效果评价表(自评)

内容		非常同意	同意	不一定	不同意	非常不同意
一、模拟情境	1. 我发现模拟教学结合了我临床经验中有价值的部分。					
	2. 模拟教学方案是现实版案例的体现。					
	3. 模拟教学方案符合我的教育水平。					
	4. 模拟情境具有挑战性。					
	5. 模拟情境时压力很大。					
	6. 在同行面前演练让我感到很紧张。					

续表

内容			非常同意	同意	不一定	不同意	非常不同意
一、模拟情境	7. 在教员面前演练我很紧张。						
	8. 我觉得模拟案例促进我的水平提升：	(1)技术技能					
		(2)医学知识					
		(3)判断技巧					
		(4)自信心					
	9. 补充意见：						
二、复盘	1. 讨论我演练时的表现对我很有帮助。						
	2. 复盘经历使我认识到自己的错误。						
	3. 复盘经历使我可以从错误中学习。						
	4. 复盘经历是以一种专业的、非人身威胁的方式完成的。						
	5. 附加评论：						
三、课程概况	1. 会向同行推荐此课程。						
	2. 本课程达到了我所认为的既定目标。						
	3. 课程的目标已明确阐述。						
	4. 培训老师使课程体验与我的培训水平相一致。						
	5. 描述此课程教育中最有意义的体验：						
	6. 描述在下一次课程中我将改进的地方：						
	7. 描述我在此课程实践教学中学到的两件事：						

利克特量表(Likert Scale)：非常同意(5)、同意(4)、不一定(3)、不同意(2)、非常不同意(1)。

附件 6-2-5　医学模拟教学课程质量及教学质量评价表

组别：第____组　授课题目：__________　授课时间：________　学员：________

评价指标		指标内涵	分值	得分
课程质量	教学对象	教学对象明确，层次清晰	10	
	教学主题	教学主题定位准确，难度适宜，符合教学对象的层次	10	
	教学目标	教学目标设定具体、明确、量化、可达到	10	
	场景设定	场景布置合理，组织有序，可操作性强	10	
	课程内容	课程内容面向全体教学对象，难易适中	10	
		课程内容与时间安排恰当，重点、难点分布恰当	10	
教学质量	复盘	问题设计与学习目标相呼应，注重发现问题、解决问题的能力	10	
	教学效果	采用有效的方式、方法对课堂教学及学习效果进行评价	10	
	教姿教态	着装典雅庄重，精神饱满，教态自然大方	10	
	综合评价 (与教案的吻合度)	课堂演示总体评价： 现场授课的内容、重点、时间安排在本节课教案计划内进行	10	
总分			100	
专家建议：				

第三节 围手术期肺栓塞应急处理

第一部分：案例概况（Overview）

<table>
<tr><th colspan="5">案例主题（Title）</th></tr>
<tr><td>案例主题</td><td colspan="4">围手术期肺栓塞应急处理</td></tr>
<tr><th colspan="5">授课对象、场景布置及辅助人员（Roles & Guidelines）</th></tr>
<tr><td>授课对象及人数</td><td>学员学科：麻醉学</td><td colspan="2">学员层级：三年以上主治医师</td><td>学员人数：3 人</td></tr>
<tr><td>教学地点</td><td>☑模拟实训室</td><td colspan="2">☐原位模拟</td><td>☐其他____</td></tr>
<tr><td>授课导师</td><td colspan="4">导师：1 人</td></tr>
<tr><td>辅助人员</td><td colspan="4">☐标准化病人：__人，☑助演：4 人
☑模拟工程师：1 人，☐其他人员：__人</td></tr>
<tr><td rowspan="3">模拟时间分配（合计 60 分钟，不含场景布置和复原）</td><td>场景布置</td><td>30 分钟</td><td>课前介绍（Prebriefing）</td><td>10 分钟</td></tr>
<tr><td>情境运行</td><td>20 分钟</td><td>复盘（Debriefing）</td><td>30 分钟</td></tr>
<tr><td>场景复原</td><td>10 分钟</td><td></td><td></td></tr>
<tr><th colspan="5">案例简介（Summary）</th></tr>
<tr><td>案例简介</td><td colspan="4">参与者需要接管一位腰硬联合麻醉状态下的患者，该患者男性，56 岁，正在行右髋臼切开复位内固定术，手术已进行 1 小时余。接管后约 2~3min，患者 SpO_2 突然下降、HR 明显变快，随之血压明显下降。患者诉不适，需要参与者进行肺栓塞的诊断与鉴别诊断和运用麻醉危机资源管理患者。</td></tr>
<tr><th colspan="5">教学目标（Learning Objectives）（※ 标识为本案例的学习重点）</th></tr>
<tr><td>知识目标（Knowledge）</td><td colspan="4">※1. 明确肺栓塞诊断并进行应急救治处理。
2. 应用麻醉危机资源管理。</td></tr>
<tr><td>技能目标（Skill）</td><td colspan="4">※1. 明确肺栓塞的诊断并紧急实施肺栓塞救治措施。
2. 列举肺栓塞的诊断与鉴别诊断依据。
3. 列举肺栓塞的进一步救治。</td></tr>
<tr><td>情感目标（Attitude）</td><td colspan="4">※1. 及时启动危机，明确领队身份。
2. 队员间有效沟通并合理安排队员任务。</td></tr>
<tr><th colspan="5">供给导师信息（Information for Faculty & Education & Simulation Theory/Framework）</th></tr>
<tr><td colspan="5">1. 案例信息
参与者作为夜班麻醉医师（指定为领队），接管白班的腰硬联合麻醉下的一位 56 岁的男性患者。他因“车祸导致右髋臼耻骨坐骨支及右尺骨鹰嘴骨折”，正在行右髋臼切开复位内固定术。患者术前各项检查基本正常，15：00 送入手术室，腰硬联合麻醉（L_2~L_3，0.5% 布比卡因 2.5mL，麻醉平面 T_8），麻醉效果良好。泵注右美托咪定：首剂量 75μg/10min，0.4μg/(kg·h) 维持，病人嗜睡，可随时唤醒。15：40 患者于左侧卧位下开始手术，手术已进行 80min。参与者接管后 2~3min，患者 SpO_2 突然由 98% 降至 79%、HR 自 85 次 /min 上升至 130 次 /min，随之 BP 由 110/65mmHg 下降至 78/42mmHg；病人述“很难受，胸痛，喘不了气”，后来就无应答。需要参与者作为领队与随后被呼唤入室协助的两位麻醉同事进行肺栓塞的诊断与鉴别诊断，以及运用麻醉危机资源管理紧急救治患者。
2. 教学策略（Instructional Strategy）
高仿真模拟教学（High-Fidelity Simulation）。
3. 教学组织形式（Instructional Organization Forms）
小组（Small Group）形式开展高仿真模拟课堂学习和沉浸式学习。
4. 教学方法（Instructional Methods）
复盘、沉浸式教学法、高仿真模拟教学法。</td></tr>
</table>

续表

供给导师信息（Information for Faculty & Education & Simulation Theory/Framework）
5. 教学工具（Instructional Aids） 成人高仿真综合模拟人、模拟监护仪、评估录播系统、核查表。 6. 核查工具 / 方法（Checklist Tools/Methods） (1) 工具：核查表（Checklist）。 (2) 方法：团队复盘（Team Debriefing）。
首次供给学员信息（Learner Information Needed Prior to Scenario）
一位 56 岁的男性患者（成人高仿真综合模拟人），因车祸导致右髋臼耻骨坐骨支及右尺骨鹰嘴骨折，正在白班腰硬联合麻醉下行右髋臼切开复位内固定术。患者术前各项检查基本正常，15 :00 送入手术室，腰硬联合麻醉（L_2~L_3，0.5% 布比卡因 2.5mL，麻醉平面 T_8），麻醉效果良好。泵注右美托咪定：首剂量 75μg/10min，0.4μg/(kg·h) 维持，病人嗜睡，可随时唤醒。15 :40 患者于左侧卧位下开始手术，手术已进行 80min。现在需要参与者（领队）作为夜班医师接班（另外 2 名参与者为麻醉同事，当巡回护士呼唤时，方能进入手术间。）
模拟教学前学员应具备的知识和技能（Participant Requirements & Pilot Test）
1. 知识：三年以上麻醉主治医师级别的理论知识。 2. 技能：围手术期危机事件救治措施和资源管理。

第二部分：病例信息（Case Information）

初始病例信息（Initial Brief Description of Case）			
患者姓名：李某	年龄：56 岁	性别：☑男　☐女　☐其他	体重：75kg
主诉：车祸导致右髋臼耻骨坐骨支及右尺骨鹰嘴骨折一天。			
现病史：因车祸导致右髋臼耻骨坐骨支及右尺骨鹰嘴骨折一天入院。 既往体健，无特殊病史。 骨科体征，其他无明显肢体损伤。Mallampati 气道分级 2 级。			

补充病例信息（Supplementary Information & Significant Lab and Diagnostic Findings）
动脉血气分析结果：pH 7.08，$PaCO_2$ 91.6mmHg，PaO_2 66.1mmHg，K^+ 3.5mmol/L，BE-2.9mmol/L（仅在参与者提出做血气后 2 分钟提供）。

第三部分：模拟设备要求 / 场景布置要求（Equipment & Scene Layout）

A. 模拟患者（Fidelity/Modality & Simulated Patient Type）
☑高仿真模拟人 / 器
☐标准化病人
☐任务训练器
☐混合（Hybrid）模式

B. 设备 / 物品清单（Props）

序号	设备 / 物品名称	品规或相应要求	数量	其他要求
1	气管导管	7 号、7.5 号	1 条	
2	导管探条		1 条	
3	无菌手术衣		1 件	
4	手术室服装、口罩、帽子		6 套	
5	无菌铺巾		5 包	

续表

序号	设备 / 物品名称	品规或相应要求	数量	其他要求
6	抢救车、药盘		1 套	药物和麻醉物品放置
7	注射泵	配注射泵管	3 台	2 台备用状态
8	注射器	5mL、10mL、50mL	各 10 个	
9	空白标签、胶布		各 1 卷	
10	套管针	20G	1 个	
11	围手术期紧急事件认知辅助手册		1 本	挂麻醉机后
12	麻醉记录单	按麻醉过程记录	1 本	白班医师交接给参与者（夜班医师用）

C. 模拟药品和液体清单（Medications and Fluids）

序号	名称	品规或相应要求	数量	其他要求
1	沙丁胺醇	喷剂	1 瓶	
2	5% 碳酸氢钠	250mL/ 袋	1 袋	
3	甲泼尼龙	5mL 注射器	1 支	用注射器抽取生理盐水模拟
4	地塞米松	5mL 注射器	1 支	用注射器抽取生理盐水模拟
5	舒芬太尼	10mL 注射器	1 支	用注射器抽取生理盐水模拟
6	罗库溴铵	10mL 注射器	1 支	用注射器抽取生理盐水模拟
7	去甲肾上腺素	50mL 注射器	1 支	用注射器抽取生理盐水模拟
8	多巴胺	50mL 注射器	1 支	用注射器抽取生理盐水模拟
9	丙泊酚	50mL 注射器	1 支	用注射器抽取生理盐水模拟
10	瑞芬太尼	50mL 注射器	1 支	用注射器抽取生理盐水模拟
11	右美托咪定	200μg/50mL 注射器	1 支	用注射器抽取生理盐水模拟
12	林格液输注系统	500mL	1 套	

D. 模拟人化妆及场地布置（Simulated Patient Makeup & Simulation Location & Setting/Environment）

房间设置：手术室，常规包含麻醉机、喉镜、多功能监护仪、听诊器、吸引器、手术台、手术室通信工具（如电话座机）等。

模拟器类型：成人高仿真综合模拟人、模拟通信系统（内部通讯系统和外部影音系统各一套）。

模拟器设置：模拟人左侧卧位，右上肢 20G 套管针的一套林格液。按右髋部手术铺手术巾。一个注射泵泵注右美托咪定 0.4μg/（kg·h）。

监护仪显示：HR 90 次 /min，BP 130/60mmHg，T 35.9℃，SpO_2 98%，RR 16 次 /min。

E. 初始监护状态（Initial Monitoring State）

☑ 初始状态患者已经接监护

☐ 初始状态患者未接监护

F. 患者（模拟人）初始设定（Initial State Setting）

T：36.9℃	HR：86 次 /min	RR：14 次 /min	SpO_2：98%
NIBP：110/65mmHg	IBP：无	CVP：无	
神志：嗜睡	瞳孔及对光反射：正常		
其他（如气道、心肺听诊等）：正常			

第四部分：标准化病人和助演分工及职能（Standardized Patient & Confederate & Observer）

标准化病人和助演分工及职能（Standardized Patient & Confederate & Observer）	
角色（Roles）	职能（Functions）
标准化病人	无
助演	台词详见附件 6-3-1。 助演角色分配： 1. 白班麻醉医师（可由模拟导师扮演，交班后离开进入操控室；根据情境运行进展，必要时可作为远程电话会诊的上级医师）； 2. 模拟患者（模拟运营工程师，后台提供男性声音模拟患者台词）； 3. 外科医生（标准化外科医师，听从模拟导师指令）； 4. 巡回护士（标准化护士，听从模拟导师指令和执行参与者医嘱）。

第五部分：课堂设计（Class Design）

课前介绍（Prebriefing）
1. 模拟课程简介：明确广义学习目标为提高围手术期安全性，改善临床质量；课程结构为课前介绍、模拟、复盘；设定安全的心理环境，强调参与者、情境内容保密原则，并与教员团队互相尊重。希望参与者能融入情境，真实地做并大声说出来，强调这是一个学习体验过程。 2. 模拟环境：包括高仿真综合模拟人特点，真实程度与局限；哪些检查、操作可以做，哪些不可以做；哪些部分不像所期望那样；哪些设备可以获得或不能获得，获得途径；可能的支持（电话、会诊）。 3. 模拟案例介绍：情境模拟导师及助演身份介绍；该情境参与者确定领队角色，另 2 名参与者是同行；案例导入。

情境运行（Scenario & Case Running）			
运行剧本（Progression Outline）			
阶段 / 生命体征	患者状态	预期学员行为	线索 / 提示
1. 交接班（2 分钟） HR：86 次 /min BP：110/65mmHg RR：14 次 /min SpO_2：98% T：36.9℃	镇静状态、左侧卧	交接班时候，参与者询问患者麻醉手术情况。	触发条件：白班麻醉医师（模拟导师）把患者交接给参与者（夜班麻醉医生）。
2. 患者突发不适（2 分钟） HR：130 次 /min BP：78/42mmHg RR：（22 → 6）次 /min（2min 内） SpO_2：79% → 85%（给氧 1min 内） 体格检查：双肺呼吸音清 T：36.9℃	诉"很难受，胸痛，喘不了气"，之后无应答	1. 突发情况出现后参与者立刻启动危机事件，承担领队任务，和外科医师、巡回护士沟通。 2. 救治措施：呼唤患者，立刻停止泵注右美托咪定，一边手控呼吸，面罩供氧，一边让护士推抢救车并呼唤帮忙。	触发条件：外科医生告诉巡回护士，半小时后通知病房把让白天收的急诊手术病人送手术室，当巡回护士电话通知病房时，病人突发不适。
3. 插管前（6 分钟） HR：138 次 /min BP：（75/35 → 90/60）mmHg RR：手控 SpO_2：83% → 78% 体格检查：喘息 T：36.4℃	左侧卧被转为平卧	1. 参与者和外科医师沟通、将病人平卧。 2. 安排合理分工，麻醉同事进来后，安排一名手控呼吸，另一名准备气管插管设备（药物由护士准备）。 3. 升血压。	触发条件：护士到门外让另外 2 名麻醉医师入室帮忙。

续表

阶段 / 生命体征	患者状态	预期学员行为	线索 / 提示
4. 插管后(5 分钟) HR:135 次 /min BP:85/55mmHg RR:机控(17 次 /min) SpO_2:92% $PetCO_2$:28mmHg,阻塞性波形 Peak:30 → 25cmH_2O 动脉血压:85/60mmHg 体格检查:喘息 T:36.4℃	麻醉状态	1. 进行诊断与鉴别诊断。 2. 处理支气管痉挛,建立动脉测压,抽血并送检血气分析。	提示:护士执行抽血并急查送检(回应并操作)。
5. 进一步救治(5 分钟) HR:88 次 /min BP:98/60mmHg RR:机控(17 次 /min) SpO_2:95% $PetCO_2$:32mmHg Peak:23cmH_2O 动脉血压:128/59mmHg 体格检查:双肺听诊喘息减轻 T:36.3℃		1. 结合血气分析结果高度怀疑肺栓塞,一边治疗,一边明确诊断。 2. 要求尽快结束手术,行手控及机械交替通气。静脉给予5%$NaHCO_3$溶液 250mL。 3A. 提出进一步检查动态心电图或经食管超声心动图 / 经胸超声心动图辅助诊断肺栓塞。 3B. 提出专科会诊后决定是否应用肝素,或链激酶、尿激酶进行血栓溶解。 3C. 提出检测 D- 二聚体:<500μg/L 排除;>500μg/L,肺动脉造影确诊。 4. 预测和计划(对患者生命体征状态有基本判断,组织患者转运及初步的后续检查及治疗)。	提示: 1. 护士接任务 2 分钟后提供血气结果。 2. 处理得当,患者生命体征基本平稳。 3. 未得到正确处理。 3A. 生命体征基本维持稳定时,参与者如请求上级会诊,会诊人员(模拟导师)电话回复:"立刻赶过来。"(但并不进入手术间) 3B. 生命体征无法维持,进一步恶化时,参与者再次请求上级会诊,会诊人员(模拟导师)电话会诊指导:"原因未完全明确,先控制呼吸循环,插管,升压,争取时间进一步检查,尽快赶来。"(参与者按会诊建议处理后,生命体征可以基本维持稳定时) 4. 宣布情境结束,参与者转移至复盘室。
复盘方案(Debriefing)			
1. 复盘策略(Debriefing Strategy) (1) 支持结构化复盘(Structured and Supported Debriefing, SSD) (2) 音视频支持复盘(Video-Audio assisted Debriefing) (3) 引导反思(Guided Reflection) 2. 复盘组织形式(Debriefing Organization Forms) 小组(Small Group)形式 3. 复盘地点(Debriefing Location) 复盘室(Debriefing Room) 4. 复盘导师(Debriefer) 促进者(Facilitator) 5. 复盘方法(Debriefing Technique) (1) 收集 - 分析 - 总结(Gather-Analyze-Summarize, GAS) (2) 音视频支持复盘法(Video-Audio assisted Debriefing Method)			

续表

复盘方案(Debriefing)
(3)情境回顾法(After action review Method) (4)团队复盘法(Team Debriefing Method) 6. 复盘工具(Debriefing Tools) (1)评估录播系统 (2)核查清单(Checklist)

复盘设计(Debriefing Designing & Implementation)				
阶段	目的	行为	问题提纲	注释
收集	积极听取参与者的意见,了解他们对自己行为的看法。	1. 需要领队的叙述; 2. 需要团队澄清或补充信息。	1. 所有人:你感觉如何? 2. 队长:你能告诉我们发生了什么事吗? 3. 团队成员:有其他补充吗?	1. 时间保证:7分钟,占复盘时间23%。 (1)分配足够的时间进行信息收集; (2)建构并开展收集阶段,明确支持结构化复盘策略。 2. 方法保证: (1)采用开放式问题及鼓励性教学法: 1)征求学员最初的反应/情绪; 2)确认"分析"阶段待讨论的问题; 3)提升学习兴趣、热情和积极性。 (2)采用"情境回顾法": 1)对案例及学习目标有共同的理解; 2)在进入"分析"阶段之前,总结学员在收集阶段所共有的关注点(如:存疑之处等)。
分析	促进参与者反思,分析他们的行为。	1. 检查事件的准确记录。 2. 报告正确和不正确的步骤。 3. 利用咨询来阐明思考的过程。 4. 在必要的地方刺激反馈并提供重定向。 5. 利用基于证据的指南作为临床基准。	1. 我注意到接班后患者发生了问题,你当即需要处理什么?为什么?需要排查什么因素和哪些鉴别诊断?请告诉我更多…… 2. 为什么必须把病人转为平卧位?为什么考虑肺栓塞?高度怀疑肺栓塞时,需要什么治疗? 3. 确诊前怎样治疗?确诊后怎样治疗? 4. 我注意到你与外科医生及其他现场人员沟通,调动资源。为什么你安排其他人做,你不做?	1. 时间保证:15分钟,占复盘时间50%。 (1)分配足够的时间来执行分析阶段; (2)保证课堂收益,突出教学重点。 2. 方法保证: (1)采用"引导反思""同伴、团队及混合复盘法"及"核查清单": 1)将学员的个人观点与观察相结合; 2)以学员对具体而准确的某一行为、互动或先前评论作为探究的基础。 (2)采用"主张-探寻、形成性反馈法"及"记录板""优点-不足": 1)引导学员分享积极的行为、想法; 2)引导学员对需要改进的方面/领域进行自我发现; 3)选择学员模拟过程中的表现或观察到的差距,进行引导并同时总结学员的共识之处。 (3)采用"指导反馈""音视频支持复盘法": 1)为学员需要进行的改变或改进提供建议; 2)提供建议变更/改进的理论依据和/或事实; 3)反馈集中在问题上(而不是个人)。

续表

阶段	目的	行为	问题提纲	注释
总结	便于识别和审查所吸取的经验教训，重建思维框架，改善今后的工作。	1. 验证所有必要教学点的覆盖。 2. 听取意见。 3. 保证足够的时间来执行总结阶段。	1. 描述两件你认为有效或者做得好的行动和事件。 2. 描述两个你认为你/团队需要工作的领域。	1. 时间保证：8分钟，占复盘时间27%。 (1)保证时间用来执行总结阶段； (2)强化课堂收益及重要性。 2. 方法保证： (1)采用“引导反思”：让学员总结关键的收益信息(学习目标、表现差距及场景与临床真实存在的差距)； (2)采用“总结性反馈法”： 1)学员总结应用这些关键信息(要点和策略)来改变其未来的临床实践； (如时间不足，由导师总结关键的信息) 2)提升临床实践诊疗自信心，提升临床胜任力。
备注： 1. 此次医学模拟课堂教学复盘以“支持结构化复盘”为主要的复盘策略，辅以“引导反思”和“指导反馈”等复盘策略。 2. 整合多种复盘方法和多种复盘工具，保证教学重点，解决教学难点。 3. 结合实际模拟情境，整合多种“基于证据的复盘”(Evidence-Based Debriefing)策略及方法，综合高效执行混合复盘，以实现并提升学员自信心和临床胜任力。				

第六部分：本次授课使用的教材及参考资料(References, Evidence-Based Practice Guidelines, Protocols, or Algorithms)

教材
无
参考资料
李朝阳，左明章．麻醉危机管理．北京：人民卫生出版社，2020.
拓展资料
无

第七部分：教学评估方案(Evaluations & Recommendations)

学习效果核查方案(Outcome-Based Learning Verification Program & Post Simulation Exercises)
1. 核查表(Checklist)(附件6-3-4)。 2. 学习效果评价表(自评)(附件6-3-5)。 3. 教学效果评价表(附件6-3-6)。

第八部分：案例权属及审修(Ownership & Revision & Validation & Peer Review)

案例权属(Ownership)	
编写日期	2021年6月
案例作者	冯浩华
作者单位	华中科技大学协和深圳医院
联系邮箱	Yiyi1997@163.com

续表

审核修订(Revision & Validation & Peer Review)	
案例审核	史霆
审稿校正	田似秀

附件 6-3-1 助演台词

1. 白班麻醉医师

(1) 白班麻醉医师:"我今天做了一天了,这是最后一台,患者术前各项检查基本正常,腰硬联合麻醉,具体我都写在麻醉单上了,没其他特殊,麻醉效果好,病人嗜睡,鼻导管吸氧,可随时唤醒。"

(2) 麻醉记录单显示:腰硬联合麻醉(L_2~L_3,0.5% 布比卡因 2.5mL,麻醉平面 T_8,泵注右美托咪定:0.4μg/(kg·h)维持)。左侧卧位下手术已进行 80min。麻醉记录单显示生命体征参数:BP 110/65mmHg,HR 86 次 /min,SpO_2 98%。

2. 模拟患者诉:"很难受,胸痛,喘不了气。"

3. 外科医生

(1) 外科医生:参与者接管后(1min),外科医生先告诉参与者:"手术进行顺利,还有一个小时可以结束,已经在暴露髋臼,我夜班还有几台手术,一会儿还有一台急诊手术。"

(2) 参与者接管后 2min,外科医生告诉巡回护士:"半小时后通知病房把白天收的急诊手术病人送手术室"。

(3) 当参与者开始救治患者时,外科医生问:"患者出现什么情况?" 当参与者提出要求将患者平卧时,外科医生问:"手术还未结束,为什么要平卧,容易感染。" 同时,根据场景运行情况执行模拟导师后台指令。

4. 巡回护士:

(1) 按外科医师指示打电话通知手术。

(2) 当参与者要求给予多巴胺、抽血检查血气时,巡回护士回应并执行。

(3) 按模拟导师指示递上血气分析结果;根据场景运行情况执行模拟导师后台指令。

附件 6-3-2 情境运行——剧情

参与者接管患者出现情况后(3 名学员:该情境案例由 1 名学员当领队,另外 2 名当助手)。

1. 正确处理

(1) 参与者及时发现,停止泵注右美托咪定,立即手控呼吸面罩供氧,同时让巡回护士推抢救车,呼叫帮忙(另外 2 名麻醉医师学员作为同行入室帮忙),要求手术医生停止手术操作。

(2) 参与者领队安排一名麻醉医师接管面罩给氧操作,并亲自听诊双肺(两肺呼吸音清),但是确认患者无应答、无自主呼吸,立即请求外科医生覆盖术野,将患者改成平卧位,拟进行气管插管。

(3) 参与者领队简单向在场医护人员说明情况:病人无意识,刚才诉胸痛,可能发生了心血管意外或其他紧急事件,需要立刻行气管插管,让外科医生、一名麻醉医师、巡回护士一起将患者改为平卧位。

(4) 平卧位后 10 秒,参与者领队安排巡回护士负责抽取麻醉诱导药物、麻醉同事准备气管插管物品。同时给予多巴胺:5~10μg/(kg·min)泵注(巡回护士回应并执行)。

(5) 给予患者肌松和镇痛药物,气管插管后(低潮气量:7mL/kg,稍快频率),SpO_2 88%,HR 138 次 /min,BP 75/35 mmHg,$PetCO_2$ 27mmHg,Peak 30cmH_2O。气管插管结束 3 分钟后建立直接动脉测压,测动脉血气(巡回护士执行)。

(6) 气管插管 5 分钟后再次听诊(双肺喘息),给支气管扩张剂(沙丁胺醇 2~4 揿,经气管导管)。

(7)甲泼尼龙 40~80mg,去甲肾上腺素 0.2~2μg/(kg·min),SpO_2 92%,HR 135 次 /min,BP 85/55mmHg,$PetCO_2$ 28mmHg,Peak 25cmH_2O。

(8)接任务 2 分钟后,巡回护士递上动脉血气分析结果($PaCO_2$ 与 $PetCO_2$ 呈显著分离)。

(9)依据血气结果及患者危象,与外科医生沟通,高度怀疑急性肺栓塞,要求立即结束手术,行手控及机械交替通气。静脉给予 5%$NaHCO_3$ 溶液 250mL。

(10)提出进一步检查动态 ECG 或经食管超声心动图 / 经胸超声心动图辅助诊断肺栓塞。提出按专科意见,经验性可应用肝素或链激酶、尿激酶进行血栓溶解。检测 D- 二聚体:小于 500μg/L,排除;>500μg/L,肺动脉造影确诊。患者生命体征基本平稳后,模拟导师宣布情境结束,请所有人员到会议室复盘。

2. 未得到正确处理

(1)患者生命体征可以基本维持稳定时,参与者求助上级会诊,会诊医师仅电话回复:立刻赶过来(不进入手术间),宣布情境结束。

(2)患者生命体征无法维持,进一步恶化时,参与者求助会诊,会诊人员电话会诊指导:原因未完全明确,先控制呼吸循环,插管,升压,争取时间进一步检查,尽快赶来(参与者按会诊建议处理后,生命体征可以基本维持稳定时),宣布情境结束。

附件 6-3-3 教学目标答案

1. 诊断

(1)临床表现

清醒患者以呼吸困难、胸痛为主;全麻患者体循环低血压,窦性心动过速或新发右心功能不全的心电图改变及 $PetCO_2$ 降低。

(2)辅助检查

1)动脉血气:多数 PaO_2<80mmHg,合并过度通气则低碳酸血症;肺泡动脉血氧分压增大,合并机械通气未过度通气,CO_2 未及时排出,可出现 $PaCO_2$ 升高,$PetCO_2$ 降低。

2)D- 二聚体:<500μg/L,排除;>500μg/L,可确诊。

3)心电图:最常见是非特异性的 ST 段和 T 波改变。

4)血管造影术:诊断金标准,在没有严重肺动脉高压所致血流动力学不稳定时,肺动脉造影可行。

5)超声心动图:经胸超声心动图或经食管超声心动图可为肺栓塞尤其合并血流动力学紊乱者提供重要诊断依据。

2. 鉴别诊断

(1)其他原因所致的低氧;

(2)其他原因所致的低血压;

(3)其他原因所致的肺动脉高压;

(4)其他原因所致的右心衰竭。

3. 肺栓塞危机处理方案

(1)技术技能

1)危机处理

a. 紧急呼救,有序组织抢救,维持生命体征,同时联系相关科室会诊。

b. 去甲肾上腺素可作为首选循环支持药物。pH<7.10 可考虑以碳酸氢钠纠正酸中毒;使用肺血管舒张药物、吸入麻醉药能降低肺血管阻力和肺动脉压。

c. 保证呼吸道通畅,为减轻正压通气对循环的不利影响,可考虑予低潮气量约 6mL/kg,使吸气末平台<30cmH_2O。

2)危机后处理

a. 重要器官功能支持与保护：提高组织灌注压，保证重要器官血供；激素治疗可以保护细胞膜的稳定性、降低器官炎性反应和毛细血管的通透性、减轻组织水肿。

b. 经验性抗凝治疗（相关科室意见）。

c. 确定性治疗：肺血流再通是缓解肺栓塞最核心的治疗措施：抗凝、溶栓、取栓。

(2)非技术技能

1)麻醉医师承担领队任务，指挥安排分工合作。

2)尽快紧急呼叫其他麻醉医生帮忙。

3)请求巡回护士帮助推抢救车。

4)向外科医生说明患者发生危机事件要求其协助摆放体位。

5)合理分配工作量（安排外科医生、麻醉同行、巡回护士承担相应抢救工作）。

6)有效沟通：明确指令和要求；确认请求；避免无效指令；鼓励提出建议。

7)使用认知手册治疗肺栓塞（斯坦福围手术期紧急事件认知辅助手册）。

8)调动所有资源，包括额外资源（请求其他科室会诊等）。

9)明智分配注意力（安排抢救任务时以监测患者生命体征为前提）。

10)预测和计划（对患者生命体征状态有基本判断，组织患者转运及初步的后续检查与治疗）。

附件 6-3-4 核查量表（Checklist）

项目	是（有执行）	否（未执行）
1. 急性肺栓塞的治疗（技术技能）		
(1)危机中判断与决定（控制气道和循环）		
(2)肺栓塞的诊断与鉴别诊断（停用镇静药，减少影响）		
(3)全麻插管，控制呼吸（低潮气量，频率稍快，手控机控交替）		
(4)注意调节循环		
(5)建立动脉测压，监测血气		
(6)支气管痉挛处理		
(7)提出并安排进一步检查项目，进行诊断和鉴别诊断		
1)ECG 或经食管超声心动图 / 经胸超声心动图		
2)检测 D- 二聚体：<500μg/L，排除；>500μg/L，肺动脉造影确诊		
3)提出专科会诊是否使用肝素或链激酶、尿激酶		
(8)预测和计划（对患者生命体征状态有基本判断，组织患者转运及初步的后续检查及治疗）		
2. 麻醉危机资源管理（非技术技能）		
(1)麻醉医师（参与者领队）承担领队职能，指挥安排分工合作		
(2)尽快紧急呼叫其他麻醉医生帮忙		
(3)请求巡回护士帮助推抢救车		
(4)向外科医生说明患者发生危机事件要求其协助（摆放患者体位）		
(5)合理分配工作量（外科医生协助摆放体位，安排其他队员执行其他任务）		
(6)有效沟通：明确指令和要求；确认请求；避免无效指令；鼓励提出建议		
(7)使用认知手册治疗肺栓塞（围手术期紧急事件认知辅助手册）		
(8)调动所有资源，包括额外资源（请求其他科室会诊等）		
(9)妥善处理重点环节工作（安排队员任务要保证能同时监测患者生命体征）		
(10)预测和计划（对患者生命体征状态有基本判断，组织患者转运及初步的后续检查和治疗）		

为评价模拟教学实施进展和项目完成度，分别用“√”和“×”标识项目有 / 无操作或者是执行 / 未执行。

附件 6-3-5 学习效果评价表(自评)

内容			非常同意	同意	不一定	不同意	非常不同意
模拟情境	1. 我发现模拟教学结合了我临床经验中有价值的部分。						
	2. 模拟教学方案是现实版案例的体现。						
	3. 模拟教学方案符合我的教育水平。						
	4. 模拟情境具有挑战性。						
	5. 模拟情境时压力很大。						
	6. 在同事面前演练让我感到很紧张。						
	7. 在教员面前演练让我很紧张。						
	8. 我觉得模拟案例促进我的水平提升:	技术技能					
		医学知识					
		判断技巧					
		自信心					
	9. 补充意见:						
复盘	1. 讨论我演练时的表现对我很有帮助。						
	2. 复盘经历使我认识到自己的错误。						
	3. 复盘经历使我可以从错误中学习。						
	4. 复盘经历是以一种专业的、非人身威胁的方式完成的。						
	5. 附加评论:						
课程概况	1. 我会向同行推荐此课程。						
	2. 本课程达到了我所认为的既定目标。						
	3. 课程的目标已明确阐述。						
	4. 培训老师使课程体验与我的培训水平相一致。						
	5. 描述此课程教育中最有意义的体验:						
	6. 描述在下一次课程中我将改进的地方:						
	7. 描述我在此课程实践教学中学到的两件事:						

利克特量表(Likert Scale):非常同意(5)、同意(4)、不一定(3)、不同意(2)、非常不同意(1)。

附件 6-3-6 医学模拟教学课程质量及教学质量评价表

组别:第__组 授课题目:________________ 授课时间:_________ 学员:_________

评价指标		指标内涵	分值	得分
课程质量	教学对象	教学对象明确,层次清晰	10	
	教学主题	教学主题定位准确,难度适宜,符合教学对象的层次	10	
	教学目标	教学目标设定具体,明确,量化,可达到	10	
	场景设定	场景布置合理,组织有序,可操作性强	10	
	课程内容	课程内容面向全体教学对象,难易适中	10	
		课程内容与时间安排恰当,重点、难点分布恰当	10	

续表

评价指标		指标内涵	分值	得分
教学质量	复盘	问题设计与学习目标相呼应，注重发现问题、解决问题的能力	10	
	教学效果	采用有效的方式、方法对课堂教学及学习效果进行评价	10	
	教姿教态	着装典雅庄重，精神饱满，态态自然大方	10	
	综合评价（与教案的吻合度）	课堂演示总体评价： 现场授课的内容、重点、时间安排在本节课教案计划内进行	10	
总分			100	
专家建议：				

第四节　宫腔镜手术中空气栓塞的诊断和处理

第一部分：案例概况（Overview）

案例主题（Title）			
案例主题	宫腔镜手术中空气栓塞的诊断和处理		
授课对象、场景布置及辅助人员（Roles & Guidelines）			
授课对象及人数	学员学科：麻醉学	学员层级：住培三年级	学员人数：3 人
教学地点	☑模拟实训室	□原位模拟	□其他______
授课导师	导师：1 人		
辅助人员	□标准化病人：___人，☑助演：2 人		
	☑模拟工程师 1 人，□其他人员：___人		
模拟时间分配（合计 55 分钟，不含场景布置和复原）	场景布置 30 分钟	课前介绍（Prebriefing）	5 分钟
	情境运行 20 分钟	复盘（Debriefing）	30 分钟
	场景复原 10 分钟		
案例简介（Summary）			
案例简介	30 岁女性患者，美国麻醉医师学会（ASA）Ⅰ级。择期行宫腔镜电切术，拟行非插管静脉全麻，因病人呼吸抑制，氧饱和度下降，学员开放气道并辅助呼吸后好转。继续手术，患者因空气栓塞，氧饱和度下降，呼气末二氧化碳浓度下降，血压低。学员进行识别诊断空气栓塞，应急救治。		
教学目标（Learning Objectives）（※ 标识为本案例的教学重点）			
知识目标（Knowledge）	※1. 能识别空气栓塞诊断并进行应急救治处理； 2. 明确宫腔镜手术麻醉方案。		
技能目标（Skill）	※1. 认识空气栓塞应急救治措施； 2. 选择宫腔镜麻醉方案； 3. 应用开放气道等辅助通气模式。		
情感目标（Attitude）	※1. 临床资源的调配应用； 2. 团队协作。		

续表

供给导师信息(Information for Faculty & Education & Simulation Theory/Framework)
1. 案例信息 30岁女性患者,身高163cm,体重58kg,ASA Ⅰ级。择期拟行非插管静脉全麻下宫腔镜息肉电切术。学员按拟定方案进行静脉给药(当学员选择喉罩或插管时,外科医师和患者强烈要求非插管全麻)。静脉诱导后开始手术时,因病人呼吸抑制,氧饱和度下降,学员开放气道并辅助呼吸后好转。继续手术,术中换了三袋(3 000mL/袋)膨宫液,患者因发生了空气栓塞导致氧饱和度下降,呼气末二氧化碳分压下降,血压低。希望学员能通过临床表现和辅助检查识别诊断空气栓塞,并给出对症处理,尝试经深静脉抽吸空气,病情好转稳定(如果学员没有识别诊断并尝试抽吸空气,病例持续恶化,不会好转)。 2. 教学策略(Instructional Strategy) 高仿真模拟教学(High-Fidelity Simulation)。 3. 教学组织形式(Instructional Organization Forms) 小组(Small Group)形式开展高仿真模拟课堂学习和沉浸式学习。 4. 教学方法(Instructional Methods) 启发式教学法、复盘、高仿真模拟教学法、问卷调查法(Survey-Based Teaching)。 5. 教学工具(Instructional Aids) 成人高仿真综合模拟人、模拟监护仪、评估录播系统、核查表、学前调查问卷。 6. 核查工具/方法(Checklist Tools/Methods) (1)工具:核查表(Checklist)。 (2)方法:团队复盘(Team Debriefing)。
首次供给学员信息(Learner Information Needed Prior to Scenario)
30岁女性患者,吴某,身高163cm,体重58kg,无特殊病史,辅助检查均正常,ASA Ⅰ级。择期拟行非插管静脉全麻下宫腔镜息肉电切术。病人在手术台上,已签署手术和麻醉同意书,监护已备好。请学员按照日常工作常规给病人麻醉。
模拟教学前学员应具备的知识和技能(Participant Requirements & Pilot Test)
1. 知识:必须持有高级生命支持培训(ACLS)证书,有过情境模拟培训经验。 2. 技能:接受过心脏超声培训。

第二部分:病例信息(Case Information)

初始病例信息(Initial Brief Description of Case)			
患者姓名:吴某	年龄: 30岁	性别:☐男 ☑女 ☐其他	体重:58kg
主诉:经量过多,经期延长,月经周期紊乱6个月。			
既往史:两年前顺产一女婴,其他无特殊。术前血常规:Hb 101g/L,Hct 33%,其余检验结果均正常。			

补充病例信息(Supplementary Information & Significant Lab and Diagnostic Findings)
术中动脉血气分析结果:pH 7.10,$PaCO_2$ 65.1mmHg,PaO_2 56.1mmHg,Na^+ 140mmol/L,Cl^- 118mmol/L。 心脏超声:心脏超声右心及肺动脉大量气泡(口述)。

第三部分:模拟设备要求/场景布置要求(Equipment & Scene Layout)

A. 模拟患者(Fidelity/Modality & Simulated Patient Type)
☑高仿真模拟人/器
☐标准化病人
☐任务训练器
☐混合(Hybrid)模式

续表

B. 设备 / 物品清单(Props)				
序号	设备 / 物品名称	品规或相应要求	数量	其他要求
1	成人高仿真综合模拟人		1套	带女性装扮假发
2	麻醉机		1台	需要外接气源驱动
3	气管插管设备	成人喉镜、多种型号气管导管、管芯、注射器、胶布、听诊器、成人面罩	1套	
4	简易呼吸球囊		1个	
5	静脉通路		1套	
6	生理盐水或林格氏液	3 000mL 装的冲洗液	3瓶	
7	输液点滴架		2套	
8	鼻咽通气道	(不同型号)	3个	
9	口咽通气道	(不同型号)	3个	
10	截石位体位架		1套	
11	宫腔镜模拟设备	亦可用宫腔镜图像替代	1套	
12	宫腔镜冲水管道		1套	
13	认知辅助参考资料	空气栓塞救治流程	1本	根据需要选取和准备
14	自制提示卡片	约 5cm × 10cm 卡片	4个	硬纸片、卡片分别书写“手术可以开始了吗?”“手术可以继续吗?”“这手术真难做,请帮忙叫主任来”

C. 模拟药品和液体清单(Medications and Fluids)

丙泊酚、舒芬太尼、顺阿曲库胺、瑞芬太尼、七氟烷、阿托品、麻黄素、苯肾上腺素、去甲肾上腺素、肾上腺素、多巴胺、羟乙基淀粉 130/0.4 氯化钠注射液、林格液、生理盐水。另有拟抽取生理盐水的 5mL、10mL、20mL、50mL 注射器各 10 个,配空白标签一卷。

D. 模拟人化妆及场地布置(Simulated Patient Makeup & Simulation Location & Setting/Environment)

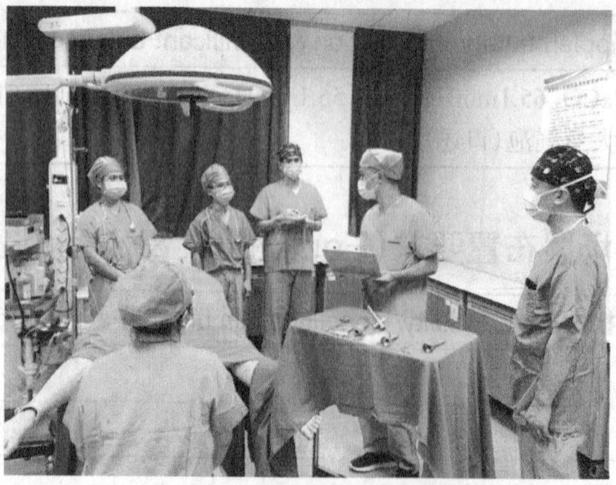

图 6-4-1 场地布置实景图

续表

E. 初始监护状态（Initial Monitoring State）			
☑初始状态患者已经接监护 ☐初始状态患者未接监护			
F. 患者（模拟人）初始设定（Initial State Setting）			
T:36.6℃	HR:75 次 /min	RR:16 次 /min	SpO_2 :97%
NIBP:103/65mmHg	IBP:无	CVP:无	
神志:清醒	瞳孔及对光反射:正常		
其他（如气道、心肺听诊等）:正常			

第四部分：标准化病人和助演分工及职能（Standardized Patient & Confederate & Observer）

标准化病人和助演分工及职能（Standardized Patient & Confederate & Observer）	
角色（Roles）	**职能（Functions）**
标准化病人	无
助演	台词详见附件 6-4-1。 助演角色分配： 1. 模拟患者（模拟运营工程师兼任，后台提供女性声音的模拟患者台词）； 2. 外科医生（标准化外科医师）； 3. 巡回护士（标准化护士）。

第五部分：课堂设计（Class Design）

课前介绍（Prebriefing）
1. 模拟课程简介 明确广义学习目标为提高围手术期安全，改善临床质量；课程结构为课前介绍、模拟、复盘（具体时间）；设定安全的环境，强调参与者、情境内容保密原则并与教员团队互相尊重。希望参与者能融入情境，真实地做并大声说出来，强调这是一个学习体验过程。 2. 模拟环境 包括模拟人特点，真实程度与局限；哪些检查、操作可以做，哪些不可以做；哪些部分不像所期望那样；哪些设备可以获得或不能获得，获得途径；可能的支持（电话、会诊）。 3. 模拟案例介绍 情境模拟导师及助演身份介绍；该情境参与者确定领队角色，另 2 名参与者是同行；案例导入。

情境运行（Scenario & Case Running）			
运行剧本（Progression Outline）			
阶段 / 生命体征	**患者状态**	**预期学员行为**	**线索 / 提示**
1. 准备麻醉（5min） HR:75 次 /min BP:103/65mmHg RR:16 次 /min SpO_2 :97% T:36.6℃	清醒，躺于手术台上，已摆放截石位。	检查设备，询问病史，制定麻醉方案。	在麻醉给药前，如果没有仔细交代麻醉方案，则患者问：“医生，我需要气管插管吗？”患者只同意静脉非插管全麻。 触发事件：开始给药

续表

阶段 / 生命体征	患者状态	预期学员行为	线索 / 提示
2. 麻醉诱导（2min） HR：67 次 /min BP：98/62mmHg RR：11 次 /min SpO_2：99% T：36.5℃	非插管麻醉状态	给予静脉麻醉。	手术医生问："可以手术吗？" 触发事件：给完所有麻醉药物后 2 分钟。
3. 低氧——呼吸抑制（3min） HR：85 次 /min BP：125/86mmHg RR：5 次 /min SpO_2：86% T：36.3℃	低氧 - 呼吸抑制非插管麻醉状态	面罩吸纯氧、辅助呼吸、口咽通气道、鼻咽通气道，开放气道。	触发事件：给病人开放气道和辅助呼吸后 1 分钟。
4. 好转（1min） HR：80 次 /min BP：110/70mmHg RR：12 次 /min SpO_2：99% T：36.2℃	非插管麻醉状态	确认气道管理得当，麻醉深度合适。	手术医生问："可以手术吗？" 触发事件：进入此状态后 1 分钟，手术医生诉宫腔粘连明显，巡回护士说："用了 3 袋冲洗液。"
5. 恶化——空气栓塞（8min） HR：115 次 /min 房性早搏 BP：79/43mmHg RR：机控呼吸 SpO_2：82% T：36.2℃ $PetCO_2$ 18mmHg（要求后提供）	插管麻醉状态	1. 呼救； 2. 寻找恶化的原因，如查血气； 3. 插管，监测 $PetCO_2$； 4. 纯氧、循环支持、左侧卧； 5. 超声发现右心房气体。	1. 如果没有监测，手术医师提示应该监测 $PetCO_2$ 2. 如果学员没有考虑空气栓塞，巡回护士提示："宫腔镜的冲水管有点空气，不影响吧？" 3. 如果学员没有尝试心脏超声，手术医生提示："会不会心脏有问题？" 4. 学员要求超声检查，巡回护士报告："超声发现右心房和右心室大量气体、右室扩大"。
6. 好转——结束（1min） HR：80 次 /min BP：110/70mmHg RR：0（机控呼吸） SpO_2：97% T：36.2℃ $PetCO_2$ 40mmHg	插管麻醉状态	尝试深静脉抽空气	巡回护士报告："抽出约 50mL 空气" 循环平稳后，导师宣布案例结束。

复盘方案（Debriefing）
1. 复盘策略（Debriefing Strategy） （1）支持结构化复盘（Structured and Supported Debriefing，SSD） （2）音视频支持复盘（Video-Audio assisted Debriefing） （3）引导反思（Guided Reflection） 2. 复盘组织形式（Debriefing Organization Forms） 小组（Small Group）形式 3. 复盘地点（Debriefing Location） 复盘室（Debriefing Room） 4. 复盘导师（Debriefer） 促进者（Facilitator）

续表

复盘方案（Debriefing）
5. 复盘方法（Debriefing Technique） (1) 收集 - 分析 - 总结（Gather-Analyze-Summarize，GAS） (2) 音视频支持复盘法（Video-Audio assisted Debriefing Method） (3) 情境回顾法（After action review Method） (4) 团队复盘法（Team Debriefing Method） 6. 复盘工具（Debriefing Tools） (1) 评估录播系统 (2) 核查清单（Checklist）

复盘设计（Debriefing Designing & Implementation）

阶段	目的	行为	问题提纲	注释
收集	积极地听取参与者的意见，了解他们对自己行为的看法	1. 需要团队领导叙述。 2. 需要团队澄清或补充信息。	1. 所有人：你感觉如何？ 2. 队长：你能告诉我们发生了什么事吗？ 3. 团队成员：有其他补充吗？	1. 时间保证：7.5 分钟，占复盘时间 25%。 (1) 分配足够的时间进行信息收集； (2) 建构并开展收集阶段，明确支持结构化复盘策略。 2. 方法保证： (1) 采用开放式问题及鼓励性教学法： 1) 征求学员最初的反应 / 情绪； 2) 确认“分析”阶段待讨论的问题； 3) 提升学习兴趣、热情和积极性。 (2) 采用“情境回顾法”： 1) 对案例及学习目标有共同的理解； 2) 在进入“分析”阶段之前，总结学员在收集阶段所共有的关注点（如：存疑之处等）；
分析	促进学生反思并分析他们的行为	1. 检查事件的准确记录。 2. 报告观察正确和不正确的步骤。 3. 利用咨询来阐明思考的过程。 4. 在必要的地方刺激反射并提供重定向。 5. 利用基于证据的指南作为临床查询 / 关注的基准。	1. 刚刚我看到你做了 ×××，你是根据什么做 ××× 的？ 2. 你觉得怎么样？你当时在想什么？但是，我了解到场景的更多“×”方面。 3. 你刚刚怀疑是发生了空气栓塞，哪些信息让你怀疑空气栓塞？你收集了什么信息了支持你的诊断？ 4. 除了空气栓塞，你还怀疑其他诊断了吗？比如说过敏？水中毒？你通过什么措施了排除呢？	1. 时间保证：15 分钟，占复盘时间 50%。 (1) 分配足够的时间来执行分析阶段； (2) 保证课堂收益，突出教学重点。 2. 方法保证： (1) 采用“引导反思”“团队复盘法”及“核查清单”： 1) 将学员的个人观点与观察相结合； 2) 以学员对具体而准确的某一行为、互动或先前评论作为探究的基础。 (2) 采用“形成性反馈法”： 1) 引导学员分享积极的行为、想法； 2) 引导学员对需要改进的方面 / 领域进行自我发现； (3) 采用“音视频支持复盘法”： 1) 为学员需要进行的改变或改进提供建议； 2) 提供建议变更 / 改进的理论依据和 / 或事实； 3) 反馈集中在全体学员（而不是个人）。

续表

阶段	目的	行为	问题提纲	注释
总结	便于识别和审查所吸取的经验教训	1. 验证所有必要的覆盖。 2. 教学 / 汇报点。 3. 总结讨论 / 结束。 4. 会议 / 听取任何意见。 5. 保证足够的时间来执行总结阶段。	1. 使用两种你认为有效或者做得好的行动和事件。 2. 描述两个你认为你 / 团队需要工作的领域。	1. 时间保证:7.5 分钟,占复盘时间 25%。 (1)保证时间用来执行总结阶段; (2)强化课堂收益及重要性。 2. 方法保证: (1)采用“引导反思”“记录板”“优点 - 不足”: 根据板书中“优点 - 不足”的板图形式已呈现的学员表现差距,让学员从中来总结模拟过程中的主要收益[学习目标、表现差距及场景与临床真实存在的差距(Gap)要点]。 (2)采用“总结性反馈法”: 1)学员总结应用这些关键信息(要点和策略)来改变其未来的临床实践(如时间不足,由导师总结关键的信息); 2)提升临床实践诊疗自信心,提升临床胜任力。
备注: 1. 此次医学模拟课堂教学复盘以“支持结构化复盘”为主要的复盘策略,辅以“引导反思”等复盘策略。 2. 整合多种复盘方法和多种复盘工具,保证教学重点,解决教学难点。 3. 结合实际模拟情境,整合多种“基于证据的复盘”(Evidence-Based Debriefing)策略及方法,综合高效执行混合复盘,以实现并提升学员自信心和临床胜任力。				

第六部分:本次授课使用的教材及参考资料(References,Evidence-Based Practice Guidelines,Protocols,or Algorithms)

教材
无
参考资料
李朝阳,左明章 . 麻醉危机管理 .1 版 . 北京:人民卫生出版社,2020.
拓展资料
无

第七部分:教学评估方案(Evaluations & Recommendations)

学习效果核查方案(Outcome-Based Learning Verification Program & Post Simulation Exercises)
1. 核查表(Checklist)(附件 6-4-4)。 2. 教学效果评价表(附件 6-4-5)。

第八部分:案例权属及审修(Ownership & Revision & Validation & Peer Review)

案例权属(Ownership)	
编写日期	2021 年 6 月
案例作者	罗耀文
作者单位	深圳市人民医院
联系邮箱	4959601@qq.com

续表

审核修订(Revision & Validation & Peer Review)	
案例审核	史霆
审稿校正	田似秀

附件6-4-1 助演台词

1. 模拟患者

麻醉准备阶段,如果参与者没有向患者解释麻醉方法,则模拟患者问:"医生我用的是什么麻醉?要不要插管啊?"并且强烈要求不插管全麻。

2. 手术医生

(1)麻醉诱导阶段,给药以后,手术医生问:"我可以手术了吗?"

(2)低氧-呼吸抑制阶段,等待麻醉医生正在处理的过程中,手术医生问:"怎么回事?我才刚刚手术呢。"

(3)好转阶段,手术医生问:"我可以继续手术吗?"

(4)恶化-空气栓塞阶段,手术医生说:"手术真不好做,帮我叫主任来。"

(5)患者插管后,如果没有主动要求监测 $PetCO_2$,手术医生则提示:"插管后不是该监测二氧化碳吗?"

(6)如果学员没有尝试心脏超声,手术医生提示:"一直血压低,会不会心脏有问题?"

3. 巡回护士

(1)恶化-空气栓塞阶段,巡回护士提示:"手术医生,手术已经做了30分钟了,我现在接的是第三袋冲洗液。"

(2)如果学员没有考虑空气栓塞,巡回护士提示:"宫腔镜的冲水管有点空气,不影响吧?"

附件6-4-2 情境运行——剧情

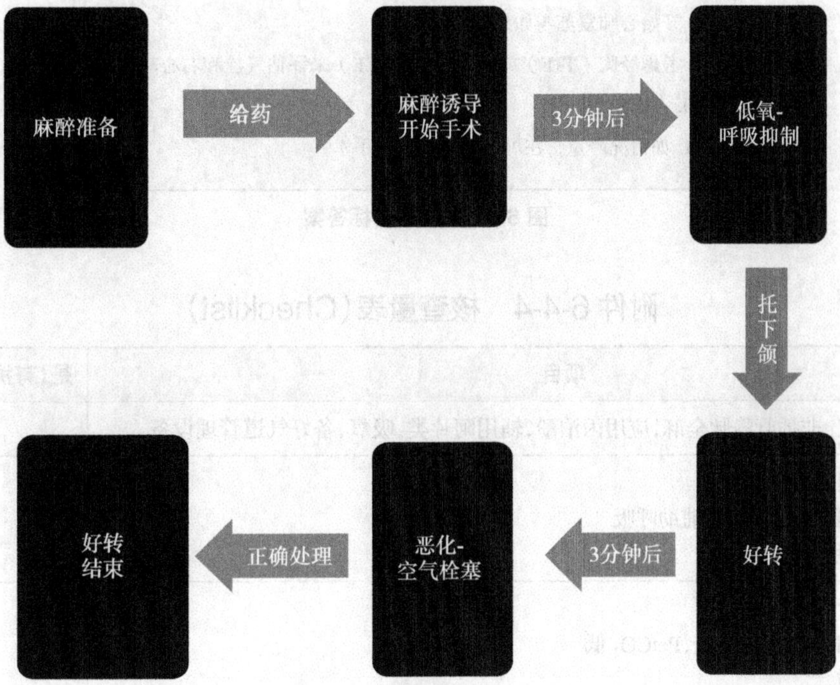

图6-4-2 情境运行——剧情

附件 6-4-3　教学目标答案

静脉空气栓塞

斯坦福麻醉手术室应急手册创作小组

体征

突然出现：

1. 有监护的情况下，超声心动图显示气栓或者出现多普勒音调变化
2. 呼末二氧化碳分压下降
3. 血压下降
4. 血氧饱和度下降
5. 中心静脉压上升
6. 清醒病人出现呼吸困难或呼吸窘迫或咳嗽

1. 紧急呼叫
2. 准备急救设备车
3. 通知急救小组

治疗

1. 高流量纯氧通气
2. 手术野要立即用盐水覆盖
3. 手术野位置低于心脏水平（在可能情况下）
4. 如果有中心静脉导管，则通过导管回抽气体
5. 快速扩容提高中心静脉压力
6. 降低或停止吸入麻醉剂
7. 给肾上腺素（10~100μg 开始）维持心输出量
8. 开始心肺复苏（如果严重低血压）
9. 考虑经胸（TTE）或食道超声（TEE）来评估气栓和右心功能
10. 考虑左侧卧位
11. 如情况严重，在可能情况下终止手术

图 6-4-3　教学目标答案

附件 6-4-4　核查量表（Checklist）

项目	是（有执行）	否（未执行）
1. 麻醉方案的制定：非插管静脉全麻，应用丙泊酚，辅用阿片类，吸氧，备好气道管理设备。		
2. 呼吸抑制的处理： (1) 托下颌或放置通气装置，面罩辅助呼吸 (2) 直接插管或使用喉罩		
3. 空气栓塞的诊断： (1) 发现循环恶化和血氧饱和度低，$PetCO_2$ 低 (2) 查血气 / 电解质 (3) 经胸或经食道超声		

续表

项目	是(有执行)	否(未执行)
4. 空气栓塞的处理: (1)求救,停止手术 (2)检查宫腔空气 (3)左侧卧 (4)加快输液 (5)缩血管 / 强心药物 (6)插管机控呼吸,纯氧 (7)尝试抽气		
5. 团队合作:与团队交流合作,闭环式沟通,场面不慌乱		

为评价模拟教学实施进展和项目完成度,分别用"√"和"×"标识项目有 / 无操作或者是执行 / 未执行。

附件 6-4-5 医学模拟教学课程质量及教学质量评价表

组别:第____组 授课题目:______________ 授课时间:________ 学员:________

评价指标		指标内涵	分值	得分
课程质量	教学对象	教学对象明确,层次清晰	10	
	教学主题	教学主题定位准确,难度适宜,符合教学对象的层次	10	
	教学目标	教学目标设定具体,明确,量化,可达到	10	
	场景设定	场景布置合理,组织有序,可操作性强	10	
	课程内容	课程内容面向全体教学对象,难易适中	10	
		课程内容与时间安排恰当,重点、难点分布恰当	10	
教学质量	复盘	问题设计与学习目标相呼应,注重发现问题、解决问题的能力	10	
	教学效果	采用有效的方式、方法对课堂教学及学习效果进行评价	10	
	教姿教态	着装典雅庄重,精神饱满,教态自然大方	10	
	综合评价 (与教案的吻合度)	课堂演示总体评价: 现场授课的内容、重点、时间安排在本节课教案计划内进行	10	
总分			100	
专家建议:				

第五节 术中空气栓塞

第一部分:案例概况(Overview)

案例主题(Title)			
案例主题	术中空气栓塞		
授课对象、场景布置及辅助人员(Roles & Guidelines)			
授课对象及人数	学员学科:麻醉	学员层级:住培三年级	学员人数:6人
教学地点	☑模拟实训室	☐原位模拟	☐其他______

续表

授课对象、场景布置及辅助人员（Roles & Guidelines）				
授课导师	导师：1人			
辅助人员	□ 标准化病人：___人，□ 助演：___人			
	☑ 模拟工程师1人，□ 其他人员：___人			
模拟时间分配（合计35分钟，不含场景布置和复原）	场景布置	30分钟	课前介绍（Prebriefing）	5分钟
	情境运行	10分钟	复盘（Debriefing）	20分钟
	场景复原	10分钟		
案例简介（Summary）				
案例简介	本模拟案例设定于模拟手术室，42岁男性进行“内镜逆行胰胆管造影术（ERCP）”，患者术中突发生命体征改变。麻醉医生通过生命体征、血气分析、中心静脉测压、心脏超声等，快速诊断为空气栓塞，给予升压、纯氧通气、改变体位等处理后病情好转。旨在提高学员处理围手术期应急事件的能力，掌握围手术期空气栓塞的诊断思路和处理原则，同时提高学员在围手术期危机处理过程中的团队沟通和合作能力。			
教学目标（Learning Objectives）（※ 标识为本案例的教学重点）				
知识目标（Knowledge）	※1. 明确空气栓塞的诊断标准、处理原则。 2. 正确描述空气栓塞的临床表现。 3. 正确描述空气栓塞并发症低血压、低氧的处理方案。			
技能目标（Skill）	※1. 展示快速识别空气栓塞的能力。 ※2. 展示正确处理空气栓塞的能力。 3. 展示快速识别围手术期生命体征变化的危机预警能力。			
情感目标（Attitude）	※ 展示围手术期危机处理过程中与其他医务人员的团队沟通和合作能力。			
供给导师信息（Information for Faculty & Education & Simulation Theory/Framework）				

1. 案例信息

男性患者，42岁，70kg，诊断为：急性化脓性梗阻性胆管炎、胆总管结石。患者因“持续性上腹痛11天，加重伴身目黄染2天”入院。既往无高血压、糖尿病、冠心病等病史。近一个月有2次“内镜逆行胰胆管造影术”手术史。实验室检查、心电图、超声心动图、肺功能等检查无明显异常。美国麻醉医师学会（ASA）分级Ⅱ级，心功能Ⅰ级，肺功能尚可。

本案例需要4位学员进入模拟手术间，模拟前进行角色分工（麻醉医生、麻醉助手、外科医生、巡回护士各1名）。案例背景为内镜逆行胰胆管造影术手术病人，采用气管插管全麻和静吸复合麻醉维持，麻醉诱导及手术开始患者生命体征平稳，术中采用空气扩张，30min后开始出现低血压、低氧、低CO_2等生命体征变化。学员通过生命体征、血气分析、中心静脉测压、心脏超声等手段，快速诊断为空气栓塞，予升压、纯氧通气、改变体位等处理后病情好转。本案例对学员的要求是：对围手术期生命体征变化进行对症处理；正确诊断围手术期空气栓塞并进行相应的应急处理；同时展示在围手术期危机处理过程中的团队沟通和合作能力。

2. 教学策略（Instructional Strategy）

（1）混合式模拟教学（Simulation-Based Blended Learning）；

（2）高仿真模拟教学（High-Fidelity Simulation）；

（3）循证教学（Evidence-Based Teaching/Learning）；

（4）模拟提升跨学科教学（Simulation-Enhanced Interprofessional Education，Sim-IPE）。

3. 教学组织形式（Instructional Organization Forms）

小组（Small Group）形式开展高仿真模拟课堂学习和沉浸式学习。

4. 教学方法（Instructional Methods）

启发式教学法、互动式教学法、循证教学法、复盘、沉浸式教学法、高仿真模拟教学法、案例教学法、深入教学 / 学习法（Deepen Learning）、问卷调查法（Survey-Based Teaching）、鼓励性教学法（Incentive Teaching Method）。

5. 教学工具（Instructional Aids）

成人高仿真综合模拟人、模拟监护仪、评估录播系统、核查表、学前调查问卷。

6. 核查工具 / 方法（Checklist Tools/Methods）

（1）工具：核查表（Checklist）。

（2）方法：团队复盘（Team Debriefing）。

续表

首次供给学员信息(Learner Information Needed Prior to Scenario)
男性患者,42 岁,70kg,诊断为:急性化脓性梗阻性胆管炎、胆总管结石。患者因"持续性上腹痛 11 天,加重伴身目黄染 2 天"入院。既往无高血压、糖尿病、冠心病等病史。近一个月有 2 次"内镜逆行胰胆管造影术"手术史。实验室检查、心电图、超声心动图、肺功能等检查无明显异常。ASA Ⅱ级,心功能Ⅰ级,肺功能尚可。手术采用气管插管全麻和静吸复合麻醉维持,麻醉诱导及手术开始患者生命体征平稳,术中采用空气扩张,30min 后开始出现生命体征变化,请您作为麻醉医生进行诊疗处理。
模拟教学前学员应具备的知识和技能(Participant Requirements & Pilot Test)
1. 知识:已经完成空气栓塞的理论课程及病例讨论学习,并通过相应理论考核。 2. 技能:已经完成麻醉机使用、中心静脉测压、血气分析、床旁超声等技能培训,通过相应考核。

第二部分:病例信息(Case Information)

初始病例信息(Initial Brief Description of Case)			
患者姓名:吴某	年龄:42 岁	性别:☑男 □女 □其他	体重:70kg
主诉:患者因"持续性上腹痛 11 天,加重伴身目黄染 2 天"入院			

1. 现病史

患者 11 天前无明显诱因出现持续性上腹痛,无向其他地方放散,伴腹胀,无恶心、呕吐。曾到当地医院消炎治疗后好转回家。2 天前患者出现腹痛明显加重伴身目黄染,随后出现发热寒战,体温达 40℃,外院诊断"梗阻性化脓性胆管炎",给予禁食、抗感染等对症支持治疗后症状好转。现拟"急性化脓性梗阻性胆管炎"收入院,患者一般状态良好,二便如常,近期体重无明显变化。

2. 其他相关病史

(1)既往史:无。

(2)疾病史:无。

(3)手术史:一个月前曾在外院因"急性胆管炎"行内镜逆行胰胆管造影术,7 天前我院行内镜逆行胰胆管造影术。

(4)麻醉史:近两个月内行两次气管插管全身麻醉。

(5)服药史:无。

(6)过敏史:无。

(7)吸烟史:无。

(8)家族史:否认家族遗传病史,否认家族中有恶性肿瘤患者,否认家族中有类似患者。

(9)体格检查:生命体征平稳,心肺未及明显异常;皮肤、巩膜黄染。腹部平坦,腹壁静脉无曲张,未见胃肠型和蠕动波,卡伦征(-),格雷·特纳征(-)。腹壁柔软,上腹压痛,无反跳痛及肌紧张,墨菲征阴性,腹部未触及肿块,肝脾肋下未触及。全腹叩诊呈鼓音,肝浊音界在正常范围,肝区、肾区无叩击痛,移动性浊音(-)。肠鸣音正常,4~6 次 /min,未闻及血管杂音。双下肢无浮肿。

(10)实验室 / 影像学结果

1)白细胞(WBC)8.23×10^9/L,C 反应蛋白(CRP)15mg/L,降钙素原(PCT)>10.00ng/mL,脑利尿钠肽 272pg/L,总胆红素(TBIL)35.73μmol/L,直接胆红素(DBIL)20.90μmol/L,间接胆红素(IBIL)14.83μmol/L,丙氨酸氨基转移酶(ALT)78U/L,γ-谷氨酰基转移酶(GGT)513U/L,脂肪酶(LIPA)548U/L,淀粉酶(AMYL)85U/L。余实验室检查指标均在正常范围内。

2)胸片示左侧少量胸腔积液,左下肺部分不张。腹部 CT 平扫示:①胆总管下段稍高密影伴胆管壁稍增厚及胆道不全梗阻,考虑胆总管下段结石伴胆道炎症,未排除外胆总管末端炎性狭窄;②肝内多发囊性病变伴部分病灶强化,考虑囊肿伴感染与慢性炎性病变伴坏死鉴别。心电图检查正常。超声心动图示:左心房稍大,左心收缩、舒张功能正常范围,射血分数 69%。肺功能检查正常。

补充病例信息(Supplementary Information & Significant Lab and Diagnostic Findings)
1. 血气分析:pH 7.42,PO_2 52mmHg,PCO_2 55mmHg,Na^+ 133mmol/L,K^+ 3.5mmol/L,Ca^{2+} 1.06mmol/L,Glu 7.2mmol/L,Lac 1.2mmol/L,HCT 57%,Hb 145g/L,BEecf-3.7mmol/L,BE-2.4mmol/L,SO_2 85%。 2. 超声心动图:射血分数 55%,右心房及右心室有少至中量气栓。 3. 肺超声:无明显肺压缩,肺水肿征象。 对于学员申请的其他检查项目,可回答"结果无明显异常"。

第三部分：模拟设备要求 / 场景布置要求（Equipment & Scene Layout）

A. 模拟患者（Fidelity/Modality & Simulated Patient Type）

☑ 高仿真模拟人 / 器
☐ 标准化病人
☐ 任务训练器
☐ 混合（Hybrid）模式

B. 设备 / 物品清单（Props）

序号	设备 / 物品名称	品规或相应要求	数量	其他要求
1	高仿真模拟人	可进行体格检查、心电监护、气管插管，连接麻醉机、输液、采血等操作	1套	无
2	麻醉机	可以监测 $PetCO_2$	1台	无
3	螺纹管	无特殊	1套	无
4	监护仪	无特殊	1台	无
5	静脉输注泵	5通道，进行麻醉维持及抢救持续用药	1台	无
6	气管导管	无特殊	1套	无
7	中心静脉导管	双通道	1套	无
8	注射器	2mL、5mL、10mL、50mL各种型号	若干	无
9	手术床	无特殊	1张	无
10	输液架	无特殊	1各	无
11	无菌手术单	小单、大单	若干	无
12	胶带	无特殊	1个	无
13	听诊器	无特殊	1个	无

C. 模拟药品和液体清单（Medications and Fluids）

模拟过程中应该用到的药品及学员可能要用到的模拟药品和液体等。如生理盐水、胶体液、晶体液、肾上腺素、去甲肾上腺素、多巴胺、甲氧明。

D. 模拟人化妆及场地布置（Simulated Patient Makeup & Simulation Location & Setting/Environment）

1. 模拟人：铺无菌巾单，气管插管，机械通气状态。
2. 麻醉剂参数设置：潮气量450mL/次，呼吸频率12次/min，氧流量2L/min，吸氧浓度50%。
3. 麻醉深度监测：脑电双频指数45。
4. 麻醉药物维持：七氟烷2%，丙泊酚5mg/(kg·h)，顺阿曲库铵2mg/(kg·h)。
5. 补液：右颈内深静脉导管。
6. 场地：模拟手术室环境。

E. 初始监护状态（Initial Monitoring State）

☑ 初始状态患者已经接监护
☐ 初始状态患者未接监护

F. 患者（模拟人）初始设定（Initial State Setting）

T：36.7℃	HR：80次/min	RR：12次/min	SpO_2：100%
NIBP：129/90mmHg	IBP：无	$PetCO_2$：35mmHg	
神志：麻醉状态	瞳孔及对光反射：		
其他（如气道、心肺听诊等）：无			

第四部分：标准化病人和助演分工及职能（Standardized Patient & Confederate & Observer）

标准化病人和助演分工及职能（Standardized Patient & Confederate & Observer）	
角色（Roles）	职能（Functions）
标准化病人	不需要。
助演	描述助演职能： 1. 标准化巡回护士 1 人； 2. 标准化外科医生 1 人； 3. 标准化麻醉助手 1 人。
	以上角色已通过相应角色培训及考核，必要时起提示及引导作用。

第五部分：课堂设计（Class Design）

课前介绍（Prebriefing）
1. 模拟课程介绍 (1) 本模拟课程目的用于提高学员处理围手术期危机的识别及处理能力，是将理论知识与临床实践相结合的模拟过程。要求案例运行过程中按照真实的临床场景对待，遵循医疗规范、团结合作、注重人文； (2) 所有参与人员遵循信任、保密、尊重原则，案例运行过程中的表现不会带来任何不良影响； (3) 课程分为课程简介、案例运行、复盘三个部分，大概时间分为 5 分钟、10 分钟、20 分钟。 2. 模拟环境介绍 (1) 介绍导师和助演（模拟过程中提供相应的帮助，但不会阻碍学员操作），学员相互介绍认识（如学员相互认识可省略）； (2) 目前所在为手术室，现场备有监护仪、麻醉机、麻醉药品、急救药品，可进行血气分析、床旁超声等检查，巡回护士、麻醉助理可配合执行医嘱。 3. 模拟案例介绍 男性患者，42 岁，70kg。诊断为：急性化脓性梗阻性胆管炎、胆总管结石。患者因“持续性上腹痛 11 天，加重伴身目黄染 2 天”入院。既往无高血压、糖尿病、冠心病等病史。近一个月有 2 次“内镜逆行胰胆管造影术”手术史。实验室检查、心电图、超声心动图、肺功能等检查无明显异常。ASA Ⅱ级，心功能Ⅰ级，肺功能尚可。手术采用气管插管全麻和静吸复合麻醉维持，麻醉诱导及手术开始患者生命体征平稳，术中采用空气扩张，30min 后开始出现生命体征变化，请您作为麻醉医生进行诊疗处理。

情境运行（Scenario & Case Running）			
运行剧本（Progression Outline）			
阶段 / 生命体征	患者状态	预期学员行为	线索 / 提示
1. 初始阶段 HR：80 次 /min BP：129/90mmHg SpO_2：100% T：36.7℃ $PetCO_2$：35mmHg	麻醉状态	正常工作状态	学员进入模拟教室 1 分钟后进入事件 1
2. 事件 1：低血压阶段 HR：130 次 /min BP：52/32mmHg SpO_2：95% T：36.8℃ $PetCO_2$：25mmHg	麻醉状态	1. 加快补液速度扩容处理 2. 提高吸氧浓度 3. 选择升压药物处理	触发事件 1. 学员选择扩容处理或提高吸氧浓度处理，进入事件 2； 2. 学员选择升压药处理，进入事件 3； 3. 选择其他处理方法 / 超过 1min 未选择扩容 / 提高吸氧浓度 / 升压药物处理，则进入事件 7（生命体征恶化），同时助演可根据台词提醒学员患者低血压是否处理。

续表

阶段 / 生命体征	患者状态	预期学员行为	线索 / 提示
3. 事件 2：低氧合并低血压阶段 HR：121 次 /min BP：70/37mmHg SpO_2：92% T：36.8℃ $PetCO_2$：22mmHg	麻醉状态	选择升压药处理	触发事件 1. 学员选择升压药处理，进入事件 3； 2. 选择其他处理方法 / 超过 1min 未选择升压药，进入事件 7（生命体征恶化），同时助演可根据台词提醒学员是否需要使用血管活性药物。
4. 事件 3：$PetCO_2$ 进一步下降阶段 HR：108 次 /min BP：95/54mmHg SpO_2：90% T：37.0℃ $PetCO_2$：15mmHg	麻醉状态	选择调整呼吸参数 呼叫上级	触发事件 1. 学员调整麻醉机呼吸参数，进入事件 4； 2. 选择其他处理方法 / 超过 1min 未调整参数，进入事件 7（生命体征恶化），同时助演可根据台词提醒学员患者低氧合并低 $PetCO_2$ 是否需要处理； 3. 是否选择呼叫上级，不影响案例进入下一阶段（复盘阶段强调）。
5. 事件 4：明确诊断阶段 HR：120 次 /min BP：90/42mmHg SpO_2：85% T：37.2℃ $PetCO_2$：10mmHg	麻醉状态	1. 选择血气分析 2. 选择中心静脉测压 3. 选择床旁肺超声、床旁心脏超声	触发事件 1. 学员选择血气分析、中心静脉测压或床旁肺超声，继续呈现事件 4 生命体征； 2. 学员选择心脏超声，并诊断空气栓塞，进入事件 5； 3. 选择其他处理方法 / 超过 3min 选择超声心动图，进入事件 7（生命体征恶化），同时助演可根据台词提醒学员是否需要心脏超声检查。
6. 事件 5：空气栓塞处理阶段 HR：121 次 /min BP：90/40mmHg SpO_2：80% T：37.2℃ $PetCO_2$：11mmHg	麻醉状态	1. 立即停止手术操作 2. 盐水覆盖术野 3. 高流量纯氧通气 4. 快速扩容提高中心静脉压 5. 改变体位——术野低于心脏水平 6. 左侧卧位 7. 通过中心静脉导管回抽气体 8. 考虑经食管超声心动图，评估气栓和右心功能 9. 降低或停止吸入麻醉剂	触发事件 1. 学员正确选择左侧处理措施超过其中 5 项，进入事件 6。 2. 选择其他处理方法 / 处理时间超过 3min，进入事件 7（生命体征恶化），3min 后结束案例模拟。
7. 事件 6：抢救成功阶段 HR：101 次 /min BP：110/59mmHg SpO_2：95% T：37.2℃ $PetCO_2$：34mmHg	麻醉状态	患者恢复正常生命体征，继续手术	触发事件 30s 后结束案例模拟，组织学员进入复盘阶段
8. 事件 7：生命体征恶化阶段 HR：150 次 /min BP：42/12mmHg SpO_2：60% T：37.2℃ $PetCO_2$：10mmHg	麻醉状态	抢救失败	案例模拟结束

情景运行流程图如下：

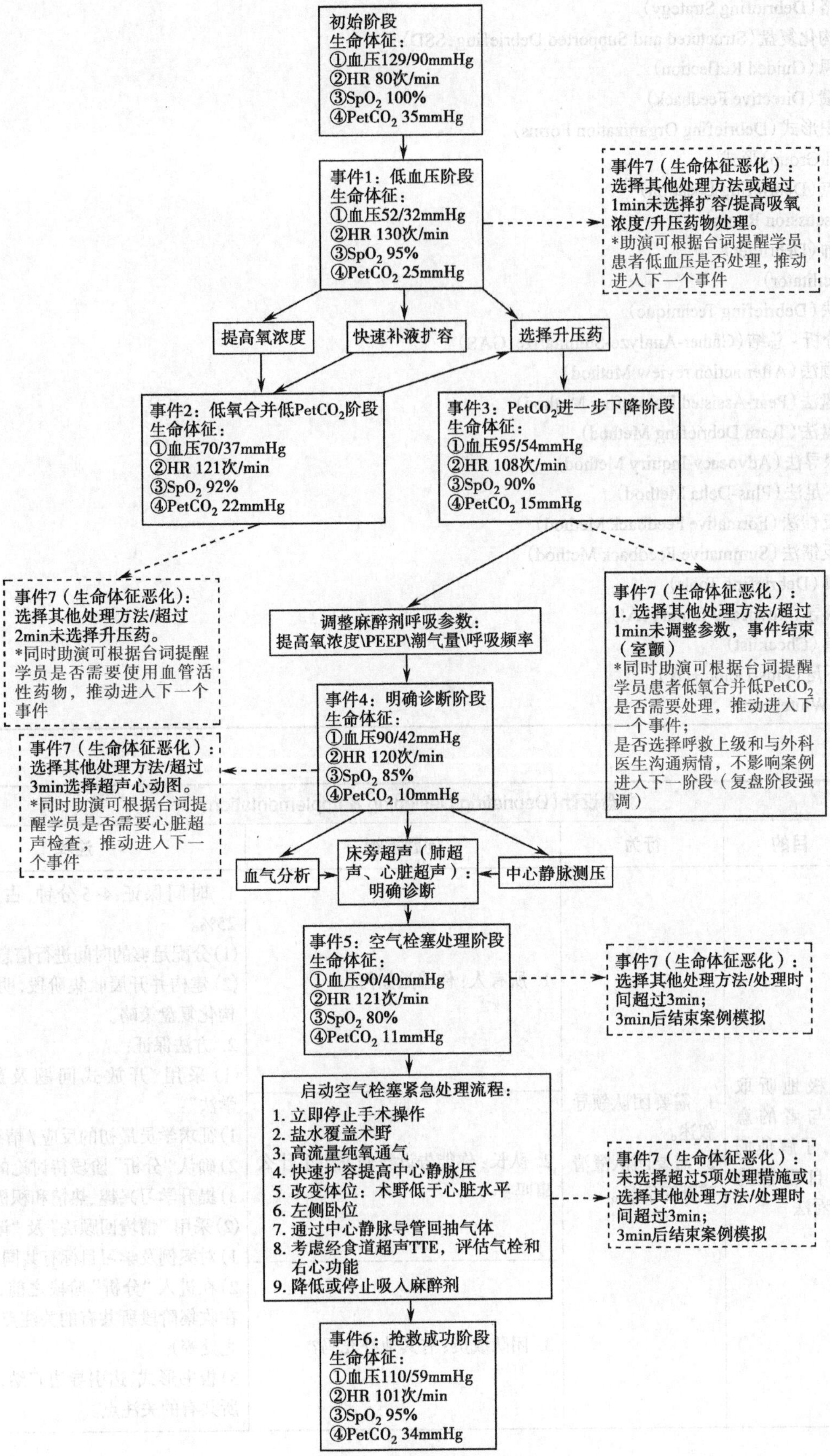

图 6-5-1　情景运行流程图

复盘方案(Debriefing)
1. 复盘策略(Debriefing Strategy) (1)支持结构化复盘(Structured and Supported Debriefing,SSD) (2)引导反思(Guided Reflection) (3)指导反馈(Directive Feedback) 2. 复盘组织形式(Debriefing Organization Forms) 小组(Small Group)形式 3. 复盘地点(Debriefing Location) 讨论室(Discussion Room) 4. 复盘导师(Debriefer) 促进者(Facilitator) 5. 复盘方法(Debriefing Technique) (1)收集 - 分析 - 总结(Gather-Analyze-Summarize,GAS) (2)情境回顾法(After action review Method) (3)同伴复盘法(Pear-Assisted Debriefing Method) (4)团队复盘法(Team Debriefing Method) (5)主张 - 探寻法(Advocacy-Inquiry Method) (6)优点 - 不足法(Plus-Delta Method) (7)形成性反馈法(Formative Feedback Method) (8)总结性反馈法(Summative Feedback Method) 6. 复盘工具(Debriefing Tools) (1)主张 - 探寻(Advocacy-Inquiry,AI) (2)核查清单(Checklist) (3)优点 - 不足(Plus-Delta,+/Δ) (4)记录板(Whiteboard)

复盘设计(Debriefing Designing & Implementation)				
阶段	目的	行为	问题提纲	注释
收集	积极地听取参与者的意见,了解他们对自己行为的看法	1. 需要团队领导叙述。 2. 需要团队澄清或补充信息。	1. 所有人:你感觉如何? 2. 队长:你能告诉我们发生了什么事吗? 3. 团队成员:有其他补充吗?	1. 时间保证:4~5 分钟,占复盘时间 25%。 (1)分配足够的时间进行信息收集; (2)建构并开展收集阶段,明确支持结构化复盘策略。 2. 方法保证: (1)采用“开放式问题及鼓励性教学法”: 1)征求学员最初的反应 / 情绪; 2)确认“分析”阶段待讨论的问题; 3)提升学习兴趣、热情和积极性。 (2)采用“情境回顾法”及“记录板”: 1)对案例及学习目标有共同的理解; 2)在进入“分析”阶段之前,总结学员在收集阶段所共有的关注点(如:存疑之处等); 3)板书形式,边引导边归纳,记录如上所共有的关注点。

续表

阶段	目的	行为	问题提纲	注释
分析	促进学生反思并分析他们的行为	1. 检查事件的准确记录。 2. 报告观察正确和不正确的步骤。 3. 利用咨询来阐明思考的过程。 4. 在必要的地方刺激反射并提供重定向。 5. 利用基于证据的指南作为临床查询/关注的基准。	1. 我注意到……，请告诉我更多。 2. 你觉得怎么样？你当时在想什么？但是，我了解到场景的更多“×”方面…… 3. 解决冲突：让我们重新集中注意力，重要的不是谁对，而是对病人来说，什么是正确的。	1. 时间保证：10分钟，占复盘时间50%。 (1)分配足够的时间来执行分析阶段； (2)保证课堂收益，突出教学重点。 2. 方法保证： (1)采用“引导反思”“同伴、团队及混合复盘法”及“核查清单”： 1)将学员的个人观点与观察相结合； 2)以学员对具体而准确的某一行为、互动或先前评论作为探究的基础。 (2)采用“主张-探寻”“形成性反馈法”“记录板”及“优点-不足”： 1)引导学员分享积极的行为、想法； 2)引导学员对需要改进的方面/领域进行自我发现； 3)选择学员模拟过程中的表现或观察到的差距，进行引导并同时总结学员的共识之处； 4)板书形式，边引导边归纳，记录学员“表现差距(Performance Gap)”。 (3)采用“指导反馈”“音视频支持复盘法”及“概念图”： 1)为学员需要进行的改变或改进提供建议； 2)提供建议变更/改进的理论依据和/或事实； 3)反馈集中在全体学员(而不是个人)、表现差距(Performance Gap)、学习目标及场景与临床真实存在的差距(Gap)，并给予建议、解决其差距(Closed Performance Gap)。
总结	便于识别和审查所吸取的经验教训	1. 验证所有必要的覆盖。 2. 教学/汇报点。 3. 总结讨论/结束。 4. 会议/听取任何意见。 5. 保证足够的时间来执行总结阶段。	1. 使用两种你认为有效或者做得好的行动和事件。 2. 描述两个你认为你/团队需要工作的领域	1. 时间保证：4~5分钟，占复盘时间25%。 (1)保证时间用来执行总结阶段； (2)强化课堂收益及重要性。 2. 方法保证： (1)采用“引导反思”“记录板”“优点-不足”： 根据板书中“优点-不足”的板图形式已呈现的学员表现差距，让学员从中来总结模拟过程中的主要收益[学习目标、表现差距及场景与临床真实存在的差距(Gap)要点]。 (2)采用“总结性反馈法”： 1)学员总结应用这些关键信息(要点和策略)来改变其未来的临床实践；(如时间不足，由导师总结关键的信息) 2)提升临床实践诊疗自信心，提升临床胜任力。

相关问题（Supplementary Questions）

1. 请你回顾一下刚才发生了什么？
2. 你觉得你的团队队员较好的执行了你的指令吗？
3. 你觉得团队整体表现怎样？分别说出 1~2 个优点及有待提高的地方。
4. 你对你的分工满意吗？
5. 开始出现生命体征变化，你当时是怎么考虑的？

第六部分：本次授课使用的教材及参考资料（References，Evidence-Based Practice Guidelines，Protocols，or Algorithms）

教材
无
参考资料
邓小明，姚尚龙，于布为，等．现代麻醉学．再版发行．中国卫生人才，2014.
拓展资料
无

第七部分：教学评估方案（Evaluations & Recommendations）

学习效果核查方案（Outcome-Based Learning Verification Program & Post Simulation Exercises）
1. 核查表（Checklist）（附件 6-5-1）。 2. 学习效果评价表（自评）。 3. 教学效果评价表（附件 6-5-2）。

第八部分：案例权属及审修（Ownership & Revision & Validation & Peer Review）

案例权属（Ownership）	
编写日期	2021 年 6 月
案例作者	谭芳
作者单位	中山大学第七医院
联系邮箱	tanf8@mail. sysu. edu. cn
审核修订（Revision & Validation & Peer Review）	
案例审核	史霆
审稿校正	田似秀

附件 6-5-1　评价量表（Checklist）

为评价模拟教学实施进展和项目完成度，分别用“√”和“×”标识项目有/无操作或者是执行/未执行。

项目	是（有执行）	否（未执行）
测量项目 1：快速补液扩容处理		
测量项目 2：提高吸氧浓度		
测量项目 3：使用升压药物处理		
测量项目 4：调整呼吸参数		
测量项目 5：呼叫上级		
测量项目 6：与外科医生沟通病情		
测量项目 7：血气分析检测		

续表

项目	是（有执行）	否（未执行）
测量项目8：中心静脉测压		
测量项目9：肺超声检查		
测量项目10：床旁心脏超声检查		
测量项目11：立即停止手术操作		
测量项目12：盐水覆盖术野		
测量项目13：高流量纯氧通气		
测量项目14：快速扩容提高中心静脉压		
测量项目15：改变体位——术野低于心脏水平		
测量项目16：左侧卧位		
测量项目17：通过中心静脉导管回抽气体		
测量项目18：心肺复苏准备		
测量项目19：考虑经食管超声心动图，评估气栓和右心功能		
测量项目20：降低或停止吸入麻醉剂		

附件6-5-2　医学模拟教学课程质量及教学质量评价表

组别：第____组　授课题目：________　授课时间：________　学员：________

评价指标		指标内涵	分值	得分
课程质量	教学对象	教学对象明确，层次清晰	10	
	教学主题	教学主题定位准确，难度适宜，符合教学对象的层次	10	
	教学目标	教学目标设定具体、明确、量化、可达到	10	
	场景设定	场景布置合理，组织有序，可操作性强	10	
	课程内容	课程内容面向全体教学对象，难易适中	10	
		课程内容与时间安排恰当，重点、难点分布恰当	10	
教学质量	复盘	问题设计与学习目标相呼应，注重发现问题、解决问题的能力	10	
	教学效果	采用有效的方式、方法对课堂教学及学习效果进行评价	10	
	教姿教态	着装典雅庄重，精神饱满，教态自然大方	10	
	综合评价（与教案的吻合度）	课堂演示总体评价：现场授课的内容、重点、时间安排在本节课教案计划内进行	10	
总分			100	
专家建议：				

第六节　饱胃患者快速序贯诱导插管

第一部分：案例概况（Overview）

案例主题（Title）			
案例主题	饱胃患者快速序贯诱导插管		
授课对象、场景布置及辅助人员（Roles & Guidelines）			
授课对象及人数	学员学科：麻醉科	学员层级：住培二年级	学员人数：6人
教学地点	☑模拟实训室	□原位模拟	□其他____

续表

授课对象、场景布置及辅助人员(Roles & Guidelines)				
授课导师	导师:1人			
辅助人员	☐ 标准化病人:___人,☑ 助演:2人			
	☑ 模拟工程师:1人,☐ 其他人员:___人			
模拟时间分配(合计35分钟,不含场景布置和复原)	场景布置	30分钟	课前介绍(Prebriefing)	5分钟
	情境运行	10分钟	复盘(Debriefing)	20分钟
	场景复原	10分钟		
案例简介(Summary)				
案例简介	快速序贯诱导(RSI)旨在通过缩短气道无保护的时间来降低误吸风险。气道高风险的紧急状况时需优先考虑实施RSI,RSI是外科急诊手术麻醉的重要组成部分。本模拟教案旨在帮助住培第二年级的住院医生掌握紧急情况下实施成人RSI的核心概念和技术。			
教学目标(Learning Objectives)(※ 标识为本案例的教学重点)				
知识目标(Knowledge)	※ 描述RSI技术准备工作要点。			
技能目标(Skill)	※1. 展示实施RSI预给氧及气道保护技术; 2. 应用常见方法确定气管导管位置; 3. 展示应用减少胃内容物反流后误吸严重程度的技术。			
情感目标(Attitude)	※ 结构化获取信息及传递信息(适用于危机资源管理为教学主题时)。			
供给导师信息(Information for Faculty & Education & Simulation Theory/Framework)				
1. 案例信息 患者王某,28岁女性,因头面部多处开放伤及右前臂骨折急诊入院。患者入院后头颅CT显示右眉骨粉碎性骨折,且怀疑骨折断端侵入右眼球,X线片示右桡骨骨折。目前诊断头面部软组织多发开放伤及右眉骨粉碎性骨折及右桡骨骨折,拟在全身麻醉下行头面部创面清创、骨折端探查术及右桡骨骨折切开内固定术。患者于两小时前吃过午饭,午餐是外卖米饭套餐。患者既往体健,无手术史及过敏史。患者已经入手术室,巡回护士已经开放好静脉通路。该案例要求学员完成饱胃患者的快速诱导前准备工作并实施快速序贯诱导技术。可根据教学需要增加发生反流场景,考察学员在RSI时发生不良事件处理能力。 2. 教学策略 (1)混合式模拟教学(Simulation-Based Blended Learning) (2)高仿真模拟教学(High-Fidelity Simulation) (3)循证教学(Evidence-Based Teaching/Learning) (4)模拟提升跨学科教学(Simulation-Enhanced Interprofessional Education,Sim-IPE) 3. 教学组织形式 小组(Small Group)形式开展高仿真模拟课堂学习和沉浸式学习。 4. 教学方法/手段 启发式教学法、互动式教学法、循证教学法、复盘、沉浸式教学法、高仿真模拟教学法、案例教学法、深入教学/学习法(Deepen Learning)、鼓励性教学法(Incentive Teaching Method)、同伴互学/同伴互相核查的方法(Peer to Peer Learning,P2P)。 5. 教学工具 成人高仿真模拟人、模拟监护仪、核查表、学前调查问卷。 6. 核查工具/方法 (1)工具:核查表(Checklist); (2)方法:团队复盘(Team Debriefing)。				
首次供给学员信息(Learner Information Needed Prior to Scenario)				
患者王某,28岁女性,因头面部多处开放伤及右前臂骨折急诊入院。患者入院后头颅CT显示右眉骨粉碎性骨折,且怀疑骨折断端侵入右眼球,X线片示右桡骨骨折。目前为诊断头面部软组织多发开放伤及右眉骨粉碎性骨折及右桡骨骨折,拟在全身麻醉下行头面部创面清创、骨折端探查术及右桡骨骨折切开内固定术。患者于两小时前吃过午饭外卖米饭套餐。患者既往体健,无手术史及过敏史。患者已经入手术室,巡回护士已经开放好静脉通路,请给该患者完成麻醉诱导。				

续表

模拟教学前学员应具备的知识和技能(Participant Requirements & Pilot Test)
1. 知识:学员完成快速序贯诱导主题理论课程学习并考核合格。 2. 技能:成人基础气道管理技术、成人声门上气道工具使用技术及可视喉镜插管技术。

第二部分:病例信息(Case Information)

初始病例信息(Initial Brief Description of Case)			
患者姓名:王某	年龄:28 岁	性别:☐男 ☑女 ☐其他	体重:68kg
主诉:车祸致头面部多处开放伤及右前臂疼痛 1 小时急诊入院。			
提醒:根据剧情需要,可先告诉学员或学员询问后才提供。 1. 现病史: 患者入院后头颅 CT 显示右眉骨粉碎性骨折,且怀疑骨折断端侵入右眼球,X 线片示右桡骨科利斯骨折。目前诊断头面部软组织多发开放伤及右眉骨粉碎性骨折及右桡骨骨折,拟在全身麻醉下行头面部创面清创、骨折端探查术及右桡骨骨折切开内固定术。患者于两小时前吃过午饭。 患者既往无其他特殊病史。无手术史。无用药史。否认吸烟、饮酒及使用毒品。无药物过敏史。患者神志清楚,对答切题。右额部见纱块包扎,感头面部创面及右臂疼痛。体重 68kg,入院查心率(HR)98 次 /min,血压(BP)106/60mmHg,呼吸频率(RR)18 次 /min,体温(T)36.9℃。术前实验室检查结果正常。 2. 麻醉前气道评估:颈部活动自如,张口度约 3 横指,马氏分级 2 级。 3. 胸部听诊:清音。 患者在 2 小时前吃过午饭,为外卖米饭套餐。 外科医师预估手术时间约 2~3 小时。			

补充病例信息(Supplementary Information & Significant Lab and Diagnostic Findings)
本案例患者入院后 CT 显示右眉骨粉碎性骨折。X 线片示:右桡骨骨折,此两项结果模拟开始前已经告诉学员。无其他补充病例信息,如学员有要求提供某项检验结果或检查结果,直接告知正常。

第三部分:模拟设备要求 / 场景布置要求(Equipment & Scene Layout)

A. 模拟患者(Fidelity/Modality & Simulated Patient Type)
☑高仿真模拟人 / 器
☐标准化病人
☐任务训练器
☐混合(Hybrid)模式

B. 设备 / 物品清单(Props)

序号	设备 / 物品名称	品规或相应要求	数量	其他要求
1	麻醉机	备驱动气源及挥发罐	1 台	
2	手术床	常规	1 张	
3	三通	无特殊	10 个	
4	林格液	500mL	2 瓶	
5	监护仪	模拟人配套学员端	1 台	
6	吸引器	配吸引管和吸痰管	1 台	
7	输液器	无特殊	10 个	

续表

序号	设备 / 物品名称	品规或相应要求	数量	其他要求
8	生理盐水	500mL	1 袋	
9	高级模拟人	带导师控制电脑	1 台	
10	喉罩	3 号和 4 号各一个	1 个	
11	输液延长管	无特殊	10 根	
12	生理盐水	100mL	1 袋	
13	面罩	常规	1 个	
14	排插	多接口	1 个	
15	输液泵	双通道型	2 个	
16	口咽通气道	常规	1 个	
17	呼吸回路	常规	1 个	
18	胶布	压敏型	2 卷	
19	气管导管	6.5 号、7 号、7.5 号各 1	3 根	带管芯
20	注射器	5mL	10 个	
21	注射器	20mL	10 个	
22	注射器	50mL	10 个	
23	检查手套	1 盒	1 盒	
24	喉镜	普通喉镜和可视喉镜各 1	1 套	
25	麻醉工作车	第一层：血管活性药物； 第二层：麻醉药品； 第三层：注射器等耗材； 第四层：液体	1 台	

备注：以上为模拟过程中应该用到的物品、设备和模拟液体等。

C. 模拟药品和液体清单（Medications and Fluids）

血管活性药物：阿托品，肾上腺素，去氧肾上腺素，麻黄素。

麻醉药：丙泊酚，依托咪酯，氯胺酮，曲马多，瑞芬太尼，舒芬太尼。

肌松药：罗库溴铵，琥珀胆碱，维库溴铵。

注：

1. 因临床真实药物贵重，且涉及麻醉药品，药物可用标签标注空注射器后抽取生理盐水表示备用药物，可以用生理盐水安瓿瓶贴标签区分。

2. 麻醉药物和常用的血管活性药物可以抽好放准备台上，学员根据自己需要选取组合成麻醉诱导方案及特殊事件时处理需给予的药物。所需药物清单可增加干扰选项。

D. 模拟人化妆及场地布置（Simulated Patient Makeup & Simulation Location & Setting/Environment）

模拟人右额角贴纱布包扎，右手臂夹板固定。

场地按照手术室布置，麻醉工作车放置在手术床头侧，麻醉机放置于手术床头端右侧位置。

E. 初始监护状态（Initial Monitoring State）

☐ 初始状态患者已经接监护

☑ 初始状态患者未接监护

F. 患者（模拟人）初始设定（Initial State Setting）

T：36.9℃	HR：110 次 /min	RR：18 次 /min	SpO_2：98%
NIBP：132/75mmHg	IBP：	CVP：	
Fi O_2（吸入氧浓度）：99%	$FetO_2$（呼气末氧浓度）：45%		
神志：	瞳孔及对光反射：		

其他（吸入氧浓度）：

注：吸入氧浓度和呼气末氧浓度根据学员设定麻醉机氧流量来调整，如学员采用纯氧预给氧，则按此设定。

第四部分：标准化病人和助演分工及职能（Standardized Patient & Confederate & Observer）

标准化病人和助演分工及职能（Standardized Patient & Confederate & Observer）	
角色（Roles）	职能（Functions）
标准化病人	无。
助演	本案例需要两名助演，分别扮演巡回护士角色及麻醉护士或麻醉助手，模拟前经过培训评估能胜任本案例需求。 巡回护士：在案例进展中可提供帮助，如给予诱导药物等，以及按照学员要求提供手术室内物品如吸引器。 麻醉助手：按主操学员要求，帮助进行诱导时环状软骨压迫，以及在中等难度案例演进（麻醉诱导后发生误吸）设定时提供支持。

第五部分：课堂设计（Class Design）

课前介绍（Prebriefing）
课前介绍建议但不仅限于以下方面： 1. 介绍导师和助演（模拟过程中提供相应的帮助，但不会阻碍学员操作），学员相互介绍认识（如学员相互认识可省略）。 2. 目的：今天我们要进行的是日常麻醉工作常见的患者处理，本次模拟培训只是为了学习而不是考核，只是希望通过运行案例来发现我们处理同类患者可能会存在问题，并找出原因，帮助我们在今后实际临床工作中有更好的表现。 3. 保密原则：所有学员都签署了保密协议，请不要对外谈论其他学员在模拟过程中的表现，以保证大家都能尽情的发挥。请不要把案例的内容告诉其他未来参加模拟培训的学员，保证案例对其他学员有同样的学习体验。 4. 模拟的仿真度及规则：模拟人身上可以做什么，什么是无法在模拟人上操作的，某些内容需要做的同时大声说出来，方便导师和其他学员了解模拟处置过程。 5. 模拟时长及过程：整个模拟过程约 10 分钟，听到导师喊“模拟结束”指令时结束模拟，然后所有学员回到教室，我们会花 20 分钟左右对刚刚运行的案例进行一个复盘，就案例的情况进行讨论。 6. 下面大家熟悉一下我们的模拟人。 7. 向进入模拟教室的学员及其他学员宣读案例背景信息。 8. 询问学员是否还有需要了解的问题？

情境运行（Scenario）			
运行剧本（Progression）			
阶段 / 生命体征	患者状态	预期学员行为	线索 / 提示
1. 初始阶段 1 HR：110 次 /min BP：132/75mmHg RR：18 次 /min SpO_2：98% T：36.9℃ FiO_2：- $FetO_2$：-	神志清楚，略显紧张及焦虑。	预期学员行为： 1. 介绍自己并核对患者信息。 2. 给模拟人上监护。 3. 评估模拟人气道。 4. 准备插管设备及吸引器。 5. 准备诱导药品。 6. 和助手沟通麻醉计划。	特别关注学员是否准备吸引器并测试可用，准备插管设备时如未准备声门上气道，导师需记录下，在讨论环节提出。 学员设置好氧流量并给模拟人面罩吸氧则进入下一阶段。
2. 阶段 2 HR：115 次 /min BP：135/78mmHg RR：16 次 /min SpO_2：100% T：36.9℃ FiO_2：99% $FetO_2$：45%	同上	1. 将手术床调整为合适位置。 2. 将氧流量开大到 6L/min，减压安全阀（APL 阀）阀门放开，面罩自主呼吸 3 分钟，同时吩咐患者深呼吸或一分钟内 8 次肺活量深呼吸。 3. 快速预充液体扩容。 4. 观察呼气末氧浓度值。	学员开始给诱导药物时转入下一阶段。 此阶段，呼气末氧浓度逐渐提高，到 3 分钟左右至 60% 以上。

续表

阶段 / 生命体征	患者状态	预期学员行为	线索 / 提示
3. 阶段 3 HR:87 次 /min BP:105/56mmHg RR:0 次 /min SpO_2 :100% T:36.9℃ FiO_2 :99% $FetO_2$:70%	患者意识消失	1. 按顺序给予适当的 RSI 诱导药物。 2. 观察患者反应。 3. 患者镇静状态下提示助手按压环状软骨,患者意识消失后增加按压力量(10N 升至 30N)。 4. 肌松药给予后计时,一分钟后可视喉镜气管插管。	记录学员给药种类及剂量 初级难度:学员置入气管导管后转入阶段 4。 中等难度:学员开始尝试插管时,告知口咽部充满反流液体和食物。转入状态 5。
4. 阶段 4 HR:68 次 /min BP:95/52mmHg RR:12 次 /min SpO_2 :99% T:36.9℃ FiO_2 :99% $FetO_2$:75%	患者意识消失	1. 气管导管到位后快速套囊充气。 2. 多种方式判定导管位置。 3. 助手解除环状软骨压迫。 4. 固定导管,调整呼吸参数 5. 调整维持麻醉药物。	确定导管位置方法:$PetCO_2$ 波形(金标准)、胸廓起伏、导管气雾、听诊双肺。 初级难度则结束模拟。
5. 阶段 5 HR:78 次 /min BP:95/54mmHg RR:0 次 /min SpO_2 :99% T:36.9℃ FiO_2 :99% $FetO_2$:56%	同上	1. 呼救启动应急程序。 2. 立即调整手术床为头低位。 3. 吸引器清理口腔液体。 4. 立即尝试可视喉镜插管。 5. 插管后吸引气管导管。 6. 确认导管位置后接麻醉机机械通气。 7. 考虑纤支镜检查气道。	氧饱和度随着时间进展逐渐降低至 89% 以下直至气管导管成功置入,吸引气道通气后氧饱和度逐渐回升。 导管位置确认后 1 分钟,模拟结束。

复盘方案(Debriefing)
1. 复盘策略(Debriefing Strategy) (1)支持结构化复盘(Structured and Supported Debriefing, SSD) (2)引导反思(Guided Reflection) (3)指导反馈(Directive Feedback) 2. 复盘组织形式(Debriefing Organization Forms) 小组(Small Group)形式(注意,使用范围——学员:导师 ≤ 6:1,且学员 ≤ 6) 3. 复盘地点(Debriefing Location) 讨论室(Discussion Room)或以问题为导向教学室(Problem-Based Learning Room)或复盘室(Debriefing Room) 4. 复盘导师(Debriefer) 促进者(Facilitator) 5. 复盘方法(Debriefing Technique) (1)收集 - 分析 - 总结(Gather-Analyze-Summarize, GAS) (2)情境回顾法(After action review Method) (3)同伴复盘法(Pear-Assisted Debriefing Method) (4)团队复盘法(Team Debriefing Method) (5)混合复盘法(Blended Debriefing Method) (6)主张 - 探寻法(Advocacy-Inquiry Method) (7)优点 - 不足法(Plus-Delta Method) (8)形成性反馈法(Formative Feedback Method) (9)总结性反馈法(Summative Feedback Method)

续表

复盘方案（Debriefing）
6. 复盘工具（Debriefing Tools） (1) 主张 - 探寻（Advocacy-Inquiry，AI） (2) 核查清单（Checklist） (3) 优点 - 不足（Plus-Delta，+/Δ） (4) 记录板（Whiteboard） (5) 概念图（Concept Mapping）

复盘设计（Debriefing Designing & Implementation）				
阶段	目的	行为	问题提纲	注释
收集	积极地听取参与者的意见，了解他们对自己行为的看法	1. 需要团队领导叙述。 2. 需要团队澄清或补充信息。	1. 所有人：你感觉如何？ 2. 队长：你能告诉我们发生了什么事吗？ 3. 团队成员：能帮助我们回忆一下刚刚情境案例中发生的重要事件吗？	1. 时间保证：5 分钟，占复盘时间 25%。 2. 方法保证： (1) 采用开放式问题及鼓励性教学法： 1) 征求学员最初的反应 / 情绪； 2) 确认“分析”阶段待讨论的问题； 3) 提升学习兴趣、热情和积极性。 (2) 采用“情境回顾法”及“记录板”： 1) 对案例及学习目标有共同的理解； 2) 在进入“分析”阶段之前，总结学员在收集阶段所共有的关注点（如：存疑之处等）； 3) 板书形式，边引导边归纳，记录如上所共有的关注点。
分析	促进学生反思并分析他们的行为	1. 检查事件的准确记录。 2. 报告观察正确和不正确的步骤。 3. 利用咨询来阐明思考的过程。 4. 在必要的地方刺激反射并提供重定向。 5. 利用基于证据的指南作为临床查询 / 关注的基准。	1. 我注意到 ×××，请告诉我更多。 2. 你是如何做到某个步骤操作的？你做出某个决定的原因是什么？ 3. 你觉得如何才能做的更好呢？	1. 时间保证：10 分钟，占复盘时间 50%。 (1) 分配足够的时间来执行分析阶段； (2) 保证课堂收益，突出教学重点。 2. 方法保证： (1) 采用“引导反思”“同伴、团队及混合复盘法”及“核查清单”： 1) 将学员的个人观点与观察相结合； 2) 以学员对具体而准确的某一行为、互动或先前评论作为探究的基础。 (2) 采用“主张 - 探寻、形成性反馈法”及“记录板”“优点 - 不足”： 1) 引导学员分享积极的行为、想法； 2) 引导学员对需要改进的方面 / 领域进行自我发现； 3) 选择学员模拟过程中的表现或观察到的差距，进行引导并同时总结学员的共识之处； 4) 板书形式，边引导边归纳，记录学员“表现差距（Performance Gap）”。 (3) 采用“指导反馈”“音视频支持复盘法”及“概念图”： 1) 为学员需要进行的改变或改进提供建议； 2) 提供建议变更 / 改进的理论依据和 / 或事实； 3) 反馈集中在全体学员（而不是个人）、表现差距（Performance Gap）、学习目标及场景与临床真实存在的差距（Gap），并给予建议、解决其差距（Closed Performance Gap）。

续表

<table>
<tr><th>阶段</th><th>目的</th><th>行为</th><th>问题提纲</th><th>注释</th></tr>
<tr><td rowspan="3">总结</td><td rowspan="3">便于识别和审查所吸取的经验教训</td><td rowspan="3">1. 验证所有必要的覆盖。
2. 教学 / 汇报点。
3. 总结讨论 / 结束。
4. 会议 / 听取任何意见。
5. 保证足够的时间来执行总结阶段。</td><td>1. 有没有人帮助我们总结一下今天的学习重点？</td><td rowspan="3">1. 时间保证：5 分钟，占复盘时间 25%。
(1)保证时间用来执行总结阶段；
(2)强化课堂收益及重要性。
2. 方法保证：
(1)采用“引导反思”“记录板”“优点 - 不足”：根据板书中“优点 - 不足”的板图形式已呈现的学员表现差距，让学员从中来总结模拟过程中的主要收益[学习目标、表现差距及场景与临床真实存在的差距(Gap)要点]。
(2)采用“总结性反馈法”：
1)学员总结应用这些关键信息(要点和策略)来改变其未来的临床实践(如时间不足，由导师总结关键的信息)；
2)提升临床实践诊疗自信心，提升临床胜任力。</td></tr>
<tr><td>2. 你这次主要学习到了什么？</td></tr>
<tr><td>3. 让我们来总结一下今天的学习重点……</td></tr>
<tr><td colspan="5">备注：
1. 此次医学模拟课堂教学复盘以“支持结构化复盘”为主要的复盘策略，辅以“引导反思”和“指导反馈”等复盘策略。
2. 整合“主张 - 探寻法”等多种复盘方法和多种复盘工具，保证教学重点，解决教学难点。
3. 结合实际模拟情境整合多种“基于证据的复盘”(Evidence-Based Debriefing)策略及方法，综合高效执行混合复盘，以实现并提升学员自信心和临床胜任力。</td></tr>
</table>

相关问题(Supplementary question)

1. RSI 的核心概念是什么？
2. 能分享一下您麻醉诱导药物选择、肌松药的选择及给予剂量吗，这样做的理由呢？
3. 如果诱导后发现患者插管困难该如何处理呢？
4. 改良 RSI 做了哪些调整？
5. 环状软骨按压有哪些争议？如果插管过程无法完成时是否要坚持按压？
6. 发生了反流后你们是如何处理的呢？

第六部分：本次授课使用的教材及参考资料(References, Evidence-Based Practice Guidelines, Protocols, or Algorithms)

教材
刘进，于布为．麻醉学．北京：人民卫生出版社，2014.
参考资料
1. Wilcox SR, Bittner EA, Elmer J, et al. Neuromuscular blocking agent administration for emergent tracheal intubation is associated with decreased prevalence of procedure-related complications. Critical Care Medicine, 2012, 40 (6): 1808-1813. 2. Brown C A, AE Bair, Pallin D J, et al. Techniques, Success, and Adverse Events of Emergency Department Adult Intubations. Annals of Emergency Medicine, 2015, 65 (4): 363-370.e1. 3. Okubo M, Gibo K, Hagiwara Y, et al. The effectiveness of rapid sequence intubation (RSI) versus non-RSI in emergency department: an analysis of multicenter prospective observational study. International Journal of Emergency Medicine, 2017, 10. 4. Pourmand A, Robinson C, Dorwart K, O'Connell F. Pre-oxygenation: Implications in emergency airway management. Am J Emerg Med, 2017, 35 (8): 1177-1183. 5. Nimmagadda U, Salem MR, Crystal GJ. Preoxygenation: Physiologic Basis, Benefits, and Potential Risks. Anesth Analg, 2017, 124 (2): 507-517.

续表

参考资料
6. Mushambi MC, Kinsella SM, Popat M, et al. Obstetric Anaesthetists' ssociation and Difficult Airway Society guidelines for themanagement of difficult and failed tracheal intubation in obstetrics. Anaesthesia, 2015, 70(11): 1286-1306. 7. Pavlov I, Medrano S, Weingart S. Apneic oxygenation reduces the incidence of hypoxemia during emergency intubation: A systematic review and metaanalysis. Am J Emerg Med, 2017, 35(8): 1184-1189. 8. El-Orbany M, Connolly LA. Rapid sequence induction and intubation: current controversy. Anesth Analg, 2010(5), 110: 1318-1325.
拓展资料
无

第七部分：教学评估方案（Evaluations & Recommendations）

学习效果核查方案（Outcome-Based Learning Verification Program & Post Simulation Exercises）
1. 核查量表（Checklist），见附件 6-6-1。 2. 教学效果评价表，见附件 6-6-4。

第八部分：案例权属及审修（Ownership & Revision & Validation & Peer Review）

案例权属（Ownership）	
编写日期	2021 年 6 月
案例作者	项明方
作者单位	深圳市第二人民医院
联系邮箱	Daxiangbig@163.com
审核修订（Revision & Validation & Peer Review）	
案例审核	史霆
审稿校正	章能华

附件 6-6-1 核查量表

为评价模拟教学实施进展和项目完成度，分别用“√”和“×”标识项目有 / 无操作或者是执行 / 未执行。

项目	是（有执行）	否（未执行）
1. 介绍自己并核对患者信息		
2. 给模拟人上监护		
3. 评估模拟人气道		
4. 准备插管设备及吸引器		
5. 准备诱导药品		
6. 和助手沟通麻醉计划		
7. 将手术床调整为合适位置		
8. 将氧流量开大到 6L/min，减压安全阀（APL 阀）阀门放开，面罩自主呼吸 3 分钟，同时吩咐患者深呼吸或一分钟内 8 次肺活量深呼吸		

续表

项目	是(有执行)	否(未执行)
9. 快速预充液体扩容		
10. 观察呼气末氧浓度值		
11. 按顺序给予适当的 RSI 诱导药物		
12. 观察患者反应		
13. 患者镇静状态下提示助手按压环状软骨，患者意识消失后增加按压力量(10N 升至 30N)		
14. 给予肌松药后计时，一分钟后可视喉镜气管插管		
15. 气管导管到位后快速套囊充气		
16. 助手松开环状软骨压迫		
17. 多种方式判定导管位置		
18. 固定导管，调整呼吸参数		
19. 调整维持麻醉药物		

附件 6-6-2 情境运行——剧情(流程表的附属)

本案例为一饱胃患者全麻快速序贯诱导(RSI)的模拟教学。快速序贯诱导(RSI)旨在控制患者气道同时降低胃内容物反流误吸风险。其操作核心步骤可总结为“7P”原则：准备(preparation)、预吸氧(preoxygenation)、插管前优化(preintubation optimization)、诱导麻醉使得肌肉松弛(paralysis)、摆放体位(positioning)、插管并确认位置(placement with proof)、插管后管理(postintubation management)。

学员接受任务后，要先意识到该患者为饱胃患者，诱导过程中存在反流误吸风险，需按照 RSI 操作流程进行准备及诱导插管。麻醉前的物品及药品选择和准备对防止发生不良事件尤为重要，模拟过程中导师需记录学员准备阶段的表现，特别是准备吸引器及声门上气道设备。除此之外，学员需核对患者，给患者接监护包括：监测心电图、无创血压、脉搏、血氧饱和度和二氧化碳分压。正确地进行预充氧直至患者呼气末氧含量为 60%~80%。在患者入睡后采用环状软骨加压法。虽然关于环状加压法的压力值及具体实行方式方法存在争议，对于该案例我们推荐学员进行这个动作。选择合适的药物进行快速诱导，如静脉注射丙泊酚 2mg/kg，静脉注射罗库溴铵(4 倍 95% 的有效药物剂量)。当病人呼吸停止后，立即进行气管插管，正压通气。通过多种方式确认导管位置：听双肺呼吸声，并观察二氧化碳波形，以确认气管插管放置正确。在确认导管位置后才解除环状软骨压迫。然后以氧气、静脉麻醉药及吸入剂维持麻醉。

两位助演分别扮演巡回护士及麻醉助手，巡回护士按主麻学员要求帮助准备吸引器及其他模拟过程中可能用的耗材，帮助整个案例推进。但不主动帮助学员操作及准备。扮演麻醉助手助演按主麻要求进行环状软骨压迫手法，同时要问主麻：请告诉我压迫力道和手法。得到主麻学员的反馈后才进行。

本案例可进行拓展，前半部分重点在考察学员进行 RSI 的标准流程的能力，后一阶段可考察 RSI 时发生反流不良事件学员应对的能力。

附件 6-6-3 教学目标答案

1. 描述 RSI 技术准备工作要点

(1)麻醉前采集患者基本信息，询问最后进食时间。

(2)每一例快速序贯诱导都需要完善的准备和计划：包括技术设备、药物、人员和应急预案。

(3) 准备分为：

患者准备：需向患者解释并描述拟行的方案，包括压迫环状软骨，给予监测，摆放体位，预给氧；

设备准备：氧源、气道工具(包括吸引器及声门上气道工具及困难气道设备)；

药品准备：RSI 用药，血管活性药物；

人员准备：明确分工，分享麻醉计划。

2. 展示实施 RSI 预给氧及气道保护技术(Sellick 手法)

(1) 纯氧通气下，进行至少 3 分钟潮气量呼吸，或 1 分钟内 8 次肺活量呼吸。

(2) 如有气体监测仪，使呼气末氧浓度达到 80%。

(3) 完成满意预给氧且所有人员就位后，可按计划给予药物并观察患者的反应。应用环状软骨压迫，应压在同一位置，患者意识消失的瞬间，压力应从 10N(1kg 压力)升至 30N。

(4) 在确认气管插管成功后才能解除压迫。

3. 应用常见方法确定气管导管位置

(1) 一旦气管导管到位，应迅速为套囊充气；

(2) 观察胸廓起伏(敏感性和特异性均不足)；

(3) 导管内起雾(敏感性和特异性均不足)；

(4) 胸部听诊；

(5) 次呼吸内观察到四相呼气末二氧化碳波形(金标准)。

4. 展示应用减少胃内容物反流后误吸严重程度的技术(可选项)

(1) 立刻应用吸引装置；

(2) 改为头低足高位；

(3) 可考虑纤支镜评估气管内情况。

附件 6-6-4　医学模拟教学课程质量及教学质量评价表

组别：第____组　授课题目：________________　授课时间：________　学员：

评价指标		指标内涵	分值	得分
课程质量	教学对象	教学对象明确，层次清晰	10	
	教学主题	教学主题定位准确，难度适宜，符合教学对象的层次	10	
	教学目标	教学目标设定具体，明确，量化，可达到	10	
	场景设定	场景布置合理，组织有序，可操作性强	10	
	课程内容	课程内容面向全体教学对象，难易适中	10	
		课程内容与时间安排恰当，重点、难点分布恰当	10	
教学质量	复盘	问题设计与学习目标相呼应，注重发现问题、解决问题的能力	10	
	教学效果	采用有效的方式、方法对课堂教学及学习效果进行评价	10	
	教姿教态	着装典雅庄重，精神饱满，教态自然大方	10	
	综合评价 (与教案的吻合度)	课堂演示总体评价： 现场授课的内容、重点、时间安排在本节课教案计划内进行	10	
总分			100	
专家建议：				

第七节 麻醉诱导中过敏反应的处理

第一部分：案例概况（Overview）

<table>
<tr><th colspan="5">案例主题（Title）</th></tr>
<tr><td>案例主题</td><td colspan="4">麻醉过程中过敏反应的处理</td></tr>
<tr><th colspan="5">授课对象、场景布置及辅助人员（Roles & Guidelines）</th></tr>
<tr><td>授课对象及人数</td><td>学员学科：麻醉学</td><td colspan="2">学员层级：住培二年级</td><td>学员人数：6 人</td></tr>
<tr><td>教学地点</td><td>☑模拟实训室</td><td colspan="2">☐原位模拟</td><td>☐其他______</td></tr>
<tr><td>授课导师</td><td colspan="4">导师：1 人</td></tr>
<tr><td rowspan="2">辅助人员</td><td colspan="4">☐标准化病人：___人，☑助演：2 人</td></tr>
<tr><td colspan="4">☑模拟工程师：1 人，☐其他人员：___人</td></tr>
<tr><td rowspan="3">模拟时间分配（合计 50 分钟，不含场景布置和复原）</td><td>场景布置</td><td>30 分钟</td><td>课前介绍（Prebriefing）</td><td>5 分钟</td></tr>
<tr><td>情境运行</td><td>15 分钟</td><td>复盘（Debriefing）</td><td>30 分钟</td></tr>
<tr><td>场景复原</td><td>10 分钟</td><td></td><td></td></tr>
<tr><th colspan="5">案例简介（Summary）</th></tr>
<tr><td>案例简介</td><td colspan="4">过敏性休克是机体一种突发性、全身性、严重性、致命性综合征。患者在麻醉诱导和维持过程中发生过敏性休克的风险时刻存在。本案例旨在让二年级住培医生掌握麻醉过程中发生过敏性休克的正确处理流程。</td></tr>
<tr><th colspan="5">教学目标（Learning Objectives）（※ 标识为本案例的教学重点）</th></tr>
<tr><td>知识目标（Knowledge）</td><td colspan="4">※1. 描述气道高压报警处理流程；
※2. 描述静脉用药致过敏性休克可疑药物识别及处理流程。</td></tr>
<tr><td>技能目标（Skill）</td><td colspan="4">※1. 展示处理围手术期气道高压报警能力；
※2. 正确静脉应用肾上腺素处理过敏性休克；
3. 在麻醉交接时清晰而准确的传递信息。</td></tr>
<tr><td>情感目标（Attitude）</td><td colspan="4">※ 结构化获取及传递信息。</td></tr>
<tr><th colspan="5">供给导师信息（Information for Faculty & Education & Simulation Theory/Framework）</th></tr>
<tr><td colspan="5">1. 案例信息
患者张某，因颈部包块入院行手术治疗。患者约 10 年前发现颈部包块，近 2 年来包块渐渐增大，门诊收治入院手术治疗。入院前门诊超声示颈部肿块约 6cm×9cm。患者自述呼吸顺畅。入院后 CT 显示包块外向性生长，气管向右侧偏移。气管管腔直径未见变化。患者既往无手术史，偶尔服用抗组胺药物。有花粉过敏病史，春季易出现过敏性鼻炎，有青霉素过敏史。吸烟二十余年，每天半包左右。体格检查见颈部偏左侧可触及一约 6cm×9cm 大小包块。
体重 70kg，入院时查生命体征：体温 36.8℃，心率 108 次 /min，血压 126/60mmHg，呼吸 20 次 /min，呼吸道通畅，呼吸音清，心音正常。
术前气道塌陷试验正常。
术前实验室检查正常。术前禁食状态：13 小时前最后一次进食。外科医生估计手术过程约 3 小时。
本案例需要两位学员进入模拟教室，开台麻醉医生及接班麻醉医生，模拟前进行角色分工。案例背景为麻醉诱导完成使用静吸复合麻醉 1 个小时，手术开始约 30 分钟后，两位麻醉医生进行交接班。当完成交班后，巡回护士按开台麻醉医生之前的医嘱接上胶体（羟乙基淀粉）液维持液体通路并缓慢滴注，而后患者发生气道痉挛导致气道压增高表现，3 分钟后继发氧饱和度及血压的改变。此阶段唯一改变的药物（液体）是新换上的羟乙基淀粉，案例背景为患者对羟乙基淀粉过敏，最先表现为气道痉挛所致的麻醉机气道高压报警。学员按流程处理气道高压报警原因，而后根据生命体征变化意识到患者发生了过敏性休克并进行相应处理。
2. 教学策略（Instructional Strategy）
（1）混合式模拟教学（Simulation-Based Blended Learning）。
（2）高仿真模拟教学（High-Fidelity Simulation）。
（3）循证教学（Evidence-Based Teaching/Learning）。</td></tr>
</table>

续表

供给导师信息（Information for Faculty & Education & Simulation Theory/Framework）
3. 教学组织形式（Instructional Organization Forms） 小组（Small Group）形式开展高仿真模拟课堂学习和沉浸式学习。 4. 教学方法（Instructional Methods） 启发式5教学法、互动式教学法、循证教学法、复盘、沉浸式教学法、高仿真模拟教学法、案例教学法、深入教学/学习法（Deepen Learning）、鼓励性教学法（Incentive Teaching Method）、同伴互学（Peer to Peer Learning，P2P）。 5. 教学工具（Instructional Aids） 成人高仿真综合模拟人、模拟监护仪、核查表。 6. 核查工具/方法（Checklist Tools/Methods） （1）工具：核查表（Checklist）。 （2）方法：团队复盘（Team Debriefing）。
首次供给学员信息（Learner Information Needed Prior to Scenario）
本案例需要两位学员： 给学员1的信息（学员2回避，其他观摩学员需知晓）：你是白班的麻醉医生，现在到了中午吃饭时间，有一个你经手麻醉的患者要交接给接替你的麻醉医生，请你和接班医生完成交接。患者张某，因颈部包块入院行手术治疗。患者约10年前发现颈部包块，近2年来包块渐渐增大，门诊收治入院手术治疗。入院前门诊超声示颈部肿块约6cm×9cm。患者自述呼吸顺畅。入院后CT显示包块外向性生长，气管向右侧偏移。气管管腔直径未见变化。无手术史，偶尔服用抗组胺药。患者既往有花粉过敏病史，春季易出现过敏性鼻炎，有青霉素过敏史。吸烟二十余年，每天半包左右。体格检查见颈部偏左侧可触及一6cm×9cm大小包块。患者体重70kg，入院时查生命体征：体温36.8℃，心率108次/min，血压126/60mmHg，呼吸20次/min，呼吸道通畅，呼吸音清，心音正常。术前气道塌陷试验正常。术前实验室检查正常。术前禁食状态：13小时前最后一次进食。外科医生估计手术过程约3小时。 患者已经完成了诱导，面罩通气及气管插管过程顺利，现在为静吸复合麻醉，静脉麻醉药物为丙泊酚，靶控输注效应室浓度模式2.5μg/mL，瑞芬太尼效应室浓度模式2.0ng/mL，复合1%七氟烷吸入维持。接班时麻醉诱导完成约1小时，外科医生开始手术约30分钟。患者目前生命体征平稳。入室至交班时已经给予约500mL林格氏液，因为外科医生预计手术时间约3小时，但考虑到快速康复因素，外科医生不建议插尿管，所以已经准备了一袋胶体交代巡回护士准备接上并缓慢滴注维持静脉通路，防止术中膀胱过度膨胀。请和接班医生完成交接班后回到观摩区。 给学员2的信息：你是负责接班的麻醉医生，请和需要接班的麻醉医生完成交接班并负责患者麻醉管理。
模拟教学前学员应具备的知识和技能（Participant Requirements & Pilot Test）
1. 知识：学员进入模拟教室前需已经接受围手术期过敏性休克专题理论授课，并通过考核。 2. 技能：已经完成麻醉机高压报警处理流程培训并通过考核。

第二部分：病例信息（Case Information）

初始病例信息（Initial Brief Description of Case）			
患者姓名：张某	年龄：48	性别：☑男 □女 □其他	体重：70kg
主诉：因颈部包块10年入院行手术治疗。			
1. 病史：患者约10年前发现颈部包块，近2年来包块渐渐增大，门诊收治入院手术治疗。入院前门诊超声示颈部肿块约6cm×9cm。患者自述呼吸顺畅。入院后CT显示包块外向性生长，气管向右侧偏移。气管管腔直径未见变化。患者既往无手术史，偶尔服用抗组胺药物。有花粉过敏病史，春季易出现过敏性鼻炎，有青霉素过敏史。吸烟20余年，每天半包左右。体格检查见颈部偏左侧可触及一6cm×9cm大小包块。入院时查生命体征：体温36.8℃，心率108次/min，血压126/60mmHg，呼吸频率20次/min，呼吸道通畅，呼吸音清，心音正常。术前气道塌陷试验正常。术前实验室检查正常。 2. 术前禁食状态：13小时前最后一次进食。 外科医生估计手术过程约3小时。			
补充病例信息（Supplementary Information & Significant Lab and Diagnostic Findings）			
本案例无需提供特殊的实验室检查及影像资料。如学员提出纤支镜检查气道时，告知气道通畅。			

第三部分：模拟设备要求 / 场景布置要求（Equipment & Scene Layout）

A. 模拟患者（Fidelity/Modality & Simulated Patient Type）
☑ 高仿真模拟人 / 器
☐ 标准化病人
☐ 任务训练器
☐ 混合（Hybrid）模式

B. 设备 / 物品清单（Props）

序号	名称	品规或相应要求	数量	其他要求
1	监护仪	模拟人配套学员端	1 台	
2	高级模拟人	带导师控制电脑	1 台	
3	麻醉机	备驱动气源及挥发罐	1 台	可正常工作
4	手术床	无特殊	1 张	
5	吸引器	配备吸引管 + 吸痰管	1 台	
6	面罩	相邻型号	1 个	
7	口咽通气道	各型号均备	1 个	
8	插管管芯	无特殊	1 根	
9	喉镜	普通喉镜 + 可视喉镜	各 1 个	
10	喉罩	3 号、4 号、5 号	1 个	
11	排插	无特殊	1 个	
12	呼吸回路	无特殊	1 套	
13	注射器	5mL、10mL、20mL、50mL 型号	10 个	
14	三通	无特殊	10 个	
15	输液皮条	无特殊	5 根	
16	麻醉工作台车	麻醉车第一层：血管活性药物 麻醉车第二层：麻醉药品 麻醉车第三层：注射器等耗材 麻醉车第四层：液体	1 台	可以按照临床真实的麻醉工作台车摆放物品及相关药品，同时配备锐器盒等
17	输液架	无特殊	1 个	
18	双通道输液泵	无特殊	2 台	
19	胶布、检查手套	无特殊	1 盒	

以上为模拟过程中应该用到的设备和物品。

C. 模拟药品和液体清单（Medications and Fluids）

序号	名称	品规或相应要求	数量	其他要求
1	林格氏液	500mL	2 袋	
2	生理盐水	500mL	1 袋	
3	生理盐水	100mL	1 袋	
4	胶体液	500mL	1 袋	
5	血管活性药物	阿托品，肾上腺素，去氧肾上腺素，麻黄素	各 1 盒	

续表

序号	名称	品规或相应要求	数量	其他要求
6	麻醉药	丙泊酚,依托咪酯,氯胺酮,曲马多,瑞芬太尼,舒芬太尼	各1盒	
7	肌松药	罗库溴铵,维库溴铵	各1盒	
8	激素	地塞米松	1盒	
9	甲泼尼龙		1盒	
10	葡糖糖酸钙 / 氯化钙		1盒	

备注:
1. 因临床真实药物贵重,且涉及毒麻药品,药物可用标签标注空注射器后抽取生理盐水表示备用药物,也可以用生理盐水安瓿瓶贴标签区分。
2. 麻醉药物和常用的血管活性药物可以抽好放准备台上,学员根据自己需要选取组合成麻醉诱导方案及特殊事件时处理需给予的药物。所需药物清单可增加干扰选项。

D. 模拟人化妆及场地布置(Simulated Patient Makeup & Simulation Location & Setting/Environment)

模拟人已接监护,已开通静脉输注液体为胶体,接输注泵泵注瑞芬太尼及丙泊酚,开麻醉机挥发罐,复合七氟烷 1% 维持麻醉。模拟人盖手术铺巾。模拟人胸前皮肤可化妆,表示红色皮疹。
场地按照手术室布置,麻醉工作车放置在手术床头侧,麻醉机放置于手术床头端右侧位置。

E. 初始监护状态(Initial Monitoring State)

☑ 初始状态患者已经接监护
☐ 初始状态患者未接监护

F. 患者(模拟人)初始设定(Initial State Setting)

T:36.8 ℃	HR:89 次 /min	RR:10(机械通气)次 /min	SpO_2:99%
NIBP:105/56mmHg	$PetCO_2$:35mmHg	CVP:	
神志:全麻状态	瞳孔及对光反射:正常		
其他(如气道、心肺听诊等):无			

第四部分:标准化病人和助演分工及职能(Standardized Patient & Confederate & Observer)

标准化病人和助演分工及职能(Standardized Patient & Confederate & Observer)	
角色(Roles)	职能(Functions)
标准化病人	无。
助演	本案例标准化医生 / 标准化护士,认定其已完成相应培训,并承担相应任务。 助演 1:扮演手术医生穿戴全套手术防护设备,在患者出现不良事件时和麻醉医生沟通。 助演 2:扮演巡回护士,在模拟过程中按主麻医生指示协助主麻医生处理患者,并在模拟过程中根据剧情需要辅助案例演进。如学员要求纤支镜检查气管时,告知纤支镜检查气道通畅。

第五部分:课堂设计(Class Design)

课前介绍(Prebriefing)

课前介绍建议但不限于以下方面:
1. 介绍导师和助演(模拟过程中提供相应的帮助,但不会阻碍学员操作),学员介绍相互认识(如学员相互认识可省略)。
2. 目的:今天我们要进行的是麻醉管理阶段可能出现的危机事件,本次模拟培训只是为了学习而不是考核,只是希望通过运行案例来发现问题,并找出原因,帮助我们在今后实际临床工作中有更好的表现。
3. 保密原则:所有学员都签署了保密协议,请不要对外谈论其他学员在模拟过程中的表现,以保证大家都能尽情发挥。请不要把案例的内容告诉其他未来参加模拟培训的学员,保证案例对其他学员有同样的学习体验。
4. 模拟的仿真度:可以做什么,什么是无法在模拟人上操作的,某些内容需要做的同时大声说出来,方便导师和其他学员了解模拟处置过程。
5. 模拟时长及过程:整个模拟过程约 15 分钟,听到导师喊"模拟结束"指令时结束模拟,之后所有学员回到教室,我们会花 30 分钟左右对刚刚运行的案例进行一个复盘,就案例的情况进行讨论。
6. 下面大家熟悉一下我们的模拟人。

续表

课前介绍(Prebriefing)
7. 现在我们需要两位学员参与,并提前进行角色分工。 8. 学员 2 回避,学员 1 及其他学员接受给学员的案例背景信息。 9. 询问学员是否还有问题?

情境运行(Scenario & Case Running)			
运行剧本(Progression Outline)			
阶段 / 生命体征	患者状态	预期学员行为	线索 / 提示
1. 初始阶段 HR:89 次 /min BP:105/56mmHg RR:10 次 /min SpO_2:99% T:36.8℃ $PetCO_2$:35mmHg	神志、查体阳性体征设置。 全麻状态,已插管,静吸复合维持麻醉。	1. 结构化收集信息和传递信息完成交接班。 2. 核查患者麻醉维持药物及通气参数。	两位学员进行交班时,巡回护士拿胶体续上液体,并告知开台麻醉医生,医嘱已经执行,缓慢维持。 液体替换后 3 分钟转入阶段 2。
2. 气道压报警阶段 HR:109 次 /min BP:92/52mmHg RR:10 次 /min SpO_2:96% T:36.8℃ $PetCO_2$:30mmHg	麻醉维持状态,调整模拟人肺部出现喘鸣音,气道阻力增加。	1. 使用呼吸囊手动通气,排除呼吸机的机械问题(同时提升吸入氧浓度)。 2. 检查麻醉环路和阀门。 3. 告知外科医生暂停手术,通过呼气末 CO_2 浓度值确认气管导管插入正确。 4. 放置吸痰管或光导纤维镜于气管导管,以排除导管阻塞。 5. 吸入 $β_2$ 受体激动剂。	调整模拟人肺顺应性及阻力,达到能触发麻醉机气道压报警设置标准以触发麻醉机压力报警。如模拟人及麻醉机无法实现该功能,则由巡回护士提示:"麻醉医生,麻醉机气道压在报警。" $PetCO_2$、BP、SpO_2 随着时间进展逐渐降低。 此阶段进展 5 分钟后进入阶段 3。
3. 过敏性休克阶段 HR:118 次 /min BP:82/46mmHg RR:10 次 /min SpO_2:89% T:36.8℃ $PetCO_2$:26mmHg	麻醉维持状态 正确给予肾上腺素后,调整模拟人肺顺应性及气道阻力,气道压下降。血压及氧饱和度逐渐改善。	1. 呼救。 2. 意识到可能为过敏性休克。 3. 停止静脉麻醉药物输注更换液体及液体通路。 4. 正确给予肾上腺素(静推负荷量+泵注维持)。 5. 晶体扩容。 6. 给予二线抗过敏药物(甲泼尼龙或地塞米松等)。	此阶段或上阶段学员如要求呼叫上级医生,巡回护士告知,已经联系上级,他正在内科大楼会诊,最快要 5 分钟后才能到,请学员先寻找原因维持生命体征稳定。 正确处理转至阶段 4。 如一直未能正确处理,或未嘱巡回护士更换液体通路,患者生命体征逐渐恶化(不发生心搏骤停)转至阶段 5。
4. 病情好转阶段 HR:85 次 /min BP:108/65mmHg RR:10 次 /min SpO_2:99% T:36.9℃ $PetCO_2$:38mmHg		1. 分析可能的过敏药物,调整麻醉维持方案。 2. 告知手术医生继续手术。	患者生命体征稳定后外科医生询问是否可以继续手术,在麻醉医生给出答案后结束模拟。
5. 病情恶化阶段 HR:135 次 /min BP:79/46mmHg RR:10 次 /min SpO_2:85% T:36.9℃ $PetCO_2$:26mmHg			正确处理后转至状态 4,如一直未能正确处理,整个模拟进程到 15 分钟导师宣布模拟结束。

复盘方案（Debriefing）
1. 复盘策略（Debriefing Strategy） (1) 支持结构化复盘（Structured and Supported Debriefing，SSD） (2) 引导反思（Guided Reflection） (3) 指导反馈（Directive Feedback） 2. 复盘组织形式（Debriefing Organization Forms） (1) 小组（Small Group）形式 3. 复盘地点（Debriefing Location） 讨论室（Discussion Room）或复盘室（Debriefing Room）或原位复盘（In Situ Debriefing） 4. 复盘导师（Debriefer）： 促进者（Facilitator） 5. 复盘方法（Debriefing Technique） (1) 收集 - 分析 - 总结（Gather-Analyze-Summarize，GAS） (2) 情境回顾法（After action review Method） (3) 同伴复盘法（Pear-Assisted Debriefing Method） (4) 团队复盘法（Team Debriefing Method） (5) 混合复盘法（Blended Debriefing Method） (6) 主张 - 探寻法（Advocacy-Inquiry Method） (7) 优点 - 不足法（Plus-Delta Method） (8) 形成性反馈法（Formative Feedback Method） (9) 总结性反馈法（Summative Feedback Method） 6. 复盘工具（Debriefing Tools） (1) 主张 - 探寻（Advocacy-Inquiry，AI） (2) 核查清单（Checklist） (3) 优点 - 不足（Plus-Delta，+/Δ） (4) 记录板（Whiteboard） (5) 概念图（Concept Mapping）

复盘设计（Debriefing Designing & Implementation）				
阶段	目的	行为	问题提纲	注释
收集	积极地听取参与者的意见，了解他们对自己行为的看法。	1. 需要团队领导叙述。 2. 需要团队澄清或补充信息。	1. 所有人：你感觉如何？ 2. 队长：你能告诉我们发生了什么事吗？ 3. 团队成员：有其他补充吗？	1. 时间保证：8 分钟，占复盘时间 27%。 (1) 分配足够的时间进行信息收集； (2) 建构并开展收集阶段，明确支持结构化复盘策略。 2. 方法保证： (1) 采用开放式问题及鼓励性教学法： 1) 征求学员最初的反应 / 情绪； 2) 确认“分析”阶段待讨论的问题； 3) 提升学习兴趣、热情和积极性。 (2) 采用“情境回顾法”及“记录板”： 1) 对案例及学习目标有共同的理解； 2) 在进入“分析”阶段之前，总结学员在收集阶段所共有的关注点（如：存疑之处等）； 3) 板书形式，边引导边归纳，记录如上所共有的关注点。

续表

阶段	目的	行为	问题提纲	注释
分析	促进学生反思并分析他们的行为。	1. 检查事件的准确记录。 2. 报告观察正确和不正确的步骤。 3. 利用咨询来阐明思考的过程。 4. 在必要的地方刺激反射并提供重定向。 5. 利用基于证据的指南作为临床查询/关注的基准。	1. 我注意到……，请告诉我更多 2. 你觉得怎么样？你当时在想什么？但是，我了解到场景的更多“×”方面。 3. 解决冲突：让我们重新集中注意力，重要的不是谁对，而是对病人来说什么是正确的。	1. 时间保证：15 分钟，占复盘约时间 50%。 (1)分配足够的时间来执行分析阶段； (2)保证课堂收益，突出教学重点。 2. 方法保证： (1)采用“引导反思”“同伴、团队及混合复盘法”及“核查清单”： 1)将学员的个人观点与观察相结合； 2)以学员对具体而准确的某一行为、互动或先前评论作为探究的基础。 (2)采用“主张-探寻、形成性反馈法”及“记录板”“优点-不足”： 1)引导学员分享积极的行为、想法； 2)引导学员对需要改进的方面/领域进行自我发现； 3)选择学员模拟过程中的表现或观察到的差距，进行引导并同时总结学员的共识之处； 4)板书形式，边引导边归纳，记录学员“表现差距”(Performance Gap)； (3)采用“指导反馈”“音视频支持复盘法”及“概念图”： 1)为学员需要进行的改变或改进提供建议； 2)提供建议变更/改进的理论依据和/或事实； 3)反馈集中在全体学员(而不是个人)、表现差距(Performance Gap)、学习目标及场景与临床真实存在的差距(Gap)，并给予建议、解决其差距(Closed Performance Gap)。
总结	便于识别和审查所吸取的经验教训。	1. 验证所有必要的覆盖。 2. 教学/汇报点。 3. 总结讨论/结束。 4. 会议/听取任何意见。 5. 保证足够的时间来执行总结阶段。	1. 在本次治疗中，请你总结两件你认为做的好的行动。 2. 描述两个你认为你/团队需要重点关注的内容。 3. 如果再次抢救这样的病人，你还会做出哪些改进？	1. 时间保证：7 分钟，约占复盘时间 23%。 (1)保证时间用来执行总结阶段； (2)强化课堂收益及重要性。 2. 方法保证： (1)采用“引导反思”“记录板”“优点-不足”： 根据板书中“优点-不足”的板图形式已呈现的学员表现差距，让学员从中来总结模拟过程中的主要收益[学习目标、表现差距及场景与临床真实存在的差距(Gap)要点]。 (2)采用“总结性反馈法”： 1)学员总结应用这些关键信息(要点和策略)来改变其未来的临床实践(如时间不足，由导师总结关键的信息)； 2)提升临床实践诊疗自信心，提升临床胜任力。
备注： 1. 此次医学模拟课堂教学复盘以“支持结构化复盘”为主要的复盘策略，辅以“引导反思”和“指导反馈”等复盘策略。 2. 整合“主张-探寻法”等多种复盘方法和多种复盘工具，保证教学重点，解决教学难点。 3. 结合实际模拟情境整合多种“基于证据的复盘”(Evidence-Based Debriefing)策略及方法，综合高效执行混合复盘，以实现并提升学员自信心和临床胜任力。				

相关问题(Supplementary Questions)

1. 麻醉过程中发生过敏的表现是什么？能否分享下你们是如何识别并诊断的？
2. 过敏场景下肾上腺素该如何使用？
3. 为什么说肾上腺素是治疗过敏性休克的黄金药物？(不同受体的作用)
4. 还有哪些药物可以应用于过敏性休克抢救？地塞米松是否是合适的激素类药物？

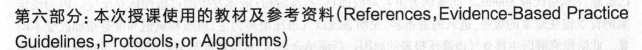

第六部分：本次授课使用的教材及参考资料（References, Evidence-Based Practice Guidelines, Protocols, or Algorithms）

教材
无
参考资料
1. Muraro A, Hoffmann-Sommergruber K, Holzhauser T, , et al. On behalf of the EAACI Food Allergy and Anaphylaxis Guidelines Group. Anaphylaxis: guidelines fromthe European Academy of Allergy and Clinical Immunology. Allergy. 2014, 69 (11): 1026-1045. 2. Simons FER, Ardusso LRF, Bilo MB, et al. International consensus on anaphylaxis. World Allergy Organ, 2014, 7 : 9. 3. Kannan JA, Bernstein JA. Perioperative Anaphylaxis. Immunol Allergy Clin North Am, 2015, 35 : 321-334. 4. 邓小明，姚尚龙，于布为，等．现代麻醉学 .4 版．北京：人民卫生出版社，2014.
拓展资料
1. 新青年麻醉论坛视频第二十七讲：围术期过敏反应的诊治及过敏原检测。 2. 新青年麻醉论坛视频：严重过敏反应急救指南推荐意见一览。

第七部分：教学评估方案（Evaluations & Recommendations）

学习效果核查方案（Outcome-Based Learning Verification Program & Post Simulation Exercises）
1. 核查量表（Checklist），见附件 6-7-3。 2. 教学效果评价表，见附件 6-7-4。

第八部分：案例权属及审修（Ownership & Revision & Validation & Peer Review）

案例权属（Ownership）	
编写日期	2021 年 6 月
案例作者	项明方
作者单位	深圳市第二人民医院
联系邮箱	Daxiangbig@163.com
审核修订（Revision & Validation & Peer Review）	
案例审核	史霆
审稿校正	章能华

附件 6-7-1　情境运行——剧情

此模拟案例场景设定为麻醉交接班后病人发生突发危机事件（过敏性休克），接班医生排查可能的原因并在救援到来之前处理患者。案例需要两位学员进入模拟教室，同时有两位助演协助案例进展。本案例开始交接班环节，考察麻醉医生在交接班过程中是否具备结构化进行信息采集和传递的能力。

模拟开始时需对两位参与学员进行分工，角色 A 为交出工作的医生，角色 B 为接手管理患者的麻醉医生。角色 A 和其他学员可以充分了解患者背景知识，角色 B 此时需回避，其需要了解的病历信息及患者麻醉方案要通过和角色 A 交接时获取。

在两位麻醉医生进行交接时，麻醉诱导已经进行一个小时，手术开始半个小时。交接过程中巡回护士遵照角色 A 的医嘱给予胶体输注，原因是患者手术时间约 3 小时，但是患者没有插尿管，入室后到交接时已经输注林格氏液500mL。此案例为患者对胶体(羟乙基淀粉)液体发生的过敏性休克反应。因为设定案例背景输注非常的缓慢,进入的量不多,先期表现以气道压增高为主,血压和氧饱和度等指标改变不明显。此阶段麻醉医生排查气道高压报警的原因。后面结合血压、氧饱和度甚至肺部听诊(设定模拟人在该阶段出现哮鸣音)意识到可能为过敏反应。结合过敏的特点,该患者在发生不良事件阶段唯一改变调整的药物为胶体,结合患者有过敏病史,应该怀疑羟乙基淀粉为过敏原。故应该先暂停静脉输注麻醉药物,改用吸入麻醉药物维持。同时更换液体及液体通路,晶体液扩容。在正确静脉给予肾上腺素(负荷量+泵注维持)后,患者气道压逐渐下降,血压及氧饱和度等生命体征好转。患者生命体征稳定后,继续手术操作。

附件6-7-2 教学目标答案

1. 气道高压报警处理流程

(1)手动通气,排除呼吸机的机械问题,同时提升吸入氧浓度,使用呼吸皮囊评估气道阻力和肺顺应性。

(2)检查麻醉环路和阀门。

(3)通过肺部听诊和呼气末CO_2浓度值确认气管导管插入正确。

(4)放置吸痰管或光导纤维镜于气管导管,以排除导管阻塞。

(5)吸入β受体兴奋剂。

(6)如血压允许,加深吸入麻醉。

2. 静脉用药致过敏性休克可疑药物识别及处理流程

(1)根据给药先后和发生过敏症状的时间关系及围手术期最常见过敏药物种类识别可能致敏药物。

(2)脱离过敏原,停止可疑药物及液体输注,并更换整个液体通路。

(3)尽快给予肾上腺素,有静脉通路且严密监护下首选静脉注射。首剂给予10~100μg静脉注射,然后持续静脉输注(0.05~0.4μg/kg^{-1}·min^{-1},根据血压调整速率)。

(4)加快输液扩容。

(5)大流量吸氧。

(6)可以考虑给予类固醇类药物和抗组胺药。

3. 在交班时清晰而准确地传递信息

(1)临床过程的细节:病人基本信息及诊断、手术过程、过敏史、既往病史和手术史、用药史及相关实验室及影像学结果。

(2)手术中管理:手术状态、气道评估、麻醉计划、目前的生命体征、血液丢失及容量评估、术后镇痛计划。

(3)可能的临床治疗计划。

附件6-7-3 核查量表(Checklist)

为评价模拟教学实施进展和项目完成度,分别用"√"和"×"标识项目有/无操作或者是执行/未执行。

项目	是(有执行)	否(未执行)
1. 结构化收集信息和传递信息完成交接班		
2. 核查患者麻醉维持药物及通气参数		
3. 气道压报警时使用呼吸囊手动通气		
4. 检查麻醉环路和阀门		
5. 暂停手术操作		
6. 放置吸痰管或光导纤维镜确认气道是否通畅		

续表

项目	是(有执行)	否(未执行)
7. 吸入 β_2 受体激动剂		
8. 生命体征继续恶化时呼救		
9. 停止静脉药物输注并更换液体和液体通路		
10. 晶体液扩容		
11. 正确通过静脉途径给予肾上腺素		
12. 给二线抗过敏药物(甲泼尼龙或地塞米松等)		
13. 调整麻醉维持方案		

附件 6-7-4 医学模拟教学课程质量及教学质量评价表

组别:第____组 授课题目:____________ 授课时间:________ 学员:____________

评价指标		指标内涵	分值	得分
课程质量	教学对象	教学对象明确,层次清晰	10	
	教学主题	教学主题定位准确,难度适宜,符合教学对象的层次	10	
	教学目标	教学目标设定具体、明确、量化、可达到	10	
	场景设定	场景布置合理,组织有序,可操作性强	10	
	课程内容	课程内容面向全体教学对象,难易适中	10	
		课程内容与时间安排恰当,重点、难点分布恰当	10	
教学质量	复盘	问题设计与学习目标相呼应,注重发现问题、解决问题的能力	10	
	教学效果	采用有效的方式、方法对课堂教学及学习效果进行评价	10	
	教姿教态	着装典雅庄重,精神饱满,教态自然大方	10	
	综合评价(与教案的吻合度)	课堂演示总体评价: 现场授课的内容、重点、时间安排在本节课教案计划内进行	10	
总分			100	
专家建议:				

第七章

传染病学模拟教案

第一节　发热门诊新型冠状病毒肺炎的识别及初步处理

第一部分：案例摘要（Overview）

案例主题（Title）				
案例主题	发热门诊新型冠状病毒肺炎的识别及初步处理			
授课对象、场景布置及辅助人员（Roles & Guidelines）				
授课对象及人数	学员学科：内科学	学员层级：住培医师三年级	学员人数：3人	
教学地点	☑模拟实训室	☐原位模拟	☐其他__	
授课导师	导师：1人			
辅助人员	☑标准化病人1人，☑助演：2人			
	☐模拟工程师：__人，☐其他人员：__人			
模拟时间分配（合计65分钟）	场景布置	15分钟	课前介绍（Prebriefing）	5分钟
	情境运行	20分钟	复盘（Debriefing）	40分钟
	场景复原	10分钟		
案例简介（Summary）				
案例简介	患者男性，66岁，因"发热、咳嗽8天"至发热门诊就诊。学员进行完整的病史采集、查体、重点检查，初步诊断"新型冠状病毒肺炎"，上报疫情、转诊。案例目的旨在提高住培医师对新型冠状病毒肺炎的识别及初步处理。			
教学目标（Learning Objectives）（※标识为本案例的教学重点）				
知识目标	※1. 列举新型冠状病毒肺炎的诊断要点； 2. 明确发热门诊应对突发新发传染病疫情的基本处理流程。			
技能目标	※1. 应用流行病学问诊技巧，对发热门诊患者进行问诊； ※2. 应用新型冠状病毒肺炎的诊疗指南熟悉十大症状问诊技巧及初步处理； 3. 依据传染病防治法对新型冠状病毒肺炎进行疫情上报； 4. 应用三级防护规范，熟悉隔离留观诊室的进入流程。			
情感目标	1. 展现高效的传染病流行病学调查能力； 2. 实现与传染病密接者的良好沟通。			

续表

供给导师信息(Information for Faculty & Education & Simulation Theory/Framework)
1. 案例信息 患者张某,男性,66 岁,"发热、咳嗽 8 天"于 2020 年 1 月 29 日至发热门诊就诊。 患者 8 天前无明显诱因出现发热,最高体温 39℃,伴畏寒,无寒战,发热无昼夜节律,伴肌肉关节酸痛、头晕、头痛,咳嗽,无痰,无喘鸣或呼吸困难,不影响睡眠;无鼻塞、流涕、咽痛,无嗅觉味觉变化,无胸闷、心悸、胸痛,无恶心呕吐,无腹痛、腹泻,无尿频、尿急、尿痛,无皮疹或瘙痒。2 天前至某社康就诊,予口服"奥司他韦胶囊、左氧氟沙星片"抗感染治疗,仍然反复发热,且患者自诉伴有胸闷气短,遂至某三甲医院就诊,查胸部 X 线平片:双肺感染。该院行政值班紧急联系我院医务科,由 120 急救车送至我院。起病以来,精神、睡眠、饮食可,大小便正常,体重无明显下降。 流行病学史:2019 年 12 月 12 日在国外旅游,12 月 24 日回至深圳,2019 年 12 月 29 日自深圳出发至武汉,7 天前返回深圳。 既往史:高血压病史 8 余年,最高血压为 146/96mmHg,长期口服氨氯地平,血压控制尚可,否认糖尿病、冠心病等其他病史,否认肝炎、结核等传染病病史,否认手术史,无输血史。否认食物药物过敏史。否认烟酒等不良嗜好,其他病史无特殊。 查体:体温 38.7℃,脉搏 94 次 /min,呼吸频率 24 次 /min,血压 142/85mmHg,体重 82kg 身高 175cm,体重指数 26.8kg/m^2,血氧饱和度 93%(吸氧 2L/min 后可升至 98%);余无阳性体征。 外院检查(2020-1-28):白细胞计数 4.20 × 10^9/L,嗜酸性粒细胞百分比 0%,中性粒细胞百分比 75.7%,淋巴细胞百分比 17.4%。尿常规正常。CRP 34.19mg/L。胸部 X 线平片呈双肺感染征象。 本院辅助检查(2020-1-28):白细胞计数 4.20 × 10^9/L,嗜酸性粒细胞百分比 0%,中性粒细胞百分比 75.7%,淋巴细胞百分比 17.4%;尿常规正常;CRP 34.19mg/L。(急诊电解质四项)Na^+138.1mmol/L,K^+3.62mmol/L,Cl^-94.9mmol/L,(急诊肝功能十六项)白蛋白 39.5g/L,总胆红素 9.5μmol/L,谷丙转氨酶 26.5U/L,天冬氨酸转氨酶 33.6U/L,尿素 5.37mmol/L,肌酐 81.9μmol/L。血气分析示:pH 7.472,二氧化碳分压 31.2mmHg,氧分压 85.7mmHg,吸氧浓度分数 29.0%。胸部 X 线平片:呈双肺感染。胸部 CT:双肺多发渗出病变,考虑感染。新型冠状病毒核酸检测阳性。 2. 教学策略 (1)混合式模拟教学 / 学习(Simulation-Based Blended Learning); (2)高仿真模拟教学(High-Fidelity Simulation); (3)循证教学 / 学习(Evidence-Based Teaching/Learning)。 3. 教学组织形式 小组(Small Group)形式开展高仿真模拟课堂学习和沉浸式学习。 4. 教学方法 / 手段 (1)启发式教学法、互动式教学法、循证教学法、复盘、沉浸式教学法、高仿真模拟教学法。 (2)案例教学法、深入教学 / 学习法(Deepen Learning)、同伴互学(Peer to Peer Learning,P2P)。 5. 教学工具 标准化病人、核查表。 6. 核查工具 / 方法 (1)工具:核查表(Checklist)。 (2)方法:团队复盘(Team Debriefing)。
首次供给学员信息(Learner Information Needed Prior to Scenario)
患者张某,男性,66 岁,"发热、咳嗽 8 天"于 2020 年 1 月 29 日上午 10 点至发热门诊就诊。
模拟教学前学员应具备的知识和技能(Participant Requirements & Pilot Test)
1. 知识:(1)不明原因发热的基本诊断流程;(2)新型冠状病毒肺炎相关流行病学知识。 2. 技能:(1)内科常规问诊技巧;(2)三级防护培训考核。

第二部分:病例信息(Case Information)

初始病例信息(Initial Brief Description of Case)			
患者姓名:张某	年龄:66 岁	性别:☑男 □女 □其他	体重:82kg
主诉:发热、咳嗽 8 天。			

续表

初始病例信息（Initial Brief Description of Case）
提示：以下内容根据案例剧情需要，可先告诉学员或学员询问后才提供。 现病史： 患者8天前无明显诱因出现发热，最高体温39℃，伴畏寒，无寒战，发热无昼夜节律，伴肌肉关节酸痛、头晕、头痛，咳嗽，无痰，无喘鸣或呼吸困难，不影响睡眠；无鼻塞、流涕、咽痛，无嗅觉味觉变化，无胸闷、心悸、胸痛，无恶心呕吐，无腹痛、腹泻，无尿频、尿急、尿痛，无皮疹或瘙痒。2天前至某社康就诊，予口服"奥司他韦胶囊、左氧氟沙星片"抗感染治疗，仍然反复发热，且患者自诉伴有胸闷气短，遂至某三甲医院就诊，查胸部X线平片呈双肺感染征象。该院行政值班紧急联系我院医务科，由120急救车送至我院。起病以来，精神、睡眠、饮食可，大小便正常，体重无明显下降。 流行病学史：2019年12月12日从澳大利亚出发至日本旅游，12月24日自日本回至深圳，2019年12月29日自深圳出发至武汉，7天前返回深圳。 既往史：高血压病史8余年，最高血压为146/96mmHg，长期口服氨氯地平，血压控制尚可，否认糖尿病、冠心病等其他病史，否认肝炎、结核等传染病病史，否认手术史，无输血史。否认食物药物过敏史。否认烟酒等不良嗜好，其他病史无特殊。 查体：体温38.7℃，脉搏94次/min，呼吸24次/min，血压142/85mmHg，体重82kg，身高175cm，体重指数26.8kg/m^2，神志清醒，两肺呼吸音稍粗，未闻及干湿啰音，心率94次/min，心律齐，各瓣膜区未闻及杂音，腹软，无压痛、无反跳痛，双下肢无水肿。 外院检查（2020年1月28日）：白细胞计数4.20×10^9/L，嗜酸性粒细胞百分比0%，中性粒细胞百分比75.7%，淋巴细胞百分比17.4%。尿常规正常。CRP 34.19mg/L。胸部X线平片呈双肺感染征象。

补充病例信息（Supplementary Information & Significant Lab and Diagnostic Findings）
1. 血氧饱和度93%（吸氧2L/min后可升至98%）。 2. 2020年1月28日血常规：白细胞计数4.20×10^9/L，嗜酸性粒细胞百分比0%，中性粒细胞百分比75.7%，淋巴细胞百分比17.4%。尿常规正常。CRP 34.19mg/L。 3. 急诊电解质四项：Na^+ 138.1mmol/L，K^+ 3.62mmol/L，Cl^- 94.9mmol/L。 4. 急诊肝功能十六项＋肾功能：白蛋白39.5g/L，总胆红素9.5μmol/L，谷丙转氨酶26.5U/L，天冬氨酸转氨酶33.6U/L，尿素5.37mmol/L，肌酐81.9μmol/L。 5. 血气分析示：酸碱度7.472，二氧化碳分压31.2mmHg，氧分压85.7mmHg，吸氧浓度分数29.0%。 6. 胸部X线平片呈双肺感染征象。 7. 胸部CT：双肺多发渗出病变，考虑感染。新型冠状病毒核酸检测阳性。

第三部分：模拟设备要求/场景布置要求（Equipment & Scene Layout）

A. 模拟患者（Fidelity/Modality & Simulated Patient Type）
☐高仿真模拟人/器
☑标准化病人　☑助演
☐任务训练器
☐混合（Hybrid）模式

B. 物品清单（Props）

序号	设备/物品名称	物料品规或相应要求	数量	其他要求
1	外科口罩	供标准化病人、助演使用	20个	置于清洁区
2	N95口罩	供学生、护士使用	20个	置于清洁区/诊室
3	防护服和帽子	供学生、护士使用	10套	置于清洁区
4	手套	供学生、护士使用	1盒	置于清洁区/诊室
5	面屏	供学生、护士使用	10个	置于清洁区
6	模拟隔离留观室、抢救室	模拟隔间门	各1间	标注上隔离留观

续表

序号	设备 / 物品名称	物料品规或相应要求	数量	其他要求
7	心电监护仪	供标准化病人使用	1 台	抢救室
8	面罩氧疗管道	供标准化病人使用	1 套	抢救室
9	座机电话	供学生使用(诊室)	1 台	联络病房及防保部门用
10	电脑	供学生使用(诊室)	1 台	模拟医疗活动使用
11	胸片	供学生使用	1 张	配胸片袋
12	奥司他韦药盒	供标准化病人使用	1 个	放于胸片袋内
13	左氧氟沙星药盒	供标准化病人使用	1 个	放于胸片袋内
14	听诊器	供学生使用	1 个	放于清洁区或缓冲区
15	手消毒液	供学生、护士使用	1 瓶	放于床旁
16	鼻咽拭子采集管	供护士角色使用	2 个	

C. 模拟药品和液体清单(Medications and Fluids)
无

D. 模拟人化妆及场地布置(Simulated Patient Makeup & Simulation Location & Setting/Environment)
现场需要模拟诊室、隔离留观室,门口贴示“诊室”“隔离留观室”“隔离抢救室”字样;诊室设置电话、电脑装备。抢救室内设置心电监护仪、氧疗装备。床旁都要有手消毒液、乳胶手套盒(随时可更换)。

E. 初始监护状态(Initial Monitoring State)
□ 初始状态患者已经接监护
☑ 初始状态患者未接监护

F. 患者(模拟人)初始设定(Initial State Setting)			
T:38.7℃	HR:94 次 /min	RR:24 次 /min	SpO_2 :93%
NIBP:142mmHg	IBP:85mmHg	CVP:未测	
神志:清楚	瞳孔及对光反射:正常		
其他(如气道、心肺听诊等):气道开放,呼吸音清,无干湿啰音,无胸膜摩擦音;心律齐,无杂音。			

第四部分:标准化病人和助演分工及职能(Standardized Patient & Confederate & Observer)

标准化病人和助演分工及职能(Standardized Patient & Confederate & Observer)	
角色(Roles)	职能(Functions)
标准化病人	标准化病人用于配合学员问诊、体查,标准化病人脚本详见附件(附件 7-1-2)。
助演	家属助演用于配合学员问诊,护士助演用于配合学员问诊、体查、采样。台词详见附件(附件 7-1-2)。

第五部分:课堂设计(Class Design)

课前介绍(Prebriefing)
1. 课程简介 (1)本模拟课程的目的用于提升学员在发热门诊筛查新发突发传染病的能力和医疗团队的沟通合作能力,是一个学习体验过程。 (2)案例运行过程中请按照真实临床场景对待,遵循医疗诊治规范、团结合作、注重人文,并尽量将思考过程表达出来。 (3)所有参与人员遵循信任、保密、尊重原则,学习过程中的表现和讨论不会带来任何不良影响。 (4)课程分为课前简介、案例运行、复盘(含场景复原)三部分,大概时间分别为 5 分钟、20 分钟、40 分钟,案例运行阶段的结束时间由导师宣布为准。

续表

课前介绍(Prebriefing)
2. 环境及模拟人介绍 (1)目前所在场景为发热门诊,现场备有隔离诊室、留观室、抢救室;隔壁依次为自助取药机、备用床旁超声机、专用CT室,备用电话。 (2)由标准病人模拟患者时,可以进行常规体格检查、心电监护等操作。 (3)隔离诊室内有值班电话,供联系医技科室、请示上级医生使用。 3. 案例初始信息 发热门诊某日,三年级住院医生A为值班医生,负责接诊病人、组织抢救;三年级住院医生B、C也在现场;现场还有值班护士1名。患者张某,男,66岁,因“发热8天”前来就诊。

情境运行(Scenario)			
运行剧本(Progression)			
阶段 / 生命体征	患者状态	预期学员行为	线索 / 提示
1. 初始流行病学采集 HR:94次/min BP:142/85mmHg RR:24次/min SpO_2:未测 T:38.7℃	患者有明显咳嗽,精神萎靡	应主动询问患者有无来自疫区流行病学史或者疑似或确诊患者接触史,查看健康码,“三必查、一询问”。 (1分钟内完成)	1. 如学员未询问,家属主动交待流行病史。 2. 触发进下阶段事件: (1)如患者和家属未佩戴口罩应指导患者佩戴医用防护口罩,再继续完整采集病史。 (2)如检查后确诊者应佩戴N95口罩,家属或陪护人员也须佩戴。 (3)如学员仍未执行,护士提醒完成。
2. 完整病史采集及体格检查 HR:94次/min BP:142/85mmHg RR:24次/min SpO_2:未测 T:38.7℃	患者有气促,咳嗽明显	主动询问病史和治疗史,查看外院胸片等检查结果,开具鼻咽拭子,查新冠核酸、新冠病毒抗体、血常规、CRP、肝肾功能、心肌酶、电解质、肺部CT、血气分析等,并给予监测指脉氧饱和度。(10分钟内完成)	1. 如学员未主动询问外院检查: (1)助演调整。 (2)SP主动提供。 2. 触发事件:外院胸片评估双肺感染明显。 3. 如学员未执行:SP提醒。
3. 诊断筛查 HR:94次/min BP:142/85mmHg RR:24次/min SpO_2:93% T:38.7℃	同上	1. 根据呼吸表现、指脉血氧饱和度决定是否需要给予SP吸氧、根据咳嗽程度也可酌情对症处理。 2. 症状较重宜暂转入抢救室,使用心电监护仪等监测生命体征。 3. 等候并查看血常规、血气分析、CT等结果,结合病史给予临床诊断,初步评估重型新冠肺炎可能,向上一级医生或科主任汇报,电话联系防保科、医务科。(5分钟内完成)	1. 如学员未给氧,无对症处理步骤:未执行检测,护士提醒。 2. 触发事件:CT影像学特点。
4. 转诊收治 HR:94次/min BP:142/85mmHg RR:24次/min SpO_2:98%(吸氧) T:38.7℃	同上	联系新型冠状病毒肺炎隔离病房收治,同时嘱同行家属(密切接触者)留观,拟进一步筛查诊治。 (4分钟内完成)	1. 学员未评估病情,家属提醒: (1)护士调整。 (2)提醒要转诊负压隔离病房。 2. 触发事件: (1)病情较重,不宜等待核酸结果,先收入隔离病房诊治。 (2)新型冠状病毒核酸阳性报告并初判为重型(后续)。

复盘(Debriefing)
1. 复盘策略 (1)引导反思(Guided Reflection) (2)指导反馈(Directive Feedback) 2. 复盘组织形式 小组(Small Group)形式 3. 复盘方法 / 手段 收集 - 分析 - 总结(Gather-Analyze-Summarize,GAS)模式 4. 复盘工具 (1)主张 - 探寻(Advocacy-Inquiry,AI) (2)核查清单(Checklist) (3)优点 - 不足(Plus-Delta,+/Δ)

复盘设计(Debriefing Designing & Implementation)

阶段	目的	行为	问题提纲	注释
收集	积极地听取参与者的意见,了解他们对自己行为的看法。	1. 需要团队领导的叙述。 2. 需要团队澄清或补充信息。	1. 所有人:你感觉如何? 2. 队长:你能告诉我们发生了什么事吗? 3. 团队成员:有其他补充吗?	1. 时间保证:10 分钟,占复盘时间 25%。 (1)分配足够的时间进行信息收集; (2)建构并开展收集阶段,明确支持结构化复盘策略。 2. 方法保证: (1)采用开放式问题及鼓励性教学法: 1)征求学员最初的反应 / 情绪; 2)确认"分析"阶段待讨论的问题; 3)提升学习兴趣、热情和积极性。 (2)采用"情境回顾法"及"记录板": 1)对案例及学习目标有共同的理解; 2)在进入"分析"阶段之前,总结学员在收集阶段所共有的关注点(如:存疑之处等); 3)板书形式,边引导边归纳,记录如上所共有的关注点。
分析	促进学生反思并分析他们的行为。	1. 检查事件的准确记录。 2. 报告观察正确和不正确的步骤。 3. 利用咨询来阐明思考的过程。 4. 在必要的地方刺激反射并提供重定向。 5. 利用基于证据的指南作为临床查询 / 关注的基准。	1. 我注意到……,请告诉我更多。 2. 你觉得怎么样?你当时在想什么?但是,我了解到场景的更多"×"方面。 3. 解决冲突:让我们重新集中注意力,重要的不是谁对,而是对病人来说什么是正确的。	1. 时间保证:20 分钟,占复盘时间 50%。 (1)分配足够的时间来执行分析阶段; (2)保证课堂收益,突出教学重点。 2. 方法保证: (1)采用"引导反思""同伴、团队及混合复盘法"及"核查清单": 1)将学员的个人观点与观察相结合; 2)以学员对具体而准确的某一行为、互动或先前评论作为探究的基础。 (2)采用"主张 - 探寻""形成性反馈法"及"记录板""优点 - 不足": 1)引导学员分享积极的行为、想法; 2)引导学员对需要改进的方面 / 领域进行自我发现; 3)选择学员模拟过程中的表现或观察到的差距,进行引导并同时总结学员的共识之处; 4)板书形式,边引导边归纳,记录学员"表现差距(Performance Gap)" (3)采用"指导反馈": 1)为学员需要进行的改变或改进提供建议; 2)提供建议变更 / 改进的理论依据和 / 或事实; 3)反馈集中在全体学员(而不是个人)、表现差距(Performance Gap)、学习目标及场景与临床真实存在的差距(Gap),并给予建议、解决其差距(Closed Performance Gap)。

续表

阶段	目的	行为	问题提纲	注释
总结	便于识别和审查所吸取的经验教训。	1. 验证所有必要的覆盖。 2. 教学/汇报点。 3. 总结讨论/结束。 4. 会议/听取任何意见。 5. 保证足够的时间来执行总结阶段。	1. 使用两种你认为有效或者做得好的行动和事件。 2. 描述两个你认为你/团队需要工作的领域。	1. 时间保证:10分钟,占复盘时间25%。 (1)保证时间用来执行总结阶段; (2)强化课堂收益及重要性。 2. 方法保证: (1)采用“引导反思”“记录板”“优点-不足”: 根据板书中“优点-不足”的板图形式已呈现的学员表现差距,让学员从中来总结模拟过程中的主要收益(学习目标、表现差距及场景与临床真实存在的差距要点)。 (2)采用“总结性反馈法”: 1)学员总结应用这些关键信息(要点和策略)来改变其未来的临床实践(如时间不足,由导师总结关键的信息); 2)提升临床实践诊疗自信心,提升临床胜任力。
备注: 1. 此次医学模拟课堂教学复盘以“支持结构化复盘”为主要的复盘策略,辅以“引导反思”和“指导反馈”等复盘策略; 2. 整合“主张-探寻法”等多种复盘方法和多种复盘工具,保证教学重点,解决教学难点; 3. 结合实际模拟情境,整合多种“基于证据的复盘”(Evidence-Based Debriefing)策略及方法,综合高效执行混合复盘,以实现并提升学员自信心和临床胜任力。				

第六部分:本次授课使用的教材及参考资料(References,Evidence-Based Practice Guidelines,Protocols,or Algorithms)

教材
李兰娟,任红.传染病学.9版.北京:人民卫生出版社,2018.
参考资料
1. 国家卫生健康委办公厅,国家中医药管理局办公室.关于印发新型冠状病毒肺炎诊疗方案(试行第八版:修订版)的通知.http://www.gov.cn/zhengce/zhengceku/2021-04/15/content_5599795.htm,2021-04-14. 2. 中华人民共和国传染病防治法　突发公共卫生事件应急条例.北京:法律出版社,2020.

第七部分:教学评估方案(Evaluations & Recommendations)

学习效果核查方案(Outcome-Based Learning Verification Program&Post Simulation Exercises)
1. 核查量表(Checklist),见附件7-1-1。 2. 教学效果评价表,见附件7-1-3。

第八部分:案例权属及审修(Ownership & Revision & Validation & Peer Review)

案例权属(Ownership)	
编写日期	2021年6月
案例作者	袁静　刘粤　郑燕群　蔡满媛　王福祥　杨柳青(执笔)
作者单位	深圳市第三人民医院
联系邮箱	ssyinzx@163.com
审核修订(Revision & Validation & Peer Review)	
案例审核	杨棉华
审稿校正	郑妍　薛磊

附件 7-1-1 评价量表

为评价模拟教学实施进展和项目完成度，分别用“√”和“×”标识项目有 / 无操作或者是执行 / 未执行。

评价内容		是(有执行)	否(未执行)
流行病学史收集	1. 根据旅行史先二次分诊并决策单间隔离		
	2. 流行病学史问询到位：同行人员情况，鉴别其他流行病问询		
重要病史和查体	3. 主要症状把握：发热、干咳 8 天，干咳为主。		
	4. 有鉴别诊断意义的病史问诊		
	5. 诊疗和用药史：用过“奥司他韦、左氧氟沙星”，拍过胸片		
	6. 重要查体：呼吸增快，肺部听诊		
	7. 能够阅读胸部 X 线片，并做出下一步处理		
初步处理	8. 开具基本检查：血常规、生化检查、新冠病毒核酸检查		
	9. 给予心电监护，发现血氧饱和度偏低		
	10. 进一步完善肺部 CT 和血气分析，初步评估病情		
	11. 电话上报疫情，电脑填报疫情报告卡		
	12. 与护士合作高效、配合良好		
	13. 与防保部门及新冠负压病房及时沟通，在规定时间内上报疫情		
	14. 学员的每个环节的防护、手卫生是否合格		
有效医患沟通，体现人文关怀(参考医患沟通技能评价量表)	15. 问候病人，自我介绍，说明目的		
	16. 用心倾听(如面朝病人，肯定性语言、非语言的意见反馈)		
	17. 体现关怀(如安抚患者及家属紧张情绪等)		
	18. 告知患者目前病情及存在风险，避免专业术语		
	19. 说明下一步诊治方案，成功取得患者配合		

附件 7-1-2 助演或标准化病人台词脚本

助演或标准化病人台词脚本	
角色	1. 标准化病人。 2. 标准化护士。
助演任务及对学员可能提问或要求的回答	护士：(提醒医生二次分诊，上报疫情报告卡、联络隔离病房等；督导医生院感防疫。) 提醒： 1. 请您跟随我到隔离诊室就诊。(如果学员未行二次分诊，未交代引导至隔离诊室) 2. 请医生戴好 N95 口罩和面屏，到隔离留观室看诊。(如学员未完成二次分诊动作) 3. 医生，患者呼吸较急促，是否监测一下指脉氧？(如果学员未执行) 4. 医生，患者指脉氧饱和度 93%，是否需要鼻导管吸氧？(抽血完毕) 5. 医生，他们来自新冠肺炎高风险区域，是否要检查一下新冠病毒核酸？(如果学员未安排鼻咽拭子检查核酸) 6. 医生，检验科发出危急值报告了，新冠病毒核酸阳性，是否要上报？(提醒学员上报疫情报告卡) 7. 医生，要不要尽快转新冠隔离病房？(如果学员未主动联系转诊) 8. 医生，家属不能陪同，她也有发热，是否也需要筛查一下？(如果学员未处理密切接触者)

续表

助演或标准化病人台词脚本	
SP台词	1. 医生,我发烧咳嗽好多天了。我刚从老家武汉回来,会不会被传染病了?(如果学员一开始未做二次分诊的问诊,可以主动告知) 2. 大概8天前(1月21日)就开始了。咳嗽越来越难受了,现在感觉胸口有点闷,气不够的感觉。(除此以外学员询问的症状均为阴性) 3. 之前吃过有“奥司他韦、左氧氟沙星”,还是烧。(如果学员询问院外用药史) 4. 今天去了其他医院,他们给我拍了个片子,说我有肺炎,让我来这里。(如果学员询问院外诊治史) 5. 平时不抽烟不喝酒。(如果学员询问) 6. 2019年12月12日至24日在国外数国旅游,12月24日乘机返回至深圳,2020年1月17日自深圳出发至武汉。都是在酒店和亲戚家吃饭,没有去过市场。2020年1月22日回来的。(如果学员询问旅行史) 7. 我听说武汉一起吃饭的亲戚朋友也有几个人发烧了,会不会真的有传染病呢?(如果学员询问密切接触者病史) 8. 其他医院医生说我的肺炎很严重,是不是要做CT啊?(如学员未开具胸部CT) 9. 医生,我到底得的是什么病啊?(如果学员拿到检查结果后迟迟不告知可疑诊断) 10. 医生,我得的病重不重呀?你要不要尽快治疗?(如果学员未联系转送隔离病房)

附件7-1-3　医学模拟教学课程质量及教学质量评价表

组别:第____组　授课题目:______________　授课时间:__________　学员:__________

评价指标		指标内涵	分值	得分
课程质量	教学对象	教学对象明确,层次清晰	10	
	教学主题	教学主题定位准确,难度适宜,符合教学对象的层次	10	
	教学目标	教学目标设定具体、明确、量化、可达到	10	
	场景设定	场景布置合理,组织有序,可操作性强	10	
	课程内容	课程内容面向全体教学对象,难易适中	10	
		课程内容与时间安排恰当,重点、难点分布恰当	10	
教学质量	复盘	问题设计与学习目标相呼应,注重发现问题、解决问题的能力	10	
	教学效果	采用有效的方式、方法对课堂教学及学习效果进行评价	10	
	教姿教态	着装典雅庄重,精神饱满,教态自然大方	10	
	综合评价(与教案的吻合度)	课堂演示总体评价: 现场授课的内容、重点、时间安排在本节课教案计划内进行	10	
总分			100	
专家建议:				

第八章

精神医学模拟教案

第一节　重复经颅磁刺激治疗基础技能模拟教学：全程操作

第一部分：案例摘要（Overview）

案例主题（Title）				
案例主题	重复经颅磁刺激（repetitive transcranial magnetic stimulation，rTMS）治疗基础技能模拟教学：全程操作			
授课对象、场景布置及辅助人员（Roles & Guidelines）				
授课对象及人数	学员学科：精神科	学员层级：专科医生（住院医生）	学员人数：5人	
教学地点	☑模拟实训室	☐原位模拟	☐其他	
授课导师	导师：1人			
辅助人员	☑标准化病人：1人，☑助演：1人			
	☐模拟工程师：__人，☐其他人员：__人			
模拟时间分配（合计50分钟）	场景布置	2分钟	课前介绍（Prebriefing）	5分钟
	情境运行	15分钟	复盘（Debriefing）	30分钟
	场景复原	3分钟		
案例简介（Summary）				
案例简介	1. 案例简介：40岁女性，因情绪低落5年来门诊就诊，诊断“抑郁症”明确，服药不规律，近来病情复发，高兴不起来，做事没有兴趣，不想上班，不太想吃药，门诊医生开具rTMS治疗医嘱。 2. 案例设计的意义：本模拟案例旨针对实施rTMS治疗的精神科医生规范rTMS的操作流程，帮助学生们掌握rTMS风险评估、病人的选择、治疗方案的选择及正确操作流程。			
教学目标（Learning Objectives）（※ 标识为本案例的教学重点）				
知识目标（Knowledge）	※1. 掌握rTMS治疗的适应证和禁忌证； 2. 理解并掌握经颅磁刺激治疗的风险评估方法； 3. 通过模拟教学，熟悉并掌握规范化的rTMS操作原理； 4. 通过模拟教学，学员能掌握rTMS过程中的常见问题应对。			

续表

教学目标(Learning Objectives)(※ 标识为本案例的教学重点)	
技能目标(Skill)	※1. 治疗前:能够运用风险评估表对治疗患者进行风险评估; 2. 治疗中:能够调节 rTMS 治疗仪器,选择合适的治疗参数及治疗部位,且能根据运动诱发电位,计算治疗的刺激强度; 3. 能够应对常见的 TMS 治疗过程中常见的不良反应,及时调整治疗方案及应对。
情感目标(Attitude)	※1. 与患者进行适当的医患沟通,如知情告知; 2. 团队协作沟通,包括不良事件协助处理。

供给导师信息(Information for Faculty & Education & Simulation Theory/Framework)
1. 案例信息 患者张某,40 岁女性,因情绪低落 5 年来门诊就诊,诊断“抑郁症”明确,服药不规律,近来病情复发,高兴不起来,做事没有兴趣,不想上班,不太想吃药,睡眠欠佳,早醒、醒后难再次入睡,白天精神状态不佳,乏力,疲劳,食欲减退,大小便正常。既往无脑外伤史,无心脏手术史,无癫痫发作病史。初始体格检查:T 36.5℃,HR 78 次 /min,RR 17 次 /min,BP 80/65mmHg,神志清醒,双肺呼吸音清,未闻及干湿啰音,心率 78 次 /min,律齐,各瓣膜区未闻及杂音,腹软,无压痛、反跳痛,神经系统未见明显异常。 学员围绕抑郁症患者的临床症状和治疗的期待,进行 rTMS 治疗,治疗前进行充分的知情告知,基于风险筛查表进行风险评估,明确患者左侧运动诱发电位的数值下,调整治疗的参数,实施完整的治疗流程。 2. 教学策略 (1)混合式模拟教学 / 学习(Simulation-Based Blended Learning); (2)循证教学 / 学习(Evidence-Based Teaching/Learning)。 3. 教学组织形式 小组(Small Group)形式开展高仿真模拟课堂学习和沉浸式学习。 4. 教学方法 / 手段 (1)启发式教学法、互动式教学法、循证教学法、复盘、沉浸式教学法、高仿真模拟教学法。 (2)案例教学法、深入教学 / 学习法(Deepen Learning)。 5. 教学工具 标准化病人、模拟监护仪、评估录播系统、核查表、学前调查问卷。 6. 核查工具 / 方法 (1)工具:核查表(Checklist)。 (2)方法:团队复盘(Team Debriefing)。

首次供给学员信息(Learner Information Needed Prior to Scenario)
40 岁女性,因情绪低落 5 年来门诊就诊,诊断“抑郁症”明确,服药不规律,近来病情复发,高兴不起来,做事没有兴趣,不想上班,不太想吃药,经门诊医生接诊开具 rTMS 治疗医嘱。

模拟教学前学员应具备的知识和技能(Participant Requirements & Pilot Test)
1. 知识 (1)掌握抑郁症患者的诊断标准考核; (2)已经通过 rTMS 治疗原理、适应证和禁忌证的考核; (3)理解并掌握经颅磁刺激治疗的风险评估方法。 2. 技能 (1)熟悉 rTMS 操作流程; (2)掌握抑郁症患者 rTMS 治疗参数设定的方法; (3)掌握知情告知内容和有效的医患沟通技巧。

第二部分：病例信息（Case Information）

初始病例信息（Initial Brief Description of Case）			
患者姓名：张某	年龄：40 岁	性别：□男 ☑女性	体重：54kg
主诉：反复情绪低落 5 年			
提示：以下内容根据案例剧情演进需要，可先告诉学员或学员询问后才提供，以下均同。 现病史： 40 岁女性，因情绪低落 5 年来门诊就诊，诊断"抑郁症"明确，服药不规律，近来病情复发，高兴不起来，做事没有兴趣，不想上班，不太想吃药，不愿活动、不愿外出、不愿说话，动力缺乏，愉悦感丧失，自我评价低，睡眠差，饮食差，体重增加明显，经门诊医生诊查未发现自杀高风险，开具 rTMS 治疗医嘱。			

补充病例信息（Supplementary Information & Significant Lab and Diagnostic Findings）
1. 既往史：患者无重大疾病史，无脑外伤史，无心脏手术史，无癫痫发作病史； 2. 脑电图：正常脑电图； 3. 心电图：窦性心律，未发现明显异常； 4. 汉密尔顿抑郁量表评估：24 分； 5. 左侧运动皮层测评静息态运动诱发电位：50%。

第三部分：模拟设备要求 / 场景布置要求（Equipment & Scene Layout）

A. 模拟患者（Fidelity/Modality & Simulated Patient Type）
□高仿真模拟人 / 器
☑标准化病人 ☑助演
□任务训练器
□混合（Hybrid）模式

B. 物品清单（Props）

序号	设备 / 物品名称	物料品规或相应要求	数量	其他要求
1	rTMS 治疗仪	30~50Hz 磁场功率输出	1 台	
2	治疗椅 / 床		1 张	木制
3	定位帽		1 顶	
4	磁场警示标识		1 张	可粘贴
5	室温测量表		1 支	可挂式温度表
6	各种记录单	治疗知情同意书、风险评估表、治疗记录单	1 份	配备一份
7	耳塞		1 个	

C. 模拟药品和液体清单（Medications and Fluids）
无

续表

D. 模拟人化妆及场地布置（Simulated Patient Makeup & Simulation Location & Setting/Environment）

场地按照 rTMS 室布置治疗床、rTMS 治疗仪、禁止带人金属标识牌及常规治疗。

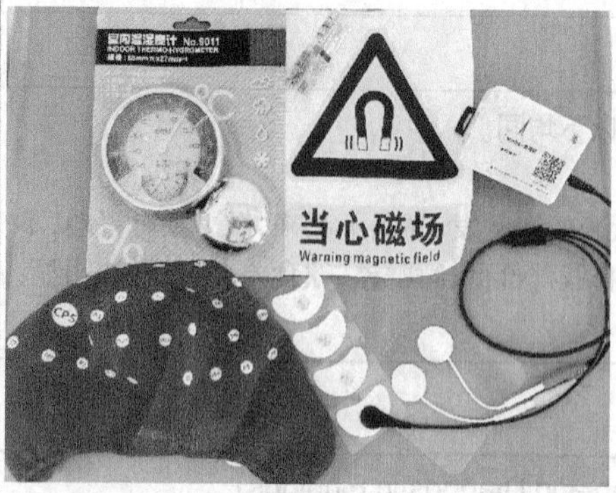

图 8-1-1　rTMS 教学配件及场景

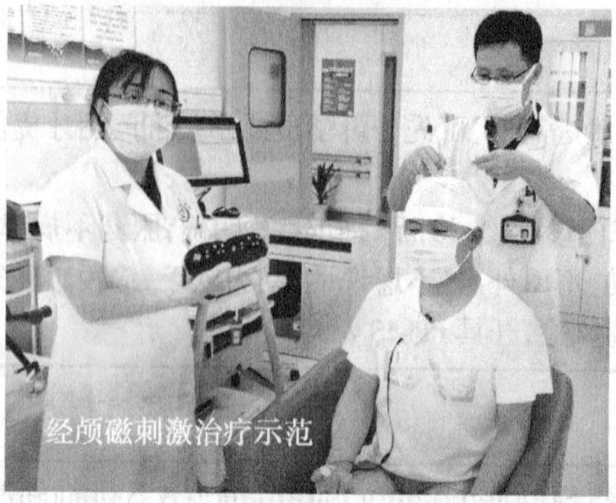

图 8-1-2　经颅磁刺激治疗定位操作

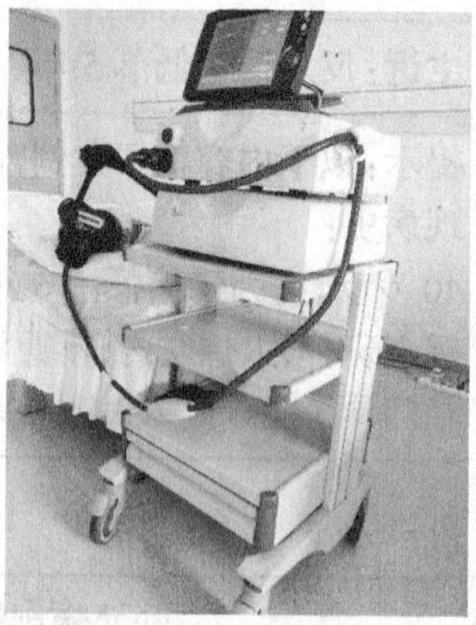

图 8-1-3　经颅磁刺激治疗仪器

E. 初始监护状态（Initial Monitoring State）

☐ 初始状态患者已经接监护
☑ 初始状态患者未接监护

F. 患者（模拟人）初始设定（Initial State Setting）

T：36.5℃	HR：78 次 /min	RR：17 次 /min	SpO_2：无
NIBP：无	IBP：无	CVP：无	
神志：清楚	瞳孔及对光反射：瞳孔等大等圆，对光反射灵敏		
其他（如气道、心肺听诊等）：无特殊			

第四部分：标准化病人和助演分工及职能（Standardized Patient & Confederate & Observer）

标准化病人和助演分工及职能	
角色（Roles）	职能（Functions）
标准化病人	标准化病人（SP）任务：配合医生完成 rTMS 治疗的风险评估，观察学员的技术操作存在的问题，按照导师指示给予学员提示，见附件 8-1-2。
助演	无

第五部分：课堂设计（Class Design）

课前介绍（Prebriefing）

1. 课程简介

（1）本模拟课程的目的是提升学员对重复经颅磁刺激治疗抑郁症患者的全程操作能力，学习实操过程；

（2）案例运行过程中请按照真实临床场景对待，遵循 rTMS 操作规范、规范的操作技术和言语沟通；

（3）所有参与人员遵循信任、保密、尊重原则，学习过程中的表现和讨论不会带来任何不良影响；

（4）课程分为课前简介、案例运行、复盘三部分，大概时间分别为 5 分钟、15 分钟、30 分钟，案例结束由导师宣布。

2. 环境及模拟人介绍

（1）目前所在为 rTMS 治疗室，现场备有 rTMS 治疗仪及治疗床，配备 rTMS 治疗所需的物品配件（定位帽、磁场警示标识、室温测量表、耳塞）及治疗记录单（治疗知情同意书、风险评估表、治疗记录单）；

续表

课前介绍（Prebriefing）
(2)模拟病人配合医生完成 rTMS 治疗的风险评估，观察学员的技术操作存在的问题，按照导师指示给予学员提示。 3. 案例初始信息 患者进入 rTMS 治疗室，要求进行 rTMS 治疗，诊室有一位医生（5 名学员中选取一位学员 A 担任接诊医生）负责接诊，一名护士（由助演担任）协助。其余 4 名学员观察学员 A 表现并记录。

情境运行（Scenario）			
运行剧本（Progression）			
阶段	患者状态	预期学员行为	线索 / 提示
1. 核对与评估	神志清楚，言语少，表情愁苦，被动配合治疗	1. 核对身份、诊断、医嘱； 2. 风险评估：禁忌证、既往情况、知情告知。	1. 标准化病人（SP）：配合进行 rTMS 治疗风险评估，符合治疗适应证，无治疗的禁忌证，项目 1、2 未做，SP 可给予提示； 2. 触发进下阶段事件：完成风险评估，项目 2 完成，时间超过 3 分钟，进入 2 阶段。
2. 治疗前准备	神志清楚，端坐，保持头部不动，配合测评手部运动皮层区域运动诱发电位的测评	1. 建立记录单、开机； 2. 基于运动阈值确定强度； 3. 选择治疗方案（抑郁方案）； 4. 摆放体位。	1. 标准化病人：按照学员操作配合治疗，摆放体位，配合定位，设定治疗方案的各项参数，项目 4、5 未做，SP 可给予提示； 2. 触发事件：定位帽上标识治疗区域，项目 3~6 完成，或时间超过 3 分钟，进入 3 阶段。
3. 治疗中操作	神志清楚，感觉紧张，头痛，需要保持头部不动，接受 20~30 分钟的治疗	1. 线圈对准治疗部位； 2. 45° 的线圈放置； 3. 设定好治疗参数（频率、强度、串刺激时间、间隔时间、脉冲总数目）； 4. 治疗中提示与安全告知； 5. 佩戴耳塞。	1. 标准化病人：继续配合学员操作，观察学员操作的步骤，项目 9、10 未做，SP 可给予提示，并且观察学员的后续操作； 2. 触发事件：戴上耳塞，按下治疗开关，或项目 7~10 完成，时间超过 5 分钟，进入 4 阶段。
4. 治疗后处置	神志清楚，感觉到头晕，担心治疗后不良反应	1. 注意治疗中观察耐受性及固定治疗位置位置告知、观察耐受； 2. 填写记录、交代注意事项。	1. 标准化病人：项目 1、2 未做，SP 可给予提示，告知头痛及询问治疗后注意事项； 2. 触发事件：记录治疗，移开治疗线圈，完毕。

复盘（Debriefing）	
策略	1. 支持结构化复盘（Structured and Supported Debriefing，SSD） 2. 音视频支持复盘（Video-Audio assisted Debriefing） 3. 引导反思（Guided Reflection） 4. 指导反馈（Directive Feedback）
组织形式	小组（Small Group）形式
方法 / 手段	讨论室（Discussion Room）
工具	1. 收集 - 分析 - 总结（Gather-Analyze-Summarize，GAS） 2. 情境回顾法（After action review Method） 3. 团队复盘法（Team Debriefing Method）、混合复盘法（Blended Debriefing Method） 4. 主张 - 探寻法［Advocacy-Inquiry Method（A-I）］

续表

反馈(引导性反馈)	
收集	1. 你感觉本次操作如何?
	2. 其他学员感觉他的操作如何?
	3. 队长,你感觉如何?
分析	1. 治疗操作中哪些方面做的比较好?
	2. 你在操作过程中遇到什么困难?
	3. 其他学员你认为可以如何改进?
总结	1. 我们今天针对操作治疗讨论了什么?
	2. 通过这样的回顾你有怎么的收获?
	3. 各位学员还有没有其他问题?
相关问题	

第六部分:本次授课使用的教材及参考资料(References,Evidence-Based Practice Guidelines,Protocols,or Algorithms)

教材
王学义,陆林. 经颅磁刺激与神经精神疾病. 北京:北京大学医学出版社,2014.
参考资料
1. 中国医师协会神经调控专业委员会电休克与神经刺激学组. 重复经颅磁刺激治疗专家共识. 转化医学杂志,2018,7(1):4-9. 2. Taylor R,Galvez V,Loo C.Transcranial magnetic stimulation(TMS) safety:a practical guide for psychiatrists. Australasian Psychiatry,2018,26(2):189-192. 3. 霍尔茨埃梅. 经颅磁刺激临床指南. 栗克清,张云淑,译. 北京:人民卫生出版社,2018. 4. Lefaucheur JP,Aleman A,Baeken C,et al. Evidence-based guidelines on the therapeutic use of repetitive transcranial magnetic stimulation(rTMS):An update(2014-2018). Clinical Neurophysiology,2020,131(2):474-528.

第七部分:教学评估方案(Evaluations & Recommendations)

学习效果核查方案(Outcome-Based Learning Verification Program & Post Simulation Exercises)

rTMS 全程操作技能核查表(课前发给学员熟记)
为评价模拟教学实施进展和项目完成度,分别用"√"标识项目执行的程度。

序号	项目	做到 (有进行且内容完整)	部分做到 (有进行但不完整)	未做到(没进行)
1	正确确认核对			
2	正确评估筛查			
3	正确记录治疗			
4	正确基于运动阈值确定治疗强度			
5	正确选择治疗方案			
6	正确摆放体位			
7	正确确定部位			

续表

序号	项目	做到（有进行且内容完整）	部分做到（有进行但不完整）	未做到（没进行）
8	正确放置线圈			
9	正确设置参数			
10	注意治疗中提示与安全告知			
11	注意耳塞的佩戴			
12	注意治疗中观察耐受性及固定位置			
13	注意治疗后交代注意事项			

第八部分：案例权属及审修（Ownership & Revision & Validation & Peer Review）

案例权属（Ownership）	
编写日期	2021 年 6 月
案例作者	曾玲芸　李毅
作者单位	深圳市康宁医院
联系邮箱	zly15222265@163.com
审核修订（Revision & Validation & Peer Review）	
案例审核	徐崇涛
审稿校正	郑妍　尤嘉怡

附件 8-1-1　rTMS 的操作流程

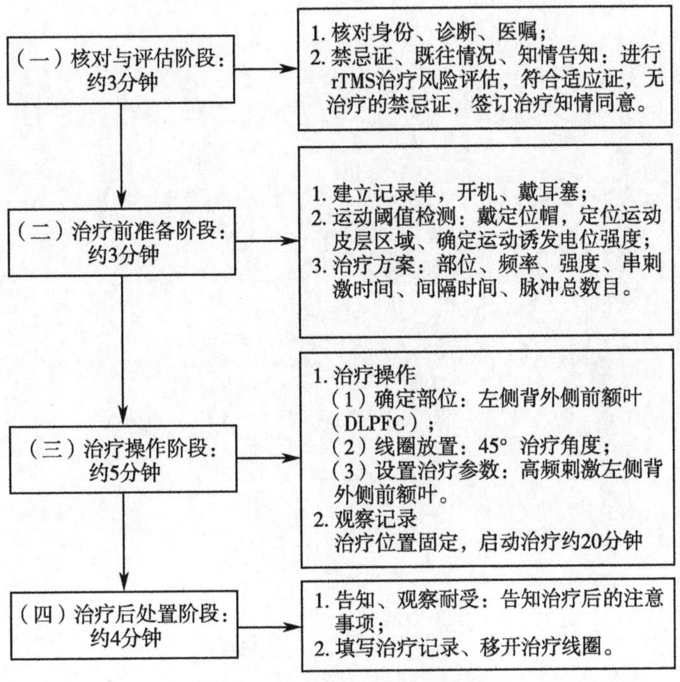

图 8-1-4　rTMS 的操作流程

附件 8-1-2

<table>
<tr><th colspan="2">标准化病人和助演分工及职能</th></tr>
<tr><th>角色</th><th>职能</th></tr>
<tr><td>标准化病人</td><td>标准化病人(SP)任务:在 rTMS 治疗过程中,观察学员的技术操作存在的问题,患者语音及表现由经过专业培训的标准化病人担任。如学员问患者问题时,标准化病人根据导师事先设定好的答案进行回答,其他操作由学员独立完成。
1. 治疗前身份核查和评估:拿着病历、处方,称“医生要我来这做治疗”。等待学员进行核对身份、诊断、医嘱。学员进行评估,包括禁忌证、既往情况、知情告知,SP 固定台词“没有”。
2. 治疗过程中:学员遗漏了“安慰告知、观察 SP 耐受、固定 SP 病人的治疗位置”,SP 提出:
<table>
<tr><th>学员</th><th>SP 台词</th><th>目的</th></tr>
<tr><td>没告知治疗中常见问题</td><td>“我很害怕。”</td><td>观察学员在治疗中的沟通能力</td></tr>
<tr><td>没有确定治疗部位</td><td>“在头上哪个地方治疗”</td><td>学员明确治疗的区域</td></tr>
<tr><td>没观察 SP 的治疗反应</td><td>“头有点痛。”</td><td>学员处理治疗后常见不良反应的能力</td></tr>
<tr><td>没有戴耳塞</td><td>“声音好吵”</td><td>学员处理治疗后常见不良反应的能力</td></tr>
<tr><td>位置有变动未处理</td><td>“我刚才动了一下。”</td><td>学员稳固治疗位置是保障治疗有效性</td></tr>
</table>
3. 治疗结束后处置:学员未进行治疗后的观察、填写记录、交代注意事项;SP 台词“我有点头晕。”“下次什么时候来?”</td></tr>
<tr><td>助演</td><td>记录,并协助标准化病人。</td></tr>
</table>

第九章 全科医学模拟教案

第一节 低血糖昏迷识别与处理

第一部分：案例概况（Overview）

<table>
<tr><th colspan="5">案例主题（Title）</th></tr>
<tr><td>案例主题</td><td colspan="4">低血糖昏迷识别与处理</td></tr>
<tr><th colspan="5">授课对象、场景布置及辅助人员（Roles & Guidelines）</th></tr>
<tr><td>授课对象及人数</td><td colspan="2">学员学科：全科医学</td><td>学员层级：二年级住培医师</td><td>学员人数：4人</td></tr>
<tr><td>教学地点</td><td>☑模拟实训室</td><td colspan="2">☐原位模拟</td><td>☐其他</td></tr>
<tr><td>授课导师</td><td colspan="4">导师：1人</td></tr>
<tr><td rowspan="2">辅助人员</td><td colspan="4">☐标准化病人：___人，☑助演：2人</td></tr>
<tr><td colspan="4">☑模拟工程师：1人，☐其他人员：___人</td></tr>
<tr><td rowspan="3">模拟时间分配（合计50分钟，不含场景布置和复原）</td><td>场景布置</td><td>30分钟</td><td>课前介绍（Prebriefing）</td><td>5分钟</td></tr>
<tr><td>情境运行</td><td>15分钟</td><td>复盘（Debriefing）</td><td>30分钟</td></tr>
<tr><td>场景复原</td><td>10分钟</td><td></td><td></td></tr>
<tr><th colspan="5">案例简介（Summary）</th></tr>
<tr><td>案例简介</td><td colspan="4">本案例旨在培训全科住培医师临床应急能力，能识别意识障碍及处理低血糖。此次模拟教学背景为某日晚上二年级住培医师值班期间，患者家属夜间10点发现患者呼叫不醒，呼叫值班医生（二年级住培医师）为模拟教学开始点。模拟结束时间点为病人意识恢复，生命体征平稳。</td></tr>
<tr><th colspan="5">教学目标（Learning Objectives）（※ 标识为本案例的教学重点）</th></tr>
<tr><td>知识目标（Knowledge）</td><td colspan="4">1. 描述低血糖主要临床表现。
※2. 描述低血糖的处理流程。
※3. 明确意识障碍的诊断及鉴别诊断。</td></tr>
<tr><td>技能目标（Skill）</td><td colspan="4">※1. 低血糖昏迷的识别。
※2. 低血糖昏迷的处置。</td></tr>
<tr><td>情感目标（Attitude）</td><td colspan="4">※1. 医患沟通。
2. 爱伤意识。
3. 健康教育。</td></tr>
</table>

续表

供给导师信息（Information for Faculty & Education & Simulation Theory/Framework）
1. 案例信息 刘某某，77 岁，反复头晕伴双下肢乏力 3 天入院。患者于 3 天前无明显诱因出现反复头晕伴双下肢乏力，无畏寒、发热，无头痛，无意识障碍、呼吸困难，无胸闷、胸痛等不适，未在意未诊治。门诊拟“头晕、乏力查因”入住我科。本次起病以来，患者精神、食欲、睡眠可，大小便正常，体重变化不详。 既往史：“高血压病”病史 10 余年，最高血压达 200/110mmHg，目前降压方案“硝苯地平控释片 30mg 每日 1 次，美托洛尔缓释片 47.5mg 每日 1 次”，平日血压控制在 140/90mmHg 左右。“糖尿病”病史 20 余年，目前降糖方案“二甲双胍 0.5g 每日 3 次，格列齐特缓释片 30mg 每日 1 次，甘精胰岛素 18U 每日 1 次睡前皮下注射”，未规律监测血糖。“陈旧性脑梗死”病史 10 余年，平素口服“阿司匹林肠溶片 0.1g 每日 1 次，阿托伐他汀钙片 20mg 每晚 1 次”治疗。 体格检查：T 36.5℃，BP 115/75mmHg，HR 85 次 /min，RR 18 次 /min。心肺腹查体阴性。生理反射存在，病理反射未引出。 辅助检查：入院查血糖 10.1mmol/L。 当日患者家属夜间 10 点发现刘女士呼叫不醒，呼叫值班医生（二年级住培医师），患者 T 36.5℃，BP 135/85mmHg，HR 105 次 /min，RR 20 次 /min，SpO_2 94%，心电监护显示窦性心动过速。急查指尖随机血糖 1.8mmol/L；血常规、心肌酶谱、D- 二聚体、心电图未见异常。50% 葡萄糖注射液 20~40mL 静脉注射，15 分钟（第一次）后复查指尖血糖 2.8mmol/L。50% 葡萄糖注射液 60mL 静脉注射，15 分钟（第二次）后复查指尖血糖 8.5mmol/L。意识恢复，案例运行结束。 2. 教学策略（Instructional Strategy） （1）混合式模拟教学（Simulation-Based Blended Learning）； （2）高仿真模拟教学（High-Fidelity Simulation）； （3）循证教学（Evidence-Based Teaching/Learning）； （4）模拟提升跨学科教学（Simulation-Enhanced Interprofessional Education，Sim-IPE）。 3. 教学组织形式（Instructional Organization Forms） 小组（Small Group）形式开展高仿真模拟课堂学习和沉浸式学习。 4. 教学方法（Instructional Methods） （1）启发式教学法、互动式教学法、循证教学法、复盘。 （2）沉浸式教学法、高仿真模拟教学法、案例教学法、深入教学 / 学习法（Deepen Learning）、问卷调查法（Survey-Based Teaching）、鼓励性教学法（Incentive Teaching Method）。 5. 教学工具（Instructional Aids） 成人高仿真综合模拟人、模拟监护仪、核查表、学前调查问卷。 6. 核查工具 / 方法（Checklist Tools/Methods） （1）工具：核查表（Checklist）。 （2）方法：团队复盘（Team Debriefing）。
首次供给学员信息（Learner Information Needed Prior to Scenario）
此次模拟教学背景为某日晚上二年级住培医师值班期间，患者刘女士家属夜间 10 时发现患者呼叫不醒，呼叫值班医生为模拟教学开始点。模拟结束时间点为病人意识恢复，生命体征平稳。
模拟教学前学员应具备的知识和技能（Participant Requirements & Pilot Test）
知识： 1. 掌握意识障碍的定义、分类及病因等。 2. 掌握意识障碍的诊断及鉴别诊断。 技能： 掌握常见急危重症疾病的识别及处理。 助演： 在预模拟当中已完成培训考核。

第二部分：病例信息（Case Information）

初始病例信息（Initial Brief Description of Case）			
患者姓名：刘某	年龄：77岁	性别：☐男 ☑女 ☐其他	体重：68kg
主诉：反复头晕伴双下肢乏力3天			
提示：以下内容根据案例剧情演进需要，可先告诉学员或学员询问后才提供。 现病史： 3天前无明显诱因出现反复头晕伴双下肢乏力，无畏寒、发热，无头痛，无意识障碍、呼吸困难，无胸闷、胸痛等不适，未在意未诊治。门诊拟“头晕、乏力查因”入住我科。本次起病以来，患者精神、食欲、睡眠可，大小便正常，体重变化不详。			
补充病例信息（Supplementary Information & Significant Lab and Diagnostic Findings）			
提示：以下内容根据剧情演进需要，学员询问可以提供给学员的病史、实验室检查结果、心电图和影像学检查结果等。 病史： 既往史：“高血压病”病史10余年，最高血压达200/110mmHg，目前降压方案“硝苯地平控释片30mg每日1次，美托洛尔缓释片47.5mg每日1次”，平日血压控制在140/90mmHg左右。 “糖尿病”病史20余年，目前降糖方案“二甲双胍0.5g每日3次，格列齐特缓释片30mg每日1次，甘精胰岛素18U每日1次睡前皮下注射”，未规律监测血糖。 “陈旧性脑梗死”病史10余年，平日口服“阿司匹林肠溶片0.1g每日1次，阿托伐他汀钙片20mg每晚1次”治疗。 否认烟酒等不良嗜好。 检验结果： 血常规、心肌酶谱、D-二聚体未见异常。心电图示窦性心律，正常心电图。 初次检查：入院查随机指尖血糖10.1mmol/L。 意识不清后急查指尖随机血糖1.8mmol/L。 50%葡萄糖注射液20~40mL静脉注射，15分钟（第一次）后复查指尖血糖2.8mmol/L。 50%葡萄糖注射液60mL静脉注射，15分钟（第二次）后复查指尖血糖8.5mmol/L。 （如葡萄糖浓度配比错误后复测指尖血糖：小于4mmol/L。）			

第三部分：模拟设备要求/场景布置要求（Equipment & Scene Layout）

A. 模拟患者（Fidelity/Modality&Simulated Patient Type）
☑高仿真模拟人/器
☐标准化病人
☐任务训练器
☐混合（Hybrid）模式

B. 设备/物品清单（Props）

序号	名称	品规或相应要求	数量	其他要求
1	高级模拟人		1个	
2	心电监护		1台	
3	抢救车		1辆	备常规抢救药品
4	注射器5mL		2个	
5	注射器20mL		2个	
6	吸氧管		1根	
7	听诊器		1个	
8	血糖仪		1台	
9	血压计		1台	

续表

序号	名称	品规或相应要求	数量	其他要求
10	血糖试纸		1 盒	
11	体温计		1 个	
12	除颤仪		1 台	
13	手电筒		1 个	
14	棉签		1 包	
15	叩诊锤		1 个	
16	治疗车		1 台	放置物品
C. 模拟药品和液体清单（Medications and Fluids）				
序号	名称	品规或相应要求	数量	其他要求
1	50% 葡萄糖注射液	20mL/ 支	10 支	
2	10% 葡萄糖注射液	100mL	2 瓶	
3	5% 葡萄糖注射液	100mL	2 瓶	
4	多巴胺注射液	20mg/ 支	2 支	
5	肾上腺素注射液	0.1mg/ 支	2 支	
6	0.9% 氯化钠注射液	100mL	2 瓶	
7	0.9% 氯化钠注射液	500mL	2 瓶	
8	5% 葡萄糖氯化钠注射液	500mL	2 瓶	

D. 模拟人化妆及场地布置（Simulated Patient Makeup & Simulation Location & Setting/Environment）

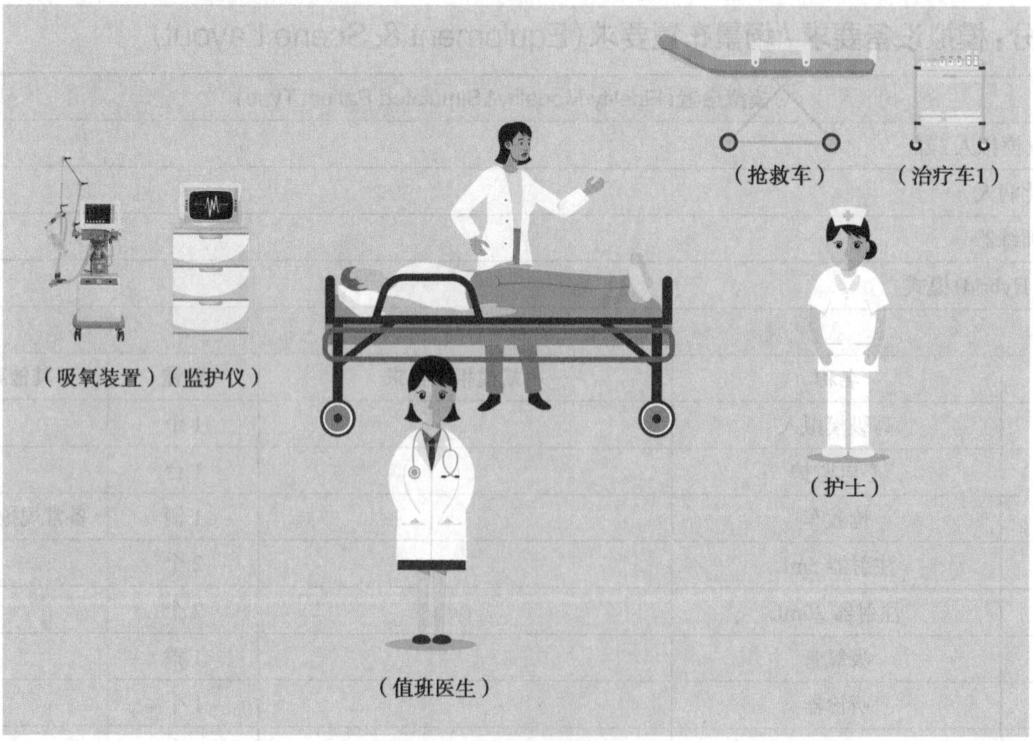

图 9-1-1　场地布置图

续表

E. 初始监护状态(Initial Monitoring State)			
□初始状态患者已经接监护 ☑初始状态患者未接监护			
F. 患者(模拟人)初始设定(Initial State Setting)			
T:36.5℃	HR:105 次 /min	RR:20 次 /min	SpO_2:94%
NIBP:	IBP:	CVP:	
神志:	瞳孔及对光反射:		
其他(如气道、心率等):BP:135/85mmHg			

第四部分:标准化病人和助演分工及职能(Standardized Patient & Confederate & Observer)

标准化病人和助演分工及职能(Standardized Patient & Confederate & Observer)	
角色(Roles)	**职能(Functions)**
标准化病人	无
助演	描述助演职能,台词详见附件 9-1-1。 标准化护士(二年级住院医师 C 助演): 1. 照医嘱执行,无医嘱不执行; 2. 涉及药物反应观察时间,由你说出“时间到”; 3. 涉及相关检查结果,由你报告给医师。 标准化家属(二年级住院医师 D 助演): 1. 发现患者“意识不清”,呼叫医师; 2. 向医师告知患者家属病史情况; 3. 表达对患者的关心、焦虑情绪; 4. 当患者“意识一直未恢复”可表达对医师的不满。 如使用标准化医生 / 标准化护士时,认定其已完成相应培训,并承担相应任务。

第五部分:课堂设计(Class Design)

课前介绍(Prebriefing)
1. 简介前期 大家好,欢迎各位住培医师参加今日的模拟课程,我是 XXX 医生,今天由 YYY 医生与我带大家进入模拟病房。请 YYY 医生自我介绍一下。模拟课程是一个学习体验的过程,在此过程我们将分享每个人所思所想所做的内容,不用担心错误,错误是大家成长的基石,在模拟过程中要像对待真正的病人那样,要实实在在地“做”出来,而不是假装,用语言将思考过程大声说出来,同时尊重的每个人的行为。 此次教学主题为新收的住院患者发生意识障碍,现在需要大家来处理,目的:如何识别意识障碍及处理。模拟课程的结构包括:简介 5 分钟、模拟 15 分钟、复盘 30 分钟;剧情以时间到为停止操作。复盘前请大家不要相互交流。 离开模拟中心后,为了保持案例保密性及同学间相互尊重,请大家不要讨论此案例及其他学员的表现。 **2. 模拟人与环境** 这是一间住院病房,住培医师只能担任分配的角色,不能有超出自己角色外的动作:住培医师 A、B 为值班医生,住培医师 C 为助演护士,住培医师 D 为助演患者家属。 模拟人可以进行问诊,回答你的问题,声音是从病人的喉咙传出,瞳孔可对光反射,可听心肺,但心脏仅在心尖区可闻及,肺部听诊在肺部中间,腹部可触诊,中间听肠鸣音,大家可以听听及触摸,模拟人不能模拟的体征,我们将提供图片。其中如需要打电话请示上级,可用手机模拟,但内容须实实在在地“讲”出来,目前不可以进行有创操作,模拟中如有创操作,仅口诉就可以。

续表

课前介绍(Prebriefing)
3. 情境案例 患者,刘某某,女性,77 岁,反复头晕伴双下肢乏力 3 天入院。入院当日夜间 10 点患者家属发现刘女士呼叫不醒,呼叫值班医生(二年级住培医师)。你们(2 名住培医师)作为接诊医生,请救治处理此案例。 这是你们的核查清单,请核查案例运行的步骤并标记。在复盘过程中,我会让你们来描述所见所思,请仔细观察模拟案例运行中的细节。

情境运行(Scenario & Case Running)			
运行剧本(Progression Outline)			
阶段 / 生命体征	患者状态	预期学员行为	线索 / 提示
1. 评估 HR:100 次 /min BP:135/85mmHg RR:20 次 /min SpO_2 :94% T:36.5℃	意识不清,呼叫无应答 有脉搏呼吸	立即到达现场。 查看核对患者信息 1. 评估判断:意识、脉搏、呼吸; 2. 询问家属患者简要病史; 3. 同时下医嘱: 吸氧、心电监护,建立静脉通道,测指尖随机血糖,急查血常规、生化检查、D- 二聚体、心肌酶谱、心电图等检查; 4. 告病重。	指尖随机血糖 1.8mmol/L。 触发点:主动向护士询问结果。
2. 处理(1) HR:108 次 /min BP:128/72mmHg RR:20 次 /min SpO_2 :98% T:36.2℃	意识不清,呼叫无应答	立即给予 50% 葡萄糖注射液 20~40mL 静脉注射。	复测血糖 2.8mmol/L。 触发点:血糖仍小于 3.0mmol/L。
3. 处理(2) HR:98 次 /min BP:120/75mmHg RR:18 次 /min SpO_2 :98% T:36.2℃	意识恢复,患者症状改善	继续予 50% 葡萄糖注射液 60mL 静脉注射。	复测血糖 8.5mmol/L。 此时上级医师提醒住培医师应该寻找病因。 触发点:意识恢复后仍未询问病史。
4. 结束(1) HR:85 次 /min BP:110/70mmHg RR:18 次 /min SpO_2 :98% T:36.1℃	神志清醒	补充询问病史,继续监测血糖 24~48h。	模拟教学终点: 病人意识恢复,生命体征平稳。
5. 结束(2) HR:85 次 /min BP:110/70mmHg RR:18 次 /min SpO_2 :98% T:36.1℃	神志清醒	低血糖的健康教育。	预防下一次低血糖发生。

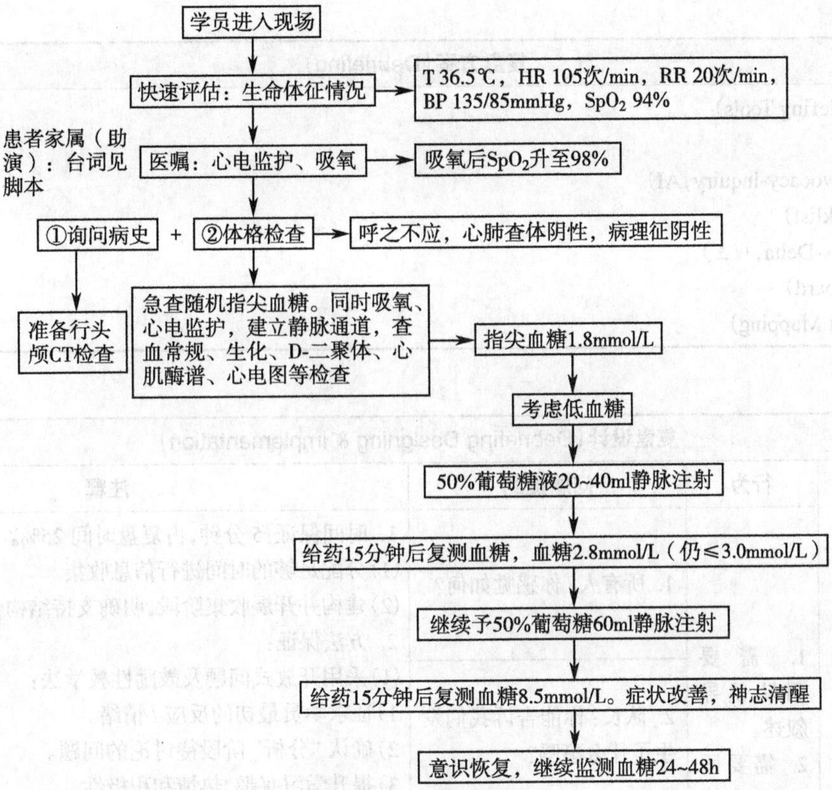

图 9-1-2 参考流程图

复盘方案（Debriefing）
1. 复盘策略（Debriefing Strategy） (1) 支持结构化复盘（Structured and Supported Debriefing, SSD） (2) 音视频支持复盘（Video-Audio assisted Debriefing） (3) 引导反思（Guided Reflection） (4) 指导反馈（Directive Feedback） 2. 复盘组织形式（Debriefing Organization Forms） (1) 小组（Small Group）形式 (2) 分组（Separate Groups） (3) 鱼缸法（Fishbowl Method） 3. 复盘地点（Debriefing Location）： 讨论室（Discussion Room）或以问题为导向教学室（Problem-Based Learning Room）或复盘室（Debriefing Room） 4. 复盘导师（Debriefer）： (1) 促进者（Facilitator） (2) 联合复盘导师（Co-Debriefer）（如有两位导师或多为导师一同参与复盘情况下，可增加联合复盘导师） 5. 复盘方法（Debriefing Technique）： (1) 收集 - 分析 - 总结（Gather-Analyze-Summarize, GAS） (2) 音视频支持复盘法（Video-Audio assisted Debriefing Method） (3) 情境回顾法（After action review Method） (4) 同伴复盘法（Pear-Assisted Debriefing Method） (5) 团队复盘法（Team Debriefing Method） (6) 混合复盘法（Blended Debriefing Method） (7) 主张 - 探寻法（Advocacy-Inquiry Method） (8) 形成性反馈法（Formative Feedback Method） (9) 总结性反馈法（Summative Feedback Method）

续表

复盘方案(Debriefing)
6. 复盘工具(Debriefing Tools): (1)评估录播系统 (2)主张 - 探寻(Advocacy-Inquiry,AI) (3)核查清单(Checklist) (4)优点 - 不足(Plus-Delta,+/Δ) (5)记录板(Whiteboard) (6)概念图(Concept Mapping)

复盘设计(Debriefing Designing & Implementation)				
阶段	目的	行为	问题提纲	注释
收集	积极地听取参与者的意见,了解他们对自己行为的看法	1. 需要团队领导叙述。 2. 需要团队澄清或补充信息。	1. 所有人:你感觉如何? 2. 队长:你能告诉我们发生了什么事吗? 3. 团队成员:有其他补充吗?	1. 时间保证:5 分钟,占复盘时间 25%。 (1)分配足够的时间进行信息收集。 (2)建构并开展收集阶段,明确支持结构化复盘策略。 2. 方法保证: (1)采用开放式问题及鼓励性教学法: 1)征求学员最初的反应 / 情绪。 2)确认"分析"阶段待讨论的问题。 3)提升学习兴趣、热情和积极性。 (2)采用"境回顾法"及"记录板": 1)对案例及学习目标有共同的理解。 2)在进入"分析"阶段之前,总结学员在收集阶段所共有的关注点(如:存疑之处等)。 3)板书形式,边引导边归纳,记录如上所共有的关注点。
分析	促进学生反思并分析他们的行为	1. 检查事件的准确记录。 2. 报告观察正确和不正确的步骤。 3. 利用咨询来阐明思考的过程。 4. 在必要的地方刺激反射并提供重定向。 5. 利用基于证据的指南作为临床查询 / 关注的基准。	1. 我注意到……,请告诉我更多。 2. 你觉得怎么样?你当时在想什么?但是,我了解到场景的更多"×"方面。 3. 解决冲突:让我们重新集中注意力,重要的不是谁对,而是对病人来说什么是正确的。	1. 时间保证:10 分钟,占复盘时间 50%。 (1)分配足够的时间来执行分析阶段。 (2)保证课堂收益,突出教学重点。 2. 方法保证: (1)采用"引导反思""同伴、团队及混合复盘法"及"核查清单": 1)将学员的个人观点与观察相结合。 2)以学员对具体而准确的某一行为、互动或先前评论作为探究的基础。 (2)采用"主张 - 探寻、形成性反馈法"及"记录板、优点 - 不足": 1)引导学员分享积极的行为、想法。 2)引导学员对需要改进的方面 / 领域进行自我发现。 3)选择学员适当的表现或观察的差距进行引导,并总结学员的共识之处。 4)板书形式,边引导边归纳,记录学员"表现差距"(Performance Gap) (3)采用"指导反馈""音视频支持复盘法"及"概念图": 1)为学员需要进行的改变或改进提供建议。 2)提供建议变更 / 改进的理论依据和 / 或事实。 3)反馈集中在全体学员(而不是个人)、表现差距(Performance Gap)、学习目标及场景与临床真实存在的差距(Gap),并给予建议、解决其差距(Closed Performance Gap)。

续表

<table>
<tr><th>阶段</th><th>目的</th><th>行为</th><th>问题提纲</th><th>注释</th></tr>
<tr><td rowspan="2">总结</td><td rowspan="2">便于识别和审查所吸取的经验教训</td><td rowspan="2">1. 验证所有必要的覆盖。
2. 教学/汇报点。
3. 总结讨论/结束。
4. 会议/听取任何意见。
5. 保证足够的时间来执行总结阶段。</td><td>1. 使用两种你认为有效或者做得好的行动和事件。</td><td rowspan="2">1. 时间保证：5 分钟，占复盘时间 25%。
(1)保证时间用来执行总结阶段。
(2)强化课堂收益及重要性。
2. 方法保证：
(1)采用“引导反思”“记录板”“优点 - 不足”：根据板书中“优点 - 不足”的板图形式已呈现的学员表现差距，让学员从中来总结模拟过程中的主要收益(学习目标、表现差距及场景与临床真实存在的差距要点)。
(2)采用“总结性反馈法”：
1)学员总结应用这些关键信息(要点和策略)来改变其未来的临床实践；
(如时间不足，由导师总结关键的信息)
2)提升临床实践诊疗自信心，提升临床胜任力。</td></tr>
<tr><td>2. 描述两个你认为你/团队需要工作的领域。</td></tr>
<tr><td colspan="5">备注：
1. 此次医学模拟课堂教学复盘以“支持结构化复盘”为主要的复盘策略，辅以“引导反思”和“指导反馈”等复盘策略。
2. 整合“主张 - 探寻法”等多种复盘方法和多种复盘工具，保证教学重点，解决教学难点。
3. 结合实际模拟情境整合多种“基于证据的复盘”(Evidence-Based Debriefing)策略及方法，综合高效执行混合复盘，以实现并提升学员自信心和临床胜任力。</td></tr>
</table>

相关问题(Supplementary Questions)

1. 当病人出现低血糖你应该如何识别及处理？

答：(1)先分析是否为低血糖，如为低血糖：

1)最为快速有效的升高血糖药物是葡萄糖，轻者口服葡萄糖或含糖食物；重者尤其是神志改变者静脉推注 50% 葡萄糖注射液 50mL，必要时重复使用。并继续静脉滴注 5%~10% 葡萄糖注射液并及时进食以维持血糖正常。

2)胰高血糖素可快速有效升高血糖，但维持时间较短。

(2)病因治疗：针对病因治疗，预防下次低血糖发生。

2. 当病人突然出现意识障碍你是怎么考虑的？需考虑哪些疾病鉴别？

答：(1)颅脑疾病引起意识障碍：

1)脑血管病：脑出血、蛛网膜下腔出血、脑栓塞、脑血栓形成、高血压脑病等。

2)颅脑外伤：颅骨骨折、脑震荡、脑挫伤等。

3)颅内占位性病变：颅脑肿瘤、颅内血肿等。

4)颅内感染：脑炎、脑膜炎、脑脓肿、脑寄生虫病等。

(2)全身性疾病引起意识障碍：

1)循环系统疾病：心源性脑缺血综合征(A-S 综合征)、急性心肌梗死、休克等。

2)呼吸系统疾病：急性气道阻塞(窒息)、呼吸功能衰竭等。

3)急性中毒：如急性有机磷农药中毒、急性一氧化碳中毒、急性药物中毒、急性乙醇中毒等。

4)理化损伤：中暑、电击伤、淹溺、冻伤、高原病等。

5)传染病及严重感染：中毒性痢疾、重症肝炎、休克型肺炎、败血症等。

3. 意识障碍诊断要点？

答：(1)询问病史：询问患者家属或病史知情者，包括起病缓急，发病诱因，既往病史，有无外伤史、毒物接触史等。意识障碍发生前后或同时出现的伴随表现如发热、头痛、呕吐、心悸、呼吸困难、血压异常等。

(2)体格检查：首先检查生命体征，注意发现中毒体征，有无呼吸气味异常。重点检查肺脏、心脏、神经系统，包括心率、心律、神志、瞳孔大小与光反射、脑膜刺激征、病理反射、神经系统定位体征等。

(3)辅助检查：三大常规，根据病史选择进一步检查，脑脊液检查、心电图、脑电图、颅脑 CT 或磁共振成像，血气分析，血液生化，可疑毒物分析等。

第六部分：本次授课使用的教材及参考资料(References，Evidence-Based Practice Guidelines，Protocols，or Algorithms)

教材
葛均波，徐永健，王辰．内科学．9 版．北京：人民卫生出版社，2018.
参考资料
1. 林果为，王吉耀，葛均波．实用内科学(下册)．15 版．北京：人民卫生出版社，2017. 2. 万学红，卢雪峰．诊断学．9 版．北京：人民卫生出版社，2018. 3. 葛均波，徐永健，王辰．内科学．9 版．北京：人民卫生出版社，2018.
拓展资料
1. 中华医学会糖尿病学分会．中国 2 型糖尿病防治指南(2020 年版)．中华糖尿病杂志，2021，13(4)：315-409. 2. 中华医学会内分泌学分会．中国糖尿病患者低血糖管理的专家共识．中华内分泌代谢杂志，2012，28(8)，619-623. 3. 国家老年医学中心，中华医学会老年医学分会，中国老年保健协会糖尿病专业委员会．中国老年糖尿病诊疗指南(2021 年版)．中华糖尿病杂志，2021，13(1)：14-46.

第七部分：教学评估方案(Evaluations & Recommendations)

学习效果核查方案(Outcome-Based Learning Verification Program & Post Simulation Exercises)			
低血糖症识别核查量表 为评价模拟教学实施进展和项目完成度，分别用“√”和“×”标识项目有 / 无操作或者是执行 / 未执行。			
项目		是(有执行)	否(未执行)
1. 低血糖症的确定(定性诊断)	(1)询问糖尿病病史		
	(2)降糖药物应用情况		
2. 病因诊断	测定血浆或血清胰岛素、C 肽、β 羟丁酸、胰岛素原等		
3. 功能试验(了解，能说出 1~2 个)	(1)禁食评估		
	(2)72 小时禁食试验		
	(3)血糖对胰高血糖素反应		
4. 定性检查(定位诊断)	(1)胰岛素瘤：CT、磁共振成像、经腹超声检查、超声内镜、选择性动物钙刺激试验等检查鉴别		
	(2)胰岛细胞增生症 / 胰岛细胞肥大：CT、磁共振成像、经腹超声检查、超声内镜、选择性动物钙刺激试验等检查鉴别		
	(3)口服降糖药诱发的低血糖		
	(4)胰岛素自身免疫性低血糖：胰岛素抗体等检查鉴别		
低血糖症治疗核查量表			
项目		是(有执行)	否(未执行)
1. 轻 - 中度低血糖	(1)口服糖水、含糖饮料		
	(2)进食糖果、饼干、面包、馒头等		
	(3)考虑药物相关性低血糖：停用相关药物		

续表

项目		是(有执行)	否(未执行)
2. 重度和疑似低血糖昏迷	(1)立即测血糖		
	(2)考虑药物相关性低血糖:停用相关药物		
	(3)50% 葡萄糖注射液 20~40mL 静脉注射		
	(4)15 分钟后监测血糖 1 次		
	(5)如血糖仍低于 3.0mmol/L,给予 50% 葡萄糖注射液 60mL 静脉注射		
	1)复测血糖		
	2)意识恢复,补充询问病史,继续监测血糖 24~48h		
	3)寻找低血糖病因,预防下一次低血糖发生		

低血糖的健康教育核查量表

序号	项目	是(有执行)	否(未执行)
	低血糖的预防		
1	糖尿病病史		
2	降糖药物治疗情况(剂量)		
3	饮食和运动情况		
4	低血糖与进餐的关系		
5	非降糖药物治疗情况		
6	酗酒史		
7	全身相关病史:肿瘤、消耗性疾病、营养不良、胃肠道手术等		
8	疑似胰岛素瘤者应进行进一步定位诊断		
9	确诊的胰岛细胞瘤患者应进行肿瘤切除		

意识障碍诊断要点核查量表

项目		是(有执行)	否(未执行)
1. 询问病史(询问患者家属)	起病缓急		
	发病诱因		
	既往病史		
	有无外伤史		
	毒物接触史等		
2. 询问主要伴随症状	如发热、头痛、呕吐、心悸、呼吸困难、血压异常等		
3. 体格检查	生命体征		
	注意发现中毒体征,有无呼吸气味异常		
	重点检查肺脏、心脏、神经系统		
4. 辅助检查(检验)	三大常规		
	血糖		
	电解质		
	血气分析、可疑毒物分析、脑脊液检查等(根据病情选择)		
5. 辅助检查(检查)	心电图		
	颅脑 CT 或磁共振成像		
	脑电图等		

第八部分：案例权属及审修（Ownership & Revision & Validation & Peer Review）

案例权属（Ownership）	
编写日期	2021 年 6 月
案例作者	李恋
作者单位	华中科技大学协和深圳医院
联系邮箱	153500978@qq.com
审核修订（Revision & Validation & Peer Review）	
案例审核	陈志桥
审稿校正	刘碧君

附件 9-1-1　标准化病人和助演脚本 / 台词

助演或标准化病人台词脚本	
角色	描述角色、预期行为以及干预 / 提示学习者的关键时刻。包括所需的任何脚本（包含在患者无反应时传达该患者相关信息）。
助演任务及对学员可能提问或要求的回答	1. 标准化上级医生（助演） （1）如住培医师未测血糖或已测血糖结果未出，仍坚持做头颅检查，这时可以到达现场，可以说："病人怎么啦？现在情况怎么样？你怎么处理病人的？"同时指示"静脉输注 50% 葡萄糖注射液 40mL，15 分钟后复测血糖。" （2）如果患者意识状态仍未恢复且家属情绪激动，这时家属主动询问："怎么还没有醒，医生怎么办？"如未按照指南处理，请示二线值班医师给出医嘱："静脉输注 50% 葡萄糖注射液 60mL，15 分钟后复测血糖。" （3）当结果回报后，住培医师未进行补充病史及查体，你可以说："病人怎么啦？现在情况怎么样？"并提醒"患者低血糖原因不明，分析低血糖原因。" （4）当住培医师提示："输注葡萄糖浓度或量不足"时，血糖升高不明显（2.8mmol/L），这时可以到达现场，可以说："病人怎么啦？现在情况怎么样？你怎么处理病人的？还有什么需要处理？"同时指示："静脉输注 50% 葡萄糖注射液 60mL，15 分钟后复测血糖。" 2. 护士（助演） （1）执行医师医嘱。 （2）涉及药物反应观察时间（如：15 分钟后复测血糖），由你说出"15 分钟到"。 （3）涉及相关检查结果，由你报告给医师。 （4）如果住培医师一直未测指尖血糖或测血糖后，未输注 50% 的葡萄糖，此时可说"现患者仍意识不清，是否请上级医师到达现场？" （5）刚案例运行开始住培医师就说要请示上级医师，此时护士主动说"上级医师正在来病房的路上。" （6）请说出"上级医师到达现场"。 （7）如住培医师只说用"高糖静推时"，你可以主动问"多少浓度的葡萄糖？多少量的葡萄糖？" 3. 患者家属（助演）（如住培医师在评估患者情况时，主动询问患者家属病史） （1）当发现患者妈妈叫不醒时，立即呼救医生。 （2）住培医师到达现场，表现很焦急，"医生我妈妈怎么啦？刚才还好好说明，突然叫不醒啦，请救救我妈妈。" （3）如患者处理后仍无好转，此时住培医师一直未请示二线，这时护士可说"现患者仍意识不清，是否请上级医师到达现场？"患者家属可说"医生我妈妈是不是很严重？" （4）当护士说"测指尖血糖 2.8mmol/L"，住培医师仍没有考虑"输注高糖时"，患者家属可说"医生怎么我妈妈还是没有醒？"

续表

助演或标准化病人台词脚本	
助演任务及对学员可能提问或要求的回答	(5)当住培医师问到:患者既往病史情况? 答:我妈平时身体状态一般。"糖尿病"病史20余年,"高血压病"病史10余年,"陈旧性脑梗死"病史10余年。无药物过敏病史,无心脏病、脑血管疾病,无慢性胰腺炎及慢性肾脏病病史。无放射性毒物接触史。 (6)当住院医师问到:服用什么药物? 答:1)糖尿病方面:口服二甲双胍、格列齐特缓释片,甘精胰岛素睡前皮下注射。 2)高血压病方面:最高血压达200/110mmHg,现口服硝苯地平控释片及美托洛尔缓释片,血压控制在140/90mmHg左右。 3)陈旧性脑梗死方面:现口服阿司匹林及阿托伐他汀钙片。 (7)当住培医师问到:今日药物剂量?有无增加? 答:今天跟以前一样,口服的降糖降压药物都吃了,没有增加剂量。 (8)当住院医师问到:近期进食情况? 答:近期食欲不好,今日未进食。 注:1)如住院医师问及内容未提及,可回答不知道。 2)3~8点住培医师不问不说,且患者家属不主动说。
SP台词	无

附件9-1-2 低血糖症识别核查量表

项目		是(有执行)	否(未执行)
1. 低血糖症的确定(定性诊断)	(1)询问糖尿病病史		
	(2)降糖药物应用情况		
2. 病因诊断	测定血浆或血清胰岛素、C肽、β羟丁酸、胰岛素原等		
3. 功能试验(了解,能说出1~2个)	(1)禁食评估		
	(2)72小时禁食试验		
	(3)血糖对胰高血糖素反应		
4. 定性检查(定位诊断)	(1)胰岛素瘤:CT、磁共振成像、经腹超声检查、超声内镜、选择性动物钙刺激试验等检查鉴别		
	(2)胰岛细胞增生症/胰岛细胞肥大:CT、磁共振成像、经腹超声检查、超声内镜、选择性动物钙刺激试验等检查鉴别		
	(3)口服降糖药诱发的低血糖		
	(4)胰岛素自身免疫性低血糖:胰岛素抗体等检查鉴别		

为评价模拟教学实施进展和项目完成度,分别用"√"和"×"标识项目有/无操作或者是执行/未执行。

附件9-1-3 低血糖症治疗核查量表

为评价模拟教学实施进展和项目完成度,分别用"√"和"×"标识项目有/无操作或者是执行/未执行。

项目		是(有执行)	否(未执行)
1. 轻-中度低血糖	(1)口服糖水、含糖饮料		
	(2)进食糖果、饼干、面包、馒头等		
	(3)考虑药物相关性低血糖:停用相关药物		

续表

项目		是(有执行)	否(未执行)
2. 重度和疑似低血糖昏迷	(1)立即测血糖		
	(2)考虑药物相关性低血糖:停用相关药物		
	(3)50% 葡萄糖注射液 20 ~ 40mL 静脉注射		
	(4)15 分钟后监测血糖 1 次		
	(5)如血糖仍低于 3.0mmol/L,给予 50% 葡萄糖注射液 60mL 静脉注射		
	(6)复测血糖		
	(7)意识恢复,补充询问病史,继续监测血糖 24~48h		
	(8)寻找低血糖病因,预防下一次低血糖发生		

附件 9-1-4 低血糖的健康教育核查量表

为评价模拟教学实施进展和项目完成度,分别用"√"和"×"标识项目有 / 无操作或者是执行 / 未执行。

项目	是(有执行)	否(未执行)
1. 糖尿病病史		
2. 降糖药物治疗情况(剂量)		
3. 饮食和运动情况		
4. 低血糖与进餐的关系		
5. 非降糖药物治疗情况		
6. 酗酒史		
7. 全身相关病史:肿瘤、消耗性疾病、营养不良、胃肠道手术等		
8. 疑似胰岛素瘤者应进行进一步定位诊断		
9. 确诊的胰岛细胞瘤患者应进行肿瘤切除		
10. 低血糖的预防		

附件 9-1-5 意识障碍诊断要点核查量表(Checklist)

项目		是(有执行)	否(未执行)
1. 询问病史(询问患者家属)	起病缓急		
	发病诱因		
	既往病史		
	有无外伤史		
	毒物接触史等		
2. 询问主要伴随症状	如发热、头痛、呕吐、心悸、呼吸困难、血压异常等		
3. 体格检查	生命体征		
	注意发现中毒体征,有无呼吸气味异常		
	重点检查肺脏、心脏、神经系统		

续表

项目		是(有执行)	否(未执行)
4. 辅助检查(检验)	三大常规		
	血糖		
	电解质		
	血气分析、可疑毒物分析、脑脊液检查等(根据病情选择)		
5. 辅助检查(检查)	心电图		
	颅脑CT或磁共振成像		
	脑电图等		

为评价模拟教学实施进展和项目完成度,分别用"√"和"×"标识项目有/无操作或者是执行/未执行。

附件 9-1-6　医学模拟教学课程质量及教学质量评价表

组别:第____组　授课题目:______________　授课时间:______　学员:________

评价指标		指标内涵	分值	得分
课程质量	教学对象	教学对象明确,层次清晰	10	
	教学主题	教学主题定位准确,难度适宜,符合教学对象的层次	10	
	教学目标	教学目标设定具体、明确、量化、可达到	10	
	场景设定	场景布置合理,组织有序,可操作性强	10	
	课程内容	课程内容面向全体教学对象,难易适中	10	
		课程内容与时间安排恰当,重点、难点分布恰当	10	
教学质量	复盘	问题设计与学习目标相呼应,注重发现问题、解决问题的能力	10	
	教学效果	采用有效的方式、方法对课堂教学及学习效果进行评价	10	
	教姿教态	着装典雅庄重,精神饱满,教态自然大方	10	
	综合评价(与教案的吻合度)	课堂演示总体评价:现场授课的内容、重点、时间安排在本节课教案计划内进行	10	
总分			100	
专家建议:				

第二节　右小腿开放性骨折的创伤急救程序与初次评估

第一部分:案例概况(Overview)

案例主题(Title)			
案例主题	右小腿开放性骨折的创伤急救程序与初次评估		
授课对象、场景布置及辅助人员(Roles & Guidelines)			
授课对象及人数	学员学科:全科医学、急诊科、外科	学员层级:住培二年级	学员人数:6人
教学地点	☑模拟实训室	☐原位模拟	☐其他______
授课导师	导师:1人		

续表

<table>
<tr><th colspan="5">授课对象、场景布置及辅助人员(Roles & Guidelines)</th></tr>
<tr><td rowspan="2">辅助人员</td><td colspan="4">☐标准化病人:___人,☑助演:2人</td></tr>
<tr><td colspan="4">☑模拟工程师:1人,☐其他人员:___人</td></tr>
<tr><td rowspan="3">模拟时间分配(合计35分钟,不含场景布置和复原)</td><td>场景布置</td><td>15分钟</td><td>课前介绍(Prebriefing)</td><td>5分钟</td></tr>
<tr><td>情境运行</td><td>10分钟</td><td>复盘(Debriefing)</td><td>20分钟</td></tr>
<tr><td>场景复原</td><td>10分钟</td><td colspan="2"></td></tr>
<tr><th colspan="5">案例简介(Summary)</th></tr>
<tr><td>案例简介</td><td colspan="4">患者于40分钟前在工地上被重物挤压伤,感觉右侧颜面、胸部疼痛不适,右小腿局部疼痛、流血、活动障碍,被工友用衣物简单包扎后送来我院急诊,伴口渴、头晕。值班医生在护士等协助下完成接诊处理。</td></tr>
<tr><th colspan="5">教学目标(Learning Objectives)(※标识为本案例教学重点)</th></tr>
<tr><td>知识目标</td><td colspan="4">※1. 叙述开放性骨折的初步评估方法和急救流程。
2. 叙述止血包扎固定的方法。</td></tr>
<tr><td>技能目标</td><td colspan="4">※1. 能应用创伤急救程序抢救开放性骨折患者。
2. 能对创伤患者进行正确的初次评估。
3. 能按标准进行止血包扎及骨折临时外固定操作。</td></tr>
<tr><td>情感目标</td><td colspan="4">※1. 对创伤患者体现爱伤意识。
2. 建立创伤急救的时间观念。</td></tr>
<tr><th colspan="5">供给导师信息(Information for Faculty & Education & Simulation Theory/Framework)</th></tr>
<tr><td colspan="5">1. 案例信息
张某,20岁,男性,体重60kg。
主诉“外伤后右小腿疼痛、流血、活动障碍40分钟”来诊。
现病史:患者于40分钟前在工地上被重物挤压伤,感觉右侧颜面、胸部疼痛不适,右小腿局部疼痛、流血、活动障碍,被工友用衣物简单包扎后送来我院急诊,伴口渴、头晕。余部位无外伤,亦无不适感。既往史、个人史、婚育史、家族史等,无特殊。
分诊台护士见患者伤口布料渗血多,出血情况紧急,即时安排平车让患者平卧送往抢救室并通知医师。医师(学员)接到通知后赶往抢救室。学员接诊后,根据学员体格检查情况逐步提供对应患者查体:神志清醒,急性痛苦病容,T 36.5℃,HR 105次/min,BP 120/99mmHg,RR 18次/min,SpO_2 98%。心电监护显示窦性心动过速。
学员接诊患者后,如果下医嘱给予吸氧和输液,患者T 36.5℃,HR 95次/min,BP 120/90mmHg,RR 16次/min,SpO_2 98%。
专科情况:面色稍苍白,双侧瞳孔正大等圆,对光反射灵敏,结膜及口唇苍白,额部出汗,衣服可见片状出汗渗湿。右侧颜面少许红肿,轻压痛,张口及咬合无受限,右侧胸部5cm左右皮肤挫伤痕,轻压痛,胸廓挤压分离试验阴性,听诊双肺呼吸音清晰。腹部未见明显挫伤,腹肌软,肝、脾区无叩痛,骨盆挤压分离试验阴性。右小腿肿胀畸形,衣物简单包扎,被血液渗透、伴暗红色滴血。打开包扎物,见伤口长度约15cm,边缘不规则搓裂,肌肉挫伤,骨折端骨质有外露,有骨折碎片,骨折端持续暗红色涌血。足背动脉可扪及搏动,踝关节、足趾屈伸活动时因伤口疼痛受限,趾端无感觉减退。余查体无阳性体征。
学员检查伤口时,打开敷料后呈现骨折端涌血加剧,疼痛刺激症状(或学员无吸氧、输液,未对创面进行操作4分钟后),患者HR 130次/min,BP 85/50mmHg,RR 21次/min,SpO_2 98%,T 36.5℃,心电监护显示窦性心动过速。
学员嘱镇痛,抗休克治疗,给予止血包扎及骨折外固定,完善术前检查及输血前准备,患者HR 100次/min,BP 95/60mmHg,RR 19次/min,SpO_2 100%,心电监护显示窦性心律,案例运行结束。如果患者在6分钟内没有得到镇痛、抗休克治疗及局部伤口处理,患者HR 150次/min,BP 70/40mmHg,RR 25次/min,SpO_2 98%,T 36.2℃。
请示二线医生电话指导,给予止血包扎及固定,给予镇痛,快速补液,升压治疗,患者HR 100次/min,BP 95/60mmHg,RR 19次/min,SpO_2 100%,心电监护显示窦性心律,案例运行结束。
2. 教学策略
(1)高仿真模拟教学(High-Fidelity Simulation);
(2)小组(Small Group)形式开展高仿真模拟课堂学习和沉浸式学习。</td></tr>
</table>

续表

供给导师信息（Information for Faculty & Education & Simulation Theory/Framework）
3. 教学方法 / 手段 (1)复盘、高仿真模拟教学法。 (2)鼓励性教学法（Incentive teaching method）、同伴互学（Peer to Peer Learning，P2P）。 **4. 教学工具** 核查表、任务训练器。 **5. 核查工具 / 方法** (1)工具：核查表（Checklist）。 (2)方法：团队复盘（Team Debriefing）。
首次供给学员信息（Learner Information Needed Prior to Scenario）
张某，20 岁，男性，体重 60kg。 主诉“外伤后右小腿疼痛、流血、活动障碍 40 分钟”来诊。 现病史：患者于 40 分钟前在工地上被重物挤压伤，感觉右侧颜面、胸部疼痛不适，右小腿局部疼痛、流血、活动障碍，被工友用衣物简单包扎后送来我院急诊，伴口渴、头晕。余部位无外伤，亦无不适感。既往史、个人史、婚育史、家族史无特殊。护士送往抢救室并通知医师。 医师（学员）接到通知后赶往抢救室。
模拟教学前学员应具备的知识和技能（Participant Requirements & Pilot Test）
1. 知识：已完成《外科学》第九版中“外科休克”“创伤概论”“创伤的诊断与治疗”和“骨折概论”等章节内容的理论学习，《中国医学生临床技能操作指南》第 3 版中“创伤急救四项技术”章节的理论学习。 2. 技能：已经完成创伤急救四大技术培训，掌握开放性骨折的止血包扎技术。

第二部分：病例信息（Case Information）

初始病例信息（Initial Brief Description of Case）			
患者姓名：张某	年龄：20 岁	性别：☑男 □女 □其他	体重：60kg
主诉：外伤后右小腿疼痛、流血、活动障碍 40 分钟			
（提示：以下所有病史均需要学员询问后获得） 现病史：患者于 40 分钟前在工地上被重物挤压伤，感觉右侧颜面、胸部疼痛不适，右小腿局部疼痛流血活动障碍，被工友用衣物简单包扎后送来我院急诊，伴口渴、头晕。余部位无外伤，亦无不适感。既往史、个人史、婚育史、家族史无特殊，分诊台护士见患者伤口布料渗血多，出血情况紧急，即时安排平车让患者平卧送往抢救室并通知医师。 医师（学员）接到通知后赶往抢救室。			

补充病例信息（Supplementary Information & Significant Lab and Diagnostic Findings）
（提示：以下所有病史均需要学员询问后获得） 面色稍苍白，双侧瞳孔正大等圆，对光反射灵敏，结膜及口唇苍白，额部出汗，衣服片状渗湿。右侧颜面少许红肿，轻压痛，张口及咬合无受限，右侧胸部 5cm 左右皮肤挫伤痕，轻压痛，胸廓挤压分离试验阴性，听诊双肺呼吸音清晰。腹部未见明显挫伤，腹肌软，肝、脾区无叩痛。骨盆挤压分离试验阴性。右小腿肿胀畸形，衣物简单包扎，被血液渗透、伴暗红色滴血。打开包扎物，见伤口长度约 15cm，边缘不规则搓裂，肌肉挫伤，骨折端骨质有外露，有骨折碎片，骨折端持续暗红色涌血。肢体湿冷，足背动脉可扪及搏动，踝关节、足趾屈伸活动时因伤口疼痛受限，趾端无感觉减退。余查体无阳性体征。 初始心电监护界面：T 36.5℃，HR 105 次 /min，BP 120/99mmHg，RR 18 次 /min，SpO_2 98%。心电监护显示窦性心动过速。 学员嘱吸氧，开通液路时，提供：T 36.5℃，HR 95 次 /min，BP 120/90mmHg，RR 16 次 /min，SpO_2 98%。 心电监护显示窦性心律。

续表

补充病例信息（Supplementary Information & Significant Lab and Diagnostic Findings）
学员未下医嘱：吸氧，开通液路，在案例运行 4 分钟后或者学员拆开小腿伤口敷料检查伤口时，提供：HR 130 次 /min，BP 85/50mmHg，RR 21 次 /min，SpO_2 98%，心电监护显示窦性心动过速。 学员追问抽血结果及其他辅助检查时提供：床旁彩超（FAST），心肺腹余未见明显异常。余检查未出结果。 学员嘱镇痛、快速补液（双通路 / 深静脉置管 / 骨内通路），做止血包扎及骨折外固定操作。提供： 患者 HR 100 次 /min，BP 95/60mmHg，RR 19 次 /min，SpO_2 100%，心电监护显示窦性心律，案例运行结束。 案例运行 6 分钟内没有得到镇痛、抗休克治疗及局部伤口处理，提供：HR 150 次 /min，BP 70/40mmHg，RR 25 次 /min，SpO_2 98%，T 36.2℃。 在 6 分钟内学员如果请示二线值班医生，二线值班医生电话告知：请按创伤急救程序和初步评估的方法进行处置。6 分钟后请示，则询问病情及目前进行了哪些处置，给出具体的指导意见，指导学员按创伤急救程序和初步评估的方法，给予吸氧止痛止血包扎固定，给予抗休克治疗等治疗，提供：HR 100 次 /min，BP 95/60mmHg，RR 19 次 /min，SpO_2 100%，心电监护显示窦性心律，案例运行结束。

第三部分：模拟设备要求 / 场景布置要求（Equipment & Scene Layout）

A. 模拟患者（Fidelity/Modality & Simulated Patient Type）
☑高仿真模拟人 / 器
☐标准化病人
☑任务训练器
☐混合（Hybrid）模式

B. 设备 / 物品清单（Props）

序号	设备 / 物品名称	品规或相应要求	数量	其他要求
1	高级模拟人及配套设备		1 个	
2	病床		1 张	
3	输液架		1 个	
4	听诊器		1 个	
5	输液器		2 套	
6	注射器	10mL	3 个	
7	吸氧管		1 根	
8	血氧监测仪		1 台	
9	心电监护仪		1 台	
10	采血试管		6 根	
11	自制可以调血流速度的出血装置		1 套	连接 500mL 生理盐水塑料袋（内装血水）
12	创伤模型胶套		1 套	连接出血装置
13	操作车		1 台	
14	抢救车		1 辆	
15	胶布		1 卷	
16	红药水 / 红墨水		1 瓶	
17	纱布	小血纱	10 袋	
18	棉垫	普通型	1 包	

续表

序号	设备 / 物品名称	品规或相应要求	数量	其他要求
19	小腿夹板	超膝踝关节	2 块	
20	纱布绷带	4.8cm × 6m	5 卷	
21	三角巾		4 条	
22	外科手术手套		若干	

注：任务训练器的出血装置构造及工作原理：

构造：500mL 空生理盐水塑料袋。血水：红药水 / 红墨水。4 节 7 号电池及电池盒；4.5V 水陆两用直流电机及电源开关（由 SP 控制，开启开关后，抽水电机启动，形成一定压力的"血流"情境）；100cm 长度，内口径 0.6cm 透明软管，连接输液袋及电机入口；输液器管道连接电机出口及创伤皮套创面，通过输液器的速度调节器控制血流速度）

C. 模拟药品和液体清单（Medications and Fluids）

序号	模拟药物	剂量	数量
1	生理盐水	500mL	2 瓶
2	5% 葡萄糖注射液	500mL	1 瓶
3	多巴胺针剂	20mg/ 支	10 支
4	去甲肾上腺素针剂	2mg/ 支	10 支
5	氨甲环酸注射液	0.5g	2 瓶

D. 模拟人化妆及场地布置（Simulated Patient Makeup & Simulation Location & Setting/Environment）

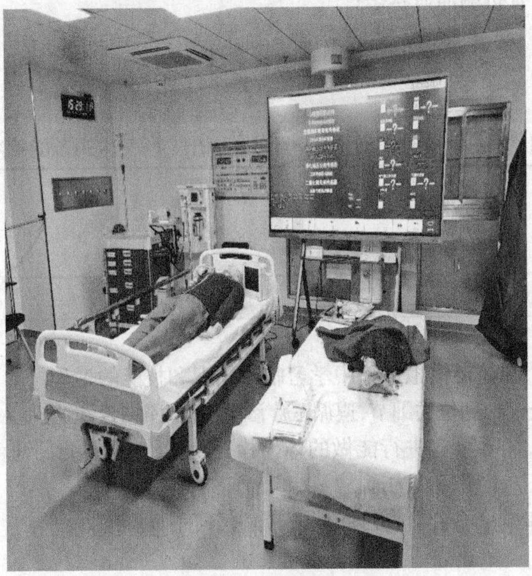

图 9-2-1 整体场景

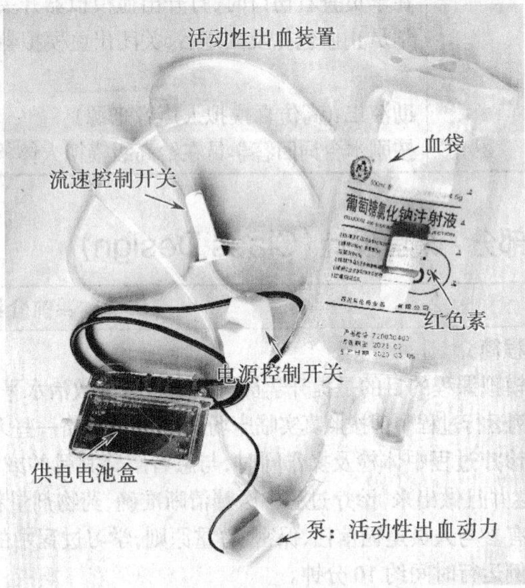

图 9-2-2 出血装置

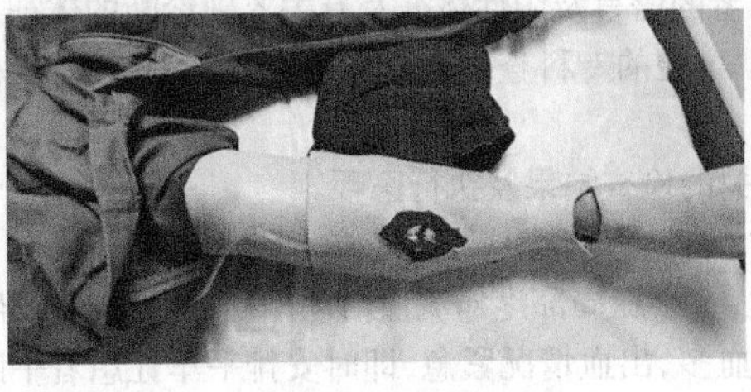

图 9-2-3 患肢

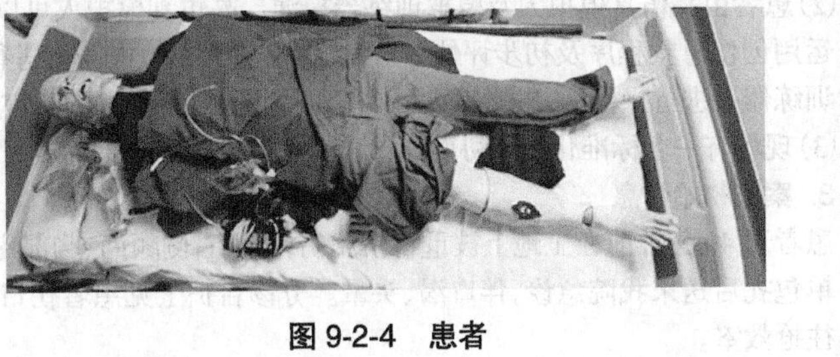

图 9-2-4 患者

续表

E. 初始监护状态（Initial Monitoring State）			
☑ 初始状态患者已经接监护 ☐ 初始状态患者未接监护			
F. 患者（模拟人）初始设定（Initial State Setting）			
T：36.5℃	HR：105 次 /min	RR：18 次 /min	SpO_2：98%
NIBP：120/99mmHg	IBP：	CVP：	
神志：神志清醒	瞳孔及对光反射：正常		
面色稍苍白，双侧瞳孔正大等圆，对光反射灵敏，结膜及口唇苍白，额部出汗，衣服片状渗湿。右侧颜面少许红肿，右侧胸5cm 左右皮肤挫伤痕，右小腿肿胀畸形，衣物简单包扎，被血液渗透、伴暗红色滴血。			

第四部分：标准化病人和助演分工及职能（Standardized Patient & Confederate & Observer）

标准化病人和助演分工及职能（Standardized Patient & Confederate & Observer）	
角色（Roles）	**职能（Functions）**
标准化病人	无
助演	助演一：（助演脚本见附件 9-2-1） （标准化护士 1 名，已经通过标准化角色培训及考核） 告知患者已经在抢救室； 提醒学员留意监护仪生命体征变化； 遵学员医嘱执行操作； 在学员查看伤口时，打开出血模拟器开关呈伤口骨折端涌血状态； 学员止血包扎及固定后，关闭出血模拟器开关。 助演二：（高仿真模拟人声音来源） 按剧本台词回答学员在给高级模拟人体检时的问诊；在学员查体时通过声音呼吸语气等表达痛苦的症状。

第五部分：课堂设计（Class Design）

课前介绍（Prebriefing）

1. 课程简介

（1）本模拟课程的目的是提升学员对创伤患者的救治水平，是一个在情境模拟过程中学习临床知识和技能的过程。

（2）案例运行过程中请按照真实临床场景对待，也忽略一些无法完全模拟到位的细节，遵循医疗诊治规范、团结合作、注重人文。

（3）在诊疗过程中体检及操作同时，与患者解释其目的或者原因，需要真实进行能做的体格检查及操作，也尽量将思考过程表达并且做出来，诊疗过程中医嘱清晰准确，药物剂量精准，与护士闭环式沟通。

（4）所有参与人员遵循信任、保密、尊重原则，学习过程中的表现和讨论不会给自己和他人带来任何不良影响。

（5）案例运行时间约 10 分钟。

2. 环境及模拟人介绍

（1）目前所在为急诊抢救室，现场备有止血包扎固定所需物品抢救室设备。

（2）患者由高仿真模拟人及模拟训练器扮演。高仿真模拟人可以模拟患者的语言及阳性体征及有关鉴别诊断的体征。在运用创伤急救程序及初步评估方法时，在高仿真模拟人身上进行操作。小腿的专科查体及止血包扎骨折固定等，在模拟训练器上进行操作。监护仪（大屏幕）呈现患者的生命体征等信息。

（3）现场有一名标准化护士协助你诊治病人。护士会在你需要时提供相关的检查结果及执行医嘱。

3. 案例初始信息

患者于 40 分钟前在工地上被重物挤压伤，感觉右侧颜面、胸部疼痛不适，右小腿局部疼痛流血活动障碍，被工友用衣物简单包扎后送来我院急诊，伴口渴、头晕。分诊台护士见患者伤口布料渗血多，出血情况紧急，即时安排平车让患者平卧送往抢救室。

你作为患者的首诊医生，接到护士通知赶往抢救室。请你按照创伤急救程序进行创伤的初次评估，并对患者当前情况进行必要的急诊救治。

情境运行（Scenario）			
运行剧本（Progression）			
阶段 / 生命体征	患者状态	预期学员行为	线索 / 提示
1. 初始阶段 HR：105 次 /min BP：120/99mmHg RR：18 次 /min SpO_2：98% T：36.5℃	神志清醒，急性痛苦病容，面色稍苍白，结膜及口唇苍白，额部出汗	1. 下达吸氧的指令。 2. 下达抽血化验的指令，具体到抽血项目，要求床旁超声检查、X 线片检查。 3. 遵循急救程序进行创伤初步评估气道、呼吸、循环、神经功能。 4. 判断可能存在失血性休克代偿期表现。 5. 下达静脉输液指令：生理盐水 50mL 快速静脉滴注。 6. 接诊第一时间解开伤口敷料进行止血。 7. 呼叫上级医师求助。	1. 有吸氧 + 输液，进入第 2 阶段。 2. 面部伤处检查，患者回答：鼻子嘴巴没有出血。按压伤处，回答：一点点痛。胸廓挤压征，患者回答：不痛。检查肝、脾、肾区叩痛，患者回答：不痛。 3. 若未评估循环情况，患者痛苦呻吟：我好渴，头晕，感觉没有力气。 4. 若未吸氧或输液，运行 3 分钟后进入第 3 阶段。护士：医生，要不要先尽快评估一下他的全身情况？ 5. 病例运行前 6 分钟内，有请示二线要求，护士打电话给二线医师，电话告知：在处理其他紧急事情，请先按"创伤急救程序运用初次评估方法"进行诊治。
2. 吸氧输液后的休克代偿期 HR：95 次 /min BP：120/90mmHg RR：16 次 /min SpO_2：98% T：36.5℃	烦躁、诉难受疼痛不适	1. 安慰患者 2. 遵循急救程序进行创伤初步评估气道、呼吸、循环、神经功能。 3. 在初步评估到"C(循环的环节时)"行胸部、腹部内出现的鉴别诊断体格检查。 4. 检查伤口：给出开放性骨折的诊断。	1. 如果学员在此阶段要求床旁超声检查或者其他检查结果，告知结果未回。 2. 检查胸廓挤压征，患者回答：不痛。检查肝、脾、肾区叩痛，患者回答：不痛。(在第 1 阶段已经完成的行为，在这一阶段视为已经完成。) 3. 若未检查伤口，患者问：医生，我的小腿怎么了？好痛啊！（提醒学员检查和解释伤口情况。） 4. 触发进下阶段事件：患者检查伤口时，骨折端呈现暗红色涌血征象，且患者(模拟人)痛苦呻吟，或从案例运行开始计时 4 分钟。
3. 休克抑制期 HR：130 次 /min BP：85/50mmHg RR：21 次 /min SpO_2：98% T：36.2℃	患者紧张，不安感增加(说不清的难受感)	1. 查找低血压原因。 2. 止痛。 3. 伤口包扎止血。 4. 夹板临时外固定。 5. 加速补液，升压治疗。	1. 症状：模拟人痛苦呻吟。 体征：休克的血压；骨折端呈现暗红色涌血征象；包扎伤口的敷料再次湿透，在滴血。 2. 若医生未察觉变化，患者：我感觉好难受，医生。 3. 若未镇痛：医生，我痛的受不了了。 4. 若学员未包扎伤口，护士：病人伤口在流血，要不要处理一下？ 5. 若未做临时外固定，护士：病人这腿要不要制动一下？ 6. 若未提出补液升压，护士问：病人血压不高，需要加速补液和用点什么药物吗？ 7. 触发进下阶段事件： 止血包扎固定结束，进入第 5 阶段。 8. 病例运行 6 分钟时，未做伤口处理及补液等，进入第 4 阶段。

续表

阶段 / 生命体征	患者状态	预期学员行为	线索 / 提示
4. 休克体征加重 HR：150 次 /min BP：70/40mmHg RR：25 次 /min SpO_2：98% T：36.2℃	淡漠	请示值班二线，在二线指导下进行处置。	1. 若未提出请示二线，护士提醒：要不要请上级医师帮忙？ 2. 若学员请示了二线，则护士打电话给二线，电话指示： (1)按创伤急救程序评估目前患者休克的病因是失血性休克及疼痛刺激。 (2)尽快加压包扎止血、小夹板临时固定。 (3)生理盐水 2L 快速静脉滴注；曲马多 10mg 肌内注射镇痛，高流量 10L/min 吸氧，升温系统保温。 3. 触发进下阶段事件：自主或者在值班二线医师指导下，完成该阶段处理，进入第 5 阶段
5. 镇痛及液体复苏后 HR：100 次 /min BP：95/60mmHg RR：19 次 /min SpO_2：100% T：36.5℃ ECG：窦性心律	神志清醒	追问血液生化检验结果，X 线片等检查结果，明确诊断。 解释病情，安抚患者。 提请专科医师会诊。	(辅助检查结果暂时未出) 1. 护士：X 线片显示右小腿中段粉碎性骨折。 若未追问影像学结果，护士提问：要不要问问拍片结果？ 2. 若未交代和安慰，患者问：医师，我到底怎么了？接下来我该怎么办？我好担心啊。 3. 护士回答：收到，马上打电话给骨科医生会诊。 若未提出会诊，护士：病人需要请哪些专科会诊吗？ 4. 顺利完成第 5 阶段处置的情况下，或者在值班二线的指导下，或者在案例开始运行 10 分钟时，在此阶段结束。 模拟结束。

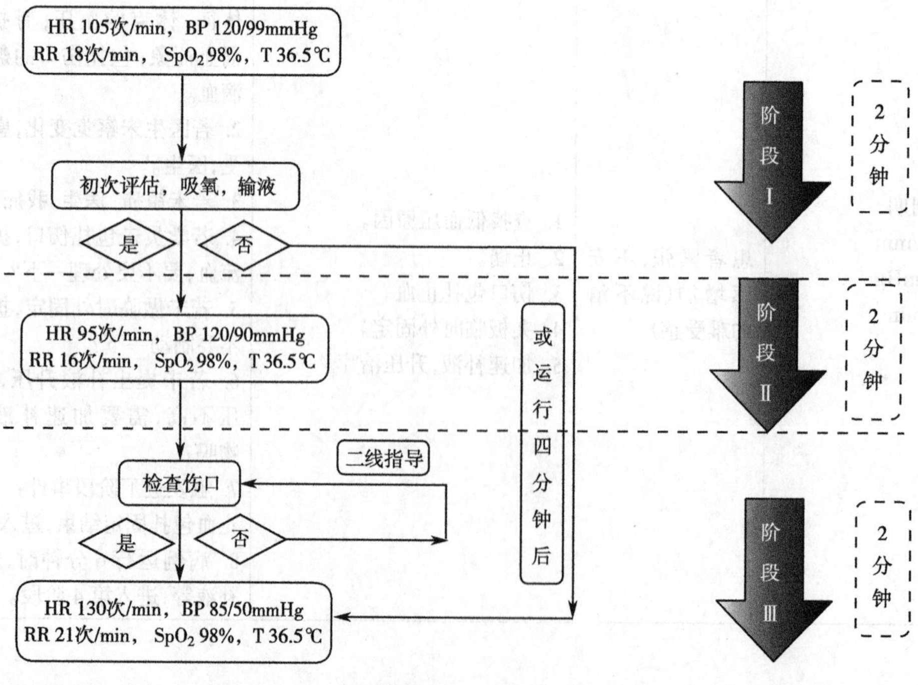

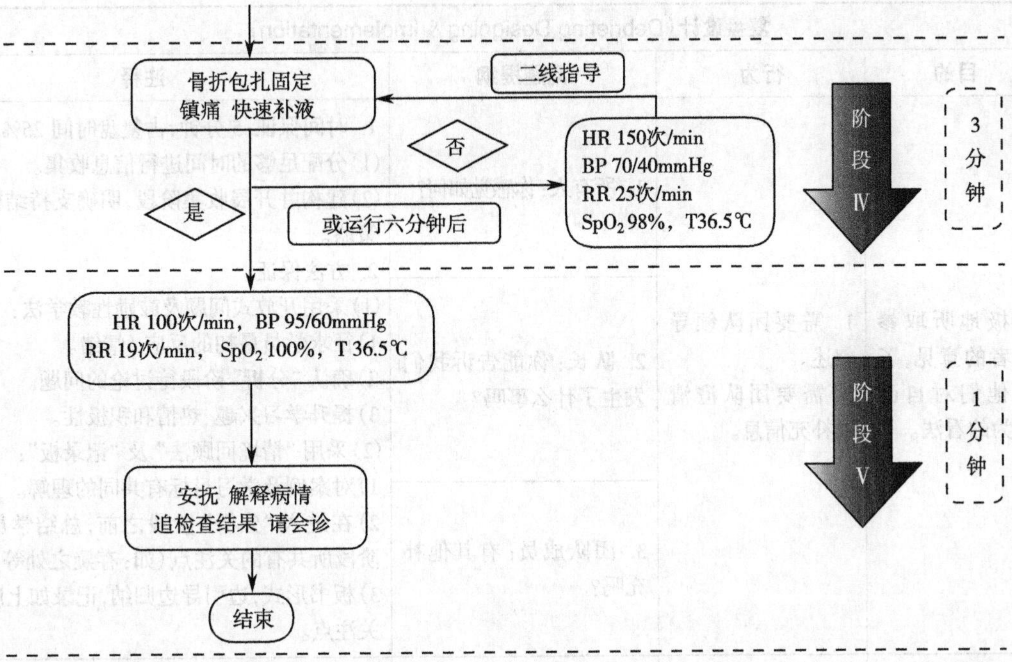

图 9-2-5 流程图

复盘方案(Debriefing)
1. 复盘策略(Debriefing Strategy) 支持结构化复盘(Structured and Supported Debriefing, SSD) (1)音视频支持复盘(Video-Audio assisted Debriefing) (2)引导反思(Guided Reflection) (3)指导反馈(Directive Feedback) 2. 复盘组织形式(Debriefing Organization Forms) (1)小组(Small Group)形式 (2)复盘地点(Debriefing Location) (3)复盘导师(Debriefer) (4)促进者(Facilitator) 3. 复盘方法(Debriefing Technique) (1)收集-分析-总结(Gather-Analyze-Summarize, GAS) (2)音视频支持复盘法(Video-Audio assisted Debriefing Method) (3)情境回顾法(After action review Method) (4)同伴复盘法(Pear-Assisted Debriefing Method) (5)团队复盘法(Team Debriefing Method) (6)混合复盘法(Blended Debriefing Method) (7)主张-探寻法(Advocacy-Inquiry Method) (8)优点-不足法(Plus-Delta Method) (9)形成性反馈法(Formative Feedback Method) 4. 复盘工具(Debriefing Tools) (1)评估录播系统 (2)主张-探寻(Advocacy-Inquiry, AI) (3)核查清单(Checklist) (4)优点-不足(Plus-Delta, +/Δ)

复盘设计(Debriefing Designing & Implementation)				
阶段	目的	行为	问题提纲	注释
收集	积极地听取参与者的意见,了解他们对自己行为的看法。	1. 需要团队领导叙述。 2. 需要团队澄清或补充信息。	1. 所有人:你感觉如何? 2. 队长:你能告诉我们发生了什么事吗? 3. 团队成员:有其他补充吗?	1. 时间保证:5 分钟,占复盘时间 25%。 (1)分配足够的时间进行信息收集。 (2)建构并开展收集阶段,明确支持结构化复盘策略。 2. 方法保证: (1)采用开放式问题及鼓励性教学法: 1)征求学员最初的反应 / 情绪。 2)确认"分析"阶段待讨论的问题。 3)提升学习兴趣、热情和积极性。 (2)采用"情境回顾法"及"记录板": 1)对案例及学习目标有共同的理解。 2)在进入"分析"阶段之前,总结学员在收集阶段所共有的关注点(如:存疑之处等)。 3)板书形式,边引导边归纳,记录如上所共有的关注点。
分析	促进学生反思并分析他们的行为。	1. 检查事件的准确记录。 2. 报告观察正确和不正确的步骤。 3. 利用咨询来阐明思考的过程。 4. 在必要的地方刺激反射并提供重定向。 5. 利用基于证据的指南作为临床查询 / 关注的基准。	1. 我注意到……,请告诉我更多。 2. 你觉得怎么样?你当时在想什么?但是,我了解到场景的更多"×"方面。 3. 解决冲突:让我们重新集中注意力,重要的不是谁对,而是对病人来说什么是正确的。	1. 时间保证:10 分钟,占复盘时间 50%。 (1)分配足够的时间来执行分析阶段。 (2)保证课堂收益,突出教学重点 2. 方法保证: (1)采用"引导反思""同伴、团队及混合复盘法"及"核查清单": 1)将学员的个人观点与观察相结合。 2)以学员对具体而准确的某一行为、互动或先前评论作为探究的基础。 (2)采用"主张 - 探寻、形成性反馈法"及"记录板、优点 - 不足": 1)引导学员分享积极的行为、想法。 2)引导学员对需要改进的方面 / 领域进行自我发现。 3)选择学员模拟过程中的表现或观察到的差距,进行引导并同时总结学员的共识之处。 4)板书形式,边引导边归纳,记录学员"表现差距"(Performance Gap)。 (3)采用"指导反馈""音视频支持复盘法"及"概念图": 1)为学员需要进行的改变或改进提供建议。 2)提供建议变更 / 改进的理论依据和 / 或事实。 3)反馈集中在全体学员(而不是个人)、表现差距(Performance Gap)、学习目标及场景与临床真实存在的差距(Gap),并给予建议、解决其差距(Closed Performance Gap)。

续表

阶段	目的	行为	问题提纲	注释
总结	便于识别和审查所吸取的经验教训。	1. 验证所有必要的覆盖。 2. 教学 / 汇报点。 3. 总结讨论 / 结束。 4. 会议 / 听取任何意见。 5. 保证足够的时间来执行总结阶段。	1. 使用两种你认为有效或者做得好的行动和事件。 2. 描述两个你认为你 / 团队需要工作的领域。	1. 时间保证:5 分钟,占复盘时间 25%。 (1)保证时间用来执行总结阶段。 (2)强化课堂收益及重要性。 2. 方法保证: (1)采用“引导反思”“记录板”及“优点 - 不足”: (1)根据板书中“优点 - 不足”的板图形式已呈现的学员表现差距,让学员从中来总结模拟过程中的主要收益(学习目标、表现差距及场景与临床真实存在的差距要点)。 (2)采用“总结性反馈法”: 1)学员总结应用这些关键信息(要点和策略)来改变其未来的临床实践; (如时间不足,由导师总结关键的信息) 2)提升临床实践诊疗自信心,提升临床胜任力。
备注: 1. 此次医学模拟课堂教学复盘以“支持结构化复盘”为主要的复盘策略,辅以“引导反思”和“指导反馈”等复盘策略。 2. 整合“主张 - 探寻法”等多种复盘方法和多种复盘工具,保证教学重点,解决教学难点。 3. 结合实际模拟情境整合多种“基于证据的复盘”(Evidence-Based Debriefing)策略及方法,综合高效执行混合复盘,以实现并提升学员自信心和临床胜任力。				

相关问题(Supplementary question)

1. 你用了哪些创伤急救程序作为指导进行诊疗?
2. 体格检查中,你发现了哪些阳性体征?
3. 你考虑患者有那些可能的诊断?诊断的依据是什么?你是怎么样进行鉴别诊断的?
4. 开放性骨折的止血包扎固定有哪些注意事项?
5. 请结合该病例总结针对四肢开放性骨折的急救措施?

第六部分:本次授课使用的教材及参考资料(References, Evidence-Based Practice Guidelines, Protocols, Or lgorithms)

教材
陈孝平,汪建平,赵继宗 . 外科学 .9 版 . 北京:人民卫生出版社,2018.
参考资料
1. 姜保国,陈红 . 中国医学生临床技能操作指南 .3 版 . 北京:人民卫生出版社,2020. 2. 美国外科学院 . 高级创伤生命支持学生课程手册 .9 版 . 北京:人民卫生出版社,2016. 3. 张连阳,白祥军,张茂 . 中国创伤救治培训 . 北京:人民卫生出版社,2019.

第七部分:教学评估方案(Evaluations & Recommendations)

学习效果核查方案(Outcome-Based Learning Verification Program & Post Simulation Exercises)			
核查量表(Checklist) 为评价模拟教学实施进展和项目完成度,分别用“√”和“×”标识项目有 / 无操作或者是执行 / 未执行。			
序号	**项目**	**是(有执行)**	**否(未执行)**
1	做好个人防护		
2	心电监护		

续表

序号	项目	是(有执行)	否(未执行)
3	吸氧		
4	嘱开通液路补液		
5	完善血液生化检查、X线等检查		
6	评估气道		
7	评估呼吸情况		
8	评估循环情况		
9	查看伤口情况		
10	判断出血及骨折严重程度		
11	止血		
12	包扎		
13	临时固定		
14	嘱快速输液：双通道/深静脉/骨内通路		
15	按急救程序操作		

教学目标答案见附件 9-2-2。

第八部分：案例权属及审修（Ownership & Revision & Validation & Peer Review）

案例权属（Ownership）	
编写日期	2021年6月
案例作者	吴定宇　刘丽婷　肖时曦
作者单位	北京大学深圳医院
联系邮箱	29249839@qq.com
审核修订（Revision & Validation & Peer Review）	
案例审核	陈志桥
审稿校正	刘碧君

附件 9-2-1

（1）标准化病人和助演脚本/台词

阶段	学员	助演二：高级模拟人语音	标准化护士的脚本/台词
	剧情开始时	患者痛苦呻吟：我好渴，头晕，感觉没有力气。	医生，快到抢救室来看这个新来的病人。
第1阶段	1. 遵循急救程序进行创伤初步评估气道、呼吸、循环、神经功能。 2. 可能存在失血性休克代偿期表现。 3. 下达静脉输液指令：生理盐水 50mL 快速静脉滴注。 4. 一接触病人就检查伤口。 5. 呼叫上级医师求助。	头面部伤处检查：患者回答，鼻子嘴巴没有出血。 按压伤处，回答：一点点痛。 胸廓挤压征，患者回答：不痛。 检查肝、脾、肾区叩痛，患者回答：不痛。 若未评估循环情况，患者痛苦呻吟：我好渴，头晕，感觉没有力气。	（某某操作）已执行。 护士：医生，要不要先尽快评估一下他的全身情况（若未进行初次评估）？ 病例运行前6分钟内，有请示二线值班医师要求，护士打电话给二线值班医师，电话告知，在处理其他紧急事情，请先按“创伤急救程序运用初次评估方法”进行诊治。

续表

阶段	学员	助演二：高级模拟人语音	标准化护士的脚本 / 台词
第 2 阶段	1. 安慰患者。 2. 遵循急救程序进行创伤初步评估气道、呼吸、循环、神经功能。 3. 在初步评估到“C(循环的环节时)”行胸部、腹部内出现的鉴别诊断体格检查。 4. 检查伤口：给出开放性骨折的诊断。 5. 要求请示二线值班医师。		如果学员在此阶段要求床旁超声或者其他检查结果：进行床旁超声检查的医生在来的路上，告知结果未回。 若未检查伤口，患者问：医生，我的小腿怎么了？好痛啊！（提醒学员检查和解释伤口情况） 病例运行前 6 分钟内，有请示二线值班医师要求，护士打电话给二线值班医师，电话告知，在处理其他紧急事情，请先按“创伤急救程序运用初次评估方法”进行诊治。
第 3 阶段	1. 查找低血压原因。 2. 镇静止痛。 3. 伤口包扎止血。 4. 夹板临时外固定。 5. 加速补液，升压治疗。	若医生未察觉变化，患者：我感觉好难受，医生。 若未镇痛：医生，我痛的受不了了。	医生，监护仪上有变化了。 若学员未包扎伤口，护士：病人伤口在流血，要不要处理一下？ 若未做临时外固定，护士：病人这腿要不要制动一下？ 若未提出补液升压，护士问：病人血压不好，需要加速补液和用点什么药物吗？
第 4 阶段	1. 问检查结果。	淡漠，痛苦呻吟：医生，我好难受。	辅助检查结果暂时未出。
	2. 问床旁超声结果。		未见异常。
	3. 无操作。		护士提醒：要不要请上级医师帮忙？
第 5 阶段	追问血液生化检查，X 线片等检查，明确诊断。 解释病情，安抚患者。 提请专科医师会诊。		（辅助检查结果暂时未出） 护士：X 线片显示右小腿中段粉碎性骨折。 若未追问影像学结果，护士提问：要不要问问拍片结果？ 若未交代和安慰，患者问：医生，我到底怎么了？接下来我该怎么办？我好担心啊。 护士回答：收到，马上打电话给骨科医生会诊。 若未提出会诊，护士：病人需要请哪些专科会诊吗？
第 4 阶段 第 5 阶段	要求 CT 检查		护士：血压不稳定，不敢送。 第 5 阶段：收到，马上准备送检。
第 2~3 阶段	要求床旁 X 线片		我打电话通知了，马上到。
第 4~5 阶段	要求 X 线片结果		电话回报：胫腓骨中段粉碎性骨折

(2)情境运行 - 剧情

患者张某，男，20 岁，(由高仿真模拟人扮演)躺在抢救室的病床上。护士(由标准化护士扮演)，站在患者床旁。

情境运行开始 0 分钟至 6 分钟时，护士对医生(由学员扮演)说：“医生，快到抢救室来看这个新来的病人。”医生开始诊治病人。医生体格检查时，根据他 / 她检查的项目，不能模拟出的项目由指导老师、助演二配合语言，痛苦呻吟声音。例如，检查伤口情况的骨擦感，指导老师口述“扪及骨擦感及异常活动”。对于可以模拟出的项目，由医生自己报出答案。例如，双侧呼吸音清晰，未闻及干湿啰音。对于医生下达的指令，护士配合执行，口述：“好的。(某某操作)已执行。”医生问检查结果、问B超结果，护士说：“结果还没有出来。”如果学员在此阶段要求床旁超声，告知医生马上就到。

医生接诊4分钟后，心电监护仪的显示发生变化，如果医生没有关注到显示屏上的变化，护士说：“医生，监护仪上有变化了。”医生要求床旁X线片时，护士回答：“我打电话通知了，正在推机器过来。”医生要求上级医生协助时，护士回答：“好的，我打电话通知了，二线值班医师正赶来。”医生准备做止血包扎固定时，护士协助给予相关物品。

医生接诊6分钟，医生没有及时镇痛、抗休克治疗及做伤口处理，护士提醒道：“医生，要不要叫二线值班医师帮忙？”当医生已经给患者采取了镇痛，伤口处理和抗休克治疗后患者病情平稳，血压心率恢复正常，在此时如果医生要求进一步检查及其他治疗，护士说收到并给予配合，场景结束。

如果场景运行到达10分钟时，即使患者没有得到预期的诊治，场景也结束。

附件9-2-2 教学目标答案

1. 本案例中：

初步诊断：失血性休克；右小腿开放粉碎性骨折；右侧颌面胸部软组织挫伤。

依据：(1)患者有明确的外伤史，右侧颌面胸部疼痛不适，右小腿疼痛流血活动障碍的症状。

(2)局部表现：体格检查右侧颌面右侧胸部挫伤痕，右小腿挫裂伤口，局部畸形肿胀异常活动，骨折端外露，伴暗红色涌血。

(3)X线片见骨折征象。

(4)需要进一步明确病情的检查：病情稳定后，头面部、胸部CT检查。

2. 开放性骨折的急救措施

(1)采用创伤急救程序进行初次评估。

(2)初次评估的顺序。

(3)开放性损伤的止血包扎固定。

(4)针对本患者保护骨折端，避免回纳，伤口适当加压包扎预防继续失血，避免压迫过紧引起肢体缺血坏死，可靠的小夹板临时外固定避免二次损伤，尽早完善术前检查及准备。

3. 教科书的有关目标答案

(1)开放性骨折的处理

1)骨折的定义：骨折(Fracture)——骨的完整性和连续性中断；开放性骨折(Open Fracture)——骨折部位皮肤或黏膜破裂骨折与外界相通。

2)常用的止血方法有指压法、加压包扎法、填塞法和止血带法等。

3)包扎：目的是保护伤口减少污染、压迫止血、固定骨折、关节和敷料并止痛。最常用的材料是绷带、三角巾和四头带，无上述物品时可就地取材用干净毛巾、包袱布、手绢、衣服等替代。在进行伤口包扎时动作要轻巧，松紧要适宜牢靠。既要保证敷料固定和压迫止血，又不影响肢体血液循环。包扎敷料应超出伤口边缘5~10cm。遇有外露污染的骨折断端或腹内脏器，不可轻易还纳。若系腹腔组织脱出，应先用干净器皿保护后再包扎，不要将敷料直接包扎在脱出的组织上面。而对于眼部损伤伤员，需要首先用硬质眼罩保护眼睛，然后再行包扎。

4)固定：骨关节损伤时必须固定制动，以减轻疼痛，避免骨折端损伤血管和神经，并有利于防止休克和搬运后送。较重的软组织损伤，也应局部固定制动。固定前应尽可能牵引伤肢和矫正畸形，然后将伤肢放在适当位置，固定于夹板或其他支持物上(可就地取材，如用木板、竹竿、树枝等)。固定范围一般应包括骨折处远端和近端的两个关节，既要牢靠不移，又不可过紧。急救中如缺乏固定材料，可行自体固定法如将上肢固定于胸廓上，受伤的下肢固定于健肢上。伤口出血者，应先止血并包扎，然后再固定。开放性骨折固定时，外露的骨折端不要还纳伤口内以免造成污染扩散，固定的夹板不可与皮肤直接接触须垫以衬物

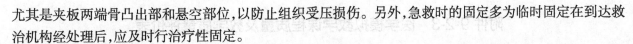

尤其是夹板两端骨凸出部和悬空部位，以防止组织受压损伤。另外，急救时的固定多为临时固定在到达救治机构经处理后，应及时行治疗性固定。

(2)骨折的早期并发症

1)休克：严重创伤骨折引起大出血或重要器官损伤所致。

2)脂肪栓塞综合征(fat embolism syndrome)：发生于成人，是由于骨折处髓腔内血肿张力过大，骨髓被破坏脂肪滴进入破裂的静脉窦内，可引起肺、脑脂肪栓塞。同时，在肺灌注不良时，肺泡膜细胞产生脂肪酶使脂肪栓子中的中性脂肪小滴水解成甘油与游离脂肪酸，释放儿茶酚胺损伤毛细血管壁使富含蛋白质的液体漏至肺间质和肺泡内发生肺出血、肺不张和低血氧。临床上出现呼吸功能不全、发绀，胸片显示广泛性肺实变。动脉低血氧可致烦躁不安、嗜睡，甚至昏迷和死亡。

3)重要内脏器官损伤

①破伤：除致骨骨折外，还可能引起左侧的脾和右侧的肝破裂出血，导致休克。

②损伤：肋骨骨折时骨折端可使肋间血管及肺组织损伤，出现气胸、血胸或血气胸，引起严重的呼吸困难。

③膀胱和尿道损伤：由骨盆骨折所致尿外渗引起下腹部、会阴区疼痛、肿胀以及血尿、排尿困难。

④直肠损伤：可由骶尾骨折所致而出现下腹部疼痛和直肠内出血。

(3)创伤失血性休克的紧急救治

1)一般性处理措施：首先是保证呼吸道通畅、鼻导管或面罩吸氧、采取抗休克体位(头、躯干抬高20°~30°、下肢抬高15°~20°)、建立静脉通路、保温、抽血化验、相应的影像学检查等。

2)容量复苏：首选晶体液，平衡盐溶液常作为首选。创伤失血性休克患者通常出血量较大，应及早进行快速输血维持血容量，改善微循环灌注，保证主要脏器的氧供。建议对存在活动性出血的患者使用限制性的容量复苏策略，直至已确定完成早期出血控制。

容量复苏，首选建立有效的外周静脉通路，并尽早建立中心静脉通道。骨髓腔内血管通路也是可以同时考虑的重要选择。

3)血管活性药物的使用：应建立在液体复苏基础上，但对于危及生命的极度低血压，或经液体复苏后不能纠正的低血压，可在液体复苏的同时使用血管活性药物，以尽快提升平均动脉压60mmHg并恢复全身血液灌注。首选去甲肾上腺素，尽可能通过中心静脉通路输注，常用剂量为0.1~2.0μg/(kg·min)。

4)止血剂的使用：当创伤失血性休克患者存在或怀疑存在活动性出血时，应尽快静脉使用氨甲环酸，首剂1g(≥10min)，后续1g输注至少持续8h，防止伤性凝血病。

(4)创伤急救程序：在创伤的急救过程中遵循一定的程序可提高工作效率，防止漏诊。其基本原则是先救命后治伤。可分为五个步骤进行：①把握呼吸、血压、心率、意识和瞳孔等生命体征，检查伤部，迅速评估伤情；②对生命体征的重要改变迅速作出反应，如心肺复苏、抗休克及外出血的紧急止血等；③重点询问受伤史，分析受伤情况仔细体格检查；④实施各种诊断性穿刺或安排必要的辅助检查；⑤进行确定性治疗，如各种手术等。

(5)初步评估流程：初步检查(初次评估)，一般在现场急救或急诊室中进行。目的是快速判断是否存在威胁生命和肢体安全的状态。一般可按照"ABCDEF"的顺序进行检查。其中"A"(Airway)是指判断气道是否通畅，一般按"听、看、检"法进行检查。其中"听"是指通过听判断是否有异常呼吸音(如听到鼾声则提示有舌后坠)；"看"是指查看头面颈部是否有可见开放伤；"检"是指检查伤员是否有呼吸困难、急促和烦躁不安等。"B"(Breathing)是指评估呼吸是否正常，是否有张力性气胸和开放性气胸。"C"(CirCulation)是指判断有无致命性大出血和失血性休克等。"D"(Disability)是指评估中枢神经系统有无障碍。"E"(Exposure/Environment)是指暴露病人身体以利全面充分估计病情，并评估现场救治环境是否安全。"F"(Fracture)是指评估有无骨折。

附件 9-2-3 医学模拟教学课程质量及教学质量评价表

组别：第____组 授课题目：______________ 授课时间：__________ 学员：__________

评价指标		指标内涵	分值	得分
课程质量	教学对象	教学对象明确，层次清晰	10	
	教学主题	教学主题定位准确，难度适宜，符合教学对象的层次	10	
	教学目标	教学目标设定具体、明确、量化、可达到	10	
	场景设定	场景布置合理，组织有序，可操作性强	10	
	课程内容	课程内容面向全体教学对象，难易适中	10	
		课程内容与时间安排恰当，重点、难点分布恰当	10	
教学质量	复盘	问题设计与学习目标相呼应，注重发现问题、解决问题的能力	10	
	教学效果	采用有效的方式、方法对课堂教学及学习效果进行评价	10	
	教姿教态	着装典雅庄重，精神饱满，教态自然大方	10	
	综合评价（与教案的吻合度）	课堂演示总体评价：现场授课的内容、重点、时间安排在本节课教案计划内进行	10	
总分			100	
专家建议：				

第三节 低钠血症并发意识障碍的识别及处理

第一部分：案例概况（Overview）

案例主题（Title）				
案例主题	低钠血症并发意识障碍的识别及处理			
授课对象、场景布置及辅助人员（Roles & Guidelines）				
授课对象及人数	学员学科：全科医师		学员层级：住培三年级	学员人数：5人
教学地点	☑模拟实训室		□原位模拟	□其他______
授课导师	导师：1人			
辅助人员	□标准化病人：____人，☑助演：1人 □模拟工程师：____人，☑其他人员：1人			
模拟时间分配（合计50分钟）	场景布置	30分钟	课前介绍（Prebriefing）	5分钟
	情境运行	15分钟	复盘（Debriefing）	30分钟
	场景复原	10分钟		

续表

案例简介（Summary）	
案例简介	该案例背景为住院老年患者发生低钠血症并发意识障碍，学员需分析病情和做出正确处理。通过该案例的运行和学习，促进学员能独立应对临床突发事件，能识别意识障碍，识别和处理低钠血症。
教学目标（Learning Objectives）（※ 标识为本案例的教学重点）	
知识目标	※1. 通过意识障碍病人接诊来评估住培医师的临床思维能力。 ※2. 低钠血症的识别及处理流程。 3. 识别意识障碍的诊断及鉴别诊断。
技能目标	※1. 急危重症疾病的识别与处理能力。 ※2. 健康宣教。
情感目标	※1. 医患沟通。 2. 人文关怀。 3. 爱伤意识。
供给导师信息（Information for Faculty & Education & Simulation Theory/Framework）	

1. 案例信息

患者邹某，69 岁女性，因“纳差、乏力伴恶心呕吐 3 天”16：00 入院（无家属陪同）。

现病史：患者 3 天前无明显诱因出现纳差、乏力，伴恶心呕吐，为胃内容物，4~6 次 /d，10~20mL/ 次，伴下腹部隐痛，未呕吐咖啡样物质且未呕血，无发热，急诊科予奥美拉唑静脉滴注，症状好转。精神、食欲及睡眠欠佳，大小便正常，近期体重无下降。

既往史：既往有“高血压病”病史 20 余年，最高血压 150/90mmHg，口服“吲达帕胺片”降压。近期血压控制（130~140）/（80~90）mmHg。

入院查体：神志清醒，颈软，双肺呼吸音清，未闻及干湿啰音，心律齐，腹软，无压痛、反跳痛。肾区无叩痛，双下肢轻度凹陷性浮肿，四肢肌力正常。

入院考虑急性胃炎，入院后补液治疗。

今日为周末，晚上由三年级住院医生单独值班，护士 18：00 说 28 床邹某出现精神变差（场景开始）。

学员查看患者为嗜睡状，T 36.6℃，HR 73 次 /min，BP 170/97mmHg，RR 20 次 /min，SpO_2 94%。

辅助检查：pH 7.37，PO_2 86mmHg，PCO_2 38mmHg，FiO_2 21%，乳酸 1.2mmol/L。血 Na^+ 110mmol/L，K^+ 3.0mmol/L。血糖 5.4mmol/L。心电图提示 T 波低平。

处理：学员应该计算总补钠量 =（142mmol/L- 实测血钠）× 0.2 × 体重（kg）=384mmol/22.58g，先补给 1/3，约 7.5g。静脉输注 0.9% 氯化钠注射液 77mL+10% 氯化钠注射液 23mL，输液速度在 20min 以上，0.9% 氯化钠注射液 500mL+15% 氯化钾注射液 10mL。

转归：患者神志好转，4 小时复查血 Na^+ 115.7mmol/L，K^+ 3.6mmol/L，学员保持静脉通畅，继续补充剩余钠量 15g，输注 0.9% 氯化钠溶液，口服 10% 氯化钠注射液 10mL 每日三次，6 小时复查血 Na^+ 118.6mmol/L，K^+ 3.4mmol/L，病情稳定，案例结束。

如果学员输注氯化钠浓度和速度错误，患者进入昏迷状态，血压、血氧进一步下降，上级医师电话指导正确输液，最后病情稳定，案例结束。

2. 教学策略（Instructional Strategy）

（1）混合式模拟教学（Simulation-Based Blended Learning）；

（2）高仿真模拟教学（High-Fidelity Simulation）；

（3）循证教学（Evidence-Based Teaching/Learning）；

（4）模拟提升跨学科教学（Simulation-Enhanced Interprofessional Education，Sim-IPE）。

3. 教学组织形式（Instructional Organization Forms）

小组（Small Group）形式开展高仿真模拟课堂学习和沉浸式学习。

4. 教学方法（Instructional Methods）：

（1）启发式教学法、互动式教学法、循证教学法、复盘。

（2）沉浸式教学法、高仿真模拟教学法、案例教学法、深入教学 / 学习法（Deepen Learning）、问卷调查法（Survey-Based Teaching）、鼓励性教学法（Incentive Teaching Method）、同伴互学（Peerto Peer Learning，P2P）。

续表

供给导师信息(Information for Faculty & Education & Simulation Theory/Framework)
5. 教学工具(Instructional Aids) 成人高仿真综合模拟人、模拟监护仪、评估录播系统、核查表、学前调查问卷。 6. 核查工具 / 方法(Checklist Tools/Methods) (1)工具:核查表(Checklist)。 (2)方法:团队复盘(Team Debriefing)。
首次供给学员信息(Learner Information Needed Prior to Scenario)
姓名:邹某 性别:女 年龄:69 岁 出生日期:1952 年 2 月 8 日 身高:154cm 体重:60kg 民族:汉族 主诉:纳差、乏力伴恶心呕吐 3 天 现病史:3 天前无明显诱因出现纳差、乏力,伴恶心呕吐,为胃内容物,4~6 次 /d,10~20mL/ 次,伴下腹部隐痛,无呕吐咖啡样物质及呕血,无发热,急诊科予奥美拉唑静脉滴注,症状好转。精神、食欲及睡眠欠佳,大小便正常,近期体重无下降。 既往病史:有"高血压病"病史 20 余年,最高血压 150/90mmHg,口服"吲达帕胺片"降压。近期血压控制 130~140/80~90mmHg。 手术史:无。 麻醉史:无。 药物过敏史:无。 家族史:无特殊。 系统回顾:无特殊。 体格检查:神志清醒,颈软,双肺呼吸音清,未闻及干湿啰音,心律齐,腹软,无压痛、反跳痛。肾区无叩痛,双下肢轻度凹陷性浮肿,四肢肌力正常。 实验室 / 影像学结果:急诊科查血常规、肝肾功能、凝血功能未见明显异常。心肌酶谱(AST)105U/L,CK 2 609U/L,乳酸脱氢酶 1 074U/L,CK-MB 25.400ng/mL,胸部及上腹部 CT 提示少量胸腔积液、心包积液、胆囊颈部结石。
模拟教学前学员应具备的知识和技能(Participant Requirements & Pilot Test)
知识: 1. 掌握意识障碍的定义、分类及病因。 2. 掌握意识障碍的诊断及鉴别诊断。 3. 掌握水、电解质代谢和酸碱平衡失常的诊断及处理。 技能: 掌握常见急危重症疾病的识别及处理。 助演: 在预模拟当中已完成培训考核。

第二部分:病例信息(Case Information)

初始病例信息(Initial Brief Description of Case)			
患者姓名:邹某	年龄:69 岁	性别:☐男 ☑女 ☐其他	体重:60kg
主诉:纳差、乏力伴恶心呕吐 3 天			
现病史:3 天前无明显诱因出现纳差、乏力,伴恶心呕吐,为胃内容物,4~6 次 /d,10~20mL/ 次,伴下腹部隐痛,无呕吐咖啡样物质及呕血,无发热,急诊科予奥美拉唑静脉滴注,症状好转。精神、食欲及睡眠欠佳,大小便正常,近期体重无下降。			

补充病例信息（Supplementary Information & Significant Lab and Diagnostic Findings）
初次检查： pH 7.37，PO_2 86mmHg，PCO_2 38mmHg，FiO_2 21%，乳酸 1.2mmol/L。血 Na^+ 110mmol/L，K^+ 3.0mmol/L。血糖 5.4mmol/L。 血常规、肝肾功能、凝血功能、D- 二聚体未见明显异常。心肌酶 CK 1 071U/L，CK-MB 7.200ng/mL。（如附检验单图 9-3-4、图 9-3-5、图 9-3-6） 输注 3% 高渗盐水后 4h 复查结果（如附检验单图 9-3-7）： 血 Na^+ 115.7mmol/L，K^+ 3.6mmol/L，Cl^- 84.9mmol/L，血浆渗透压 251.4mosm/kg。 输注 3% 高渗盐水后 6h 复查结果（如附检验单图 9-3-8）： Na^+ 118.6mmol/L，K^+ 3.4mmol/L，Cl^- 85.9mmol/L，血浆渗透压 257.2mosm/kg。 盐水浓度配比、输液速度错误后复查结果： Na^+ 109mmol/L，K^+ 2.8mmol/L。 头颅 CT 未见异常（如附检验单图 9-3-9）。 心电图提示 T 波低平（如附检验单图 9-3-10）。

第三部分：模拟设备要求 / 场景布置要求（Equipment & Scene Layout）

A. 模拟患者（Fidelity/Modality & Simulated Patient Type）
☑高仿真模拟人 / 器
□标准化病人
□任务训练器
□混合（Hybrid）模式

B. 设备 / 物品清单（Props）

序号	设备 / 物品名称	品规或相应要求	数量	其他要求
1	病床		1 张	
2	心电监护		1 台	
3	抢救车		1 辆	常规抢救药品
4	注射器	10mL	4 个	
5	输液装置	输液管、针头	2 套	
6	吸氧管		1 根	
7	吸氧瓶		1 个	
8	听诊器		1 个	
9	体温计		1 个	
10	清水	250mL	1 杯	
11	棉签	包	2 包	
12	碘伏、酒精	瓶	各 1 瓶	
13	床旁血气分析仪		1 台	
14	血气分析仪试纸	可检查血气分析 + 电解质 + 乳酸	1 包	
15	血糖仪		1 套	包括血糖仪、试纸、采血针
16	抽血针		5 根	
17	二线呼叫机或电话		1 部	
18	1 号治疗车	放血糖仪、血气分析仪、体温计、听诊器等	1 台	
19	2 号治疗车	放输液装置、碘伏、酒精、棉签等	1 台	备黄色垃圾桶、锐器盒、黑色垃圾桶

续表

C. 模拟药品和液体清单（Medications and Fluids）					
序号	设备 / 物品名称	物料品规或相应要求	数量	其他要求	备注
1	0.9% 氯化钠注射液	500mL	5 瓶		药品
2	10% 氯化钠注射液	10mL/ 支	15 支		药品
3	0.9% 氯化钠注射液	100mL	5 瓶		药品
4	10% 氯化钾注射液	10mL/ 支	10 支		药品
5	氯化钾缓释片	0.5g/ 片	24 片		药品
6	盐酸多巴胺注射液	[2mL : 20mg]	2 支		模拟药品
7	盐酸肾上腺素注射液	[1mL : 1mg]	2 支		模拟药品
8	重酒石酸去甲肾上腺素注射液	[2mg : 1mL]	2 支		模拟药品
9	盐酸利多卡因注射液	[5mL : 0.1g]	2 支		模拟药品

D. 模拟人化妆及场地布置（Simulated Patient Makeup & Simulation Location & Setting/Environment）

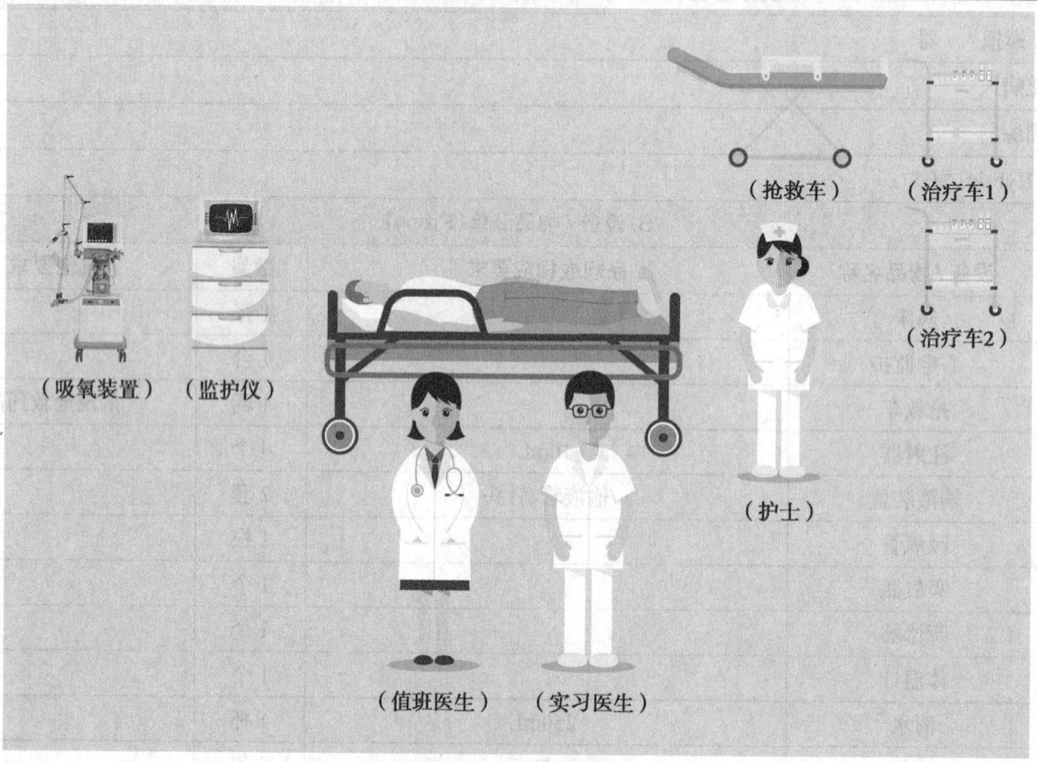

图 9-3-1　模拟人场地布置

E. 初始监护状态（Initial Monitoring State）

☐ 初始状态患者已经接监护
☑ 初始状态患者未接监护

F. 患者（模拟人）初始设定（Initial State Setting）			
T: 无	HR: 无	RR: 无	SpO_2: 无
NIBP: 无	IBP: 无	CVP: 无	
神志:	瞳孔及对光反射:		
其他（如气道、心肺听诊等）: 无异常			

第四部分：标准化病人和助演分工及职能（Standardized Patient & Confederate & Observer）

标准化病人和助演分工及职能（Standardized Patient & Confederate & Observer）	
角色（Roles）	职能（Functions）
标准化病人	无
助演	标准化护士： 1. 照医嘱执行，无医嘱不执行。 2. 涉及药物反应观察时间，由你说出“时间到”。 3. 涉及相关检查结果，由你报告给医师。 标准化护士认定其已完成相应培训，并承担相应任务。

第五部分：课堂设计（Class Design）

课前介绍（Prebriefing）
导师介绍： 大家好，我是今天的导师某某老师，欢迎大家来到此次模拟教学现场。 （课程简介） 此次教学主题为新收的住院患者发生意识障碍，现在需要大家来处理。目的：如何识别意识障碍及处理。 此次教学要求保密，培训室内的摄像内容仅供课后学习不能外泄，同时模拟培训内容也要求不能外泄。 （场景及设备介绍） 此次模拟教学中，你们可以使用这个房间的任何设备，包括心电监护仪、吸氧装置、床旁血气仪、抢救车及药品等。 （成人高仿真综合模拟人介绍） 成人高仿真综合模拟人是一种用于基础医学领域的仪器。主要是用于模拟医学案例中的患者。 （角色职能及分配） 大家只能担任分配的角色，不能有超出自己角色外的动作。值班医生为三年级住培医生，护士为助演。 （案例介绍） 此次模拟教学背景为28床患者为邹某，69岁，因“纳差、乏力伴恶心呕吐3天”今日16：00入院，考虑急性胃炎，入院后补液治疗。18：00护士出现说28床邹某精神变差，为模拟教学开始点。模拟结束时间点为病人血钠升至116~118mmol/L。结束后我们转至隔壁房间进行反馈，运行时间15分钟，复盘时间30分钟。其中涉及药物反应观察时间在模拟中浓缩，具体由护士说出“时间到”。

情境运行（Scenario）			
运行剧本（Progression）			
阶段 / 生命体征	患者状态	预期学员行为	线索 / 提示
1. 评估 HR：73次/min BP：170/97mmHg RR：20次/min SpO_2：94% T：36.6℃	嗜睡	核对患者信息 1. 评估判断：意识、脉搏、呼吸、血压 2. 处置：心电监护、持续低流量吸氧、建立静脉通道 检查：床旁血气、血糖、电解质、心肌酶、凝血功能、心电图等检查 3. 沟通：电话联系家属到场	血 Na^+ 107mmol/L
2. 处理（吸氧后20秒） HR：77次/min BP：158/81mmHg RR：20次/min SpO_2：98% T：36.3℃	嗜睡	汇报上级医师 下医嘱： 静脉输注0.9%氯化钠注射液77mL+10%氯化钠注射液23mL 4小时后复查血钠	

续表

阶段 / 生命体征	患者状态	预期学员行为	线索 / 提示
3. 处理（高渗盐水输注浓度及速度正确） HR：65 次 /min BP：158/81mmHg RR：20 次 /min SpO_2：98% T：36.3℃	精神好转，语速稍慢，语调弱	询问病史：服药史、月经婚育史、肿瘤史等 查体：皮肤颜色、毛发、甲状腺等	复测血 Na^+ 115.7mmol/L 此时上级医师提醒住培医师应该寻找病因 触发点：意识恢复后仍未询问病史
4. 恶化（输液浓度及速度错误） HR：102 次 /min BP：96/54mmHg RR：22 次 /min SpO_2：92% T：37.2℃	昏迷	输注 3% 高渗盐水 复查床旁血气 + 电解质 评估意识 查体：心肺听诊，瞳孔对光反射	复测血 Na^+ 109mmol/L 上级医师电话指导正确高渗盐水输注浓度及速度 触发点：SpO_2 下降
5. 结束 HR：65 次 /min BP：158/81mmHg RR：20 次 /min SpO_2：98% T：36.3℃	神志清醒	健康教育： 暂停“吲达帕胺” 适量增加食盐摄入，不要过度限盐或采用“无盐饮食” 定期监测电解质	预防下一次低血钠发生

场景流程 / 时间线如下：

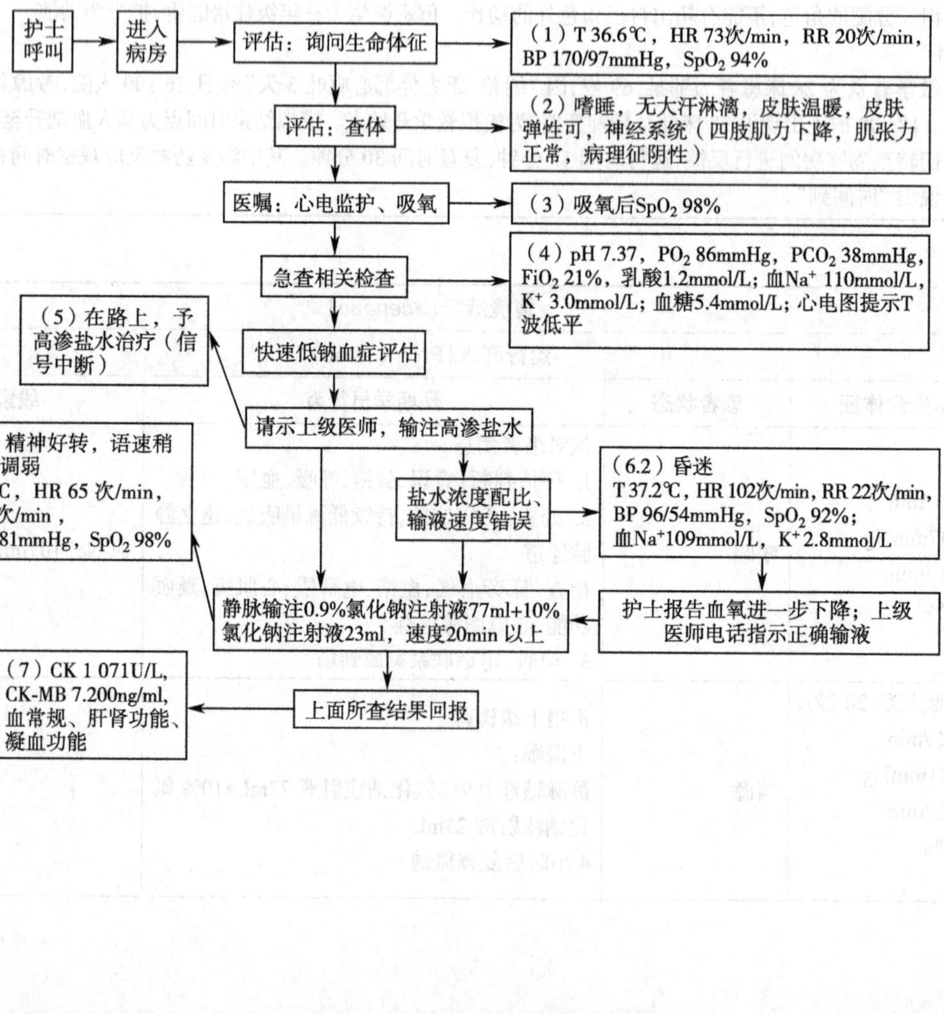

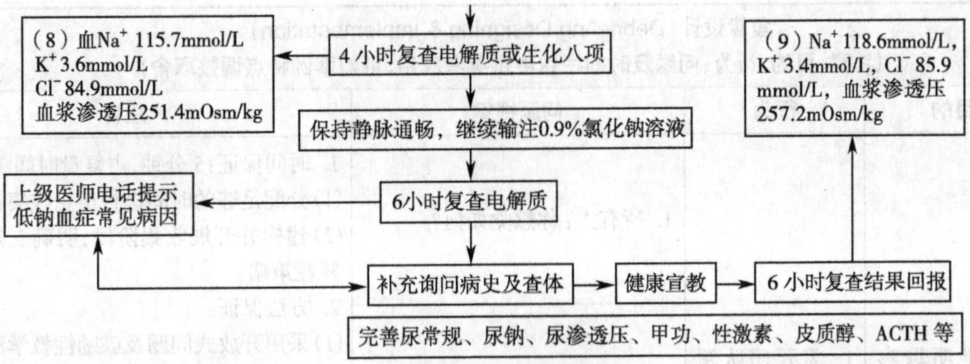

图 9-3-2 场景流程图

复盘方案（Debriefing）

1. 复盘策略（Debriefing Strategy）
(1) 支持结构化复盘（Structured and Supported Debriefing，SSD）
(2) 音视频支持复盘（Video-Audio assisted Debriefing）
(3) 引导反思（Guided Reflection）
(4) 指导反馈（Directive Feedback）
2. 复盘组织形式（Debriefing Organization Forms）
小组（Small Group）形式
3. 复盘地点（Debriefing Location）
讨论室（Discussion Room）或以问题为导向教学室（Problem-Based Learning Room）或复盘室（Debriefing Room）
4. 复盘导师（Debriefer）
促进者（Facilitator）
5. 复盘方法（Debriefing Technique）
(1) 收集 - 分析 - 总结（Gather-Analyze-Summarize，GAS）
(2) 音视频支持复盘法（Video-Audio assisted Debriefing Method）
(3) 情境回顾法（After action review Method）
(4) 同伴复盘法（Pear-Assisted Debriefing Method）
(5) 团队复盘法（Team Debriefing Method）
(6) 混合复盘法（Blended Debriefing Method）
(7) 主张 - 探寻法（Advocacy-Inquiry Method）
(8) 优点 - 不足法（Plus-Delta Method）
(9) 形成性反馈法（Formative Feedback Method）
(10) 总结性反馈法（Summative Feedback Method）
6. 复盘工具（Debriefing Tools）
(1) 评估录播系统
(2) 主张 - 探寻（Advocacy-Inquiry，AI）
(3) 核查清单（Checklist）
(4) 优点 - 不足（Plus-Delta，+/Δ）
(5) 记录板（Whiteboard）
(6) 概念图（Concept Mapping）

<table>
<tr><th colspan="5">复盘设计（Debriefing Designing & Implementation）
（注意，目的、行为、问题及时间栏目中供参考应用，可随案例特点调整取舍）</th></tr>
<tr><th>阶段</th><th>目的</th><th>行为</th><th>问题提纲</th><th>注释</th></tr>
<tr><td rowspan="3">收集</td><td rowspan="3">积极地听取参与者的意见，了解他们对自己行为的看法。</td><td rowspan="3">1. 需要团队领导叙述。
2. 需要团队澄清或补充信息。</td><td>1. 所有人：你感觉如何？</td><td rowspan="3">1. 时间保证：5 分钟，占复盘时间 17%。
(1)分配足够的时间进行信息收集；
(2)建构并开展收集阶段，明确支持结构化复盘策略。
2. 方法保证：
(1)采用开放式问题及鼓励性教学法：
1)征求学员最初的反应 / 情绪；
2)确认“分析”阶段待讨论的问题；
3)提升学习兴趣、热情和积极性。
(2)采用“情境回顾法”及“记录板”：
1)对案例及学习目标有共同的理解；
2)在进入“分析”阶段之前，总结学员在收集阶段所共有的关注点（如：存疑之处等）；
3)板书形式，边引导边归纳，记录如上所共有的关注点。</td></tr>
<tr><td>2. 队长：你能告诉我们发生了什么事吗？</td></tr>
<tr><td>3. 团队成员：有其他补充吗？</td></tr>
<tr><td rowspan="3">分析</td><td rowspan="3">促进学生反思并分析他们的行为。</td><td rowspan="3">1. 检查事件的准确记录。
2. 报告观察正确和不正确的步骤。
3. 利用咨询来阐明思考的过程。
4. 在必要的地方刺激反射并提供重定向。
5. 利用基于证据的指南作为临床查询 / 关注的基准。</td><td>1. 我注意到……，请告诉我更多。</td><td rowspan="3">1. 时间保证：10 分钟，占复盘时间 33%。
(1)分配足够的时间来执行分析阶段；
(2)保证课堂收益，突出教学重点。
2. 方法保证：
(1)采用“引导反思”“同伴、团队及混合复盘法”及“核查清单”：
1)将学员的个人观点与观察相结合；
2)以学员对具体而准确的某一行为、互动或先前评论作为探究的基础。
(2)采用“主张 - 探寻、形成性反馈法”及“记录板、优点 - 不足”：
1)引导学员分享积极的行为、想法；
2)引导学员对需要改进的方面 / 领域进行自我发现；
3)选择学员模拟过程中的表现或观察到的差距，进行引导并同时总结学员的共识之处
4)板书形式，边引导边归纳，记录学员“表现差距”（Performance Gap）。
(3)采用“指导反馈”“音视频支持复盘法”及“概念图”：
1)为学员需要进行的改变或改进提供建议；
2)提供建议变更 / 改进的理论依据和 / 或事实；
3)反馈集中在全体学员（而不是个人）、表现差距（Performance Gap）、学习目标及场景与临床真实存在的差距（Gap），并给予建议、解决其差距（Closed Performance Gap）。</td></tr>
<tr><td>2. 你觉得怎么样？你当时在想什么？但是，我了解到场景的更多“×”方面。</td></tr>
<tr><td>3. 解决冲突：让我们重新集中注意力，重要的不是谁对，而是对病人来说什么是正确的。</td></tr>
</table>

续表

阶段	目的	行为	问题提纲	注释
总结	便于识别和审查所吸取的经验教训。	1. 验证所有必要的覆盖。 2. 教学/汇报点。 3. 总结讨论/结束。 4. 会议/听取任何意见。 5. 保证足够的时间来执行总结阶段。	1. 使用两种你认为有效或者做得好的行动和事件。 2. 描述两个你认为你/团队需要工作的领域。	1. 时间保证：15 分钟，占复盘时间 50%。 (1)保证时间用来执行总结阶段； (2)强化课堂收益及重要性。 2. 方法保证： (1)采用“引导反思”“记录板”“优点-不足”： 根据板书中“优点-不足”的板图形式已呈现的学员表现差距，让学员从中来总结模拟过程中的主要收益[学习目标、表现差距及场景与临床真实存在的差距(Gap)要点]。 (2)采用“总结性反馈法” 1)学员总结应用这些关键信息(要点和策略)来改变其未来的临床实践； (如时间不足，由导师总结关键的信息) 2)提升临床实践诊疗自信心，提升临床胜任力。
备注： 1. 此次医学模拟课堂教学复盘以“支持结构化复盘”为主要的复盘策略，辅以“引导反思”和“指导反馈”等复盘策略。 2. 整合“主张-探寻法”等多种复盘方法和多种复盘工具，保证教学重点，解决教学难点。 3. 结合实际模拟情境整合多种“基于证据的复盘”(Evidence-Based Debriefing)策略及方法，综合高效执行混合复盘，以实现并提升学员自信心和临床胜任力。				

相关问题(Supplementary question)

1. 当病人意识障碍的时候你是怎么考虑的？

答：(1)识别意识障碍：参考后页“意识障碍评估表”。

(2)意识障碍的鉴别诊断：

1)颅脑疾病引起意识障碍：

①脑血管病：脑出血、蛛网膜下腔出血、脑栓塞、脑血栓形成、高血压脑病等。

②颅脑外伤：颅骨骨折、脑震荡、脑挫伤等。

③颅内占位性病变：颅脑肿瘤、颅内血肿等。

④颅内感染：脑炎、脑膜炎、脑脓肿、脑寄生虫病等。

2)全身性疾病引起意识障碍：

①循环系统疾病：心源性脑缺血综合征(A-S 综合征)、急性心肌梗死、休克等。

②呼吸系统疾病：急性气道阻塞(窒息)、呼吸功能衰竭等。

③急性中毒：如急性有机磷农药中毒、急性一氧化碳中毒、急性药物中毒、急性乙醇中毒等。

④理化损伤：中暑、电击伤、淹溺、冻伤、高原病等。

⑤传染病及严重感染：中毒性痢疾、重症肝炎、休克型肺炎、败血症等。

2. 低钠血症的分类？

答：(1)根据血浆渗透压分类：

分类		血钠浓度/(mmol/L)	血浆渗透压/(mmol/L)	细胞外液容量
低渗性低钠血症	低容量性 等容量性 高容量性	<135	降低(<280)	降低 正常 增多
等渗性低钠血症		<135	正常(280~295)	
高渗性低钠血症		<135	升高(>295)	

(2)根据血钠水平分类：

分类	血钠浓度 /(mmol/L)
轻度低钠血症	130~135
中度低钠血症	125~129
重度低钠血症	<125

(3)根据进展速度分类：

分类	进展速度
急性低钠血症	低钠血症存在<48 小时
慢性低钠血症	低钠血症存在>48 小时 如不能确定时间，除外可引起急性低钠血症因素(手术后期、烦渴、噻嗪类利尿剂、抗利尿激素等)

(4)根据有无临床症状分类：

分类	血钠浓度	症状
轻度症状低钠血症	降低	注意力不集中、易怒、性格改变、抑郁
中度症状低钠血症	降低	恶心不呕吐、意识模糊、头痛
重度症状低钠血症	降低	呕吐、心脏呼吸窘迫、异常和深度嗜睡、癫痫、昏迷(格拉斯哥昏迷评分≤8 分)

3. 当患者症状好转，你是否知道要继续寻找低钠血症原因？低钠血症的鉴别诊断有哪些？可以完善哪些检查？

答：低渗性等容量性低钠血症常见原因有：抗利尿激素分泌失调综合征、糖皮质激素缺乏、甲状腺功能减退、低溶质摄入、原发性烦渴症等。

(1)抗利尿激素分泌失调综合征：可完善尿钠、尿渗透压。

常见病因如下：

恶性肿瘤：可完善肿瘤标志物、胸腹部 CT 等检查。

肺部疾病：可完善胸部 CT 检查。

中枢神经系统疾病：患者经补钠后精神可好转，神经系统查体阴性，不考虑。

药物：患者否认精神类药物、非甾体抗炎药、化疗药等药物服用史，不考虑。

其他：患者无术后、麻醉等病史，不考虑。

(2)糖皮质激素缺乏：完善性激素、皮质醇、促肾上腺皮质激素等

(3)甲状腺功能减退：完善甲状腺功能检查。

(4)低溶质摄入：患者否认摄入低溶质病史，不考虑。

(5)原发性烦渴症：患者无饮水过多，否认精神类疾病病史，完善血尿渗透压检查。

(6)利尿剂：患者有服用"吲达帕胺"，但患者尿量不多，血容量不足表现，利尿剂引起此低钠血症可能性不大，但需停用。

(7)胃肠道丢失：患者有呕吐胃内容物，但未见脱水貌，血压不低，无血容量不足表现，不考虑胃肠道丢失引起此低钠血症。

4. 对于全科医生，你对这个患者的健康宣教需要注意什么？

答：(1)停用"吲达帕胺片"利尿剂。

(2)适量增加食盐摄入，不要过度限盐或采用"无盐饮食"。

(3)定期监测电解质。

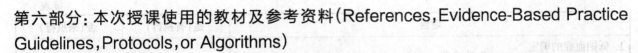

第六部分：本次授课使用的教材及参考资料（References，Evidence-Based Practice Guidelines，Protocols，or Algorithms）

教材
1. 葛均波，徐永健，王辰. 内科学.9版. 北京：人民卫生出版社，2018. 2. 万学红，卢雪峰. 诊断学.9版. 北京：人民卫生出版社，2018. 3. 贾建平，陈生弟. 神经病学.8版. 北京：人民卫生出版社，2018.
参考资料
林果为，王吉耀，葛均波. 实用内科学(下册).15版. 北京：人民卫生出版社，2017.
拓展资料
1.《老年患者低钠血症的诊治中国专家建议》写作组. 老年患者低钠血症的诊治中国专家建议. 中华老年医学杂志，2016，35(8)：795-804. 2. 黄颉，俞海萍，张梅英，等. 中文版医疗团队合作认知和态度量表的信效度分析. 中华现代护理杂志，2020(21)：2817-2823. 3. 申丽君，孙刚. 基于SEGUE量表的医生医患沟通技能评价研究. 中国全科医学，2017，020(016)：1998-2002. 4. Verbalis J G，Goldsmith S R，Greenberg A，et al. Diagnosis，evaluation，and treatment of hyponatremia：expert panel recommendations. The American journal of medicine，2013，126(10)：S1. 5. Palmer B F. Hyponatremia in patients with central nervous system disease：SIADH versus CSW. Trends in Endocrinology & Metabolism，2003，14(4)：182-187.

第七部分：教学评估方案（Evaluations & Recommendations）

学习效果核查方案（Outcome-Based Learning Verification Program & Post Simulation Exercises）

1. 意识障碍诊断要点核查量表（Checklist）
为评价模拟教学实施进展和项目完成度，分别用“√”和“×”标识项目有/无操作或者是执行/未执行。

项目		是（有执行）	否（未执行）
1. 询问病史	起病缓急		
	发病诱因		
	既往病史		
	有无外伤史		
	毒物接触史等		
2. 询问主要伴随症状	如发热、头痛、呕吐、心悸、呼吸困难、血压异常等		
3. 体格检查	生命体征		
	注意发现中毒体征，有无呼吸气味异常		
	重点检查肺脏、心脏、神经系统		
4. 辅助检查（检验）	三大常规		
	血糖		
	电解质		
	血气分析、可疑毒物分析、脑脊液检查等（根据病情选择）		
5. 辅助检查（检查）	心电图		
	颅脑CT或磁共振成像		
	脑电图等		

2. 低钠血症识别核查量表（Checklist）
为评价模拟教学实施进展和项目完成度，分别用“√”和“×”标识项目有/无操作或者是执行/未执行。

续表

项目		是(有执行)	否(未执行)
1. 低钠血症的确定(定性诊断)	血钠浓度		
2. 低钠血症分类	(1)血浆渗透压		
	(2)血钠水平		
	(3)进展速度		
	(4)有无临床症状		
3. 病因诊断	(1)服药史、肿瘤病史、月经生育史等		
	(2)测定尿常规、尿钠、血尿渗透压、肾功能、甲状腺功能、性激素、皮质醇、促肾上腺皮质激素等		

3. 低钠血症治疗核查量表(Checklist)
为评价模拟教学实施进展和项目完成度,分别用“√”和“×”标识项目有 / 无操作或者是执行 / 未执行。

项目		是(有执行)	否(未执行)
1. 严重症状低钠血症	(1)密切监测生命体征及生化指标		
	(2)计算补钠量		
	(3)静脉输注 0.9% 氯化钠注射液 77mL+10% 氯化钠注射液 23mL		
	(4)复查血钠		
	(5)血钠升高 5mmol/L,症状改善,立即停止输注高渗盐水,补充询问病史		
	(6)保持静脉通畅,输注 0.9% 氯化钠溶液		
	(7)治疗第 6、12 小时复查血钠		
	(8)积极寻找病因,针对病因治疗		
2. 中度症状低钠血症	(1)予高渗盐水、等渗盐水、口服钠盐、限水或普坦类药物治疗		
	(2)监测血钠		
	(3)寻找病因,对因治疗		
3. 无或轻度症状的慢些低钠血症	(1)去除诱因,停用非必要液体、药物,根据病因治疗		
	(2)监测临床表现和生化指标		
	(3)限水		
	(4)低钠血症纠正不宜过快		

4. 低钠血症的健康教育核查量表(Checklist)
为评价模拟教学实施进展和项目完成度,分别用“√”和“×”标识项目有 / 无操作或者是执行 / 未执行。

序号	项目	是(有执行)	否(未执行)
1	饮食饮水:不要过度限盐或采用“无盐饮食”		
2	定期监测电解质		
3	治疗和改善原发疾病:肿瘤、肺部疾病、中枢神经系统疾病、肝肾疾病、心衰、甲减、肾上腺皮质功能减退等		
4	使用药物:噻嗪类利尿剂、抗精神病药、抗抑郁药等药物,监测血钠浓度,及时减量或停用		
5	运动时:补充等渗液体		
6	胃肠镜检查的消化道准备,补液时酌情补充等渗溶液		

第八部分：案例权属及审修（Ownership & Revision & Validation & Peer Review）

案例权属（Ownership）	
编写日期	2021 年 6 月
案例作者	叶小满
作者单位	华中科技大学协和深圳医院
联系邮箱	376912456@qq.com
审核修订（Revision & Validation & Peer Review）	
案例审核	陈志桥
审稿校正	刘碧君

附件 9-3-1 助演或 SP 台词脚本

助演或 SP 台词脚本	
角色	脚本
护士（助演）	1. 照医嘱执行，无医嘱不执行。 2. 涉及药物反应观察时间，由你说出“时间到”。 3. 涉及相关检查结果，由你报告给医师。 4. 如果医师说查血气分析、急诊生化，你可以问“是床旁血气＋电解质吗？”，并将血气分析及电解质结果报给医师。 5. 如果医生下补液医嘱时仍没有汇报二线值班医师，你可以问“是否要找二线值班医师？”
上级医生（导师助演）	1. 如果值班医生电话联系你：你可向值班医生询问情况：“病人怎么了？已经做过哪些处理？考虑病因是什么？下一步准备怎么做？” 2. 如果值班医生输液错误，患者血氧下降，你可以电话联系值班医生，询问情况并给出医嘱：静脉输注 0.9% 氯化钠注射液 100mL+10% 氯化钠注射液 30mL。 3. 当患者精神好转，值班医生下复查电解质医嘱时，值班医师未进行补充病史及查体： (1) 你可以再次电话向值班医师询问：“患者这么严重的低钠血症，是否需行低钠血症病因分析呢？你会怎么考虑呢？” (2) 如果值班医师没办法进行病因分析，你可以提醒：“结合患者症状、血钠及血渗透压结果，考虑严重症状低钠血症、低渗性低钠血症，病因可能有抗利尿激素分泌失调综合征、糖皮质激素缺乏、甲状腺功能减退、低溶质摄入、原发性烦渴症等。你是否需要补充病史或查体进行鉴别诊断呢？还需要完善什么检查吗？” (3) 如果值班医师仍无法进行补充病史或查体、检验检查，你可以说：“我们可以后续再进行讨论，那这个病人目前还需要如何处理呢？”
SP 台词	初始状态：嗜睡状（医师大声呼叫能醒），语速慢，声音弱。问答完就睡着。 医师：你叫什么名字？ SP：邹…某某。 医师：有什么不舒服？ SP：头…晕。 医师：现在是白天还是晚上？ SP：晚…上。 医师：你现在在哪里？ SP：医…院。 医师：100-7 等于多少？ SP：不答。 输注 3% 高渗盐水 5 分钟后：精神好转，回答切题，但语调稍慢，声音稍弱。 医师：有什么不舒服？ SP：头晕，手脚无力，想睡觉。

续表

角色	脚本
SP 台词	医师：有没有恶心、腹痛、胸闷、胸痛、心悸？ SP：仍有恶心，轻微下腹痛隐痛，没有心悸、胸痛（可以根据医师问题看点答题，其他相关症状可以回答没有） 医师：平时尿量如何？有尿频、多尿吗？ SP：正常；没有。 医师：你每天饮水量多少？ SP：不知道，2 000mL 左右吧。 医师：你平时有吃什么药吗？ SP：吲达帕胺，每次 1 片，1 天 1 次。 医师：吃了多少年？ SP：十余年。 医师：还有其他药吗？有服用精神类或化疗类药物、非甾体抗炎药吗？ SP：没有。 医师：你有做过什么手术吗？有使用过麻醉药吗？ SP：没有。 医师：你绝经多少年了？ SP：二三十年了。 医师：你以前月经正常吗？月经周期多少天？经期多少天？ SP：正常，经期 5~6 天，周期 28~30 天。（看点答题） 医师：你多少岁第一次来月经？ SP：忘记了。 医师：你有多少个小孩？ SP：2 个儿子 1 个女儿。 医师：有产后大出血吗？ SP：没有大出血。 医师：家族里有肿瘤病史的吗？ SP：外婆因肠癌去世。 注：根据医生所问问题回答，其余问题可以回答不知道。

附件 9-3-2　医学模拟教学课程质量及教学质量评价表

组别：第____组　授课题目：______________　授课时间：__________　学员：__________

评价指标		指标内涵	分值	得分
课程质量	教学对象	教学对象明确，层次清晰	10	
	教学主题	教学主题定位准确，难度适宜，符合教学对象的层次	10	
	教学目标	教学目标设定具体、明确、量化、可达到	10	
	场景设定	场景布置合理，组织有序，可操作性强	10	
	课程内容	课程内容面向全体教学对象，难易适中	10	
		课程内容与时间安排恰当，重点、难点分布恰当	10	
教学质量	复盘	问题设计与学习目标相呼应，注重发现问题、解决问题的能力	10	
	教学效果	采用有效的方式、方法对课堂教学及学习效果进行评价	10	
	教姿教态	着装典雅庄重，精神饱满，教态自然大方	10	
	综合评价 （与教案的吻合度）	课堂演示总体评价： 现场授课的内容、重点、时间安排在本节课教案计划内进行	10	
总分			100	
专家建议：				

附件 9-3-3 辅助检查单

1. 血常规(第一次)

医嘱：急诊血常规+CRP(静脉血)．．．

审核时间：2020-09-17 13:56
流 水 号：193

华中科技大学协和深圳医院检验报告单

20091704173

初步诊断：[redacted] 申请医师：[redacted] 医嘱备注：

姓　名：[redacted] 登 记 号：[redacted]	病区：[redacted]	标本类型：紫帽全血1	申请时间：2020-09-17 12:57
性　别：[redacted] 门 诊 号：[redacted]	床号：[redacted]	检测仪器：XN9000-II	采集时间：2020-09-17 13:12
年　龄：69岁 联系电话：[redacted]	科室：[redacted]	检测方法：仪器法	接收时间：2020-09-17 13:42

	项目名称	结果	参考范围	单位
	白细胞			
1	白细胞计数【WBC】	4.1	3.5-9.5	10^9/L
2	中性粒细胞百分数【Neut%】	73.6	40.0-75.0	%
3	淋巴细胞百分数【Lymph%】	17.7↓	20.0-50.0	%
4	单核细胞百分数【Mono%】	8.5	3.0-10.0	%
5	嗜酸性粒细胞百分数【Eos%】	0.0↓	0.4-8.0	%
6	嗜碱性粒细胞百分数【Baso%】	0.2	0.0-1.0	%
7	中性粒细胞绝对值【Neut#】	3.03	1.80-6.30	10^9/L
8	淋巴细胞绝对值【Lymph#】	0.73↓	1.10-3.20	10^9/L
9	单核细胞绝对值【Mono#】	0.35	0.10-0.60	10^9/L
10	嗜酸性粒细胞绝对值【Eos#】	0.00↓	0.02-0.52	10^9/L
11	嗜碱性粒细胞绝对值【Baso#】	0.01	0.00-0.06	10^9/L
	红细胞			
12	红细胞计数【RBC】	4.40	4.30-5.80	10^{12}/L
13	血红蛋白【Hb】	148	130-175	g/L
14	红细胞比容【Hct】	36.1↓	40.0-50.0	%
15	平均红细胞体积【MCV】	82.0	82.0-100.0	fL
16	平均红细胞血红蛋白量【MCH】	33.6	27.0-34.0	pg
17	平均红细胞血红蛋白浓度【MCHC】	410↑	316-354	g/L
18	RBC体积分布宽度【RDW-CV】	11.8	11.0-16.0	%
19	RBC体积分布宽度【RDW_SD】	35.3↓	39.0-52.3	
20	有核红细胞比例【NRBC】	0.00	0.00-0.00	%
21	有核红细胞数【NRBC】	0.00	0.00-0.00	10^9/L
	血小板			
22	血小板计数【PLT】	277	125-350	10^9/L
23	血小板体积分布宽度【PDW】	8.8↓	9.6-15.2	%
24	平均血小板体积【MPV】	8.9↓	9.0-13.0	fL
25	血小板比容【PCT】	0.250	0.110-0.310	%
26	大血小板比例【P_LCR】	15.8↓	17.5-42.3	%
	C反应蛋白			
27	C反应蛋白【CRP】	<0.90	0.0-5.0	mg/L

备注：

初审医师：[redacted] 初审时间：2020-09-17 13:56 审核医师：[redacted] 打印时间：2021-04-21 17:01

注：此报告仅对该标本负责，结果仅供参考，如有疑问请24小时内联系检验科。 咨询电话：[redacted] 第1页，共1页

图 9-3-3 血常规(第一次)

2. 凝血功能、D-二聚体(第一次)

医嘱：急诊D-二聚体+急诊凝血四项．．．

审核时间：[redacted]
流 水 号：80

华中科技大学协和深圳医院检验报告单

20091704174

初步诊断 申请医师：[redacted] 医嘱备注：

姓　名：[redacted] 登 记 号：[redacted]	病区：[redacted]	标本类型：蓝帽全血1	申请时间：[redacted]
性　别：[redacted] 门 诊 号：[redacted]	床号：[redacted]	检测仪器：Stago-R-2	采集时间：[redacted]
年　龄：69岁 联系电话：[redacted]	科室：[redacted]	接 收 者：李钢	接收时间：[redacted]

	项目名称	结果		参考范围	单位	检测方法
1	凝血酶原时间【PT】	13.5		11.0-14.5	S	凝固法
2	凝血酶原活动度【PTA】	91.0		80.0-120.0	%	凝固法
3	国际标准化比值【INR】	1.06		0.85-1.15		计算值
4	活化部分凝血活酶时间【APTT】	39.6		28.0-43.0	S	凝固法
5	活化部分凝血活酶时间比率【RATIO】	1.16				计算值
6	凝血酶时间【TT】	14.2		14.0-21.0	S	凝固法
7	纤维蛋白原【FIB】	3.01		2.0-4.22	g/L	凝固法
8	D-二聚体【D-dimer】	0.71	↑	0.0-0.50	μg/ml	免疫比浊法

备注：

初审医师：[redacted] 初审时间：[redacted] 审核医师：[redacted] 打印时间：[redacted]

注：此报告仅对该标本负责，结果仅供参考，如有疑问请24小时内联系检验科。 咨询电话：[redacted] 第1页，共1页

图 9-3-4 凝血功能、D-二聚体(第一次)

续表

3. 肝肾功能(第一次)

审核时间: [redacted]　　医嘱: 急诊肝功八项+急诊心肌酶谱三项+急诊

流 水 号: 184

华中科技大学协和深圳医院检验报告单

20091704175

初步诊断: [redacted]　　申请医师: 耿倩　　医嘱备注:

姓　名: [redacted]　　登 记 号: [redacted]　　病区:　　标本类型: 红帽血清1　　申请时间: [redacted]

性　别: [redacted]　　门 诊 号: [redacted]　　床号: [redacted]　　检测仪器: 强生流水线　　采集时间: [redacted]

年　龄: 69岁　　联系电话: [redacted]　　科室: [redacted]　　接 收 者: [redacted]　　接收时间: [redacted]

	项目名称	结果		参考范围	单位	检测方法
1	总胆红素（干式）【TBIL】	21.5		3.0-22.0	μmol/L	干化学法
2	直接胆红素（干式）【DBIL】	10.4	↑	0.0-8.1	μmol/L	干化学法
3	间接胆红素（干式）【IBIL】	11.1		0.0-19.0	μmol/L	计算值
4	DBIL/TBIL(干式)【DBIL/TBIL】	0.48				计算值
5	总蛋白（干式）【TP】	69.9		63.0-82.0	g/L	干化学法
6	白蛋白（干式）【ALB】	42.1		35.0-50.0	g/L	干化学法
7	球蛋白(干式)【GLB】	27.8		20.0-35.0	g/L	计算值
8	白球比值（干式）【A/G】	1.52		1.25-2.50		计算值
9	谷丙转氨酶（干式）【ALT】	30		21-72	U/L	干化学法
10	谷草转氨酶（干式）【AST】	48		17-59	U/L	干化学法
11	碱性磷酸酶（干式）【ALP】	65		38-126	U/L	干化学法
12	γ-谷氨酰转肽酶(干式)【GGT】	22		15-73	U/L	干化学法
13	肌酸激酶（干式）【CK】	1071	↑	55-170	U/L	干化学法
14	肌酸激酶同工酶（质量）【CKMB】	7.200	↑	0.000-5.200	ng/ml	化学发光法
15	乳酸脱氢酶（干式）【LDH】	536		313-618	U/L	干化学法
16	尿素氮（干式）【BUN】	3.9		3.2-7.1	mmol/L	干化学法
17	肌酐（干式）【CRE】	51.0	↓	58.0-110.0	μmol/L	干化学法
18	尿酸(干式)【URIC】	131	↓	208.0-506.0	μmol/L	干化学法
19	BUN/CRE(干式)	18.88		6.0-24.7		计算值

备注:

初审医师: [redacted]　　初审时间: [redacted]　　审核医师: [redacted]　　打印时间: [redacted]

注：此报告仅对该标本负责，结果仅供参考，如有疑问请24小时内联系检验科。　咨询电话: 26553111-23201　　第1页，共2页

图 9-3-5　肝肾功能(第一次)

审核时间: [redacted]　　医嘱: 急诊肝功八项+急诊心肌酶谱三项+急诊

流 水 号: 184

华中科技大学协和深圳医院检验报告单

20091704175

初步诊断: [redacted]　　申请医师: 耿倩　　医嘱备注:

姓　名: [redacted]　　登 记 号: [redacted]　　病区:　　标本类型: 红帽血清1　　申请时间: [redacted]

性　别: [redacted]　　门 诊 号: [redacted]　　床号: [redacted]　　检测仪器: 强生流水线　　采集时间: [redacted]

年　龄: 69岁　　联系电话: [redacted]　　科室: [redacted]　　接 收 者: [redacted]　　接收时间: [redacted]

	项目名称	结果	参考范围	单位	检测方法
20	肾小球滤过率【eGFR】	106.1		ml/min	计算值

备注:

初审医师: [redacted]　　初审时间: [redacted]　　审核医师: [redacted]　　打印时间: [redacted]

注：此报告仅对该标本负责，结果仅供参考，如有疑问请24小时内联系检验科。　咨询电话: 26553111-23201　　第2页，共2页

图 9-3-6　肝肾功能(第一次)

续表

4. 肾功能、生化八项(第二次)

审核时间: [redacted] 医嘱: 急诊生化八项
流水号: [redacted]
华中科技大学协和深圳医院检验报告单
20091706128
初步诊断: [redacted] 申请医师: [redacted] 医嘱备注:

姓名: [redacted] 登记号: [redacted]	病区: [redacted]	标本类型: 红帽血清1	申请时间: [redacted]
性别: [redacted] 门诊号:	床号: [redacted]	检测仪器: 强生流水线	采集时间: [redacted]
年龄: 69岁 联系电话: [redacted]	科室: [redacted]	接收者: [redacted]	接收时间: [redacted]

	项目名称	结果		参考范围	单位	检测方法
1	尿素氮(干式)【BUN】	3.4		3.2-7.1	mmol/L	干化学法
2	肌酐(干式)【CRE】	51.7	↓	58.0-110.0	μmol/L	干化学法
3	BUN/CRE(干式)	16.29		6.0-24.7		计算值
4	肾小球滤过率【eGFR】	105.6			ml/min	计算值
5	钾(干式)【K+】	3.60		3.50-5.10	mmol/L	干化学法
6	钠(干式)【Na+】	115.7	↓	137.0-145.0	mmol/L	干化学法
7	氯(干式)【Cl-】	84.9	↓	98.0-107.0	mmol/L	干化学法
8	钙(干式)【Ca】	2.06	↓	2.10-2.55	mmol/L	干化学法
9	二氧化碳(干式)【CO2】	18.7	↓	20.0-30.0	mmol/L	干化学法
10	血清渗透压(干式)【OSMO】	251.4	↓	280.0-320.0	mosm/kg	计算值
11	阴离子间隙(干式)【AG】	12.2		8.0-18.0	mmol/L	计算值
12	葡萄糖(干式)【GLU】	5.2		4.1-5.9	mmol/L	干化学法

备注:
初审医师: [redacted] 初审时间: [redacted] 审核医师: [redacted] 打印时间: [redacted]
注: 此报告仅对该标本负责，结果仅供参考，如有疑问请24小时内联系检验科。 咨询电话: [redacted] 第1页，共1页

图 9-3-7 肾功能、生化八项(第二次)

5. 肾功能、生化八项(第三次)

审核时间: 2020-09-19 08:47 医嘱: 急诊生化八项
流水号: 18
华中科技大学协和深圳医院检验报告单
20091802313
初步诊断: 发热，高血压1级，中... 申请医师: 刘晓军 医嘱备注: 明早

姓名: 李木泉 登记号: 0006423880	病区: 感染科(病区护...	标本类型: 红帽血清1	申请时间: 2020-09-18 09:44
性别: 男 门诊号:	床号: A09-17	检测仪器: 强生流水线	采集时间: 2020-09-19 06:55
年龄: 69岁 联系电话: 13717109223	科室: 感染科	接收者: 李钢	接收时间: 2020-09-19 07:47

	项目名称	结果		参考范围	单位	检测方法
1	尿素氮(干式)【BUN】	4.2		3.2-7.1	mmol/L	干化学法
2	肌酐(干式)【CRE】	51.3	↓	58.0-110.0	μmol/L	干化学法
3	BUN/CRE(干式)	20.35		6.0-24.7		计算值
4	肾小球滤过率【eGFR】	105.9			ml/min	计算值
5	钾(干式)【K+】	3.40	↓	3.50-5.10	mmol/L	干化学法
6	钠(干式)【Na+】	118.6	↓	137.0-145.0	mmol/L	干化学法
7	氯(干式)【Cl-】	85.9	↓	98.0-107.0	mmol/L	干化学法
8	钙(干式)【Ca】	1.97	↓	2.10-2.55	mmol/L	干化学法
9	二氧化碳(干式)【CO2】	23.3		20.0-30.0	mmol/L	干化学法
10	血清渗透压(干式)【OSMO】	257.2	↓	280.0-320.0	mosm/kg	计算值
11	阴离子间隙(干式)【AG】	9.4		8.0-18.0	mmol/L	计算值
12	葡萄糖(干式)【GLU】	5.3		4.1-5.9	mmol/L	干化学法

备注:
初审医师: [signature] 初审时间: 2020-09-19 08:47 审核医师: [signature] 打印时间: 2021-04-21 17:12
注: 此报告仅对该标本负责，结果仅供参考，如有疑问请24小时内联系检验科。 咨询电话: 26553111-23201 第1页，共1页

图 9-3-8 肾功能、生化八项(第三次)

续表

6. 头颅 CT 结果

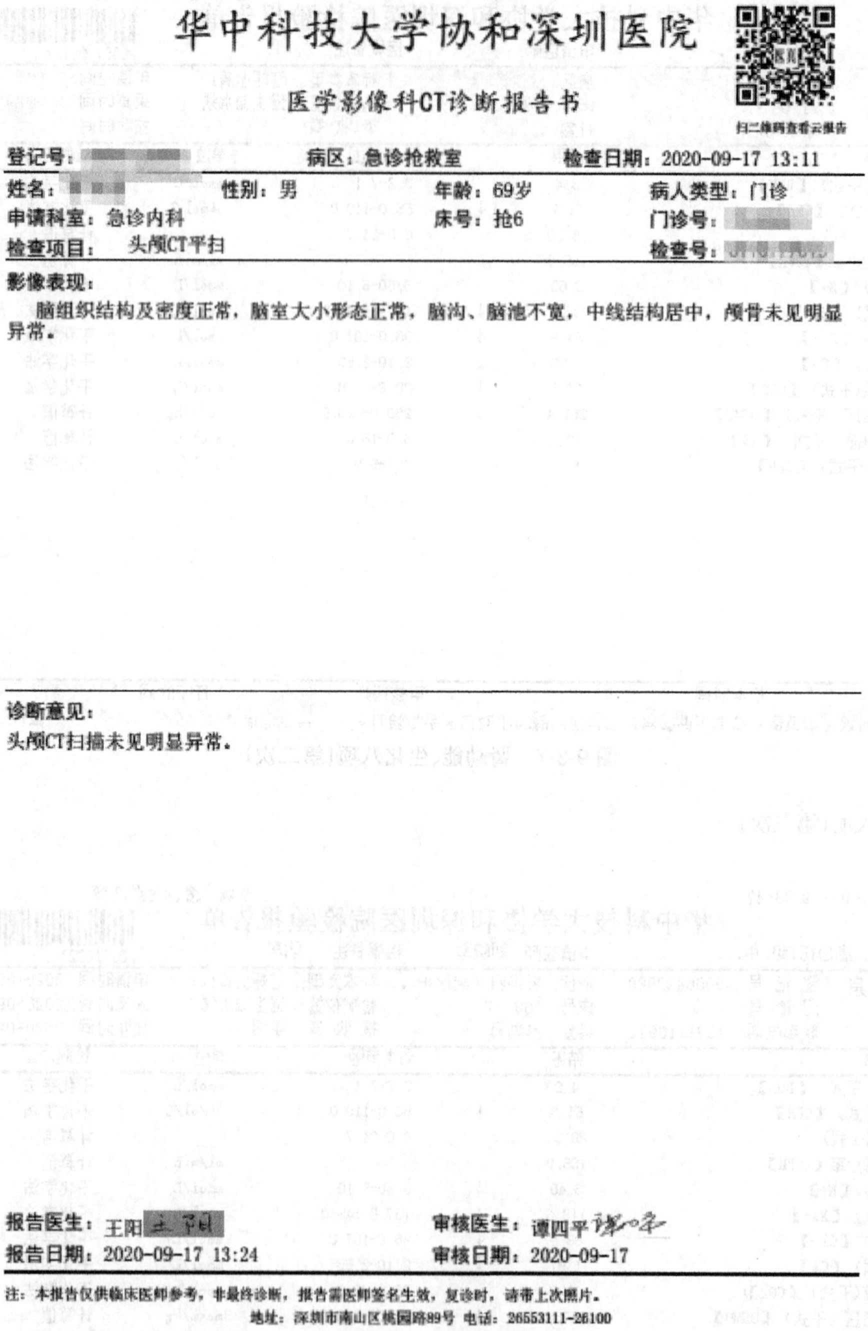

华中科技大学协和深圳医院

扫二维码查看云报告

医学影像科CT诊断报告书

登记号：[redacted]　　病区：急诊抢救室　　检查日期：2020-09-17 13:11

姓名：[redacted]　　性别：男　　年龄：69岁　　病人类型：门诊

申请科室：急诊内科　　床号：抢6　　门诊号：[redacted]

检查项目：　头颅CT平扫　　检查号：[redacted]

影像表现：

　脑组织结构及密度正常，脑室大小形态正常，脑沟、脑池不宽，中线结构居中，颅骨未见明显异常。

诊断意见：

头颅CT扫描未见明显异常。

报告医生：王阳　　审核医生：谭四平

报告日期：2020-09-17 13:24　　审核日期：2020-09-17

注：本报告仅供临床医师参考，非最终诊断，报告需医师签名生效，复诊时，请带上次照片。

地址：深圳市南山区桃园路89号 电话：26553111-26100

图 9-3-9　头颅 CT 结果

续表

7. 心电图结果

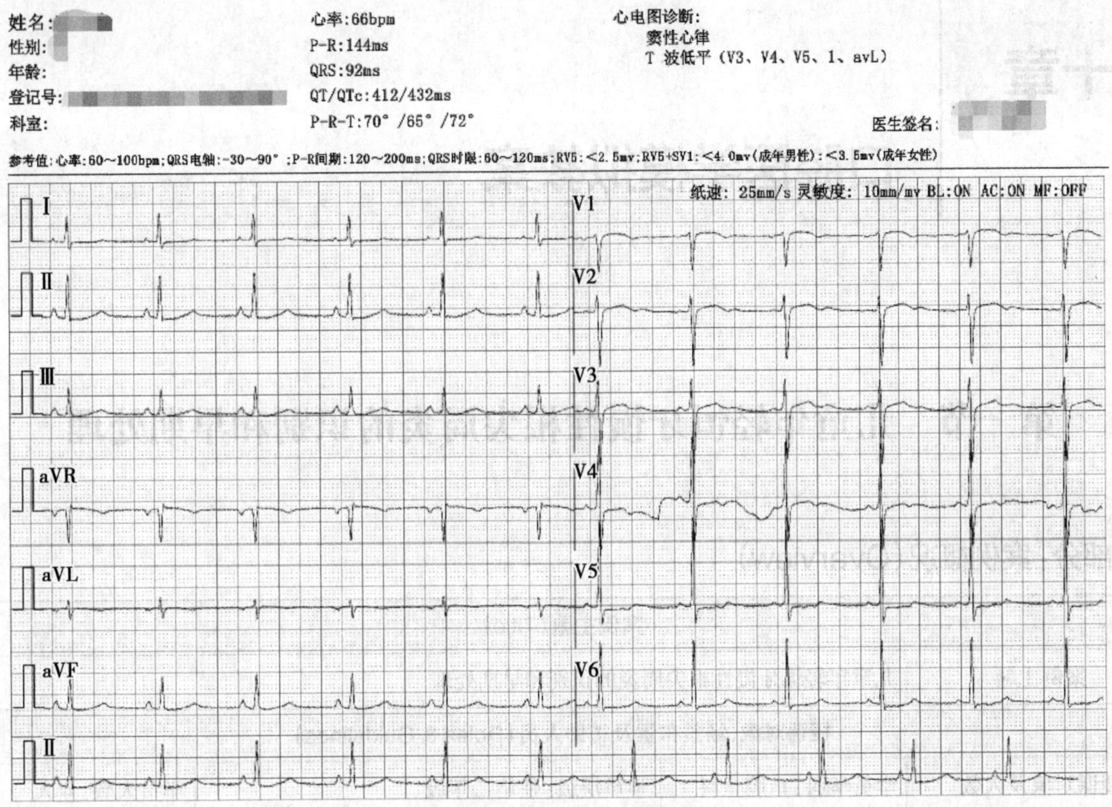
姓名:[redacted]
性别:
年龄:
登记号:[redacted]
科室:
心率:66bpm
P-R:144ms
QRS:92ms
QT/QTc:412/432ms
P-R-T:70°/65°/72°
心电图诊断:
窦性心律
T 波低平（V3、V4、V5、1、avL）
医生签名:[redacted]
参考值:心率:60～100bpm;QRS电轴:-30～90°;P-R间期:120～200ms;QRS时限:60～120ms;RV5:<2.5mv;RV5+SV1:<4.0mv(成年男性):<3.5mv(成年女性)
纸速: 25mm/s 灵敏度: 10mm/mv BL:ON AC:ON MF:OFF
I
II
III
aVR
aVL
aVF
II
V1
V2
V3
V4
V5
V6

图 9-3-10　心电图结果

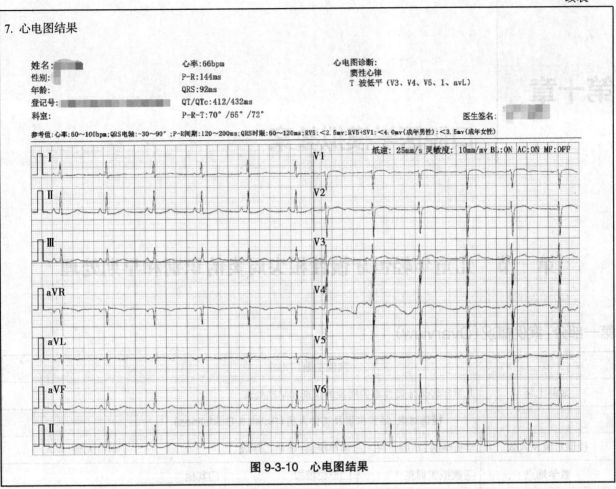

第十章

口腔医学模拟教案

第一节　儿童年轻恒牙慢性根尖周炎的识别和早期处理

第一部分：案例概况（Overview）

<table>
<tr><th colspan="5">案例主题（Title）</th></tr>
<tr><td>案例主题</td><td colspan="4">儿童年轻恒牙慢性根尖周炎的识别和早期处理</td></tr>
<tr><th colspan="5">授课对象、场景布置及辅助人员（Roles & Guidelines）</th></tr>
<tr><td>授课对象及人数</td><td>学员学科：口腔全科</td><td colspan="2">学员层级：住培二年级</td><td>学员人数：4 人</td></tr>
<tr><td>教学地点</td><td>☑模拟实训室</td><td>☐原位模拟</td><td colspan="2">☐其他 ______</td></tr>
<tr><td>授课导师</td><td colspan="4">导师：1 人</td></tr>
<tr><td rowspan="2">辅助人员</td><td colspan="4">☑标准化病人：1 人，☑助演：1 人</td></tr>
<tr><td colspan="4">☑模拟工程师：1 人，☐其他人员：__人</td></tr>
<tr><td rowspan="3">模拟时间分配
（合计 65 分钟）</td><td>课前介绍（Prebriefing）</td><td>5 分钟</td><td>情境运行</td><td>20 分钟</td></tr>
<tr><td>复盘</td><td>40 分钟</td><td>场景复原</td><td>5 分钟</td></tr>
<tr><td>场景布置</td><td>5 分钟</td><td></td><td></td></tr>
<tr><th colspan="5">案例简介（Summary）</th></tr>
<tr><td>案例简介</td><td colspan="4">本案例通过模拟一名因慢性根尖周炎患儿进行牙髓血运重建术的治疗过程，旨在培训口腔全科住培二年级学员对年轻恒牙慢性根尖周炎的识别，并进行初步处理。能够进行牙髓血运重建术的初始操作包括开髓、封药。</td></tr>
<tr><th colspan="5">教学目标（Learning Objectives）（※ 标识为本案例的学习重点）</th></tr>
<tr><td>知识目标（Knowledge）</td><td colspan="4">※1. 描述慢性根尖周炎的临床表现；
※2. 描述年轻恒牙慢性根尖周炎的处理原则。</td></tr>
<tr><td>技能目标（Skill）</td><td colspan="4">※1. 能正确识别慢性根尖周炎；
※2. 能按照正确的操作步骤进行年轻恒牙牙髓血运重建术。</td></tr>
<tr><td>情感目标（Attitude）</td><td colspan="4">※ 增进医患沟通技巧，培养爱伤意识。</td></tr>
</table>

续表

供给导师信息(Information for Faculty & Education & Simulation Theory/Framework)
1. 案例信息 钟某,男,8 岁,因上前牙牙龈肿包 1 周余就诊。2 月前患儿在玩耍时不慎摔倒致上前牙折断,伤后见牙齿断端有血丝,牙龈出血,上唇擦伤,无明显不适,未进行处理。1 周前发现上前牙牙龈肿包,偶有脓液溢出,遂在家长陪同下来我院就诊。既往史、全身情况无特殊。 专科检查 11 基本完全萌出,冠切 1/3 折断,牙齿无移位,色稍暗,髓腔暴露,探诊无反应,叩痛(+),无明显松动,唇侧牙龈见肿胀窦道,邻牙无异常。咬合关系正常,开口度、开口型正常。根尖片显示 11 牙根根尖孔粗大,呈喇叭口状,根尖周低密度影。 学员接诊患者后,进行问诊、口内专科检查和辅助检查,明确诊断和鉴别诊断,制定适宜的治疗方案。与家长沟通治疗计划、风险、费用、预后等,签署知情同意书。行 11 开髓、冲洗、封药操作,并交代医嘱。病例运行结束。 2. 教学策略 (1)混合式模拟教学/学习(Simulation-Based Blended Learning); (2)高仿真模拟教学(High-Fidelity Simulation); (3)循证教学/学习(Evidence-Based Teaching/Learning)。 3. 教学组织形式 小组(Small Group)形式开展高仿真模拟课堂学习和沉浸式学习。 4. 教学方法 启发式教学法、互动式教学法、循证教学法、复盘、沉浸式教学法、高仿真模拟教学法、案例教学法、深入教学/学习法(Deepen Learning)、同伴互学(Peer to Peer Learning,P2P)。 5. 教学工具 (1)口腔教学仿头模系统、离体牙模型; (2)视频评估录播系统; (3)核查表。 6. 核查方法 (1)工具:核查表(Checklist); (2)方法:团队复盘(Team Debriefing)。
首次供给学员信息(Learner Information Needed Prior to Scenario)
姓名:钟某 性别:男 年龄:8 岁 民族:汉族 主诉:上前牙牙龈肿包 1 周余。 现病史:2 月前患儿在玩耍时不慎摔倒致上前牙折断,伤后见牙齿断端有血丝,牙龈出血,上唇擦伤,无明显不适,未进行处理。1 周前发现上前牙牙龈肿包,偶有脓液溢出,遂来我院就诊。
模拟教学前学员应具备的知识和技能(Participant Requirements & Pilot Test)
1. 知识:已接受过年轻恒牙慢性根尖周炎和牙髓血运重建术规范治疗的理论知识。 2. 技能:已接受过开髓、冲洗、封药等操作并通过考核。已接受过牙齿发育程度影像学判读的培训并通过考核。

第二部分:病例信息(Case Information)

初始病例信息(Initial Brief Description of Case)			
患者姓名:钟某	年龄:8 岁	性别:☑男 □女	体重:22kg
主诉:上前牙牙龈肿包 1 周余			
现病史:2 月前患儿在玩耍时不慎摔倒致上前牙折断,伤后见牙齿断端有血丝,牙龈出血,上唇擦伤,无明显不适,未进行处理。1 周前发现上前牙牙龈肿包,偶有脓液溢出,遂来我院就诊。			

补充病例信息(Supplementary Information & Significant Lab and Diagnostic Findings)
过敏史:无 药物治疗:近三天未使用任何药物。 既往史:既往身体健康,否认手术史,否认正畸治疗史,否认余牙外伤史。 全身情况:无特殊。 家庭情况:无口腔疾病遗传史。 专科检查 11 基本完全萌出,冠切 1/3 折断,牙齿无移位,色稍暗,髓腔暴露,探诊无反应,叩痛(+),无明显松动,唇侧牙龈见肿胀窦道,邻牙无异常。咬合关系正常,开口度、开口型正常。根尖片显示 11 牙根根尖孔粗大,呈喇叭口状,根尖周低密度影。结合病史、口内专科检查和辅助检查,明确诊断和鉴别诊断,制订适宜的治疗方案。 影像学检查: 拍摄根尖片(根尖片显示:11 牙根根尖孔粗大,呈喇叭口状,Nolla 8 期,根尖周密度减低) 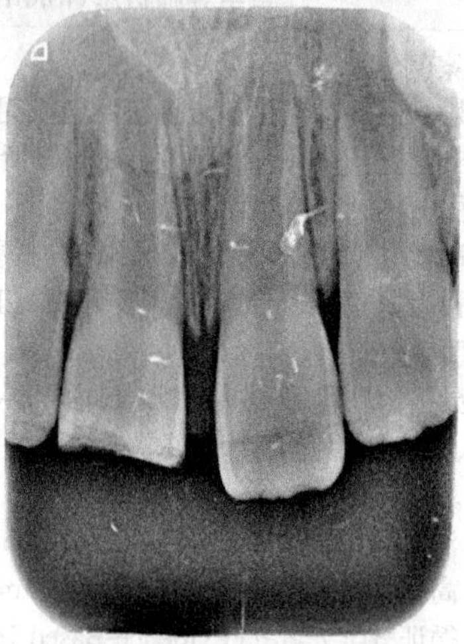 图 10-1-1　根尖片

第三部分:模拟设备要求 / 场景布置要求(Equipment & Scene Layout)

A. 模拟患者(Fidelity/Modality & Simulated Patient Type)
☑高仿真模拟人 / 器
☑标准化病人　☑助演
☐任务训练器
☐混合(Hybrid)模式

B. 设备 / 物品清单(Props)

序号	物品清单	品规或相应要求	数量
1	仿头模及配套视频转播系统		1 套
2	离体牙模型		1 个
3	移动便携高清成像手提式口腔 X 线机		1 台
4	高速涡轮机		1 台
5	橡皮障套装		1 套
6	充填器		1 个
7	一次性口腔包		1 个
8	吸唾管		1 根
9	吸潮纸尖		1 盒
10	金刚砂车针		1 板

C. 模拟药品和液体清单(Medications and Fluids)

序号	药品 / 液体清单	物料品规或相应要求	数量
1	生理盐水		1 瓶
2	2% 利多卡因		1 支
3	17% 乙二胺四乙酸		1 瓶
4	1.5% 次氯酸钠溶液		1 瓶
5	玻璃离子		1 套

续表

序号	药品 / 液体清单	物料品规或相应要求	数量
6	甲硝唑		1 盒
7	米诺环素		1 盒
8	头孢克肟		1 盒
9	光固化树脂		1 支

D. 模拟人化妆及场地布置（Simulated Patient Makeup & Simulation Location & Setting/Environment）

1. 口腔模拟教学系统及口腔教学摄录演示系统。
2. 离体牙模型。
3. 移动便携高清成像手提式口腔 X 线机。
4. 汇报示教室及桌椅、纸笔、电脑、投影仪。

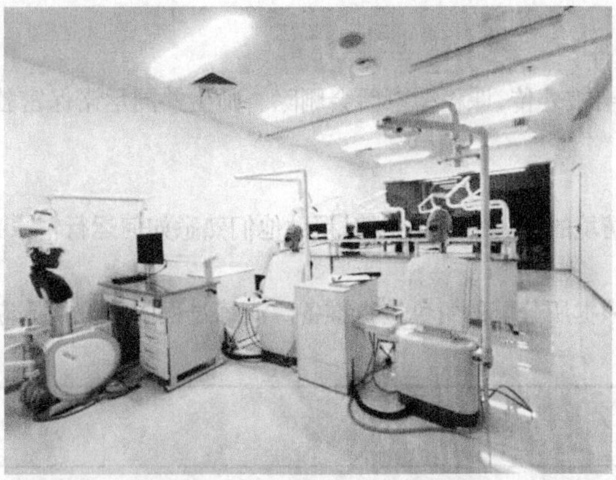

图 10-1-2　场地布置示意图

E. 初始监护状态（Initial Monitoring State）

☐ 初始状态患者已经接监护
☑ 初始状态患者未接监护

F. 患者（模拟人）初始设定（Initial State Setting）

T: 36.7℃	HR: 62 次 /min	RR: 18 次 /min	SpO_2: 100%
NIBP: 115/70mmHg	IBP: 无	CVP: 无	
神志：清醒	瞳孔及对光反射：正常		
其他（如气道、心肺听诊等）：无			

第四部分：标准化病人和助演分工及职能（Standardized Patient & Confederate & Observer）

角色（Roles）	职能（Functions）
标准化病人	扮演牙外伤患儿，已通过标准化角色培训及考核。学员通过对标准化病人进行患牙专科检查，借助辅助检查完成最终诊断。
助演	扮演患儿父亲，已通过标准化角色培训及考核。学员通过模拟问诊得知患儿牙齿受伤经过、外伤后牙齿症状情况等。标准化病人和助演的脚本见附件 10-1-2。

（表题：标准化病人和助演分工及职能（Standardized Patient & Confederate & Observer））

第五部分：课堂设计（Class Design）

课前介绍（Prebriefing）
1. 人员介绍 开场白时，导师进行自我介绍，导师和学员之间相互认识与熟悉。 2. 环境和设备介绍 (1)介绍医学技能培训中心口腔仿头模教室环境、设施以及口腔耗材、制剂位置摆放等。 (2)口腔教学仿头模系统介绍：椅位调节，医生体位，操作要点等。 (3)水电气系统：操作流程与安全事项等。 3. 本次医学模拟情景课程介绍 (1)向学员介绍本次医学模拟情景课程希望达到的理论、技能、行为、情感等； (2)介绍角色设置，各学员扮演的角色以及需要完成的任务； (3)介绍此次课程各部分的运行时间与流程。 4. 本次医学模拟情景课程运行规则介绍 (1)案例介绍。 (2)尽量引导、充分发挥学生的积极性。 (3)保密：告知全程会有录像，但不会被外传，课程结束后会删除。师生共同承诺保密教学过程学员的表现。让学生搁置疑虑，放松心情，提高学员参与度。 (4)允许犯错，吸取教训并改正错误。 (5)达成虚拟协议。与学员对模拟情境的真实性达成契约，帮助他们熟悉如何运行情景并快速融入。 5. 角色分配 由组长分配角色（身份卡片），组员根据所分配的角色进行准备。演练过程中每位学员应熟悉自己的分工与任务。 6. 分发道具材料。

情境运行（Scenario）			
运行剧本（Progression）			
阶段 / 生命体征	患者状态	预期学员行为	线索 / 提示
1. 病史询问 HR：62 次 /min NIBP：115/70mmHg SaO_2：100% T：36.7℃	生命体征以卡片形式提供给学员。患儿步入诊室，神志清楚，面色红润，对答如流。家长陪同。	通过问诊获得患儿基本信息，排除特殊全身情况。	模拟人或助演调整： 患儿及家长步入诊室。由学员问诊给出病例信息。不直接告知学员遗漏的重要信息，但可以通过其他方式提醒。 触发事件：询问病史结束，进入阶段 2。
2. 专科检查	11 完全萌出，冠切 1/3 折断，牙齿无移位，色稍暗，髓腔暴露，探诊无反应，叩痛(+)，无明显松动，唇侧牙龈见肿胀窦道，邻牙无异常。咬合关系正常，开口度、开口型均正常。	进行口外检查及口内临床视诊、探诊、叩诊、松动度检查、牙龈检查。	模拟人或助演调整： 根据学员的检查操作，口述检查结果。 触发事件：专科检查结束，进入阶段 3。
3. 影像学检查		学员通过判读根尖片，口述判读结果。 根尖片显示 11 牙根根尖孔粗大，呈喇叭口状，Nolla 8 期，根尖周低密度影。	若学员未提出根尖片检查，主动提出是否需要拍牙片。 触发事件：影像学判读结束，进入阶段 4。

续表

阶段 / 生命体征	患者状态	预期学员行为	线索 / 提示
4. 医患沟通、知情同意	患儿父亲询问检查结果和治疗方案。	对诊断、治疗计划、治疗次数、费用、风险、预后等进行解释。 提出签署知情同意书。	患儿父亲对治疗方案不理解，学员进行解释和其他治疗方案介绍。 患儿害怕看牙，不愿意上牙椅，不愿意张嘴。学员对其进行安抚和行为诱导管理。 对学员未告知的事项，可主动提问。 触发事件：做好医患沟通，签署知情同意书，进入阶段 5。
5. 治疗阶段	口腔教学仿头模操作。	进行 11 局麻、开髓、冲洗、封药操作。	模拟人或助演调整： 根据学员提出的要求提供封药药物。 触发事件 11 局麻、开髓、冲洗、封药，进入阶段 6。
6. 治疗后谈话 HR：62 次 /min NIBP：115/70mmHg SaO_2：100% T：36.7℃	治疗结束，家长询问术后注意事项。	对家长进行术后医嘱交代，包括术后反应、饮食、刷牙、复诊时间等。	模拟人或助演调整： 对学员未提出的注意事项，可主动提问。 情境运行按设定时间终止，时间为 20 分钟。

复盘方案（Debriefing）
1. 复盘策略（Debriefing Strategy） (1) 支持结构化复盘（Structured and Supported Debriefing，SSD） (2) 音视频支持复盘（Video-Audio assisted Debriefing） (3) 引导反思（Guided Reflection） (4) 指导反馈（Directive Feedback） 2. 复盘组织形式（Debriefing Organization Forms） 小组（Small Group）形式 3. 复盘地点（Debriefing Location）： 讨论室（Discussion Room）或以问题为导向教学室（Problem-Based Learning Room）或复盘室（Debriefing Room） 4. 复盘导师（Debriefer） 促进者（Facilitator） 5. 复盘方法（Debriefing Technique） (1) 收集 - 分析 - 总结（Gather-Analyze-Summarize，GAS） (2) 音视频支持复盘法（Video-Audio assisted Debriefing Method） (3) 情境回顾法（After action review Method） (4) 同伴复盘法（Pear-Assisted Debriefing Method） (5) 团队复盘法（Team Debriefing Method） (6) 混合复盘法（Blended Debriefing Method） (7) 主张 - 探寻法（Advocacy-Inquiry Method） (8) 优点 - 不足法（Plus-Delta Method） (9) 形成性反馈法（Formative Feedback Method） (10) 总结性反馈法（Summative Feedback Method） 6. 复盘工具（Debriefing Tools） (1) 评估录播系统 (2) 主张 - 探寻（Advocacy-Inquiry，AI） (3) 核查清单（Checklist） (4) 优点 - 不足（Plus-Delta，+/Δ） (5) 记录板（Whiteboard） (6) 概念图（Concept Mapping）

复盘设计				
阶段	目的	行为	问题提纲	注释
收集	积极地听取参与者的意见，了解他们对自己行为的看法。	1. 需要团队领导叙述。 2. 需要团队澄清或补充信息。	1. 所有人：请谈谈参与本次模拟的体验，简要描述对整个过程表现是否满意？ 2. 组长：请简要回顾模拟案例过程。 3. 团队成员：有其他补充吗？是否愿意分享自己的感受和想法。	1. 时间保证：10 分钟，占复盘时间 25%。 2. 方法保证： (1) 采用开放式问题及鼓励性教学法： 1) 征求学员最初的反应 / 情绪； 2) 确认"分析"阶段待讨论的问题； 3) 提升学习兴趣、热情和积极性。 (2) 采用"情境回顾法"及"记录板"： 1) 对案例及学习目标有共同的理解； 2) 在进入"分析"阶段之前，总结学员在收集阶段所共有的关注点(如：存疑之处等)； 3) 板书形式，边引导边归纳，记录如上所共有的关注点。
分析	促进学生反思并分析他们的行为。	1. 检查事件的准确记录。 2. 报告观察正确和不正确的步骤。 3. 利用咨询来阐明思考的过程。 4. 在必要的地方刺激反射并提供重定向。 5. 利用基于证据的指南作为临床查询 / 关注的基准。	1. 你在课程中扮演什么角色？能告诉我情景中发生了什么情况？可以得出什么结论？是从哪些方面判断的？能详细说说吗？ 2. 你们针对这名患者采取了哪些措施？正确的处理措施是什么？如果下次再碰到类似情况，让你再做一次，你会怎样处理？ 3. 刚刚我注意到你对患者治疗时做了牙齿拔髓的操作，可以描述一下为什么你当时那样做呢？ 4. 你觉得在评估病人病情方面，你做得好不好？有什么是做得好的？哪些部分可以做得更好？有待改进和完善？可能的改善方式？ 5. 还有其他事情是你想讨论的吗？	1. 时间保证：20 分钟，占复盘时间 50%。 (1) 分配足够的时间来执行分析阶段； (2) 保证课堂收益，突出教学重点。 2. 方法保证： (1) 采用"引导反思""同伴、团队及混合复盘法"及"核查清单"： 1) 将学员的个人观点与观察相结合； 2) 以学员对具体而准确的某一行为、互动或先前评论作为探究的基础。 (2) 采用"主张 - 探寻""形成性反馈法"及"记录板""优点 - 不足"： 1) 引导学员分享积极的行为、想法； 2) 引导学员对需要改进的方面 / 领域进行自我发现； 3) 选择学员模拟过程中的表现或观察到的差距，进行引导并同时总结学员的共识之处； 4) 板书形式，边引导边归纳，记录学员"表现差距"(Performance Gap)。 (3) 采用"指导反馈""音视频支持复盘法"及"概念图"： 1) 为学员需要进行的改变或改进提供建议； 2) 提供建议变更 / 改进的理论依据和 / 或事实； 3) 反馈集中在全体学员(而不是个人)、表现差距(Performance Gap)、学习目标及场景与临床真实存在的差距(Gap)，并给予建议、解决其差距(Closed Performance Gap)。

续表

阶段	目的	行为	问题提纲	注释
总结	便于识别和审查所吸取的经验教训。	1. 验证所有必要的覆盖。 2. 教学/汇报点。 3. 总结讨论/结束。 4. 会议/听取任何意见。 5. 保证足够的时间来执行总结阶段。	1. 描述两个你/团队成员做得比较好的行动和事件。 2. 你学到了什么？其中，你认为重要的是什么？对你以后的工作或学习有帮助或可以应用的点是什么？ 3. 你觉得哪些方面有待改进?	1. 时间保证：10分钟，占复盘时间25%。 (1)保证时间用来执行总结阶段； (2)强化课堂收益及重要性。 2. 方法保证： (1)采用“引导反思”“记录板”“优点-不足”：根据板书中“优点-不足”的板图形式已呈现的学员表现差距，让学员从中来总结模拟过程中的主要收益(学习目标、表现差距及场景与临床真实存在的差距要点)。 (2)采用总结性反馈法 1)学员总结应用这些关键信息(要点和策略)来改变其未来的临床实践(如时间不足，由导师总结关键的信息)； 2)提升临床实践诊疗自信心，提升临床胜任力。
备注： 1. 此次医学模拟课堂教学复盘以“支持结构化复盘”为主要的复盘策略，辅以“引导反思”和“指导反馈”等复盘策略。 2. 整合“主张-探寻法”等多种复盘方法和多种复盘工具，保证教学重点，解决教学难点。 3. 结合实际模拟情境整合多种“基于证据的复盘”(Evidence-Based Debriefing)策略及方法，综合高效执行混合复盘，以实现并提升学员自信心和临床胜任力。				

第六部分：本次授课使用的教材及参考资料(References，Evidence-Based Practice Guidelines，Protocols，or Algorithms)

教材
秦满．儿童口腔科临床操作教程：一步一步教你做临床．北京：人民卫生出版社，2017.
参考资料
1. Neelamurthy PS，Kumar RA，Balakrishnan V，et al.，et al. Revascularization in Immature and Mature Teeth with Necrotic Pulp：A Clinical Study. J Contemp Dent Pract，2018，19(11)：1393-1399. 2. 凌均棨，曾倩，林家成．牙髓血运重建术治疗年轻恒牙根尖周病的研究进展．中华口腔医学研究杂志(电子版)，2014，8(5)：353-356. 3. Araújo PRS，Silva LB，Neto APDS，et al. Pulp Revascularization：A Literature Review. Open Dent J，2017，10：48-56. 4. 杨媛，彭楚芳，秦满．牙髓血运重建术治疗年轻恒牙根尖周病的临床效果观察．中华口腔医学杂志，2013，48(2)：81-84. 5. Peter E. Murray Platelet-Rich Plasma and Platelet-Rich Fibrin Can Induce Apical Closure More Frequently Than Blood-Clot Revascularization for the Regeneration of Immature Permanent Teeth：A Meta-Analysis of Clinical Efficacy. Front Bioeng Biotechnol，2018，6：139.

第七部分：教学评估方案(Evaluations & Recommendations)

学习效果核查方案(Outcome-Based Learning Verification Program & Post Simulation Exercises)
1. 核查表(附件10-1-1)。 2. 案例设计质量评价表(附件10-1-3)。 3. 教学课程评量表(附件10-1-4)。 4. 师生双向反馈表(附件10-1-5)。 5. 课程质量及教学质量评价表(附件10-1-6)。

第八部分：案例权属及审修（Ownership & Revision & Validation & Peer Review）

案例权属	
编写日期	2021 年 6 月
案例作者	张莉　谢静　李月梅　丁桂聪
作者单位	深圳市儿童医院
联系邮箱	45075735@qq.com
审核修订	
案例审核	谢静
审稿校正	章能华

附件 10-1-1　核查表

为评价模拟教学实施进展和项目完成度，分别用“√”和“×”标识项目有 / 无操作或者是执行 / 未执行。

序号	项目	是（有执行）	否（未执行）
1	获得慢性根尖周炎的初步印象		
2	进行鉴别诊断（完善 X 线片检查）		
3	确定治疗计划（牙髓血运重建术）		
4	上橡皮障，隔湿完好，边缘无渗漏		
5	开髓（符合开髓洞型要求）		
6	揭髓顶（探针检查）		
7	根管冲洗（1.5% 次氯酸钠溶液，20mL/ 根管，5 分钟 + 生理盐水，20mL/ 根管，5 分钟）		
8	纸尖拭干		
9	封药（0.1~1.0mg/mL 三联抗生素糊剂）		
10	暂封		
11	团队合作：器械传递正确		
12	材料调拌		
13	有效沟通：问候病人，自我介绍，说明目的		
14	用心倾听（如面朝病人，肯定性语言、非语言的意见反馈）		
15	体现关怀（如查体时避免不必要的暴露，避免患者着凉等）		
16	告知患者目前病情及存在风险，避免专业术语		
17	说明下一步诊治方案，成功取得患者配合		

附件 10-1-2 标准化病人和助演脚本 / 台词

助演	医生，我发现我家孩子一周之前上门牙牙床上起脓包了，您能帮我看看是什么原因导致的吗？
助演	（学员：我们检查看到孩子牙齿有折断，是有受过伤吗？牙龈的肿包可能跟这个有关，您能具体描述下牙齿受伤时间，当时牙齿的情况如何？有没有出现过疼痛？有没有牙龈出血？） 我家孩子2月前跟同学打闹，不小心摔倒导致上前门牙折断了，当时不痛就没处理，牙齿没有松动，当时牙龈有出血，之后有触碰疼痛，没有治疗。
助演	（学员：那近两个月牙齿外伤以来有没有症状变化？） 牙齿在受伤后1周内有触碰疼痛后自行缓解。1周前牙龈出血，牙床开始肿包。
助演	（学员：以前这颗牙齿是否有类似外伤史或正畸治疗史？是否有其他全身疾病或药物过敏？） 都没有。
助演	（学员：孩子平时口腔卫生习惯是怎样得？刷牙？牙线使用？） 每天刷牙2次，每次1~2分钟。偶尔使用牙线。
助演	（通过学员问诊触发，给出辅助检查结果）X线根尖片显示：11牙根根尖孔粗大，呈喇叭口状，Nolla 8期。
标准化病人	（学员叩诊敲邻牙）不痛。 （学员叩诊敲患牙）痛。

附件 10-1-3 口腔全科模拟教学课程案例设计质量评价表

维度	条目	5	4	3	2	1
目标 / 信息	能清楚地理解教学目标					
	模拟教学案例中提供了适当的线索					
	学习过程中获得了老师的支持					
学习支持	老师能及时识别我需要帮助					
	学习过程中获得了老师的支持					
解决实际问题	鼓励学生在模拟教学中探索所有的可能性					
	模拟运行为学生提供了一个为患者设置目标的机会					
真实性	模拟情景与临床真实情景类似					
引导性反馈	讨论环节老师给予了建设性反馈					

注：5= 非常同意，4= 同意，3= 中立，2= 不同意，1= 非常不同意。

附件 10-1-4 口腔全科模拟教学课程评量表

学生姓名： 专业： 学号：

□本科生 □研究生（规培学员） □博士 □其他________

地点：□门诊 □急诊 □口腔科病房 □其他________

病人：□男 □女 □年龄：________

监护人：□男 □女 □年龄：________与病人关系：________

住院号 / 门诊号：

诊断：________

已获得病人（或家属）的同意：□是 □否

评分项目	未评或不适用	未观察到	各项考评结果								
			尚需努力			合格达标			表现优异		
			0 → 1……2……3 → 4……5……6 → 7……8……9								
病史采集											
体格检查											

续表

评分项目	未评或不适用	未观察到	各项考评结果								
			尚需努力			合格达标			表现优异		
			0 → 1……2……3 → 4……5……6 → 7……8……9								
人文素养											
医患沟通											
临床判断											
组织效能											
整体表现											

附件 10-1-5　口腔全科模拟教学课程师生双向反馈表

教师反馈

1. 病史采集技能（完成、有欠缺、未完成、不适用、分别用“+”“–”“○”“/”表示。）

□自我介绍，交待目的　□鼓励患者自己陈述病史　□恰当提问与引导

□条理清晰，循序问诊　□重点突出，完整采集病史　□必要时简要记录

□问诊口语化，避免医学术语　□耐心倾听陈述　□对病人的情绪和肢体语言有适当的回应

2. 体格检查技能

□洗手　□告知病人检查目的及范围　□疾病筛查与诊断并重　□体检器械准备完善　□体格检查系统全面，不遗漏重要项目　□重要阳性症状的发现　□依据病情需要及合理的顺序　□正确的操作　□手法轻柔，尽量不造成病人的不适感

3. 人文素养与专业着神

□正确称呼患者或监护人　□自我介绍（戴胸卡）　□建立良好的关系与信赖感　□仪表端正、态度谦和、语言清晰　□显示尊重、时心、同情　□能够注意并处理病人是否舒适　□注意保护隐私　□对患者咨询能够适当满足

4. 医患沟通与健康教育

□恰当地告知病人病情和治疗　□解释相关检查结果　□根据病情对患者或家属进行健康教育

5. 临床判断与推理

□能综合分析问诊和体格检查资料　□能判读辅助检查结果　□病例特点汇报完整准确　□初步诊断正确　□鉴别诊断的能力　□临床判断的合理性与逻辑性　□下一步检查计划　□治疗方案正确　□临床检查治疗的益处与风险

6. 组织能力与效率

□过程有系统性和逻辑性　□及时且适时　□熟练且简洁

7. 整体表现

□准确判断病情轻重能力　□面对紧急情况的处理能力　□整体效率

导师评语（导师填写并签名）

学生反馈

学生改善建议

附件 10-1-6　口腔全科模拟教学课程质量及教学质量评价表

组别：第____组　授课题目：______________　授课时间：________　学员：________

<table>
<tr><th colspan="2">评价指标</th><th>指标内涵</th><th>分值</th><th>得分</th></tr>
<tr><td rowspan="6">课程质量</td><td>教学对象</td><td>教学对象明确，层次清晰</td><td>10</td><td></td></tr>
<tr><td>教学主题</td><td>教学主题定位准确，难度适宜，符合教学对象的层次</td><td>10</td><td></td></tr>
<tr><td>教学目标</td><td>教学目标设定具体、明确、量化、可达到</td><td>10</td><td></td></tr>
<tr><td>场景设定</td><td>场景布置合理，组织有序，可操作性强</td><td>10</td><td></td></tr>
<tr><td rowspan="2">课程内容</td><td>课程内容面向全体教学对象，难易适中</td><td>10</td><td></td></tr>
<tr><td>课程内容与时间安排恰当，重点、难点分布恰当</td><td>10</td><td></td></tr>
<tr><td rowspan="4">教学质量</td><td>复盘</td><td>问题设计与学习目标相呼应，注重发现问题、解决问题的能力</td><td>10</td><td></td></tr>
<tr><td>教学效果</td><td>采用有效的方式、方法对课堂教学及学习效果进行评价</td><td>10</td><td></td></tr>
<tr><td>教姿教态</td><td>着装典雅庄重，精神饱满，教态自然大方</td><td>10</td><td></td></tr>
<tr><td>综合评价
（与教案的吻合度）</td><td>课堂演示总体评价：
现场授课的内容、重点、时间安排在本节课教案计划内进行</td><td>10</td><td></td></tr>
<tr><td colspan="3">总分</td><td>100</td><td></td></tr>
<tr><td colspan="5">专家建议：</td></tr>
</table>

第十一章 检验医学模拟教案

第一节 儿童末梢血标本采集及医患沟通

第一部分：案例摘要（Overview）

案例主题（Title）				
案例主题	儿童末梢血标本采集及医患沟通			
授课对象、场景布置及辅助人员（Roles & Guidelines）				
授课对象及人数	学员学科：医学检验	学员层级：实习生	学员人数：5人	
教学地点	☑模拟实训室	☐原位模拟	☐其他______	
授课导师	导师：1人			
辅助人员	☑标准化病人：1人，☑助演：1人			
	☐模拟工程师：__人，☑其他人员：1人			
模拟时间分配（合计60分钟）	场景布置	30分钟	课前介绍（Prebriefing）	5分钟
	情境运行	15分钟	复盘（Debriefing）	40分钟
	场景复原	10分钟		
案例简介（Summary）				
案例简介	本案例模拟家属（奶奶）怀抱发热患儿（孙子）至检验科窗口采集末梢血的临床场景，学员在患儿哭闹不配合的情况下，能够按照规范化操作完成末梢血液采集，同时对家属提出的各种诉求，给予合理解释和沟通，培养同理心和医患沟通技能。			
教学目标（Learning Objectives）（※标识为本案例的学习重点）				
知识目标（Knowledge）	1. 明确儿科末梢血标本采集规范和影响因素； 2. 正确描述末梢血标本采集的适用人群和临床应用。			
技能目标（Skill）	※1. 能够按照规范的操作步骤进行末梢血采集； 2. 正确洗手与卫生手消毒。			
情感目标（Attitude）	※1. 展现良好的心理素质和医患沟通能力； 2. 培养同理心，换位思考，设身处地为患方着想。			

续表

供给导师信息（Information for Faculty & Education & Simulation Theory/Framework）
1. 案例信息 家属（奶奶）怀抱2岁患儿于本儿童医院门诊就诊，患儿发热1天，体温38.2℃，目前病情稳定，神志清楚，生命体征平稳，进一步需要采集末梢血液标本，检测血常规和C反应蛋白协助临床诊断。检验科采血窗口前排队等候患者较多，奶奶焦躁万分，要求插队优先采血，此时学员应观察评估病情并给予合理解释和沟通。患儿看到采血医生立即哭闹抗拒，奶奶要求更换高年资主任技师为其孙子采血，学员应给予合理解释和沟通。在患儿哭闹不配合的情况下，学员能够按照规范化操作完成末梢血液采集。最后，由于采血量不足，需要重新采血，奶奶情绪激动，学员需给予合理解释和沟通后家属接受解释，并同意再次采血完成检验项目。 2. 教学策略（Instructional Strategy） (1) 混合式模拟教学 / 学习（Simulation-Based Blended Learning）； (2) 高仿真模拟教学（High-Fidelity Simulation）； (3) 循证教学（Evidence-Based Teaching/Learning）。 3. 教学组织形式（Instructional Organization Forms） 小组（Small Group）形式开展高仿真模拟课堂学习和沉浸式学习。 4. 教学方法（Instructional Methods） (1) 启发式教学法、互动式教学法、循证教学法、复盘。 (2) 沉浸式教学法、高仿真模拟教学法、案例教学法、深入教学 / 学习法（Deepen Learning）、问卷调查法（Survey-Based Teaching）、鼓励性教学法（Incentive Teaching Method）、同伴互学（Peer to Peer Learning，P2P）。 5. 教学工具（Instructional Aids） 标准化病人、评估录播系统、核查表、学前调查问卷。 6. 核查工具 / 方法（Checklist Tools/Methods） (1) 工具：核查表（Checklist）； (2) 方法：团队复盘（Team Debriefing）。
首次供给学员信息（Learner Information Needed Prior to Scenario）
康某，男，2岁5月，主诉“发热1天”。查体：T 38.2℃，HR 102次/min，RR28次/min，BP 95/62mmHg，神志清楚。由奶奶陪伴至门诊就诊后需要至检验科窗口采集末梢血液标本，检测“血常规”和“C反应蛋白”。
模拟教学前学员应具备的知识和技能（Participant Requirements & Pilot Test）
1. 知识 (1) 末梢血标本采集适用人群：儿科患者、特殊成人患者及其他适用于末梢血检验的受试者。对于6岁以上儿童可优先考虑用静脉血进行检测。若患者脱水或由于其他原因（如外周性水肿）导致外周循环不佳，可能无法通过皮肤穿刺采集到合格的血标本，不建议进行末梢采血检测。 (2) 末梢采血窗口常见咨询问题和医患沟通要素和原则。 2. 技能 (1) 能按照《医务人员手卫生规范，WS/T 313—2019》要求的七步洗手法，正确洗手和卫生手消毒。 (2) 受试者评估和体位准备：是否正在接受影响检验结果的相关治疗，是否按需禁食，是否对乳胶过敏，受试者口中有无异物，以防穿刺时吞咽，造成气管阻塞。看护人或者家庭成员坐在采血椅上，将受试者放于双膝上；交叉双腿，夹住和固定受试者的下肢；从受试者胸前将其环抱，并夹紧其非采血手臂；牢牢固定受试者采血手臂的肘部；用另一只手将受试者的手腕固定住，使其手掌保持在手腕平面下方。 (3) 正确选择穿刺部位、确定穿刺深度。

第二部分：病例信息（Case Information）

初始病例信息（Initial Brief Description of Case）			
患者姓名：康某	年龄：2岁5月	性别：☑男 □女 □其他	体重：13kg
主诉：发热1天			

续表

初始病例信息(Initial Brief Description of Case)
现病史: 患者因1天前淋雨受凉后出现发热,体温38.2℃,无明显咳嗽、咳痰,无伴气促,无呼吸困难,初次来我院门诊就诊。病后,患者睡眠、胃纳可,无恶心、呕吐,无腹泻,无体重减轻。 既往病史:既往体健,按计划预防接种。 手术史:无。 麻醉史:无。 药物过敏史:无。 家族史:无特殊。 体格检查:T 38.2℃,HR 102次/min,RR 28次/min,BP 95/62mmHg,发育正常,呼吸平顺,浅表淋巴结未触及肿大,咽充血,扁桃体Ⅱ度肿大。两肺叩诊音清、呼吸音稍粗,未闻及干湿性啰音。心率102次/分,心律整齐。心脏各瓣膜区无病理性杂音。腹平软,全腹无压痛、无反跳痛,肝脾肋下未触及。肝浊音界存在,肝区无叩击痛,无移动性浊音,双肾区无叩击痛。肠鸣音正常。脊柱弯曲度正常,无畸形,活动自如。四肢关节无红肿,无肌肉萎缩,活动自如。生理反射存在。病理征未引出。
补充病例信息(Supplementary Information & Significant Lab and Diagnostic Findings)
无(患儿病情稳定,生命体征平稳)。

第三部分:模拟设备要求/场景布置要求(Equipment & Scene Layout)

A. 模拟患者(Fidelity/Modality & Simulated Patient Type)
☐ 高仿真模拟人/器
☑ 标准化病人　☐ 助演
☐ 任务训练器
☐ 混合(Hybrid)模式

B. 物品清单(Props)

序号	设备/物品名称	品规	数量	用途(备注)
1	医嘱执行单	无	1本	核对患儿信息
2	消毒液(异丙醇或75%医用乙醇)	无	1瓶	用于受试者采集部位消毒
3	速干手消毒液	无	1瓶	用于工作人员的手消毒
4	无菌棉签/球、创口贴(必要时)	无	10份	按压采血伤口
5	长平镊和置镊筒	无	1套	镊取消毒棉球
6	一次性末梢采血器/针	无	5套	用于穿刺皮肤获取末梢血样
7	末梢采血管	乙二胺四乙酸抗凝	5个	全血管,添加剂乙二胺四乙酸-K2(紫帽管),用于收集末梢血液标本
8	微量采血吸管和橡皮吸头	无	5个	带有定量标识的中空玻璃或塑料材质吸管,血液可通过虹吸作用流入管内,末梢血定量转移
9	一次性医用橡胶手套	无	5副	个人防护用品
10	医用口罩、帽子和工作服	无	2套	个人防护用品
11	试管架	无	1个	用于放置已采集末梢血液标本
12	条形码、记号笔	无	2套	用于标本标记,手工标识至少包括受试者姓名和唯一编号

续表

序号	设备 / 物品名称	品规	数量	用途（备注）
13	利器盒	无	1 个	丢弃末梢采血器 / 针
14	医疗垃圾桶	无	1 个	收集医疗垃圾
15	标本采集信息接收系统 / 登记表	无	1 套	标本采集信息登记
16	卡通小贴纸或小玩具	无	5 份	用于哭闹患儿情绪安抚、奖励

C. 药品清单（Medications and Fluids）

无。

D. 模拟人化妆及场地布置（Simulated Patient Makeup & Simulation Location & Setting/Environment）

见下图。

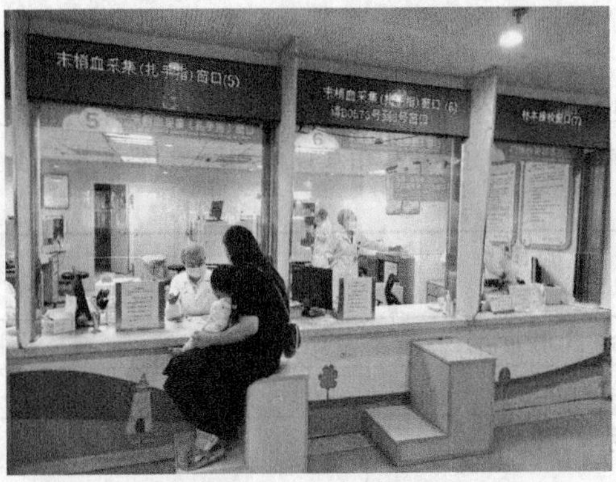

图 11-1-1　模拟场景

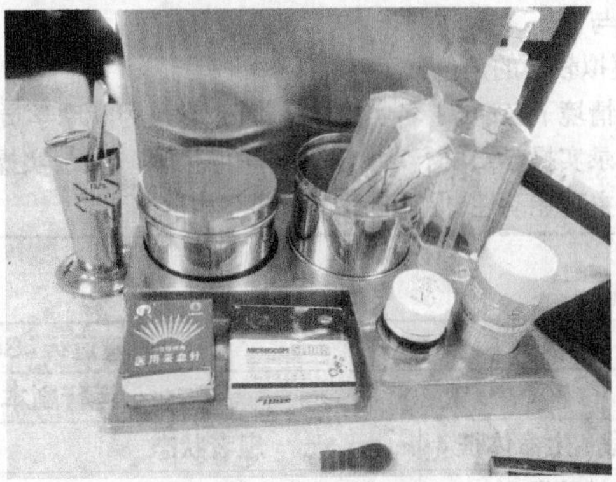

图 11-1-2　相关物品摆放

E. 初始监护状态

☐ 初始状态患者已经接监护
☑ 初始状态患者未接监护

F. 患者（模拟人）初始设定

T:38.2℃	HR:102 次 /min	RR:28 次 /min	SpO_2:98%
NIBP:无	IBP:无	CVP:无	
神志:清楚	瞳孔及对光反射:存在		
其他（如气道、心肺听诊等）:无。			

第四部分：标准化病人和助演分工及职能（Standardized Patient & Confederate & Observer）

标准化病人和助演分工及职能（Standardized Patient & Confederate & Observer）

角色（Roles）	职能（Functions）
标准化病人（标准化家属）	标准化病人脚本 / 台词见附件 11-1-1。 1. 故意刁难，提出特殊要求：考察学员是否以患者为中心，真诚服务、文明礼貌用语，倾听并理解、关注患者的心理状况和需求分析，掌握重点内容及沟通目标。耐心解释病情与拟处理方案，关心患者病情，给予适当的鼓励和安慰，体现人文关怀。遇到交流困难时的应变能力，遇到家长情绪失控和无理取闹等情况时控制局面的能力，对家长反应的判断及制订下一步沟通方案的能力。 2. 反馈感受，指导建议：评估反馈学员的专业素质、个人修养，礼节礼貌等职业素养，语言和非语言沟通技巧，情感控制能力，爱伤观念，对患者的理解、尊重、关爱的舒适感和信任感。培养学员同理心，换位思考，体会家属心情，及时感知患方情绪变化，调整优化沟通方式，从而可能预防或化解矛盾，取得患方信任与合作。
助演	无。

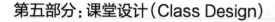

第五部分：课堂设计（Class Design）

课前介绍（Prebriefing）
1. 模拟课程简介：本课程通过奶奶带着孙子到检验科采集末梢血液的情景模拟，学员在患儿哭闹不配合的情况下，能够按照规范化操作完成末梢血液采集，同时对奶奶提出的各种诉求，给予合理解释和沟通，培养同理心和医患沟通技能。 2. 场景介绍：奶奶带着2岁孙子（发热1天，体温38.2℃）于本儿童医院门诊就诊，需要采集末梢血液标本，检测“血常规”和“C反应蛋白”。 3. 案例运行规则介绍： (1)与学员对模拟情境的真实性达成契约，帮助学员熟悉运行情景并迅速融入。 (2)以患者为中心。 (3)允许犯错，目的是吸取教训并改正错误。 (4)保密：告知会有录像，但是视频不会被外传，课程结束后会删除，必要时签订《保密协议》。鼓励让学生放松，强调学生的参与性。 4. 模拟教学的角色分工： 模拟情境下，安排1名实操学员，其余学员为观摩学员。实操人员根据不同场景作出相应操作和行为，观摩学员细致观察并记录实操学员的行为。采用“同伴互学”方式，实操学员与观摩学员进行角色互换，相互评价和反馈，激发学员自主学习和主观能动性，促进自我反思和互相学习。

情境运行（Scenario & Case Running）			
运行剧本（Progression Outline）			
阶段 / 生命体征	患者状态	预期学员行为	线索 / 提示
1. 初始阶段 采血前阶段 HR：102 次 /min BP：95/62mmHg RR：28 次 /min SpO_2 ：98% T：38.2℃	患儿病情稳定，生命体征平稳。奶奶抱着孙子，挤到采血窗口，要求插队优先采血。	对患儿进行观察评估，符合“急危重症”等优先条件者，安排尽快采血，对无理要求者做好解释和沟通工作。	奶奶抱着孙子不按序号排队，挤到采血窗口大喊：“我孙子发高烧，要烧坏脑子啦，麻烦快点帮我采血！”
2. 阶段名称 采血前阶段 HR：102 次 /min BP：95/62mmHg RR：28 次 /min SpO_2 ：98% T：38.2℃	患儿病情稳定，生命体征平稳。患儿看到采血医生立即哭闹抗拒，奶奶要求更换高年资主任技师采血。	温和语言，合理解释和沟通，患儿情绪安抚，可通过“奖励小贴纸”和“播放音乐盒”等，转移患儿注意力，协助取舒适体位。	奶奶要求更换高年资主任技师为其孙子采血：“我孙子脾气大，这位年轻的小姑娘采血不行，我要换个经验丰富的主任技师！”
3. 阶段名称 采血中阶段 HR：102 次 /min BP：95/62mmHg RR：28 次 /min SpO_2 ：98% T：38.2℃	患儿病情稳定，生命体征平稳。采血过程，患儿一直哭闹。	按照《中国末梢采血操作共识》标准和规范，操作全过程遵循末梢血采集操作规范。	患儿看到采血医生立即哭闹抗拒，采血过程中患儿一直哭闹。
4. 阶段名称 采血后阶段 HR：102 次 /min BP：95/62mmHg RR：28 次 /min SpO_2 ：98% T：38.2℃	患儿病情稳定，生命体征平稳。采血量不足，奶奶听到要“重新采血”时，情绪激动。	扎针后出血不畅，采血量不足，不能过度挤压，以免挤伤。及时感知对方的情绪变化，并合理回应和解释，通过“共情”实现家属能够理智化沟通。	奶奶听到“采血量不足，需要重新采血”时，情绪激动，大喊：为什么要重新采血，你就不能一次采够血量吗！小孩扎手指不疼吗！小孩已经生病发烧了，你们采那么多血，小孩身体会受不了！

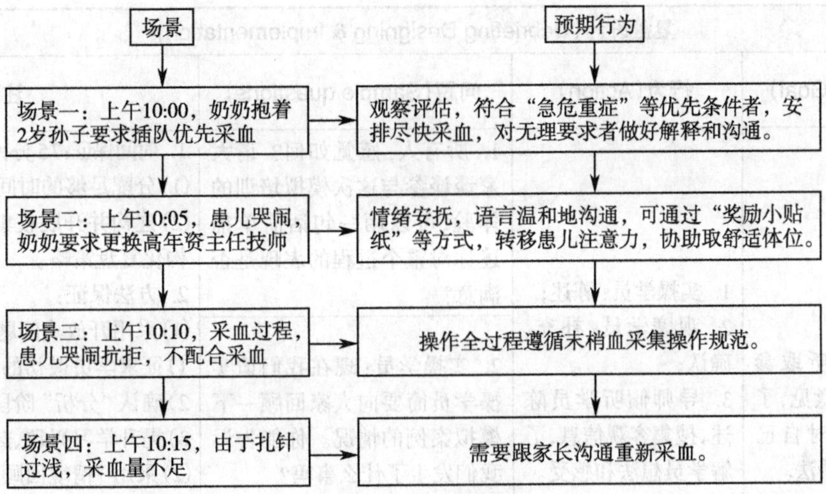

图 11-1-3　流程图

复盘方案（Debriefing）
1. 复盘策略（Debriefing Strategy） (1) 支持结构化复盘（Structured and Supported Debriefing, SSD） (2) 音视频支持复盘（Video-Audio assisted Debriefing） (3) 引导反思（Guided Reflection） (4) 指导反馈（Directive Feedback） 2. 复盘组织形式（Debriefing Organization Forms） 小组（Small Group）形式 3. 复盘地点（Debriefing Location） 讨论室（Discussion Room）或以问题为导向教学室（Problem-Based Learning Room）或复盘室（Debriefing Room） 4. 复盘导师（Debriefer） 促进者（Facilitator） 5. 复盘方法（Debriefing Technique） (1) 收集 - 分析 - 总结（Gather-Analyze-Summarize, GAS） (2) 音视频支持复盘法（Video-Audio assisted Debriefing Method） (3) 情境回顾法（After action review Method） (4) 同伴复盘法（Pear-Assisted Debriefing Method） (5) 团队复盘法（Team Debriefing Method） (6) 混合复盘法（Blended Debriefing Method） (7) 主张 - 探寻法（Advocacy-Inquiry Method） (8) 优点 - 不足法（Plus-Delta Method） (9) 形成性反馈法（Formative Feedback Method） (10) 总结性反馈法（Summative Feedback Method） 6. 复盘工具（Debriefing Tools） (1) 评估录播系统 (2) 主张 - 探寻（Advocacy-Inquiry, AI） (3) 核查清单（Checklist） (4) 优点 - 不足（Plus-Delta, +/Δ） (5) 记录板（Whiteboard）

复盘设计（Debriefing Designing & Implementation）				
阶段（Phase）	目的（Goal）	行为（Action）	问题（Sample questions）	注释
收集	积极地听取参与者的意见，了解他们对自己行为的看法。	1. 实操学员：陈述； 2. 观摩学员：补充、确认； 3. 导师倾听学员陈述，搜集客观信息，了解学员想法和感受。 4. 要点：释放情绪、表达感受、陈述事实。	1. 所有人：感觉如何？请大家谈谈参与这次模拟培训的体验，可以用一句话简单描述你对整个过程的表现是否满意？ 2. 实操学员：现在我们请实操学员简要向大家回顾一下模拟案例的情况。你能告诉我们发生了什么事吗？ 3. 观摩学员：你们有什么补充吗？有没有人愿意分享自己的感受和想法？	1. 时间保证：7.5 分钟，占复盘时间 25%。 (1)分配足够的时间进行信息收集。 (2)建构并开展收集阶段，明确支持结构化复盘策略。 2. 方法保证： (1)采用开放式问题及鼓励性教学法： 1)征求学员最初的反应 / 情绪。 2)确认“分析”阶段待讨论的问题。 3)提升学习兴趣、热情和积极性。 (2)采用“情境回顾法”及“记录板”： 1)对案例及学习目标有共同的理解。 2)在进入“分析”阶段之前，总结学员在收集阶段所共有的关注点(如：存疑之处等)。 3)板书形式，边引导边归纳，记录如上所共有的关注点。
分析	促进学生反思并分析他们的行为。	1. 检查事件的准确记录。 2. 报告观察正确和不正确的步骤。 3. 利用咨询来阐明思考的过程。 4. 在必要的地方刺激反射并提供重定向。 5. 利用基于证据的指南作为临床查询 / 关注的基准。 6. 针对不同问题，尽最大可能让所有学员能充分参与讨论，发表意见。 7. 鼓励和肯定学员正确操作步骤，探究目的达成或未达成的原因，指导学员评价自身表现。	1. 对于今天情景中的案例，发生了什么情况？自己是如何想的？当时采取了哪些处理措施？你能详细说说吗？ 2. 你觉得今天跟患者家属交流沟通是否体现专业素质、个人修养，礼节礼貌等基本职业素养？你觉得刚刚自己的情感控制能力，对患者的理解、尊重、关爱程度如何？你觉得在今天的情景案例中，你做得好不好？有什么是做得好的？哪些可以做得更好？有待改进和完善的地方？可能的改善方式？ 3. 解决冲突：让我们重新集中注意力，重要的不是谁对谁错，而是什么措施对患者更有利？	1. 时间保证：15 分钟，占复盘时间 50%。 (1)分配足够的时间来执行分析阶段 (2)保证课堂收益，突出教学重点 2. 方法保证： (1)采用“引导反思”“同伴、团队及混合复盘法”及“核查清单”： 1)将学员的个人观点与观察相结合； 2)以学员对具体而准确的某一行为、互动或先前评论作为探究的基础。 (2)采用“主张 - 探寻、形成性反馈法”及“记录板”“优点 - 不足”： 1)引导学员分享积极的行为、想法； 2)引导学员对需要改进的方面 / 领域进行自我发现； 3)选择学员模拟过程中的表现或观察到的差距，进行引导并同时总结学员的共识之处； 4)板书形式，边引导边归纳，记录学员“表现差距”(Performance Gap)。 (3)采用“指导反馈”“音视频支持复盘法”及“概念图”： 1)为学员需要进行的改变或改进提供建议； 2)提供建议变更 / 改进的理论依据和 / 或事实； 3)反馈集中在全体学员(而不是个人)、表现差距(Performance Gap)、学习目标及场景与临床真实存在的差距(Gap)，并给予建议、解决其差距(Closed Performance Gap)。

续表

阶段(Phase)	目的(Goal)	行为(Action)	问题(Sample questions)	注释
总结	便于识别和审查所吸取的经验教训。	1. 验证所有必要的覆盖。 2. 教学/汇报点。 3. 总结讨论/结束。 4. 会议/听取任何意见。 5. 保证足够的时间来执行总结阶段。 6. 要点:强化课堂收益及重要性,回顾关键学习点,使知识系统化、内在化。	1. 你学到了什么?其中,你认为重要的是什么?对你以后的工作或学习有帮助或可以应用的点是什么?列举两种你认为有效或者做得好的行动和事件。 2. 你觉得哪些方面做得比较好? 3. 哪些方面有待改进?如何改进做得更好?	1. 时间保证:7.5 分钟,占复盘时间 25%。 (1)保证时间用来执行总结阶段; (2)强化课堂收益及重要性。 2. 方法保证: (1)采用"引导反思""记录板""优点 - 不足":根据板书中"优点 - 不足"的板图形式已呈现的学员表现差距,让学员从中来总结模拟过程中的主要收益(学习目标、表现差距及场景与临床真实存在的差距要点)。 (2)采用"总结性反馈法": 1)学员总结应用这些关键信息(要点和策略)来改变其未来的临床实践(如时间不足,由导师总结关键的信息); 2)提升临床实践诊疗自信心,提升临床胜任力。
备注: 1. 此次医学模拟课堂教学复盘以"支持结构化复盘"为主要的复盘策略,辅以"引导反思"和"指导反馈"等复盘策略。 2. 整合"主张 - 探寻法"等多种复盘方法和多种复盘工具,保证教学重点,解决教学难点。 3. 结合实际模拟情境整合多种"基于证据的复盘"策略及方法,综合高效执行混合复盘,以实现并提升学员自信心和临床胜任力。				

相关问题(Supplementary Questions)

1. 总体原则:

(1)客观描述:做了什么?什么时候做的?是怎么做的?为什么这样做?可以如何提高?

(2)正面引导:我看到;我认为;我想知道。

2. 开场话:

(1)哇!刚刚的模拟过程看起来很有挑战!感谢你们所有成员参加本次模拟课程!

(2)是否有人需要喝水或者去洗手间?如果没有,接下来还有复盘环节,针对案例运行过程中大家的行为进行回顾讨论。大约 40 分钟。希望每一位成员都能够参与进来,踊跃发言。你们准备好了吗?

3. 收集(Gather)阶段:

(1)所有人:感觉如何?请大家谈谈参与这次模拟培训的体验,可以用一句话简单描述你对整个过程的表现是否满意?

(2)实操学员:现在我们请实操学员简要向大家回顾一下模拟案例的情况。你能告诉我们发生了什么事吗?

(3)观摩学员:你们有什么补充吗?有没有人愿意分享自己的感受和想法?

4. 分析(Analyze)阶段:

(1)对于今天情景中的案例,发生了什么情况?自己是如何想的?当时采取了哪些处理措施?你能详细说说吗?

(2)你觉得今天跟患者家属交流沟通是否体现专业素质、个人修养,礼节礼貌等基本职业素养?你觉得刚刚自己的情感控制能力,对患者的理解、尊重、关爱程度如何?你觉得在今天的情景案例中,你觉得哪些方面做得比较好？哪些地方有待改进和完善？如何改进以做得更好？

(3)解决冲突：让我们重新集中注意力，重要的不是谁对谁错，而是对病人来说什么是正确的？什么措施对患者更有利？

(4)如果有人跑题了："我十分认同……很重要，不过，在今天的教学中，其实我们更专注于医患沟通。所以，在刚刚的案例中，谁可以举出一个在刚才情境中展现医患沟通的例子？"

5. 总结(Summarize)阶段：

(1)你学到了什么？其中，你认为重要的是什么？对你以后的工作或学习有帮助或可以应用的点是什么？

(2)列举两种你认为有效或者做得好的行动和事件；描述两个你认为你 / 团队需要工作的领域。

标准化病人(SP)反馈(10分钟)

情景	原委	反馈示例	知识点
要求插队优先采血	我退休后很用心地照顾孙子(三代单传)，宝贝从没生病，今天是第一次发烧生病，我很焦虑，摸着他额头觉得很烫，自认为需要紧急处理。	1. 我看到你是怎么做的； 2. 我听到你是怎么说的；我在沟通中了解什么医学常识； 3. 我现在对孙子的病情认知程度如何。	1. 为什么要和家属沟通病情？ 2. 如何让家属理解病情？ 3. 如何识别不同类型的沟通障碍，并且尽可能克服？
要求高年资技师采血	年轻医生由于工作经验不足，技术不熟练，容易导致医疗差错和医疗事故。我的孙子脾气大，不配合，采血难度大，有经验丰富的主任技师采血，我才放心。	1. 我的疑虑或担忧是否被及时感受到并消除； 2. 我的感受如何(专业素质、个人修养，礼节礼貌等职业素养和对病患的理解、尊重和关爱程度)。	1. 如何感受到并消除家属的疑虑或担忧(显性和隐形的表达)？ 2. 如何体现沟通中的职业素养和医学人文？
对重新采血情绪激动	"扎在他手，痛在我心"，奶奶心疼年幼的孙子，认为采血量不足，是工作人员操作失误造成的，而且认为同时扎2个手指，会导致流血过多，对孙子身体不利。	1. 我的情绪变化是否被及时感知并合理回应和解释； 2. 我是否感受到医生设身处地为我着想，有同理心，真诚地用心跟我沟通。	1. 如何感知家属在沟通过程中的情绪变化？ 2. 如何通过"共情"，实现使家属能够理智化沟通的目的？

第六部分：本次授课使用的教材及参考资料(References，Evidence-Based Practice Guidelines，Protocols，or Algorithms)

教材
周文浩，李秋，王天有．儿科人文与医患沟通．2版．北京：人民卫生出版社，2020.
参考资料
中国医师协会检验医师分会儿科疾病检验医学专家委员会，世界华人检验与病理医师协会．中国末梢采血操作共识．中华医学杂志，2018，98(22)：1752-1760.
拓展资料
1. 张明，陈敏华，郑俩荣，等．多种教学方式在医学生医患沟通能力培养中的探索．中华医学教育杂志，2020，40(3)：170-174. 2. 罗银丽，何国栋．住院医师规范化培训中加强医学人文教育的探讨．中华医学教育杂志，2019，39(1)：27-29. 3. 李小敏，罗小娟，金晨．儿科医学生医患沟通能力和人文素质的多元化培养模式实践与探讨．卫生职业教育，2021，39(6)：76-78.

第七部分：教学评估方案（Evaluations & Recommendations）

学习效果核查方案（Outcome-Based Learning Verification Program & Post Simulation Exercises）
1. 核查表（Checklist），见附件 11-1-4。 2. 教学效果评价表，见附件 11-1-5。

第八部分：案例权属及审修（Ownership & Revision & Validation & Peer Review）

案例权属（Ownership）	
编写日期	2021 年 6 月
案例作者	罗小娟　曹科　徐刚　肖丽霞　陈运生
作者单位	深圳市儿童医院
联系邮箱	Luoxiaojuan1983@126.com
审核修订（Revision & Validation & Peer Review）	
案例修订	史霆
审稿校正	章能华

附件 11-1-1　标准化病人和助演脚本 / 台词

1. 奶奶抱着孙子不按序号排队，挤到采血窗口大喊："我孙子发高烧（发热 1 天，体温 38.2℃），要烧坏脑子啦，麻烦快点帮我采血！"

2. 我退休后很用心地照顾孙子（三代单传），宝贝从没生病，今天是第一次发烧生病，我很焦虑，摸着他额头觉得很烫，一定要紧急处理。

3. 患儿看到采血医生立即哭闹抗拒，奶奶要求更换高年资主任技师为其孙子采血："我孙子脾气大，这位年轻的小姑娘采血不行，我要换个经验丰富的主任技师！"

4. "年轻医生由于工作经验不足，技术不熟练，容易导致医疗差错和医疗事故。我的孙子脾气大，不配合，采血难度大，必须要经验丰富的主任技师采血，我才放心。"

5. 奶奶听到"采血量不足，需要重新采血"时，情绪激动，大喊：为什么要重新采血，你就不能一次采够血量吗！小孩扎手指不疼吗！小孩已经生病发烧了，你们采那么多血，小孩身体会受不了！

6. 扎在他手，痛在我心，采血量不足是你们工作人员操作失误造成的，为什么要我的孙子"买单"？同时扎 2 个手指，会导致流血过多，会导致贫血，对孙子身体不利。

附件 11-1-2　教学目标答案

1. 受试者信息核对	受试者信息核对内容至少包括：检验项目、受试者编号（住院号 / 门诊卡号）、姓名。如受试者年龄小或者因疾病无法回答问题时，由其看护人或者家庭成员代为回答。
2. 受试者准备	受试者评估和体位准备：评估受试者身体状态，穿刺部位皮肤及血液供应状况。确认受试者口中无异物，以防穿刺时吞咽，造成气管阻塞。穿刺前的体位准备和固定。
3. 采血管唯一标识	首先进行双身份识别，再采集标本。建议于核对医嘱信息和受试者评估后、皮肤穿刺前，在采血管上粘贴条形码或者进行相应的手工标识。采用手工标识时必须保证标识的唯一性，并可溯源。
4. 手消毒	穿刺前须佩戴无粉手套，给每位受试者采血时应使用快速手消毒方法对手套表面进行消毒或更换手套并消毒。
5. 选择穿刺部位	常见穿刺部位为手指和足跟，应选择温度正常的、无伤疤、伤口、瘀伤、皮疹、烧伤或感染的健康皮肤部位穿刺。新生儿采用足跟采血、1 月以上儿童采用指尖采血。

续表

6. 按摩穿刺部位	采血前轻轻按摩采血部位，促进局部组织血液循环。对于血液循环不佳的受试者可进行适当热敷。
7. 消毒穿刺点	穿刺前应使用 75% 乙醇或 70% 异丙醇溶液消毒的棉签或棉片对穿刺点进行消毒。消毒后应待其自然干燥以使消毒剂发挥作用。不应提前拭去消毒剂以免影响消毒效果。
8. 皮肤穿刺	紧紧握住受试者足部或手指，防止其发生突然运动；将末梢采血器置于受试者的手指皮面上，并告知受试者即将进行穿刺；启动末梢采血器，进行穿刺；将末梢采血器从皮肤上取下，弃于利器盒中。
9. 去除第一滴血	第一滴血可能含有过量的体液会影响检测结果，所以选好位点进行穿刺后，应使用无菌棉球 / 棉签擦去第一滴血。
10. 标本采集	从采集点的下方捏住穿刺位点，轻柔、间歇性地对周围组织施加压力，增加血流量。末梢采血管触到第二滴血液，使末梢采血管集液口与穿刺点呈 30°~45° 收集血液，血液沿管壁滑入采血管底部。
11. 标本混匀	采集后应封闭抗凝管帽，按照采集容器说明书建议进行混匀，防止血液标本的凝固。应上下颠倒混匀或轻弹混匀，避免剧烈振摇而导致标本溶血。
12. 穿刺后按压	采血结束后应立即使用消毒棉片或棉球对穿刺点进行按压，指尖采血后的受试者应稍微抬起采血手臂，按压穿刺点直至止血。2 岁以上受试者可在伤口处粘贴创口贴止血。
13. 采血后物品处理	采血后应告知患者或陪同者将止血棉球放置入医疗垃圾桶内。存在锐器刺伤风险的末梢采血器应弃于有盖利器盒中。
14. 核对和记录	采血后应再次核对受试者信息，并核对标本情况，检查采集容器中是否采集到足够的血液。记录采集容器标识，至少包括受试者姓名和唯一编号。

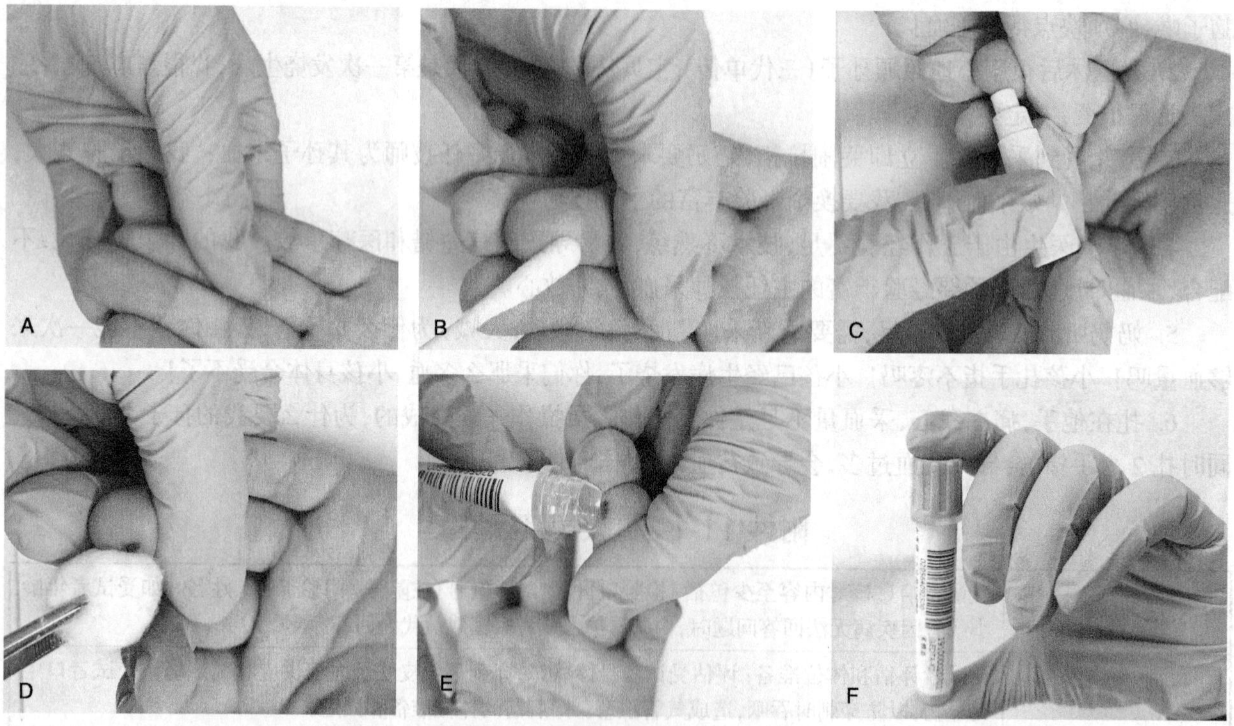

图 11-1-4　末梢血采集操作规范图示

A. 固定穿刺位点；B. 消毒穿刺位点；C. 穿刺；D. 擦去第一滴血；E. 样本收集；F. 样本混匀。

附件 11-1-3　医患沟通要点

1. 对要求插队优先采血患者进行观察评估，符合“急危重症”等优先条件者，安排尽快采血，对无理要求者做好解释和沟通工作。

2. 患儿一直哭闹，做好情绪安抚：通过温和的言语和动作安抚患儿，保持其情绪稳定；也可通过“奖励小贴纸”和“播放音乐盒”的方式，转移患儿注意力。情绪过于激动、过度哭闹，可能会影响血液某些成分的检测结果，因此对于来自严重哭闹受试者的标本，需特别标注。

3. 患儿不配合末梢采血，抗拒行为：应协助患儿取舒适体位，监护人或照顾者坐在采血椅上，将患儿放于双膝上；交叉双腿，夹住和固定患儿的下肢；从患儿胸前将其环抱，并夹紧其非采血手臂；牢牢固定患儿采血手臂的肘部；用另一只手将患儿的手腕固定住，使其手掌保持在手腕平面下方。操作全过程遵循末梢血采集操作规范。

4. 由于扎针深度过浅，采血量不足：不能过度挤压，以免损伤患儿手指，应与家长真诚沟通，换个手指重新采血。

5. 标准化病人（SP）过激的语言和特殊要求：以患者为中心，真诚服务、文明礼貌用语。倾听并理解、关注患者的心理状况和需求分析，换位思考，设身处地为患方考虑，耐心解释病情与拟处理方案。有同理心，关心患者病情，给予适当的鼓励和安慰，体现人文关怀。

附件 11-1-4　教学评估核查表（Checklist）

为评价模拟教学实施进展和项目完成度，分别用“√”和“×”标识项目有/无操作或者是执行/未执行。

1. 儿科末梢血液标本采集操作核查表

序号	项目	是（有执行）	否（未执行）
1	个人防护及形象：帽子、口罩、手套和服装等		
2	物品准备：棉球、消毒棉签、采血针、吸管、吸头、玻片等；棉球、消毒棉签、采血针、吸管、碘酒、速干手消毒液，受试者准备		
3	受试者信息核对：核对患者姓名及检测项目		
4	采血管唯一标识：条形码或者手工标识		
5	手消毒：每次采血前需用速干手消毒液消毒双手		
6	皮肤穿刺和标本采集：选择和按摩穿刺部位，消毒，皮肤穿刺，去除第一滴血，采集足量血液后按压伤口		
7	标本混匀：盖好采血管盖子，颠倒混匀5次		
8	核对和记录患者和标本信息		
9	采血后物品整理，窗口整洁及消毒		
10	医疗垃圾分类：感染性与损伤性垃圾分类投放		

2. 医患沟通（临床场景模拟应答）核查表

序号	项目	是（有执行）	否（未执行）
1	衣着整洁，职业形象佳，态度亲切、自然，尊重对方、有礼貌		
2	说明该患儿目前暂无“急危重症”指征		
3	解答“发热38.2度，会不会烧坏脑子？”		
4	解答“末梢采血会不会导致贫血，造成身体危害？”		
5	语言技巧：使用尊重语，语言具有亲和力，吐字清楚，无明显语病及口误。根据家长理解情况恰当重复，调整语速，避免使用晦涩的专业术语，必须使用时恰当解释		
6	非语言沟通能力：表情自然平和，有适当的目光交流，恰当使用肢体语言，表现关心、倾听、理解、认同等		
7	遵守医德医风基本准则，不做出违背医院管理原则的承诺等		

续表

序号	项目	是(有执行)	否(未执行)
8	沟通过程中遇到交流困难时的应变能力良好，有效分配沟通时间，掌握重点内容及沟通目标		
9	控制和判断能力：沟通及提问环节遇到家长情绪失控，拒绝沟通或拒绝答复等情况时控制局面的能力，对家长反应的判断及制定下一步沟通方案的能力		
10	沟通对象的感受：沟通及提问环节给沟通对象带来的尊重，关爱，理解的舒适感和信任感		

附件 11-1-5　医学模拟教学课程质量及教学质量评价表

组别：第____组　授课题目：________　授课时间：________　学员：________

评价指标		指标内涵	分值	得分
课程质量	教学对象	教学对象明确，层次清晰	10	
	教学主题	教学主题定位准确，难度适宜，符合教学对象的层次	10	
	教学目标	教学目标设定具体、明确、量化、可达到	10	
	场景设定	场景布置合理，组织有序，可操作性强	10	
	课程内容	课程内容面向全体教学对象，难易适中	10	
		课程内容与时间安排恰当，重点、难点分布恰当	10	
教学质量	复盘	问题设计与学习目标相呼应，注重发现问题、解决问题的能力	10	
	教学效果	采用有效的方式、方法对课堂教学及学习效果进行评价	10	
	教姿教态	着装典雅庄重，精神饱满，教态自然大方	10	
	综合评价（与教案的吻合度）	课堂演示总体评价：现场授课的内容、重点、时间安排在本节课教案计划内进行	10	
总分			100	
专家建议：				

第十二章 护理学模拟教案

第一节 青霉素类药物引发过敏休克急救处理

第一部分：案例概况（Overview）

<table>
<tr><th colspan="5">案例主题（Title）</th></tr>
<tr><td>案例主题</td><td colspan="4">青霉素类药物引发过敏休克急救处理</td></tr>
<tr><th colspan="5">授课对象、场景布置及辅助人员（Roles & Guidelines）</th></tr>
<tr><td>授课对象及人数</td><td colspan="2">学员学科：护理</td><td>学员层级：初级护士</td><td>学员人数：6人</td></tr>
<tr><td>教学地点</td><td>☑模拟实训室</td><td>☐原位模拟</td><td colspan="2">☐其他____</td></tr>
<tr><td>授课导师</td><td colspan="4">导师：1人</td></tr>
<tr><td>辅助人员</td><td colspan="4">☐标准化病人：__人，☑助演：2人
☑模拟工程师：1人，☐其他人员：__人</td></tr>
<tr><td rowspan="3">模拟时间分配（合计40分钟，不含场景布置和复原）</td><td>场景布置</td><td>10分钟</td><td>课前介绍（Prebriefing）</td><td>10分钟</td></tr>
<tr><td>情境运行</td><td>10分钟</td><td>复盘（Debriefing）</td><td>20分钟</td></tr>
<tr><td>场景复原</td><td>10分钟</td><td></td><td></td></tr>
<tr><th colspan="5">案例简介（Summary）</th></tr>
<tr><td>案例简介</td><td colspan="4">本案例是发生在患儿静脉输注青霉素类药物5分钟后，出现过敏反应，学员需要进行初步判断并进行相应处理。旨在帮助初级护士正确识别过敏性休克早期表现，在医生未达到前给予及时、有效处理，并在医生及支援人员到达后高效团队配合进行过敏性休克的急救处理。</td></tr>
<tr><th colspan="5">教学目标（Learning Objectives）（※ 标识为本案例的教学重点）</th></tr>
<tr><td>知识目标（Knowledge）</td><td colspan="4">※ 能识别过敏性休克早期表现。</td></tr>
<tr><td>技能目标（Skill）</td><td colspan="4">※1. 紧急情况下，在医生未到达前能根据病情给予正确处理；
2. 能正确实施青霉素类药物给药；
3. 能正确使用复苏球囊加压给氧。</td></tr>
<tr><td>情感目标（Attitude）</td><td colspan="4">1. 运用合适的语言与患儿及家长进行有效沟通；
※2. 体现团队配合中的闭环沟通、分工明确、履行职责三个要素。</td></tr>
</table>

续表

供给导师信息（Information for Faculty & Education & Simulation Theory/Framework）
1. 案例信息 林某，男，5 岁，住院号 517075，体重 20kg，因"精神萎靡，腹痛 1 天"入住普外科病房，B 超提示为：先天性胆管扩张症合并感染。入院后遵医嘱予禁食、抗感染、补液治疗，入院当日门诊已做青霉素皮试，结果阴性(–)。患儿已建立左上肢静脉通路，5% 葡萄糖氯化钠注射液静脉补液治疗中。抗感染医嘱为 0.9% 生理盐水 50mL+ 哌拉西林钠舒巴坦钠 2.25g 静脉滴注，每日两次，60 滴 /min，药物已由静配中心配制完成运送至病房，责任护士执行医嘱，为患儿更换该药物。 静脉输液 5min 后患儿诉恶心、想吐、喘不过气，家长发现患儿面部潮红，左上臂散在皮疹，呼叫护士。当班护士初步判断为过敏反应后，立即进行停药、吸氧等处理并呼叫护理组长和医生。护理组长和医生到场后，当班护士汇报病情，同时患儿病情进展出现呼吸急促、心率增快、血压下降等过敏性休克症状，立即启动急救系统，执行抢救口头医嘱；患儿病情仍未好转进一步恶化，出现呼吸抑制、血氧饱和度、血压持续下降，给予复苏球囊加压给氧、用药等处理后，患儿病情好转，案例运行场景结束。 2. 教学策略（Instructional Strategy） (1) 混合式模拟教学（Simulation-Based Blended Learning）； (2) 高仿真模拟教学（High-Fidelity Simulation）； (3) 循证教学（Evidence-Based Teaching/Learning）。 3. 教学组织形式（Instructional Organization Forms） 圆桌形式开展小组讨论，高仿真模拟场景和沉浸式学习。 4. 教学方法（Instructional Methods） 启发式教学法、互动式教学法、循证教学法、沉浸式教学法、高仿真模拟教学法、床边综合能力训练教学法、以问题为导向教学法、递进式学习法、反思日志式教学法、回顾式教学法、问卷调查法、鼓励性教学法。 5. 教学工具（Instructional Aids） 儿童高仿真综合模拟人、模拟监护仪等仪器设备、评估录播系统、课前需求评估调查问卷、核查表、多媒体、书写白板、耳麦 6. 核查工具 / 方法（Checklist Tools/Methods） (1) 工具：核查表（Checklist）； (2) 方法：团队复盘（Team Debriefing）。
首次供给学员信息（Learner Information Needed Prior to Scenario）
林某，男，5 岁，住院号 517075，体重 20kg，因"精神萎靡，腹痛 1 天"入住普外科病房，B 超提示为：先天性胆管扩张症合并感染，入院后遵医嘱予禁食、抗感染、补液治疗，患儿已建立左上肢静脉通路，5% 葡萄糖氯化钠注射液静脉补液治疗中。抗感染医嘱为 0.9% 生理盐水 50mL+ 哌拉西林钠舒巴坦钠 2.25g 静脉滴注每日两次，60 滴 /min（入院当日门诊已做青霉素皮试，结果阴性），现药物已由静配中心配制完成运送至病房，请执行医嘱，为患儿更换该药物。
模拟教学前学员应具备的知识和技能（Participant Requirements & Pilot Test）
1. 知识 (1) 掌握"查对制度""身份识别制度"； (2) 掌握青霉素类药物的使用流程； (3) 掌握过敏反应早期识别及应急处理方法； (4) 掌握青霉素过敏性休克的紧急处理流程； (5) 掌握团队急救配合知识。 2. 技能 掌握静脉输液、肌内注射、复苏球囊使用、吸氧操作技能。 3. 标准化角色 如担任标准化角色，另需完成预模拟（Pre-Simulation）角色培训与考核，认定为标准化角色。

第二部分：病例信息（Case Information）

初始病例信息（Initial Brief Description of Case）			
患者姓名：林某	年龄：5 岁	性别：☑男　□女　□其他	体重：20kg
主诉：精神萎靡，腹痛 1 天			

现病史：

患儿 1 天前无明显诱因出现精神萎靡、腹痛，伴皮肤黄染，无发热、腹胀、气促等不适，家属遂来我院行腹部 B 超检查提示先天性胆管扩张症合并感染，以“腹痛原因待查、胆管炎”收治入院。自发病以来，患儿精神尚可，食欲欠佳，大小便正常。入院后查体：患儿神志清楚，腹平软，未扪及腹部包块，无腹肌紧张，右上腹明显压痛，反跳痛（-），予禁食、抗感染、补液治疗等对症支持治疗。

其他相关病史：

既往史：无

外伤史和手术史：无

过敏史：无

家族史：无

补充病例信息（Supplementary Information & Significant Lab and Diagnostic Findings）

1. 血常规

某儿童医院检验报告单

姓名：林某　住院号：517075　标本类别：静脉血　样本编号：20210415G0070014

年龄：5 岁　性别：男　病人床号：13　科别：普外科

临床诊断：先天性胆管扩张症合并感染

检验项目	结果	参考值	单位
白细胞	45	5~12（仪器法）	10^9/L
中性粒细胞绝对值	5.4	2~7（仪器法）	10^9/L
淋巴细胞绝对值	1.50	0.8~4（仪器法）	10^9/L
单核细胞绝对值	0.60	0.12~1（仪器法）	10^9/L
嗜酸性粒细胞绝对值	0.30	0.02~0.5（仪器法）	10^9/L
嗜碱性粒细胞绝对值	0.02	0~0.1（仪器法）	10^9/L
中性粒细胞比例	63.8	50~70（仪器法）	%
淋巴细胞比例	22.8	20~40（仪器法）	%
单核细胞比例	3.3	0~9（仪器法）	%
嗜酸性粒细胞比例	0.60	0.5~5（仪器法）	%
嗜碱性粒细胞比例	0.1	0~1（仪器法）	%
红细胞	4.18	3.5~5.5（仪器法）	10^{12}/L
血红蛋白	114	110~60（仪器法）	g/L
红细胞压积	38.3	36~50（仪器法）	%
红细胞平均体积	84.4	82~96（仪器法）	fL
平均红细胞血红蛋白含量	27.3	27~32（仪器法）	pg
平均红细胞血红蛋白浓度	323	320~360（仪器法）	g/L
红细胞变异系数	11.9	0~15（仪器法）	%
红细胞分布宽度	39.2	37~50（仪器法）	fL
血小板	255	100~300	10^9/L
血小板平均体积	9.2	7.4~10.4	fL
血小板压积	0.240	0.108~0.282	%
血小板分布宽度	9.40	9~17	fL
大型血小板比率	17.90	13~43	%
有核红细胞绝对值	0.00	0.0~0.5	10^9/L
有核红细胞比例	0.00	0~1	/100
超敏 C- 反应蛋白	25	0.0~10.0	mg/L

续表

补充病例信息(Supplementary Information & Significant Lab and Diagnostic Findings)
2. B 超提示 胆囊增大,胆总管囊样扩张,肝内胆管明显扩张。 3. 胆道磁共振成像提示 先天性胆管扩张(Ⅳ型),结合临床随诊。

第三部分:模拟设备要求 / 场景布置要求(Equipment & Scene Layout)

A. 模拟患者(Fidelity/Modality & Simulated Patient Type)
☑高仿真模拟人 / 器
☐标准化病人
☐任务训练器
☐混合(Hybrid)模式

B. 设备 / 物品清单(Props)

序号	名称	品规或相应要求	数量	其他要求
1	儿童高仿真综合模拟人	儿童	1个	无
2	复苏球囊	中号	1个	配1号、2号、3号面罩
3	多功能监护仪	配血氧饱和度探头、血压袖带	1台	无
4	吸氧面罩	无	1个	无
5	氧气流量表	无	1个	无
6	氧气接口	和氧气流量表匹配	1个	无
7	微量泵	无	1台	无
8	输液器	无	2台	无
9	消毒棉签	包	2包	无
10	0.5% 碘伏	瓶	1瓶	无
11	医用瞳孔笔	个	1个	无
12	医用胶布	卷	1卷	无
13	听诊器	个	1个	无
14	输液延长管	个	2个	无
15	治疗车	配治疗盘、无菌巾、已配制好药液	1台	无
16	抢救车	无	1台	无
17	输液泵	无	1台	无
18	吸痰器	无	1台	无
19	注射器	1mL	5个	无
20	注射器	10mL	2个	无

C. 模拟药品和液体清单(Medications and Fluids)

序号	药品 / 液体名称	品规或相应要求	数量	其他要求
1	肾上腺素注射液	1mL : 1mg	2支	模拟药品
2	地塞米松注射液	1mL : 5mg	1支	模拟药品
3	0.9% 氯化钠注射液 + 哌拉西林钠舒巴坦钠 2.25g	已配制	1瓶	模拟药品
4	0.9% 氯化钠注射液	500mL	1瓶	无
5	5% 葡萄糖氯化钠注射液	250mL	1瓶	无

续表

D. 模拟人化妆及场地布置(Simulated Patient Makeup & Simulation Location & Setting/Environment)
模拟器设置:儿童高仿真综合模拟人身着病号服平卧于病床,左上肢 5% 葡萄糖氯化钠注射液输液中。 房间内设置:如图 12-1-1 所示。 治疗车上层:0.5% 碘伏、无菌盘(0.9% 生理盐水 50mL+ 哌拉西林钠舒巴坦钠 2.25g)、医用胶布、消毒棉签。 治疗车下层:黑色垃圾桶、黄色垃圾桶。

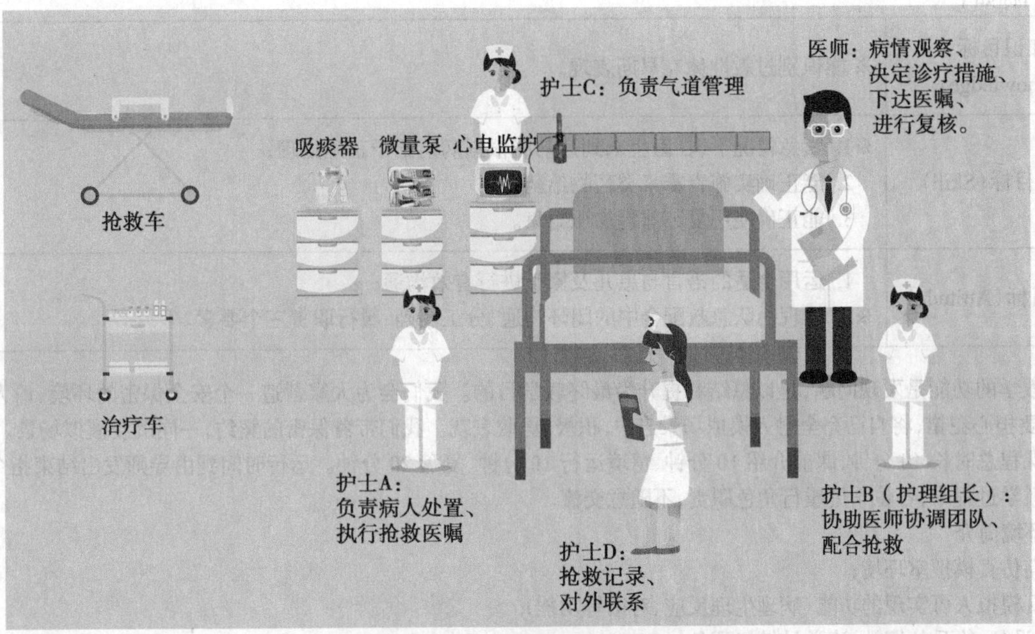

图 12-1-1　情景模拟站位图

E. 初始监护状态(Initial Monitoring State)
☐ 初始状态患者已经接监护 ☑ 初始状态患者未接监护

F. 患者(模拟人)初始设定(Initial State Setting)			
T:36.5℃	HR:105 次 /min	RR:28 次 /min	SpO_2:98%
神志:清楚	瞳孔及对光反射:双侧瞳孔等大等圆、对光反应灵敏		
其他(如气道、心肺听诊等):左上肢静脉输液中			

第四部分:标准化病人和助演分工及职能(Standardized Patient & Confederate & Observer)

标准化病人和助演分工及职能(Standardized Patient & Confederate & Observer)	
角色(Roles)	职能(Functions)
标准化病人	儿童高仿真综合模拟人,提供逼真的病情变化。模拟病人运行流程(Progression)详见情境运行(Scenario)。
助演	1. 标准化母亲 (1)陪伴在患儿床旁; (2)职能:针对学员的询问回答相关问题,如遇学员遗漏的重要信息,可以通过“线索 / 提示”提醒。 2. 标准化医生 (1)职能:通过下达医嘱,推动场景进展; (2)根据模拟进展,给予提醒。 助演脚本详见附件 12-1-2。

第五部分：课堂设计（Class Design）

课前介绍（Prebriefing）
1. 模拟课程简介 (1)案例主题 青霉素类药物引发过敏性休克急救处理。 (2)学习目标如下

知识目标（Knowledge）	※ 能识别过敏性休克早期表现。
技能目标（Skill）	※1. 紧急情况下，在医生未到达前能根据病情给予正确处理； 2. 能正确实施青霉素类药物给药； 3. 能正确使用复苏球囊加压给氧。
情感目标（Attitude）	1. 运用合适的语言与患儿及家长进行有效沟通； ※2. 体现团队急救配合中的闭环沟通、分工明确、履行职责三个要素。

(3)模拟教学的功能是发现问题，是以总结和提升为最终教学目的。我们会为大家营造一个安全保密的环境，请大家放松心情，不要担心犯错，将自己完全融入模拟场景当中，积极、勇敢表现。我们带着保密的契约，一同沉浸模拟场景。
(4)模拟课程总时长 40 分钟，课前介绍 10 分钟、情境运行 10 分钟、复盘 20 分钟。运行时间到由导师发出结束指令。
(5)模拟教学过程中，各位学员履行角色职责，不随意交流。
2. 模拟环境简介
(1)熟悉高仿真模拟室环境；
(2)高仿真模拟人可实现的功能(病理生理反应、对话等功能)；
(3)仪器、设备、物品的摆放，请学员做好预备；
(4)告知具体实操以及口诉项目(如：实操项目包括静脉输液、身份识别、体位改变、吸氧、静脉推注药物、复苏球囊加压给氧、微量泵的使用)；
(5)告知模拟教学应急预案，遇到突发事件如何处理(如物品缺失、高仿真模拟不能正常运行等)。
3. 模拟案例简介
(1)林某，男，5 岁，住院号 517075，体重 20kg，因“精神萎靡，腹痛一天”入住普外科病房，B 超提示为：先天性胆管扩张症合并感染，入院后遵医嘱予禁食、抗感染、补液治疗，患儿已建立左上肢静脉通路，5% 葡萄糖氯化钠注射液静脉补液治疗中。抗感染医嘱为 0.9% 生理盐水 50mL+ 哌拉西林钠舒巴坦钠 2.25g 静脉滴注每日两次，60 滴 /min（入院当日门诊已做青霉素皮试，结果阴性），现药物已由静配中心配制完成运送至病房，请执行医嘱，为患儿更换该药物。
(2)角色及分工(导师指定或学员自行协商角色分配)
1)角色：导师 1 名、患儿 1 名(儿童高仿真综合模拟人)、标准化母亲 1 名、标准化医生 1 名、学员 4 名、观察员 2 名。
2)学员分工：
①护士 A：(责任护士)初始进入场景学员，负责执行静脉输液医嘱、呼叫护理组长和医生、病情汇报、安抚患儿及家属、执行抢救医嘱；
②护士 B：(护理组长)护理团队组织、协调者。负责人员分工，为现场机动人员；
③护士 C：负责气道管理；
④护士 D：负责详细记录病情变化、抢救记录、收集数据、对外联系。
3)观察员：场外观察、记录。
(3)分发材料，强调观察者角色、注意事项。

情境运行（Scenario & Case Running）			
运行剧本（Progression Outline）			
阶段 / 生命体征	**患者状态**	**预期学员行为**	**线索 / 提示**
1. 初始阶段 HR：105 次 /min BP：98/60mmHg RR：28 次 /min SpO_2：98% T：36.5℃ （0~1min）	精神萎靡，平躺在病床上，正从左手静脉输注 5% 葡萄糖氯化钠注射液	1. 执行查对制度、身份识别制度。 2. 告知用药目的。 3. 评估病人用药史、家族史、过敏史。 4. 查看穿刺部位有无红肿，滴注是否顺畅。 5. 遵循无菌技术原则更换液体。 6. 遵医嘱正确调节滴速。 7. 输液卡上记录输液时间、滴速，操作者签名或 PDA 扫码。 8. 交代用药后注意事项。	1. 线索 / 提示 护士执行医嘱：0.9% 氯化钠注射液 50mL+ 哌拉西林钠舒巴坦钠 2.25g 静脉滴注每日两次，60 滴 /min。 2. 触发 输注药物 5 分钟后，出现呼吸系统、循环系统、皮肤等过敏反应症状，患儿家属呼叫护士。
2. 场景二 HR：98 次 /min BP：95/65mmHg RR：35 次 /min SpO_2：94% T：无 （1~4min）	皮肤潮红，散在皮疹，诉恶心、想吐，喘不过气	1. 评估生命体征、皮肤情况及其他临床症状，迅速初步判断为过敏反应。 2. 立即停止静脉输液。 3. 安慰患儿和家属。 4. 呼叫医生及护理组长。 5. 支援人员未到达前，主动给予吸氧、连接心电监护等相关处理。 6. 更换输液管，必要时建立第 2 条静脉通路。 7. 启动急救系统，准备急救设备。	1. 线索 / 提示 （此阶段标准化医生暂未到达） 标准化母亲：护士，你看我儿子好像发高烧了，脸怎么那么红呢？胳膊上还有疹子。 可能情况：护士未及时停止输液。 标准化母亲：是不是过敏了，这个药物还能继续打吗？ 可能情况：未判断出是过敏，未进行呼叫求助。 标准化母亲：是否叫人来看看？ 可能情况：直接拔除留置针，未建立新的静脉输液通路。 标准化母亲：没有针了，怎么输液呢？ 2. 触发 患儿病情进一步发展，心率增快由 110 次 /min 上升至 145 次 /min，血氧饱和度由 94% 下降至 88%。
3. 场景三 HR：145 次 /min BP：80/55mmHg RR：42 次 /min SpO_2：88% （4~6min）	呼吸急促，诉头晕，上不来气	1. 密切观察生命体征变化。 2. 协作患儿采取舒适体位。 3. 医生到达，运用 SBAR 模式，向医生汇报病情。 4. 正确执行紧急情况下口头医嘱。	1. 线索 / 提示 （1）标准化医生到达。 可能情况：未更换输液管路，继续使用原输液通路用药。 （2）标准化医生提示：更换输液管路。 可能情况：护士未向医生汇报病情或汇报不全面。 （3）标准化医生提示：询问患儿病情。 （4）医生下达医嘱： 1）1∶1 000 盐酸肾上腺素 0.2mL 肌内注射（首选大腿中部外侧）。 2）调节氧流量 6L/min。 2. 触发 患儿出现休克症状，心率、血压进一步下降，呼吸抑制。

续表

阶段 / 生命体征	患者状态	预期学员行为	线索 / 提示
4. 场景四 HR：95 次 /min BP：65/40mmHg RR：15 次 /min SpO_2：70% (6~9min)	嘴唇青紫	1. 摆放休克体位，正确执行口头医嘱。 2. 给予复苏球囊面罩加压给氧。 3. 高效团队配合、分工合理，职责明确。	1. 线索 / 提示 (1)标准化母亲：我儿子怎么了，嘴唇发紫？ (2)标准化医生下达医嘱： (包括但不限于以下用药医嘱，具体遵嘱执行) 1)球囊面罩加压给氧。 2)1∶1 000 盐酸肾上腺素 0.2mL 肌内注射(同时重复使用)。 3)0.9% 氯化钠注射液 200mL，800mL/h 静脉滴注。 可能情况：护理组长不能有效进行分工及组织工作，现场混乱。 (3)标准化医生：提示现场分工。 2. 触发 患者病情好转，生命体征恢复正常。
5. 场景五 HR：115 次 /min BP：98/60mmHg RR：24/ 分 SpO_2：96% (9~10min)	神志清楚，面色、口唇红润	1. 停止球囊加压给氧，给予面罩吸氧。 2. 做好患儿保暖。 3. 向家长做好沟通解释。 4. 整理用物，封存药物。 5. 做好病情动态记录，补开口头医嘱。	线索： 标准化母亲："医生，我儿子现在怎么样了？为什么会这样？"

复盘方案(Debriefing)
1. 复盘策略(Debriefing Strategy) (1)支持结构化复盘(Structured and Supported Debriefing，SSD) (2)音视频支持复盘(Video-Audio assisted Debriefing) (3)引导反思(Guided Reflection) (4)指导反馈(Directive Feedback) 2. 复盘组织形式(Debriefing Organization Forms) 圆桌形式开展小组讨论、高仿真模拟课堂学习和沉浸式学习 3. 复盘地点(Debriefing Location) (1)讨论室(Discussion Room) (2)复盘室(Debriefing Room) 4. 复盘导师(Debriefer) (1)促进者(Facilitator) (2)联合复盘导师(Co-Debriefer) 5. 复盘方法(Debriefing Technique) (1)收集 - 分析 - 总结(Gather-Analyze-Summarize，GAS) (2)音视频支持复盘法(Video-Audio assisted Debriefing Method) (3)情境回顾法(After action review Method) (4)同伴复盘法(Pear-Assisted Debriefing Method) (5)团队复盘法(Team Debriefing Method) (6)混合复盘法(Blended Debriefing Method) (7)主张 - 探寻法(Advocacy-Inquiry Method) (8)优点 - 不足法(Plus-Delta Method) (9)形成性反馈法(Formative Feedback Method) (10)总结性反馈法(Summative Feedback Method)

续表

复盘方案(Debriefing)
6. 复盘工具(Debriefing Tools) (1)课前需求评估调查问卷 (2)评估录播系统 (3)主张 - 探寻(Advocacy-Inquiry,AI) (4)核查清单(Checklist) (5)优点 - 不足(Plus-Delta,+/Δ) (6)记录板(Whiteboard) (7)概念图(Concept Mapping) (8)多媒体

复盘设计(Debriefing Designing & Implementation)				
阶段	目的	行为	问题提纲	注释
收集	积极地听取参与者的意见,了解他们对自己行为的看法。	1. 需要团队领导的叙述; 2. 需要团队澄清或补充信息。	1. 所有人:你感觉如何?(对案例信息的了解 / 板书,Plus-Delta) 2. 队长:你能告诉我们发生了什么事吗?(学习目标的确认 / 板书,Plus-Delta) 3. 团队成员:有其他补充吗?	1. 时间保证:5 分钟,占复盘时间 25%。 (1)分配足够的时间进行信息收集; (2)建构并开展收集阶段,明确支持结构化复盘策略。 2. 方法保证: (1)采用开放式问题及鼓励性教学法: 1)征求学员最初的反应 / 情绪; 2)确认“分析”阶段待讨论的问题; 3)提升学习兴趣、热情和积极性。 (2)采用“情境回顾法”及“记录板”: 1. 对案例及学习目标有共同的理解; 2. 在进入“分析”阶段之前,总结学员在收集阶段所共有的关注点(如:存疑之处等); 3. 板书形式,边引导边归纳,记录如上所共有的关注点。
分析	促进学生反思并分析他们的行为。	1. 检查事件的准确记录。 2. 报告观察正确和不正确的步骤。 3. 利用咨询来阐明思考的过程。 4. 在必要的地方刺激反射并提供重定向。 5. 利用基于证据的指南作为临床查询 / 关注的基准。	1. 我注意到……,请告诉我更多?我认为…… 2. 你觉得怎么样?你当时在想什么?但是,我了解到场景的更多“×”方面。 3. 解决冲突:让我们重新集中注意力,重要的不是谁对,而是对病人来说什么是正确的 4. 我看到……,我认为……,我想知道你是怎么考虑的? 5. 你提到了一个关于……的问题,我一起来讨论一下,其他人是怎么想的呢? 6. 你在案例运行中面临的最大困难是什么? 7. 你在案例中最想寻求帮助是在什么时候? 8. 回顾一下“×”环节你做了什么?有需要改进的地方吗? 9. 如果重新做一次,怎么做会不一样? 10. 解决冲突:让我们重新集中注意力,重要的不是谁对,而是对病人来说什么是正确的	1. 时间保证:10 分钟,占复盘时间 50%。 (1)分配足够的时间来执行分析阶段; (2)保证课堂收益,突出教学重点。 2. 方法保证: (1)采用“引导反思”“同伴、团队及混合复盘法”及“核查清单”: 1)将学员的个人观点与观察相结合; 2)以学员对具体而准确的某一行为、互动或先前评论作为探究的基础。 (2)采用“主张 - 探寻、形成性反馈法”及“记录板、优点 - 不足”: 1)学员分享积极的行为、想法; 2)学员对需要改进的方面 / 领域进行自我发现; 3)学员适当的表现或观察的差距进行引导并总结学员的共识之处; 4)形式,边引导边归纳,记录学员“表现差距”(Performance Gap)。 (3)“指导反馈”“音视频支持复盘法”及“概念图”: 1)为学员需要进行的改变或改进提供建议; 2)提供建议变更 / 改进的理论依据和 / 或事实; 3)反馈集中在全体学员(而不是个人)、表现差距(Performance Gap)、学习目标及场景与临床真实存在的差距(Gap),并给予建议、解决其差距(Closed Performance Gap)。

续表

<table>
<tr><th>阶段</th><th>目的</th><th>行为</th><th>问题提纲</th><th>注释</th></tr>
<tr><td rowspan="4">总结</td><td rowspan="4">便于识别和审查所吸取的经验教训。</td><td rowspan="4">1. 验证所有必要的覆盖。
2. 教学/汇报点。
3. 总结讨论/结束。
4. 会议/听取任何意见。
5. 保证足够的时间来执行总结阶段</td><td>1. 使用两种你认为有效或者做得好的行动和事件</td><td rowspan="4">1. 时间保证:5 分钟,占复盘时间 25%。
(1)保证时间用来执行总结阶段;
(2)强化课堂收益及重要性。
2. 方法保证:
(1)采用“引导反思”“记录板”“优点 - 不足”:根据板书中“优点 - 不足”的板图形式已呈现的学员表现差距,让学员从中来总结模拟过程中的主要收益[学习目标、表现差距及场景与临床真实存在的差距(Gap)要点]。
(2)采用“总结性反馈法”
1)学员总结应用这些关键信息(要点和策略)来改变其未来的临床实践;
(如时间不足,由导师总结关键的信息)
2)提升临床实践诊疗自信心,提升临床胜任力。</td></tr>
<tr><td>2. 描述两个你认为你/团队需要工作的领域</td></tr>
<tr><td>3. 我们一起回顾一下本次模拟课程教学目标,有哪些达到了?哪些仍需继续加强?(板书,Plus-Delta)</td></tr>
<tr><td>4. 除了教学目标以外的收获?</td></tr>
<tr><td colspan="5">备注:
1. 此次医学模拟课堂教学复盘以“支持结构化复盘”为主要的复盘策略,辅以“引导反思”和“指导反馈”等复盘策略;
2. 整合“主张 - 探寻法”等多种复盘方法和多种复盘工具,保证教学重点,解决教学难点;
3. 结合实际模拟情境整合多种“基于证据的复盘”(Evidence-Based Debriefing)策略及方法,综合高效执行混合复盘,以实现并提升学员自信心和临床胜任力。</td></tr>
</table>

相关问题(Supplementary Questions)

1. 从标准化参与者的角度,谈一下你的感受?
2. 模拟工程师案例运行是否顺畅?模拟现场是否有临时调整?
3. 紧扣教学目标的具体相关问题问答。

第六部分:本次授课使用的教材及参考资料(References,Evidence-Based Practice Guidelines,Protocols,or Algorithms)

教材
李小寒,尚少梅.基础护理学.6版.北京:人民卫生出版社.2017.
参考资料
1. 李乐之,路潜.外科护理学.6版.北京:人民卫生出版社.2019.
2. 彭刚艺,刘雪琴.临床护理技术规范(基础篇).2版.广州:广东科技出版社.2013.
3. 王红,唐春,戴江红.高仿真模拟教学对新入职护士规范化培训的质性研究.教育教学论坛,2020(13):150-152.
4. 肖树芹,王艳玲,冯新玮.结构化引导性反馈在高仿真情景模拟护理教学中的应用.中华现代护理杂志,2020,26(9):1247-1250.
5. 杨冰香,黄润,徐爱京,等.模拟教学引导性反馈的标准和策略.中华护理教育,2020,17(1):18-23.
6. 梁鸽.高仿真情景模拟教学在我国护理教育中的应用现状.中国继续医学教育,2018,10(11):27-28.
7. 国家卫生计生委抗菌药物临床应用与细菌耐药评价专家委员会.青霉素皮肤试验专家共识.中华医学杂志,2017,97(40):3143-3146.
8. 张晓静,吴欣娟.临床情景模拟案例与标准化病人应用.北京:北京科学出版社.2017.
9. INACSLStandards Committee. INACSL standards of best practice:simulationSM simulation glossary. Clin Simul Nurs,2016,12:S39-S47.

续表

参考资料
10. Meakim C, Boese T, Decker S, et al. Standards of best practice: simulation standard I: Terminology. Clin Simul Nurs, 2013, 9(6): S3-S11.
11. Franklin AE, Boese T, Gloc D, ct al. Standards of best practice: simulation standard Ⅳ: Facilitation. Clinical Simulation in Nursing, 2013, 9(6): S19-21.
12. Cheng A, Rodgers DL, van der Jagt E, et al. Evolution of the pediatric advanced life support course: enhanced learning with a new debriefing tool and web-based module for pediatric advanced life support instructors. Pediatr Crit Care Med, 2012, 13(5): 589-595.
13. Jeffries PR. A Frame Work for Designing, implementing, and evaluating simulation used as teaching strategies in nursing. Nursing Education Perspectives, 2005, 26(2): 96-103.
拓展资料
无

第七部分：教学评估方案（Evaluations & Recommendations）

学习效果核查方案（Outcome-Based Learning Verification Program & Post Simulation Exercises）
1. 核查表（Checklist），见附件 12-1-3。 2. 学习效果评价表（自评）。 3. 教学效果评价表，见附件 12-1-4。

第八部分：案例权属及审修（Ownership & Revision & Validation & Peer Review）

案例权属（Ownership）	
编写日期	2021 年 6 月
案例作者	王海霞 郑玉梅 陈超 张平
作者单位	深圳市儿童医院
联系邮箱	1801258456@qq.com
审核修订（Revision & Validation & Peer Review）	
案例审核	徐爱京 刘小娥
审稿校正	郑妍 薛磊

附件 12-1-1 标准化病人和助演脚本 / 台词

1. 初始场景

护士 A：家长您好，请问小朋友叫什么名字？住院号多少？

标准化母亲：林某，517075。

护士 A：请问小朋友有没有对什么药物过敏？

标准化母亲：没有。

护士 A：之前有没有使用过青霉素类的药物？

标准化母亲：没有。

护士 A：家属有没有对青霉素类药物过敏？

标准化母亲：没有。

2. 场景二：

标准化母亲：护士，我儿子好像发高烧了，脸怎么红红的呢？

标准化母亲：他说有点恶心，想吐，还有点喘不过气，左胳膊上起了红疹。

3. 场景三：标准化医生到场。

标准化医生：小朋友出现什么情况？

标准化母亲：护士，我孩子说头好晕，上不来气了，快看看他吧。

标准化医生：患儿体重多少？

标准化医生：予患儿 0.1% 盐酸肾上腺素 0.2mL 肌内注射。

4. 场景四：

标准化母亲：护士，我儿子怎么了？嘴唇都紫了，宝宝你醒醒。

标准化医生：立即予 1∶1 000 肾上腺素 0.2mL 大腿中部外侧肌内注射，球囊面罩加压给氧，0.9% 氯化钠注射液 800mL，30 分钟静脉滴注。

5. 场景五：

标准化医生：停止球囊加压给氧，改为面罩吸氧。

标准化医生：患儿目前休克症状已暂时纠正，继续吸氧，严密观察患儿一般情况。

标准化母亲："医生，我儿子现在怎么样了？为什么会这样？"

附件 12-1-2 教学目标答案

1. 问题 1：青霉素过敏性休克临床表现？

答案：

(1) 呼吸道阻塞症状：表现为胸闷，气短，哮喘伴濒死感，喉头水肿等。

(2) 循环衰竭症状：面色苍白，出冷汗，口唇发绀，脉搏细弱，血压下降等。

(3) 中枢神经系统症状：头晕，眼花，面部及四肢麻木，烦躁不安，意识丧失，抽搐或大小便失禁等。

(4) 其他过敏症状：有痒感，荨麻疹、恶心、呕吐等。

2. 问题 2：在医生未到达前，能根据病情给予哪些处理？

答案：停止输液、严密观察病情变化、吸氧、心电监护、舒适体位、安抚患儿及家属，必要时新建静脉通路。

3. 问题 3：青霉素类药物给药前需要询问哪些内容？

答案：用药史、药物过敏史、家族过敏史。

4. 问题 4：复苏球囊加压给氧的方法？

答案：

(1) 体重 7~30kg 的儿童选用儿童型复苏球囊。

(2) 开放气道：肩下垫枕，E-C 钳夹法固定面罩："E" 字形开放气道（上抬下颌）；"C" 字形固定面罩，轻轻下压面罩，面罩紧贴面部。

(3) 正确挤压：频率，未建立高级气道儿童及婴儿 2~3 秒 1 次；潮气量，每次 6~8mL/kg，压力，15~20cmH_2O，每增加一指，压力上升 5cmH_2O。挤压呼吸囊时，压力不可过大，约挤压呼吸囊的 1/3~1/2 为宜。

(4) 氧流量调至 10L/min。

5. 问题 5：如何做好急救情况下的护患沟通？

答案：

(1) 态度温和，采取安慰鼓励性语言。

(2) 安抚患儿及家属情绪，减轻焦虑，采取解释性语言。

(3) 采取询问性语言。

(4) 采取告知性语言和赞美性语言。

(5) 注重非语言的沟通技巧。

(6) 沟通过程避免语速过快及使用医学术语。

6. 问题 6：如何做好急救高效团队配合？

答案：

根据参与急救人数，定职责、定站位、定流程的医护团队配合。进行以下急救工作分工：如气道管理（开放气道、吸氧、呼吸机的使用）；病情评估、心脏按压；心电监护、除颤、病人转运；开放静脉通路、采血、遵医嘱用药；完善抢救记录、准备用物、电话联系等后勤工作。

7. 问题 7：危重抢救过程中，执行口头医嘱的闭环沟通形式？

答案：

(1) 医生下达口头医嘱，护士在执行口头医嘱前必须大声复诵一遍，医生确认复诵无误后，方可执行。

(2) 在执行口头医嘱给药时，请下达医嘱者再次核对药物名称，剂量及给药途径，以确保用药安全。

附件 12-1-3　核查量表（Checklist）

项目	是（有执行）	否（未执行）
按照查对制度、身份识别制度，正确进行身份识别		
评估病人用药史、家族史、过敏史		
查看穿刺部位有无红肿，滴注是否顺畅		
遵循无菌技术原则更换药物		
遵医嘱正确调节滴速		
做好输液记录或移动护理信息化扫码		
告知用药目的，交代用药后注意事项		
发生病情变化，判断中枢神经系统、呼吸系统、循环系统症状以及皮肤情况		
严密监测生命体征（体温、脉搏、呼吸、血压）、血氧饱和度		
立即停止静脉输液，更换输液管路，必要时重新建立静脉通路		
通知上级护士及医生		
正确连接心电监护仪电极		
面罩吸氧流程正确		
结合病情及治疗需要，予以患儿正确体位		
启动急救系统，准备急救设备（包括抢救车，复苏球囊）		
检查急救设备性能，备用状态		
人员合作分工合理，站位准确		
病情汇报准确、及时、全面，SBAR 模式进行病情汇报		
正确执行口头医嘱，闭环沟通：大声复述医嘱，与医生进行确认		
执行口头医嘱，给药前双人校对，肌内注射部位正确		
球囊面罩加压给氧方法正确、有效		
对家属耐心解释，安抚患儿及家属，做到及时、有效		
整理用物，做好药物封存		
补抢救口头医嘱并做好抢救记录		

为评价模拟教学实施进展和项目完成度，分别用“√”和“×”标识项目有/无操作或者是执行/未执行。

附件 12-1-4　医学模拟教学课程质量及教学质量评价表

组别：第____组　授课题目：______________　授课时间：________　学员：________

评价指标		指标内涵	分值	得分
课程质量	教学对象	教学对象明确，层次清晰	10	
	教学主题	教学主题定位准确，难度适宜，符合教学对象的层次	10	
	教学目标	教学目标设定具体、明确、量化、可达到	10	

续表

评价指标		指标内涵	分值	得分
课程质量	场景设定	场景布置合理，组织有序，可操作性强	10	
	课程内容	课程内容面向全体教学对象，难易适中	10	
		课程内容与时间安排恰当，重点、难点分布恰当	10	
教学质量	复盘	问题设计与学习目标相呼应，注重发现问题、解决问题的能力	10	
	教学效果	采用有效的方式、方法对课堂教学及学习效果进行评价	10	
	教姿教态	着装典雅庄重，精神饱满，教态自然大方	10	
	综合评价（与教案的吻合度）	课堂演示总体评价： 现场授课的内容、重点、时间安排在本节课教案计划内进行	10	
总分			100	
专家建议：				

第二节　急性肺栓塞的抢救配合

第一部分：案例概况（Overview）

案例主题（Title）				
案例主题	急性肺栓塞的抢救配合			
授课对象、场景布置及辅助人员（Roles & Guidelines）				
授课对象及人数	学员学科：骨科	学员层级：N1 级护士		学员人数：5 人
教学地点	☑模拟实训室	□原位模拟		□其他____
授课导师	导师：1 人			
辅助人员	☑标准化病人：1 人，☑ 助演：3 人			
	□模拟工程师：__人，□其他人员：__人			
模拟时间分配（合计 45 分钟，不含场景布置和复原）	场景布置	10 分钟	课前介绍（Prebriefing）	5 分钟
	情境运行	10 分钟	复盘（Debriefing）	30 分钟
	场景复原	5 分钟		
案例简介（Summary）				
案例简介	本案例模拟 1 名骨科术后患者突发急性肺栓塞，通过 3 个预先设定的场景，呈现发生急性肺栓塞的救治全过程。期望学员能表现出快速评估急性肺栓塞的风险，准确向医生汇报病情，并采取正确的护理措施配合抢救。			
教学目标（Learning Objectives）（※ 标识为本案例的教学重点）				
知识目标（Knowledge）	1. 能正确描述发生急性肺栓塞的临床表现； ※2. 能快速评估发生急性肺栓塞的可能性。			
技能目标（Skill）	※ 能根据发生急性肺栓塞后的临床表现给予正确的抢救配合。			
情感目标（Attitude）	※ 在突发事件处置过程中能够正确运用 SBAR 模式进行医护沟通。			

续表

供给导师信息(Information for Faculty & Education & Simulation Theory/Framework)
1. 案例信息: 谭某,女性,68岁,体重指数25.78kg/m^2,因"左膝关节疼痛5余年",以"骨性关节炎"收治骨外科病房。既往有高血压、冠心病病史20余年,便秘病史10余年,口服"硝苯地平缓释片、阿司匹林片",血压控制良好,无传染病史,无手术史,药物过敏史,患者入院后根据Caprini量表评估为血栓高危风险,给予双下肢血管彩超、胸部X线片、D-二聚体等筛查,均正常,按三级预防给予防血栓治疗。患者于昨日在全麻下行左膝关节置换术,术程3小时,术中出血量100mL,术后予抗炎、镇痛、抗凝等对症治疗。今日术后第一天,晨交班查体患者左下肢肿胀(++),Homans征(+),查血D-二聚体>20mg/L,予左下肢血管彩超筛查血栓,检查结果示:左侧腘静脉血栓形成。22:40家属按铃诉患者大便后突然出现大汗淋漓,呼吸困难、左侧胸部剧烈疼痛。 体格检查:T 37.1℃,HR 102次/min,BP 100/60mmHg,RR 24次/min,SpO_2 96%。双肺听诊:左上肺湿啰音 学员接铃到达病房5分钟后,患者出现烦躁不安、剧烈咳嗽伴咯血,HR 128次/min,BP 86/52mmHg,RR 30次/min,SpO_2 90%,心电监护显示窦性心动过速;3分钟后患者突发晕厥、口唇发绀、呼之不应,HR 30次/min,BP 76/32mmHg,RR 10次/min,SpO_2 84%;行抗休克治疗及气管插管后患者病情平稳,病例运行结束。如果患者在10分钟内没有得到有效通气与供氧以及抗休克治疗,患者心搏骤停,病例运行也结束。 2. 教学策略: (1)混合模拟教学/学习(Simulation-Based Blended Teaching/Learning); (2)循证教学/学习(Evidence-Based Teaching/Learning)。 3. 教学组织形式: 小组(Small Group)形式开展模拟课堂学习和沉浸式学习。 4. 教学方法/手段: 启发式教学法、互动式教学法、同伴互学法、循证教学法、沉浸式教学法、高仿真模拟教学法、床边综合能力训练教学法、以问题为导向教学法、递进式学习法、反思日志式教学法、回顾式教学法。 5. 教学工具: 模拟监护仪、核查表、评估录播系统、多媒体、书写白板、学前调查问卷。 6. 核查工具/方法: (1)工具:核查表(Checklist)。 (2)方法:团队复盘(Team Debriefing)。
首次供给学员信息(Learner Information Needed Prior to Scenario)
谭某,女性,68岁,体重指数25.78kg/m^2,因"左膝关节疼痛5余年",以"骨性关节炎"收治骨外科病房。既往有高血压、冠心病病史20余年,便秘病史10余年,口服"硝苯地平缓释片、阿司匹林片",血压控制良好,无传染病史,无手术史,药物过敏史。患者入院后根据Caprini量表评估为血栓高危风险,给予双下肢血管彩超、胸部X线片、D-二聚体等筛查,均正常,按三级预防给予防血栓治疗。患者于昨日在全麻下行左膝关节置换术,术程3小时,术中出血量100mL,术后予抗炎、镇痛、抗凝等对症治疗,今日术后第一天,晨交班查体患者左下肢肿胀(++),Homans征(+),查血D-二聚体>20mg/L,予左下肢血管彩超筛查血栓,检查结果示:左侧腘静脉血栓形成。 你现在是当值夜班护士,22:40时家属按铃诉患者大便后患者突然出现大汗淋漓,诉呼吸困难、左侧胸部剧烈疼痛。
模拟教学前学员应具备的知识和技能(Participant Requirements & Pilot Test)
1. 知识:(1)深静脉血栓的形成;(2)急性肺栓塞的临床表现;(3)急性肺栓塞应急预案;(4)休克的识别与应急处理;(5)SBAR沟通模式。 2. 技能:(1)吸氧;(2)心电监护的使用;(3)吸痰;(4)气管插管的配合。

第二部分:病例信息(Case Information)

初始病例信息(Initial Brief Description of Case)			
患者姓名:谭某	年龄:68岁	性别:□男 ☑女 □其他	体重:66kg
主诉:左膝关节疼痛5年余,呼吸困难、胸痛1分钟			

续表

初始病例信息(Initial Brief Description of Case)
现病史:根据剧情需要,可先告诉学员或学员询问后才提供,以下均同 患者5年前无明显诱因出现左膝关节疼痛,以“骨性关节炎”收入院。患者入院后根据Caprini量表评估为血栓高危风险,给予双下肢血管彩超、胸部X线片、D-二聚体等筛查,均正常,按三级预防给予防血栓治疗。患者于昨日在全麻下行左膝关节置换术,术程3小时,术中出血量100mL,术后予抗炎、镇痛、抗凝等对症治疗,今日术后第一天,晨交班查体患者左下肢肿胀(++),Homans征(+),查血D-二聚体>20mg/L,予左下肢血管彩超筛查血栓,检查结果示:左侧腘静脉血栓形成。22:40时家属按铃诉患者大便后突然出现大汗淋漓,呼吸困难、左侧胸部剧烈疼痛。 其他相关病史: 既往史:既往高血压、冠心病病史20余年,便秘病史10余年,口服“硝苯地平缓释片、阿司匹林片”,血压控制良好,无传染病史、药物过敏史。

补充病例信息(Supplementary Information & Significant Lab and Diagnostic Findings)
1. 根据剧情演进需要,学员询问可以提供给学员的病史、检验结果、心电图和影像学检查结果等。 2. 术前 (1)Caprini血栓风险评分:8分; (2)双下肢血管彩超、胸部X线片、D-二聚体等检查结果均正常。 3. 术后 (1)Caprini血栓风险评分:13分。 (2)血D-二聚体:>20mg/L。 (3)左下肢动静脉血管彩超结果:左侧腘静脉血栓形成。 (4)肺部体检:呼吸急促、左上肺湿啰音。

第三部分:模拟设备要求/场景布置要求(Equipment & Scene Layout)

A. 模拟患者(Fidelity/Modality & Simulated Patient Type)
☐ 高仿真模拟人/器
☑ 标准化病人
☐ 任务训练器
☐ 混合(Hybrid)模式

B. 设备/物品清单(Props)

序号	名称	品规或相应要求	数量	其他要求
1	抢救车	内含标准抢救车用物	1台	
2	吸氧装置及吸氧管	可连接床头中心供氧/氧气筒	1个	
3	负压吸引器	可移动床边负压吸引器	1台	
4	氧气面罩	/	1个	
5	心电监护仪	/	1台	
6	听诊器	/	1个	
7	呼吸球囊	/	1个	
8	输液器	/	2个	
9	胶布	/	2卷	
10	手电筒	/	1个	
11	纸巾	带红色颜料纸巾	1张	
12	病床及床单位	床单、被子、枕头	1个	
13	床头柜	/	1个	
14	电脑	可播放电脑幻灯片	1台	
15	投影/投屏设备	可与电脑相连	1个	

C. 模拟药品和液体清单(Medications and Fluids)

序号	药品/物品名称	物料品规或相应要求	数量	其他要求
1	0.9%氯化钠注射液	500mL	2瓶	无

续表

D. 模拟人化妆及场地布置(Simulated Patient Makeup & Simulation Location & Setting/Environment)
1. 标准化病人化妆 头带白色假发、额头喷洒水珠模拟大汗淋漓,身着病号服平卧于床上,左下肢利用棉垫包裹并穿肉色弹力袜的方法表现出肿胀,左膝部覆盖白色纱布模拟手术部位。 2. 场地布置

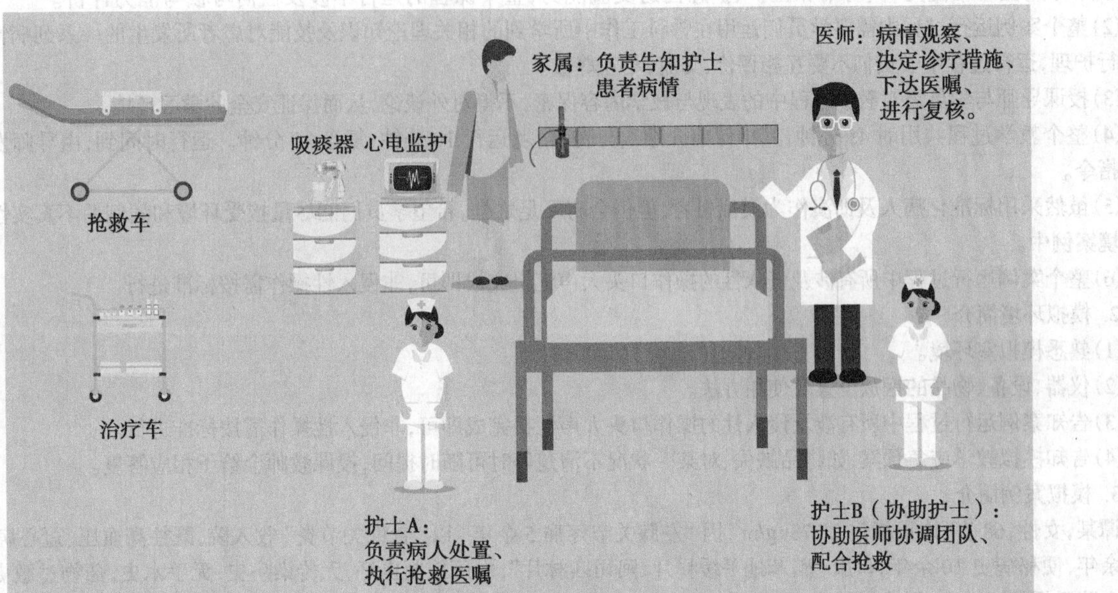

图 12-2-1　场地布置图

E. 初始监护状态(Initial Monitoring State)
□初始状态患者已经接监护 ☑初始状态患者未接监护

F. 患者(模拟人)初始设定(Initial State Setting)			
T:无	HR:无	RR:无	SpO_2:无
NIBP:无	IBP:无	CVP:无	
神志:无	瞳孔及对光反射:双侧瞳孔等大等圆、对光反射灵敏		
其他(如气道、心肺听诊等):气道通畅、呼吸急促			

第四部分:标准化病人和助演分工及职能(Standardized Patient & Confederate & Observer)

标准化病人和助演分工及职能(Standardized Patient & Confederate & Observer)	
角色(Roles)	职能(Functions)
标准化病人	标准化病人脚本,见附件 12-2-3。 68 岁女性患者,主要根据病情的进展做出相应的表现从而推动整个剧情的发展。
助演	助演职能、台词,见附件 12-2-3。 助演 1:患者女儿,因为手术治疗在患者身边照护,根据患者的病情加重情况表达出家属应有的担心及非专业人员的焦虑。 助演 2:骨科医生,接到学员通知前往病房查看病人,根据前期规定好的台词与动作指引学员做出正确的反馈。 助演 3:协助护士,根据学员下达的指令协助完成抢救。

第五部分：课堂设计（Class Design）

课前介绍（Prebriefing）
1. 模拟课程简介 (1)此案例利用情景模拟教学方法，旨在提供给学员模拟一个仿真案例，通过模拟的方式为学员提供安全环境中犯错及学习的机会，希望学员能在学习中发现问题，并探究问题发生的原因，从而提高学员骨科专科护理理论与技术能力以及护理临床评判性思维能力，同时培养医护、护患沟通交流能力，整个课程的运行不涉及任何考核与能力评价。 (2)整个案例运行过程中需要学员们运用在骨科工作中所学到的相关理论知识及技能对患者所发生的一系列病情变化进行护理，运行过程中学员们不要互相评价、交流，相互尊重。 (3)授课导师与学员需对教学过程中的表现与教学内容保密，不得对外谈论，从而保证安全的学习环境。 (4)整个教学过程共用时 45 分钟，其中课前介绍 5 分钟、情境运行 10 分钟、复盘 30 分钟。运行时间到，由导师发出结束指令。 (5)虽然采用标准化病人及助演作为模拟患者，但仍会有不足之处，希望学员们能尽量接受环境和病例的不真实性融入情境案例中。 (6)整个案例运行过程中所有涉及侵入性的操作口头大声汇报完成即可，非侵入性操作需按标准进行。 2. 模拟环境简介 (1)熟悉模拟室环境。 (2)仪器、设备、物品的摆放位置及使用方法。 (3)告知案例运行过程中所有涉及侵入性的操作口头大声汇报完成即可，非侵入性操作需按标准进行。 (4)告知模拟教学应急预案，如物品缺失、对某一状况不清楚等时可随时提问，授课教师会给予相应答复。 3. 模拟案例简介 谭某，女性，68 岁，体重指数 25.78kg/m^2，因“左膝关节疼痛 5 余年”以“骨性关节炎”收入院，既往高血压、冠心病病史 20 余年，便秘病史 10 余年，口服“硝苯地平缓释片、阿司匹林片”，血压控制良好，无传染病史，无手术史，药物过敏史。患者入院后根据 Caprini 量表评估为血栓高危风险，给予双下肢血管彩超、胸部 X 线片、D- 二聚体等筛查，均正常，按三级预防给予防血栓治疗。患者于昨日在全麻下行左膝关节置换术，术程 3 小时，术中出血量 100mL，术后予抗炎、镇痛、抗凝等对症治疗，今日术后第一天，晨交班查体患者左下肢肿胀（++），Homans 征（+），查血 D- 二聚体>20mg/L，予左下肢血管彩超筛查血栓，检查结果示左侧腘静脉血栓形成。你现在是当值夜班护士，22：40 时家属按铃诉患者大便后突然出现大汗淋漓，诉呼吸困难、左侧胸部剧烈疼痛。 4. 角色及分工 (1)参与此案例情景模拟人员有标准化病人 1 名，助演 3 名，分别由骨科教师扮演的骨科医生、患者家属及协助护士。 (2)5 名学员中的 1 名学员作为主要操作者参与到整个患者病情变化的护理过程中，其余 4 名学员作为观摩者对整个案例运行过程进行观摩。

情境运行（Scenario & Case Running）			
运行剧本（Progression Outline）			
阶段 / 生命体征	患者状态	预期学员行为	线索 / 提示
1. 初始阶段 HR：102 次 /min BP：100/60mmHg RR：24 次 /min SpO_2：96% T：37.1℃	1. 神志清楚 2. 大汗淋漓 3. 呼吸困难 4. 左侧胸部剧烈疼痛	1. 询问与评估患者。 2. 安抚病人及家属。 3. 协助患者取半坐卧位。 4. 通知医生。 5. 给予吸氧。 6. 连接心电监护。 7. 医生到达后运用 SBAR 模式向医生汇报病情。	1. 提示 (1)学员未给予情绪安抚 家属提示：情绪进一步激动。 (2)学员未给予半坐卧位 / 吸氧。 标准化病人（SP）提示：平卧无法呼吸，我想坐起来。 (3)学员未给予心电监护 医生提示：生命体征怎么样。 2. 触发进下阶段事件： 医生到达向患者听诊后，进入病情变化：休克前期。

续表

阶段 / 生命体征	患者状态	预期学员行为	线索 / 提示
2. 休克前期 HR:128 次 /min BP:86/52mmHg RR:30 次 /min SpO_2 :90% T:36.1℃	1. 烦躁不安 2. 剧烈咳嗽 3. 咯血	1. 呼叫抢救团队。 2. 做好家属安抚工作。 3. 保持呼吸道通畅(吸痰)。 4. 快速高流量面罩吸氧。 5. 建立 2 条静脉通路。 6. 给予留置尿管监测尿量。	1. 提示 (1)学员未给予吸痰 / 面罩吸氧。 导师提示:患者血氧饱和度低 (2)学员未建立 2 条静脉通路 / 留置尿管。 导师提示:患者血压下降。 2. 触发进下阶段事件: 家属发现患者无意识,进入病情恶化:休克。
3. 休克期 HR:30 次 /min BP:76/32mmHg RR:10 次 /min SpO_2 :84% T:35.2℃	1. 突发晕厥 2. 口唇发绀 3. 呼之不应	1. 判断患者意识状态、瞳孔情况、循环等。 2. 汇报病情变化。 3. 取平卧位。 4. 快速配合气管插管:撤离床头板、准备气管插管用物。	1. 提示: (1)学员未判断病情 / 取平卧位。 家属提示:我妈妈没有反应。 (2)学员未快速配合气管插管 教师提示:患者心搏骤停,结束案例。 2. 触发进下阶段事件: 学员快速配合气管插管,结束案例。

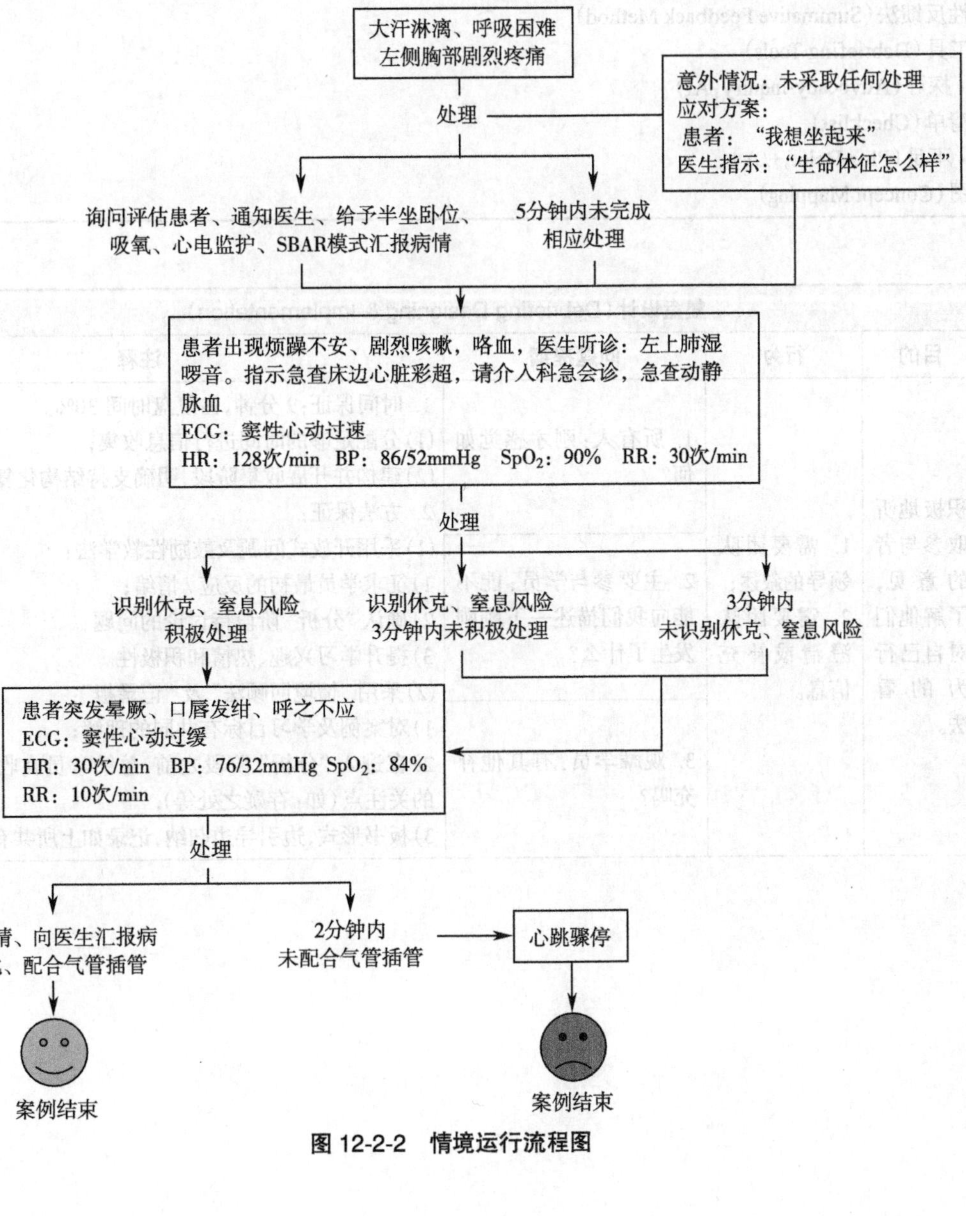

图 12-2-2 情境运行流程图

复盘方案(Debriefing)
1. 复盘策略(Debriefing Strategy) (1)支持结构化复盘(Structured and Supported Debriefing,SSD) (2)引导反思(Guided Reflection) (3)指导反馈(Directive Feedback) 2. 复盘组织形式(Debriefing Organization Forms) 小组(Small Group)形式 3. 复盘地点(Debriefing Location) 讨论室(Discussion Room)或复盘室(Debriefing Room)或原位复盘(In Situ Debriefing) 4. 复盘导师(Debriefer) 促进者(Facilitator) 5. 复盘方法(Debriefing Technique) (1)收集-分析-总结(Gather-Analyze-Summarize,GAS) (2)情境回顾法(After action review Method) (3)同伴复盘法(Pear-Assisted Debriefing Method) (4)团队复盘法(Team Debriefing Method) (5)主张-探寻法(Advocacy-Inquiry Method) (6)优点-不足法(Plus-Delta Method) (7)总结性反馈法(Summative Feedback Method) 6. 复盘工具(Debriefing Tools) (1)主张-探寻(Advocacy-Inquiry,AI) (2)核查清单(Checklist) (3)优点-不足(Plus-Delta,+/Δ) (4)概念图(Concept Mapping)

复盘设计(Debriefing Designing & Implementation)				
阶段	目的	行为	问题提纲	注释
收集	积极地听取参与者的意见,了解他们对自己行为的看法。	1. 需要团队领导的叙述; 2. 需要团队澄清或补充信息。	1. 所有人:刚才感觉如何? 2. 主要参与学员:能不能向我们描述一下刚刚发生了什么? 3. 观摩学员:有其他补充吗?	1. 时间保证:9分钟,占复盘时间30%。 (1)分配足够的时间进行信息收集; (2)建构并开展收集阶段,明确支持结构化复盘策略。 2. 方法保证: (1)采用开放式问题及鼓励性教学法: 1)征求学员最初的反应/情绪; 2)确认"分析"阶段待讨论的问题; 3)提升学习兴趣、热情和积极性。 (2)采用"情境回顾法"及"记录板": 1)对案例及学习目标有共同的理解; 2)在进入"分析"阶段之前,总结学员在收集阶段所共有的关注点(如:存疑之处等); 3)板书形式,边引导边归纳,记录如上所共有的关注点。

续表

阶段	目的	行为	问题提纲	注释
分析	促进学生反思并分析他们的行为。	1. 检查事件的准确记录。 2. 报告观察正确和不正确的步骤。 3. 利用咨询来阐明思考的过程。 4. 在必要的地方刺激反射并提供重定向。 5. 利用基于证据的指南作为临床查询/关注的基准。	1. 在模拟过程中医生认为……，你当时是怎么想的？你是怎么评估当时的状况的？ 2. 我看到你当时做了……我认为……我想知道你当时的想法？ 3. 下面我们谈一下沟通协作，我注意到你（不足之处）。我认为你可以（弥补不足），因为（提供依据）。 4. 解决冲突：让我们重新集中注意力，重要的不是谁对，而是对病人来说什么是正确的。	1. 时间保证：15 分钟，占复盘时间 50%。 (1) 分配足够的时间来执行分析阶段； (2) 保证课堂收益，突出教学重点。 2. 方法保证： (1) 采用“引导反思”“同伴、团队及混合复盘法”及“核查清单”： 1) 将学员的个人观点与观察相结合； 2) 以学员对具体而准确的某一行为、互动或先前评论作为探究的基础。 (2) 采用“主张 - 探寻、形成性反馈法”及“记录板、优点 - 不足”： 1) 引导学员分享积极的行为、想法； 2) 引导学员对需要改进的方面 / 领域进行自我发现； 3) 选择学员模拟过程中的表现或观察到的差距，进行引导并同时总结学员的共识之处； 4) 板书形式，边引导边归纳，记录学员“表现差距”（Performance Gap）。 (3) 采用“指导反馈”“音视频支持复盘法”及“概念图”： 1) 为学员需要进行的改变或改进提供建议； 2) 提供建议变更 / 改进的理论依据和 / 或事实； 3) 反馈集中在全体学员（而不是个人）、表现差距（Performance Gap）、学习目标及场景与临床真实存在的差距（Gap），并给予建议、解决其差距（Closed Performance Gap）。
总结	便于识别和审查所吸取的经验教训。	1. 验证所有必要的覆盖。 2. 教学 / 汇报点。 3. 总结讨论 / 结束。 4. 会议 / 听取任何意见。 5. 保证足够的时间来执行总结阶段。	1. 在下一次遇到类似情况可以做的更好的地方？ 2. 你认为从今天学到的知识中可以用到今后的工作中的地方？ 3. 总的来说今天的学习重点是……	1. 时间保证：6 分钟，占复盘时间 20%。 (1) 保证时间用来执行总结阶段； (2) 强化课堂收益及重要性。 2. 方法保证： (1) 采用“引导反思”“记录板”“优点 - 不足”： 根据板书中“优点 - 不足”的板图形式已呈现的学员表现差距，让学员从中来总结模拟过程中的主要收益【学习目标、表现差距及场景与临床真实存在的差距（Gap）要点】。 (2) 采用“总结性反馈法” 1) 学员总结应用这些关键信息（要点和策略）来改变其未来的临床实践； （如时间不足，由导师总结关键的信息） 2) 提升临床实践诊疗自信心，提升临床胜任力。
备注： 1. 此次医学模拟课堂教学复盘以“支持结构化复盘”为主要的复盘策略，辅以“引导反思”和“指导反馈”等复盘策略； 2. 整合“主张 - 探寻法”等多种复盘方法和多种复盘工具，保证教学重点，解决教学难点； 3. 结合实际模拟情境整合多种“基于证据的复盘”（Evidence-Based Debriefing）策略及方法，综合高效执行混合复盘，以实现并提升学员自信心和临床胜任力。				

相关问题（Supplementary Questions）

1. 在模拟过程中医生判断该患者可能是发生了肺栓塞，你当时是怎么想的？你是怎么评估当时的状况的？

2. 我看到你当时向医生汇报了患者病情，我认为可以利用 SBAR 的沟通模式向医生汇报，我想知道你当时的想法？

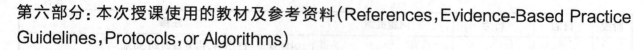

第六部分：本次授课使用的教材及参考资料（References，Evidence-Based Practice Guidelines，Protocols，or Algorithms）

教材
尤黎明，吴瑛等．肺血栓栓塞症．内科护理学．6 版．北京：人民卫生出版社，2017.
参考资料
1. 中华医学会呼吸病学分会肺栓塞与肺血管病学组，中国医师协会呼吸医师分会肺栓塞与肺血管病工作委员会，全国肺栓塞与肺血管病防治协作组．肺血栓栓塞症诊治与预防指南．中华医学杂志，2018（14）：1060-1087. 2. 中华医学会心血管病学分会肺血管病学组．急性肺栓塞诊断与治疗中国专家共识（2015）．中华心血管病杂志，2016，44（3）：197-211.

第七部分：教学评估方案（Evaluations & Recommendations）

学习效果核查方案（Outcome-Based Learning Verification Program & Post Simulation Exercises）
1. 核查表（Checklist），见附件 12-2-3。 2. 学习效果评价表（自评）。 3. 教学效果评价表，见附件 12-2-4。

第八部分：案例权属及审修（Ownership & Revision & Validation & Peer Review）

案例权属（Ownership）	
编写日期	2021 年 6 月
案例作者	王霜　李九群　孙咏梅　任玉香
作者单位	北京大学深圳医院
联系邮箱	415779812@qq.com
审核修订（Revision & Validation & Peer Review）	
案例审核	徐爱京　刘小娥
审稿校正	郑妍　薛磊

附件 12-2-1　标准化病人和助演脚本 / 台词

1. 初始场景

（晚上 10 点 40 分患者在床上大便后突然大汗淋漓，感觉呼吸困难、左侧胸部剧烈疼痛，右手摸左侧胸口）

SP："女儿，我怎么呼吸不上来啊、左边胸口好痛，快点叫护士。"。

（家属看到患者很难受，非常紧张赶紧按铃呼叫当班护士）

患者家属："护士、护士，我妈妈大便后就不舒服，你快来看看。"

（护士到达病房后未协助患者取半卧位 / 吸氧时给予提示）

SP："护士啊，这样躺着我无法呼吸，我想坐起来。"

（护士到达后再次复述患者上述情况，如护士未给予情绪安抚，你的情绪进一步激动）

患者家属："你这个小护士行不行啊？我妈这样了你怎么都不处理？"

（骨科医生接到护士通知患者病情变化后立即赶往病房）

骨科医生："患者怎么了？"

（等待护士汇报病史，如护士未执行任何操作，医生可给予提示）

骨科医生："患者现在生命体征怎么样？"

（骨科医生收到病史汇报后向患者问诊）

骨科医生："阿姨你现在除了胸闷、胸痛还有什么不舒服吗？"

SP："喘不过气来"

骨科医生："阿姨您还有什么不舒服吗？"

SP："没有。"

骨科医生："你这种情况以前有发生过吗？"

SP："没有。"

骨科医生："您现在不要紧张，我听一下您肺部。"

（对患者进行肺部听诊。）

2. 场景二——休克前期

（医生肺部听诊过程中，患者突然烦躁不安、拿出口袋纸巾剧烈咳嗽，咯血，看到手中有血情绪激动挥舞双手）

SP："医生我怎么吐血了啊？"

（如护士给予安抚，等待处理；如护士未针对反应给予安抚及处理，情绪更激动，上身坐起）

SP："医生啊，护士啊，我是不是要死了啊？"

（家属看见患者咯血）

患者家属："护士啊，我妈妈怎么了？怎么还吐血了？"

（如护士给予解释，等待处理；如护士未给予解释，情绪更激动）

患者家属："你们不是做腿的手术么？把我妈弄成这样了？"

骨科医生："患者左上肺可闻及湿啰音伴咯血，怀疑肺栓塞，立即启动肺栓塞应急预案，我去请介入科急会诊"

（患者突然出现烦躁不安、剧烈咳嗽，咯血，护士请求支援前往病房抢救）

协助护士："急救车到，我现在要做什么？"

（协助护士根据护士指示进行协助抢救）

（骨科医生联系介入科后返回病房）

骨科医生："患者现在情况怎么样？"

（待护士汇报病情后下达医嘱）

骨科医生："急查动静脉血。"

3. 场景三——休克

（护士抽血后患者发生晕厥，保持原有卧位，等待处理，无须做反应）

（家属发现患者突然没有意识）

患者家属："妈、妈、你怎么了？护士我妈她怎么没有反应了？你们一定要救救她啊！"

（当班护士向医生汇报病情变化后）

骨科医生："立即进行气管插管。"

（协助护士根据护士指示进行气管插管配合。）

附件 12-2-2 教学目标答案

1. 知识目标：※ 能正确描述发生急性肺栓塞的临床表现

答案：

1）呼吸困难、胸痛和咯血同时出现时称为肺梗死"三联征"。

2）急性肺栓塞的临床表现：

症状	体征
呼吸困难及气促（80%~90%） 胸膜炎性胸痛（40%~70%） 晕厥（11%~20%） 烦躁不安、惊恐甚至濒死感（15%~55%） 咳嗽（20%~56%） 咯血（11%~30%） 心悸（10%~32%） 低血压和／或休克（1%~5%） 猝死（<1%）	呼吸急促（52%） 哮鸣音（5%~9%） 细湿啰音（18%~51%） 发绀（11%~35%） 发热（24%~43%），多为低热，少数患者可有中度以上的发热（11%） 颈静脉充盈或搏动（12%~20%） 心动过速（28%~40%） 血压变化、血压下降甚至休克 胸腔积液体征（24%~30%） 肺动脉瓣区第二心音亢进（$P_2>A_2$）或分裂（23%~42%） 三尖瓣区收缩期杂音

2. 知识目标：能快速评估发生急性肺栓塞的可能性

答案：利用“加拿大 Wells 评分”评估急性肺栓塞可能性：

急性肺栓塞临床可能性评估的 Wells 评分标准

项目	原始版／分	简化版／分
既往肺栓塞或深静脉血栓形成病史	1.5	1
心率≥100 次 /min	1.5	1
过去 4 周有手术或制动史	1.5	1
咯血	1	1
肿瘤活动期	1	1
深静脉血栓形成临床表现	3	1
其他鉴别诊断的可能性低于肺栓塞	3	1

Wells 评分原始版总分危险分层：□高度（>6 分）　□中度（2~6 分）　□低度（<2 分）

Wells 评分简化版总分危险分层：□很可能（≥2 分）　□不大可能（<2 分）

3. 技能目标：※ 能根据发生急性肺栓塞后的临床表现给予正确的抢救配合

答案：

（1）保持有效通气与供氧：出现呼吸困难、胸痛时，需立即通知医生，抬高床头快速给氧，绝对卧床休息，指导患者进行深慢呼吸，安慰患者，减轻恐惧心理，降低耗氧量。严密监测呼吸、心率、血压变化，必要时可适当使用镇静、止痛、镇咳等对症治疗，咯血患者及时清理呼吸道，保持气道通畅，根据缺氧严重程度选择合适的给氧方式。

（2）循环支持：严密监测血压和心率的改变，开放两条以上静脉通路，出现低血压甚至休克时，按医嘱给予静脉输液和升压药物，留置尿管记录出入量，必要时做好心肺复苏准备。

4. 情感目标：※ 在突发事件处置过程中能够正确运用 SBAR 模式进行医护沟通

答案：

运用“SBAR”结构化沟通模式，实现最短时间内重要信息的交流，在紧急情况下使用 SBAR 模式进行沟通能保证信息准确的传递，规避交接、沟通过程中重要信息的遗漏，保证患者安全、减少医疗差错。

Situation（现状）：患者大便后突然出现大汗淋漓，诉呼吸困难、左侧胸部剧烈疼痛。

Background（背景）：患者既往高血压、冠心病病史，便秘病史，口服“硝苯地平缓释片、阿司匹林片”，血压控制良好，无传染病史、药物过敏史。根据 Caprini 量表评估为血栓高危风险，昨日行左膝关节置换术，今日术侧肢体肿胀(++),Homans 征(+),查血 D- 二聚体>20mg/L,左下肢血管彩超检查结果示左侧腘静脉血栓形成。

Assessment(评估):患者大汗淋漓、诉呼吸困难、左侧胸部剧烈疼痛,术后 Caprini 血栓风险评分为高风险,结合既往史、手术史及下肢静脉血栓形成,考虑患者有发生急性肺栓塞的可能性。

Recommendation(建议):我已给予吸氧及心电监护。是否需要行肺部听诊并请相关科室会诊。

附件 12-2-3　核查量表(Checklist)

为评价模拟教学实施进展和项目完成度,分别用"√"和"×"标识项目有 / 无操作或者是执行 / 未执行。

项目	是(有执行)	否(未执行)
询问与评估患者		
安抚病人及家属		
协助患者取半坐卧位		
通知医生		
给予吸氧		
连接心电监护		
医生到达后运用 SBAR 模式向医生汇报病情		
呼叫抢救团队		
做好家属安抚工作		
保持呼吸道通畅(吸痰)		
快速高流量面罩吸氧		
建立 2 条静脉通路		
给予留置尿管监测尿量		
判断患者意识状态、瞳孔、循环等情况		
向医生汇报病情变化		
取平卧位		
快速配合气管插管:撤离床头板、准备气管插管用物		

附件 12-2-4　医学模拟教学课程质量及教学质量评价表

组别:第____组　授课题目:________　授课时间:________　学员:

评价指标		指标内涵	分值	得分
课程质量	教学对象	教学对象明确,层次清晰	10	
	教学主题	教学主题定位准确,难度适宜,符合教学对象的层次	10	
	教学目标	教学目标设定具体、明确、量化、可达到	10	
	场景设定	场景布置合理,组织有序,可操作性强	10	
	课程内容	课程内容面向全体教学对象,难易适中	10	
		课程内容与时间安排恰当,重点、难点分布恰当	10	

续表

评价指标		指标内涵	分值	得分
教学质量	复盘	问题设计与学习目标相呼应，注重发现问题、解决问题的能力	10	
	教学效果	采用有效的方式、方法对课堂教学及学习效果进行评价	10	
	教姿教态	着装典雅庄重，精神饱满，教态自然大方	10	
	综合评价 （与教案的吻合度）	课堂演示总体评价： 现场授课的内容、重点、时间安排在本节课教案计划内进行	10	
总分			100	
专家建议：				

第三节　慢性阻塞性肺疾病急性加重期无创呼吸机辅助通气

第一部分：案例概况（Overview）

案例主题（Title）				
案例主题	慢性阻塞性肺疾病急性加重期（AECOPD）无创呼吸机辅助通气			
授课对象、场景布置及辅助人员（Roles & Guidelines）				
授课对象及人数	学员学科：呼吸重症监护室	学员层级：N1 层级护士（ICU 工作时间 1 年以上）		学员人数：5 人
教学地点	☑模拟实训室	☐原位模拟	☐其他__	
授课导师	导师：1 人			
辅助人员	☑标准化病人：1 人，☑助演：1 人			
	☑模拟工程师：1 人，☐其他人员：__人			
模拟时间分配（合计 40 分钟，不含场景布置和复原）	场景布置	30 分钟	课前介绍（Prebriefing）	10 分钟
	情境运行	10 分钟	复盘（Debriefing）	20 分钟
	场景复原	10 分钟		
案例简介（Summary）				
案例简介	本案例为一名入住呼吸重症监护室的 AECOPD 患者发生Ⅱ型呼吸衰竭，需行无创呼吸机辅助通气（Non-Invasive Ventilator，NIV）。学员需要识别 NIV 的指征，运用 SBAR 模式汇报病情，与患者有效沟通及熟练进行呼吸机管道连接等操作，旨在帮助 ICU N1 级护士提高与患者沟通能力，正确实施 NIV 上机流程，预防 NIV 后不良反应的发生。			
教学目标（Learning Objectives）（※ 标识为本案例的教学重点）				
知识目标（Knowledge）	※1. 描述 NIV 上机的适应证和禁忌证； 2. 列举 NIV 的不良反应。			
技能目标（Skill）	1. 正确识别 NIV 上机指征； ※2. 正确演示 NIV 的上机步骤。			
情感目标（Attitude）	※1. 运用合适的语言与患者进行有效沟通、健康教育； 2. 主动发现病情变化并向医生提出合理建议。			

续表

供给导师信息(Information for Faculty & Education & Simulation Theory/Framework)
1. 案例信息 患者张某,男,50 岁,因"反复咳嗽、咳痰、气喘 23 年,再发加重半月余"入院。患者于 23 年前无明显诱因下出现咳嗽,咳白色黏痰,伴活动后气喘,反复发作,曾在外院诊断"慢性支气管炎",给予抗感染、解痉等对症治疗后缓解。半月余前,天气变化后出现咳嗽、咳痰、气喘再发,为刺激性咳嗽,咳少量白痰,容易咳出,气喘无明显时间规律性,以"慢性阻塞性肺疾病急性加重"入住呼吸重症监护室。入院后完善相关检查,血气分析:pH 7.337,PCO_2 65.0mmHg,PO_2 75mmHg,BE 6mmol/L,HCO_3^- 34.8mmol/L,Lac 0.58mmol/L,SpO_2 93%,给予高流量氧疗改善通气(参数设置:吸氧浓度 40%,流速 50L/min),抗感染及支持对症处理。 护士巡视过程中发现患者精神萎靡,呼吸急促,心电监护示:T 36.8℃,HR 106 次 /min,BP 143/98mmHg,RR 34 次 /min,SpO_2 89%,予汇报医生。复查动脉血气示:pH 7.265,PaO_2 68mmHg,$PaCO_2$ 74.1mmHg,BE 3mmol/L,HCO_3^- 33.6mmol/L,TCO_2 36mmol/L,SpO_2 89%,Lac 0.65mmol/L,遵医嘱给予无创呼吸机辅助通气。呼吸机参数设置:模式 S/T,吸气相压力 12cmH_2O,Ti 0.96s,呼气相压力 5cmH_2O,FiO_2 40%,通气频率 16 次 /min。 2. 教学策略(Instructional Strategy) (1)混合式模拟教学(Simulation-Based Blended Learning); (2)循证教学(Evidence-Based Teaching/Learning)。 3. 组织形式 圆桌形式开展小组讨论,模拟场景和沉浸式学习。 4. 教学方法(Instructional Methods) 启发式教学法、互动式教学法、同伴互学法、循证教学法、沉浸式教学法、模拟教学法、床边综合能力训练教学法、以问题为导向教学法、反思日志式教学法、回顾式教学法、问卷调查。 5. 教学工具(Instructional Aids) 模拟监护仪、无创呼吸机等仪器设备、评估录播系统、课前需求评估调查问卷、核查表(Checklist)、多媒体。 6. 核查工具 / 方法(Checklist Tools/Methods) (1)工具:核查表(Checklist)。 (2)方法:团队复盘(Team Debriefing)。
首次供给学员信息(Learner Information Needed Prior to Scenario)
患者张某,男,50 岁,体重 82kg,患者于 23 年前无明显诱因下出现咳嗽,咳白色黏痰,伴活动后气喘,反复发作,曾在外院诊断"慢性支气管炎",给予抗感染、解痉等对症治疗后缓解。半月余前,天气变化后出现咳嗽、咳痰、气喘再发,为刺激性咳嗽,咳少量白痰,容易咳出,气喘无明显时间规律性,以"慢性阻塞性肺疾病急性加重"入住呼吸重症监护室。入院后完善相关检查,血气分析:pH 7.337,PCO_2 65mmHg,PO_2 75mmHg,BE 6mmol/L,HCO_3^- 34.8mmol/L,SpO_2 93%,Lac 0.58mmol/L,给予高流量氧疗改善通气(参数设置:吸氧浓度 40%,流速 50L/min)、抗感染及支持对症处理。 你作为当班护士,正在巡视病房,发现患者精神萎靡,呼吸急促,心电监护示:T 36.8℃,HR 106 次 /min,BP 143/98mmHg,RR 34 次 /min,SpO_2 89%。
模拟教学前学员应具备的知识和技能(Participant Requirements & Pilot Test)
1. 知识:掌握 NIV 的适应证和禁忌证,了解无创呼吸机的参数设置,掌握 NIV 不良反应的预防,掌握动脉血气分析知识,掌握"SBAR"沟通模式。 2. 技能:掌握动脉血采血技术、床边血气分析仪的使用、无创呼吸机使用技术。

第二部分:病例信息(Case Information)

初始病例信息(Initial Brief Description of Case)			
患者姓名:张某	年龄:50 岁	性别:☑男 □女 □其他	体重:82kg
主诉:反复咳嗽、咳痰、气喘 23 年,再发加重半月余			
提醒:根据剧情需要,可先告诉学员或学员询问后才提供,以下均同。 现病史: 患者张某,因"反复咳嗽、咳痰、气喘 23 年,再发加重半月余"入院。患者于 23 年前无明显诱因下出现咳嗽,咳白色黏痰,伴活动后气喘,反复发作,曾在外院诊断"慢性支气管炎",给予抗感染、解痉等对症治疗后缓解。半月余前,天气变化后出现咳嗽、咳痰、气喘再发,为刺激性咳嗽,咳少量白痰,容易咳出,气喘无明显时间规律性,以"慢性阻塞性肺疾病急性			

续表

初始病例信息（Initial Brief Description of Case）
加重”入住呼吸重症监护室。入院体格检查：神志清楚，气管居中，胸廓右凸畸形，呼吸急促，叩诊过清音，双肺呼吸音较低，双侧肺底部可闻及湿啰音。入院后完善相关检查，血气分析：pH 7.337，PCO_2 65.0mmHg，PO_2 75mmHg，BE 6mmol/L，HCO_3^- 34.8mmol/L，Lac 0.58mmol/L，SpO_2 93%，给予高流量氧疗改善通气（参数设置：吸氧浓度 40%，流速 50L/min）、抗感染及支持对症处理。 护士巡视过程中发现患者精神萎靡，呼吸促，心电监护示：T 36.8℃，HR 106 次 /min，BP 143/98mmHg，RR 34 次 /min，SpO_2 89%，予汇报医生。复查动脉血气示：pH 7.265，PaO_2 68mmHg，$PaCO_2$ 74.1mmHg，BE 3mmol/L，HCO_3^- 33.6mmol/L，TCO_2 36mmol/L，SpO_2 89%，Lac 0.65mmol/L，遵医嘱给予无创呼吸机辅助通气。呼吸机参数设置：模式 S/T，吸气相压力 12cmH$_2$O，Ti 0.96s，呼气相压力 5cmH$_2$O，FiO_2 40%，通气频率 16 次 /min。
补充病例信息（Supplementary Information & Significant Lab and Diagnostic Findings）
1. 过敏史：无食物及药物过敏史。 2. 既往史：既往有“慢性支气管炎”病史 23 年。 3. 烟酒等不良嗜好：抽烟 20 余年，20 支 /d，有嗜酒史，2 两 /d。 4. 服药史：无长期用药史，无药物依赖。 5. 血常规：WBC 8.0 × 10^9/L，N%94.1%，CRP 2.0mg/L。 6. 胸部 CT 报告：(1) 双肺支气管炎，双肺下叶、右肺中叶多发感染；(2) 右肺上叶及下叶、左肺下叶背侧肺气肿，肺大泡形成；(3) 双肺多发纤维灶及钙化灶；(4) 脊柱畸形，胸廓不规则，心脏略增大。

第三部分：模拟设备要求 / 场景布置要求（Equipment & Scene Layout）

A. 模拟患者（Fidelity/Modality & Simulated Patient Type）
□高仿真模拟人 / 器
☑标准化病人
☑任务训练器
☑混合（Hybrid）模式

B. 设备 / 物品清单（Props）

序号	设备 / 物品名称	物料品规或相应要求	数量	其他要求
1	心电监护仪及导线	可测量 SpO_2、无创血压、ECG	1 台	无
2	氧流量表	无	1 套	无
3	鼻塞导管	无	1 套	无
4	呼吸机	可行无创机械通气	1 台	无
5	呼吸机回路	匹配无创呼吸机、面罩	1 套	监测无创通气参数
6	无创面罩	匹配呼吸机、呼吸回路	1 套	中号
7	可裁剪水胶体敷料	10cm × 10cm	1 张	无
8	剪刀	无	1 把	无
9	静脉留置针	22G/24G	1 套	无
10	输液器	无	1 套	无
11	0.9% 氯化钠注射液 100mL	无	2 瓶	无
12	一次性使用吸痰包	无	5 套	无
13	中心负压吸引装置	吸痰用	1 套	无
14	负压引流罐	存放气道吸引物	1 瓶	匹配负压吸引装置
15	电极片	无	10 张	无
16	床边血气分析仪	无	1 台	无

续表

序号	设备 / 物品名称	物料品规或相应要求	数量	其他要求
17	4^+ 血气芯片	与血气分析仪匹配	2 张	无
18	动脉血气采血针	无	2 套	无
19	无菌棉签(包)	无	2 包	无
20	碘伏消毒液	无	1 瓶	无
21	手电筒	无	1 把	无
以上为模拟过程中应该用到的物品、设备和模拟液体等。				

C. 模拟药品和液体清单(Medications and Fluids)
无

D. 模拟人化妆及场地布置(Simulated Patient Makeup & Simulation Location & Setting/Environment)
1. SP 设置：患者身着病号服半卧位于病床，面色灰暗，呈慢性病容，精神萎靡，呼吸急促，口唇发绀。 2. 病床左侧：心电监护仪。 3. 病床右侧：无创呼吸机、听诊器。

E. 初始监护状态(Initial Monitoring State)
☑初始状态患者已经接监护 ☐初始状态患者未接监护

F. 患者(模拟人)初始设定(Initial State Setting)			
T：36.8℃	HR：106 次 /min	RR：34 次 /min	SpO_2：89%
NIBP：143/98mmHg			
神志：清楚	瞳孔及对光反射：左侧 3mm/ 右侧 3mm，对光反射灵敏		
其他(如气道、心肺听诊等)： 1. 双肺听诊：双肺呼吸音较低，双侧肺底部可闻及湿啰音。 2. 心脏听诊：心率 106 次 /min，律齐，无杂音。			

第四部分：标准化病人和助演分工及职能(Standardized Patient & Confederate & Observer)

标准化病人和助演分工及职能(Standardized Patient & Confederate & Observer)	
角色(Roles)	职能(Functions)
标准化病人	标准化病人脚本详见附件 12-3-2。
助演	标准化医生：通过下达医嘱，推动场景进展。根据模拟进展，给予提醒。

第五部分：课堂设计(Class Design)

课前介绍(Prebriefing)
1. 围绕模拟课程简介、模拟环境和模拟案例进行简单介绍 (1)开场白和自我介绍：学员们，大家好！我是今天的培训导师 ×××。 (2)案例名称和教学目标：本次模拟培训的主题是慢性阻塞性肺疾病急性发作患者无创呼吸机辅助通气。希望通过培训可以提高 ICU N1 级护士的临床应对能力，包括无创呼吸机上机指征的识别、无创通气的操作、上机后不良反应的预防，同时提高护患沟通能力，以促进护理效果。

续表

课前介绍(Prebriefing)

教学目标如下:

知识目标(Knowledge)	※1. 描述 NIV 上机的适应证和禁忌证; 2. 列举 NIV 的不良反应。
技能目标(Skill)	1. 正确识别 NIV 上机指征; ※2. 正确演示 NIV 的上机步骤。
情感目标(Attitude)	※1. 运用合适的语言与患者进行有效沟通、健康教育; 2. 主动发现病情变化并向医生提出合理建议。

(3)模拟教学的功能是发现问题,是以总结和提升为最终教学目的。我们会为大家营造一个安全保密的环境,请大家放松心情,不要担心犯错,将自己完全融入模拟场景当中,积极、勇敢表现。我们带着保密的契约,一同沉浸模拟场景。

(4)模拟课程总时长 40 分钟,课前介绍 10 分钟,情境运行 10 分钟,复盘 20 分钟。运行时间到由导师发出结束指令。

(5)模拟教学过程中,各位学员履行角色职责,不随意交流。

2. 模拟环境简介

(1)熟悉模拟呼吸重症监护室环境;

(2)仪器、设备、物品的摆放,请学员做好预备;

(3)告知具体实操以及口诉项目;

(如:实操项目包括无创呼吸机的上机操作,面罩、管路、湿化器及设置参数检查;口述项目包括动脉采血)

(4)告知模拟教学应急预案,遇到突发事件如何处理(如物品缺失、呼吸机不能正常运行等)。

3. 模拟案例简介(学员信息)

(1)案例介绍:患者张某,男,50 岁,因"反复咳嗽、咳痰、气喘 23 年,再发加重半月余"入院。患者于 23 年前无明显诱因下出现咳嗽,咳白色黏痰,伴活动后气喘,反复发作,曾在外院诊断"慢性支气管炎",给予抗感染、解痉等对症治疗后缓解。半月余前,天气变化后出现咳嗽、咳痰、气喘再发,为刺激性咳嗽,咳少量白痰,容易咳出,气喘无明显时间规律性,以"慢性阻塞性肺疾病急性加重"入住呼吸重症监护室。入院后完善相关检查,血气分析:pH 7.337,PCO_2 65.0mmHg,PO_2 75mmHg,BE 6mmol/L,HCO_3^- 34.8mmol/L,Lac 0.58mmol/L,SpO_2 93%,给予高流量氧疗改善通气(参数设置:吸氧浓度 40%,流速 50L/min)、抗感染及支持对症处理。

你在巡视过程中发现患者精神萎靡,呼吸急促,心电监护示:T 36.8℃,HR 106 次 /min,BP 143/98mmHg,RR 34 次 /min,SpO_2 89%。

(2)角色及分工:(请小组成员进行协商角色分配)

1)角色:导师 1 名、标准化病人 1 名(SP)、标准化医生 1 名,学员 5 名;

2)责任护士:初始进入场景学员,负责评估病情、汇报医生、判读血气分析结果、连接无创呼吸机、健康宣教、安抚患者、执行医嘱;

3)观察者:由其他 4 名学员担任分发材料,强调观察者角色、注意事项。

情境运行(Scenario & Case Running)

运行剧本(Progression Outline)

阶段 / 生命体征	患者状态	预期学员行为	线索 / 提示
1. 初始阶段 呼吸衰竭 HR:106 次 /min BP:143/98mmHg RR:34 次 /min SpO_2 :89% T:36.8℃	神志、查体阳性体征设置 1. 患者呼吸困难,精神萎靡。 2. 高流量吸氧,流速 50L/min,氧浓度 40% 3. 动脉血气:pH 7.265,PaO_2 68mmHg,$PaCO_2$ 74.1mmHg,BE 3mmol/L,HCO_3^- 33.6mmol/L,TCO_2 36mmol/L,SpO_2 89%,Lac 0.65mmol/L	预期学员行为 1. 询问患者感受,评估病情变化 2. 运用 SBAR 模式向医生汇报病情 3. 处理医嘱:动脉血气分析 4. 血气结果出来后,再次向医生汇报	模拟人或助演调整: 1. 评估病情变化(如学员未做到,由患者在 30s 内提醒) 2. 病情汇报(如学员未运用 SBAR 模式汇报,由医生在 30s 内提醒) 3. 再次汇报病情(如学员未做到判读血气分析,由医生在 30s 内提醒 触发进下阶段事件: 场景运行至 2 分钟。

续表

阶段 / 生命体征	患者状态	预期学员行为	线索 / 提示
2. 阶段名称 无创呼吸机辅助通气 HR：106 次 /min BP：143/98mmHg RR：34 次 /min SpO_2：89% T：36.8℃	1. 患者佩戴无创呼吸机面罩有抵触情绪。 2. 呼吸机参数设置： 模式 S/T，吸气相压力 12cmH_2O，Ti 0.96s，呼气相压力 5cmH_2O，FiO_2 40%，通气频率 16 次 /min。	1. 无创呼吸机上机前评估：(1)患者意识；(2)佩戴面罩经验；(3)心理；(4)体位；(5)生命体征（呼吸频率、体温）；(6)呼吸道是否通畅；(7)有无留置胃管 / 腹胀；(8)面部皮肤。 2. 选择合适的无创呼吸机面罩。 3. 指导患者人机同步的呼吸方法。 4. 查看呼吸机管道连接有无漏气。 5. 查看呼吸机模式及参数设置。 6. 先扣面罩再开始通气。	模拟人或助演调整： 1. 无创呼吸机上机前评估； 2. 选择合适的无创呼吸机面罩； 3. 指导患者人机同步的呼吸方法； 4. 查看呼吸机管道连接有无漏气； 5. 查看呼吸机模式及参数设置； 6. 先扣面罩再开始通气。 （以上行为如学员未做到，患者将拒绝佩戴面罩通气）
3. 阶段名称 HR：98 次 /min BP：134/76mmHg RR：28 次 /min SpO_2：94% T：36.8℃	患者予无创呼吸机辅助通气，气促缓解，未出现不良反应。	再次评估患者病情，病情未加重，未出现不良反应。	无

复盘方案（Debriefing）
1. 复盘策略（Debriefing Strategy）： (1) 支持结构化复盘（Structured and Supported Debriefing，SSD） (2) 音视频支持复盘（Video-Audio assisted Debriefing） (3) 引导反思（Guided Reflection） (4) 指导反馈（Directive Feedback） 2. 复盘组织形式（Debriefing Organization Forms）： 小组（Small Group）形式 3. 复盘地点（Debriefing Location）： 讨论室（Discussion Room）或以问题为导向教学室（Problem-Based Learning Room）或复盘室（Debriefing Room） 4. 复盘导师（Debriefer）： 促进者（Facilitator） 5. 复盘方法（Debriefing Technique）： (1) 收集 - 分析 - 总结（Gather-Analyze-Summarize，GAS） (2) 音视频支持复盘法（Video-Audio assisted Debriefing Method） (3) 情境回顾法（After action review Method） (4) 同伴复盘法（Pear-Assisted Debriefing Method） (5) 团队复盘法（Team Debriefing Method） (6) 混合复盘法（Blended Debriefing Method） (7) 主张 - 探寻法（Advocacy-Inquiry Method） (8) 优点 - 不足法（Plus-Delta Method） (9) 形成性反馈法（Formative Feedback Method） (10) 总结性反馈法（Summative Feedback Method）

续表

复盘方案(Debriefing)
6. 复盘工具(Debriefing Tools): (1)评估录播系统 (2)主张 - 探寻(Advocacy-Inquiry,AI) (3)核查清单(Checklist) (4)优点 - 不足(Plus-Delta,+/Δ) (5)记录板(Whiteboard) (6)概念图(Concept Mapping)

复盘设计(Debriefing Designing & Implementation)

阶段	目的	行为	问题提纲	注释
收集	积极地听取参与者的意见,了解他们对自己行为的看法。	1. 需要团队领导叙述。 2. 需要团队澄清或补充信息。	1. 所有人:你感觉如何? 2. 学员,你能告诉我们发生了什么事吗? 3. 团队成员:有其他补充吗?	1. 时间保证:5 分钟,占复盘时间 25%。 (1)分配足够的时间进行信息收集。 (2)建构并开展收集阶段,明确支持结构化复盘策略。 2. 方法保证: (1)采用开放式问题及鼓励性教学法: 1)征求学员最初的反应 / 情绪。 2)确认“分析”阶段待讨论的问题。 3)提升学习兴趣、热情和积极性。 (2)采用“情境回顾法”及“记录板”: 1)对案例及学习目标有共同的理解; 2)在进入“分析”阶段之前,总结学员在收集阶段所共有的关注点(如:存疑之处等) 3)板书形式,边引导边归纳,记录如上所共有的关注点。
分析	促进学生反思并分析他们的行为。	1. 检查事件的准确记录。 2. 报告观察正确和不正确的步骤。 3. 利用咨询来阐明思考的过程。 4. 在必要的地方刺激反射并提供重定向。 5. 利用基于证据的指南作为临床查询 / 关注的基准。	1. 患者发生精神萎靡,呼吸急促,你考虑是什么原因? 2. 我注意到你接到血气分析结果后,汇报了医生,建议医生 ×××,你是怎么考虑的? 3. 在上无创呼吸机之前,你对病人的哪些方面进行了评估? 4. 你最终给患者使用了 ××× 类型的面罩,你是根据什么选择面罩类型的? 5. 今天的上机过程比较顺利 / 不太顺利,让我们一起来回顾上机步骤。在上机步骤方面,哪些方面需要改进? 6. 在预防 NIV 的不良反应方面,重点需预防哪些不良反应?	1. 时间保证:10 分钟,占复盘时间 50%。 (1)分配足够的时间来执行分析阶段; (2)保证课堂收益,突出教学重点。 2. 方法保证: (1)采用“引导反思”“同伴、团队及混合复盘法”及“核查清单”: 1)将学员的个人观点与观察相结合。 2)以学员对具体而准确的某一行为、互动或先前评论作为探究的基础。 (2)采用“主张 - 探寻、形成性反馈法”及“记录板、优点 - 不足”: 1)引导学员分享积极的行为、想法; 2)引导学员对需要改进的方面 / 领域进行自我发现; 3)选择学员模拟过程中的表现或观察到的差距,进行引导并同时总结学员的共识之处; 4)板书形式,边引导边归纳,记录学员“表现差距”(Performance Gap)。 (3)采用“指导反馈”“音视频支持复盘法”及“概念图”: 1)为学员需要进行的改变或改进提供建议; 2)提供建议变更 / 改进的理论依据和 / 或事实;

续表

阶段	目的	行为	问题提纲	注释
分析				3)反馈集中在全体学员(而不是个人)、表现差距(Performance Gap)、学习目标及场景与临床真实存在的差距(Gap),并给予建议、解决其差距(Closed Performance Gap)。
总结	便于识别和审查所吸取的经验教训。	1. 验证所有必要的覆盖。 2. 教学 / 汇报点。 3. 总结讨论 / 结束。 4. 会议 / 听取任何意见。 5. 保证足够的时间来执行总结阶段。	1. 如果以后在临床中遇到这样的患者,你的处理方法与今天会有什么不同? 2. 我们一起回顾一下本次模拟课程教学目标,有哪些达到了?哪些仍需继续加强? 3. 从这个案例中你学习到了什么?	1. 时间保证:5 分钟,占复盘时间 25%。 (1)保证时间用来执行总结阶段; (2)强化课堂收益及重要性。 2. 方法保证: (1)采用“引导反思”“记录板”“优点 - 不足”:根据板书中“优点 - 不足”的板图形式已呈现的学员表现差距,让学员从中来总结模拟过程中的主要收益[学习目标、表现差距及场景与临床真实存在的差距(Gap)要点]。 (2)采用“总结性反馈法” 1)学员总结应用这些关键信息(要点和策略)来改变其未来的临床实践; (如时间不足,由导师总结关键的信息) 2)提升临床实践诊疗自信心,提升临床胜任力。

备注:
1. 此次医学模拟课堂教学复盘以“支持结构化复盘”为主要的复盘策略,辅以“引导反思”和“指导反馈”等复盘策略。
2. 整合“主张 - 探寻法”等多种复盘方法和多种复盘工具,保证教学重点,解决教学难点。
3. 结合实际模拟情境整合多种“基于证据的复盘”(Evidence-Based Debriefing)策略及方法,综合高效执行混合复盘,以实现并提升学员自信心和临床胜任力。

第六部分:本次授课使用的教材及参考资料(References,Evidence-Based Practice Guidelines,Protocols,or Algorithms)

教材
朱蕾,钮善福 . 机械通气 .4 版 . 上海:上海科学技术出版社,2016
参考资料
1. 中国医师协会急诊医师分会,中国医疗保健国际交流促进会急诊急救分会,国家卫生健康委能力建设与继续教育中心急诊学专家委员会 . 无创正压通气急诊临床实践专家共识(2018). 中华急诊医学杂志,2019,28(1):14-24. 2. 杨冰香,黄润,徐爱京,等 . 模拟教学引导性反馈的标准和策略 . 中华护理教育,2020,17(1):18-23. 3. 张晓静,吴欣娟 . 临床护理情景模拟案例与标准化病人应用 . 北京:科学出版社 .2017.
拓展资料
胡莉娟,朱蕾 . 无创正压通气治疗慢性阻塞性肺疾病急性加重:首选的呼吸支持治疗 . 广东医学,2020,41(7):674-676.

第七部分:教学评估方案(Evaluations & Recommendations)

学习效果核查方案(Outcome-Based Learning Verification Program & Post Simulation Exercises)
1. 核查表(Checklist):无创呼吸机使用评价量表,见附件 12-3-1。 2. 学习效果评价表(自评)。 3. 教学效果评价表,见附件 12-3-4。

第八部分：案例权属及审修（Ownership & Revision & Validation & Peer Review）

案例权属（Ownership）	
编写日期	2021 年 6 月
案例作者	何彬　秦玉菊　易玲
作者单位	华中科技大学协和深圳医院
联系邮箱	178319184@qq.com
审核修订（Revision & Validation & Peer Review）	
案例审核	徐爱京　刘小娥
审稿校正	郑妍　尤嘉怡

附件 12-3-1　核查表（Checklist）

无创呼吸机使用评价量表

为评价模拟教学实施进展和项目完成度，分别用“√”和“×”标识项目有 / 无操作或者是执行 / 未执行。

项目	是（有执行）	否（未执行）
病情观察：意识状态、生命体征、血氧饱和度		
评估无创呼吸机辅助通气的适应证与禁忌证		
选择合适大小的无创面罩和头套、面部防压敷料、软垫等		
调整患者体位至 30°~45°		
清除口鼻腔分泌物，保持呼吸道通畅		
查看患者有无留置胃管 / 上一次进食时间		
询问患者是否首次佩戴面罩		
讲解呼吸机治疗的必要性及配合方法		
指导患者人机同步的呼吸方法		
按照《呼吸机使用指引》安置湿化罐—安装呼吸管道—连接氧源—连接电源并打开呼吸机做好呼吸机自检，先不连接患者端		
查看呼吸机模式及参数设置		
查看患者面部皮肤有无破损，在患者的鼻根及鼻翼处使用减压垫		
先扣面罩再开始通气		
固定面罩		
查看患者面罩漏气量		
询问患者佩戴面罩舒适度		
查看呼吸机管道连接有无漏气		

附件 12-3-2　标准化病人和助演脚本 / 台词

1. **初始场景：**

患者精神萎靡，无回答。

医生：我马上过来，你先抽血做个动脉血气分析。

医生：患者二氧化碳潴留，给予无创呼吸机辅助通气。

2. **场景二：**

当护士进行上机前评估沟通时，患者根据所问问题回答以下内容，如未提问则不回答。

患者：我没有带过呼吸面罩 / 我没有痰 / 我 3 个小时前吃过早餐 / 脸上你按着不疼。

护士：

当护士未进行面罩佩戴演示时：

患者：给我用这个面罩吗？会不会不舒服

护士：

当护士未进行人机同步方法讲解时：

患者：我怎么配合呼吸

当护士漏掉无创呼吸机上机评估任何一项内容：

患者：不，我不戴，太难受了，我有点害怕。

附件 12-3-3　教学目标答案

1. **知识目标：※ 描述 NIV 上机的适应证和禁忌证；列举 NIV 的不良反应**

答案：NIV 主要适用于轻 - 中度呼吸衰竭的早期救治；也可用于有创 - 无创通气序贯治疗和辅助撤机。

(1)适应证：

1)患者状况，①神志清醒；②能自主清除气道分泌物；③呼吸急促(频率>25 次 /min)，辅助呼吸肌参与呼吸运动。

2)血气指标，海平面呼吸室内空气时，动脉血氧分压(PaO_2)<60mmHg(1mmHg=0.133kPa)伴或不伴二氧化碳分压($PaCO_2$)>50mmHg。

(2)禁忌证

1)绝对禁忌证：心搏骤停或呼吸骤停(微弱)，此时需要立即心肺复苏、气管插管等生命支持。

2)相对禁忌证：①意识障碍；②无法自主清除气道分泌物，有误吸的风险；③严重上消化道出血；④血流动力学不稳定；⑤上呼吸道梗阻；⑥未经引流的气胸或纵隔气肿；⑦无法佩戴面罩的情况如面部创伤或畸形；⑧患者不配合。

(3)NIPPV 的不良反应包括：

1)人机对抗；

2)气道通路难以密闭(漏气、胃胀气)；

3)呼吸道湿化和引流不够充分，口咽干燥，排痰障碍；

4)有误吸的风险；

5)呼吸面罩还可导致面部压伤、恐惧(幽闭症)等。

2. **技能目标：※ 正确识别 NIV 上机指征；正确演示 NIV 的上机步骤**

答案：

(1)NIPPV 主要适用于轻 - 中度的呼吸衰竭。

(2)NIPPV 的临床应用指征主要取决于患者状况和血气分析。

(3)NIPPV 可作为 AECOPD 通气治疗的首选方式。

(4) NIV 的上机步骤参考《无创呼吸机使用评价量表》(附件 12-3-1)。

3. **情感目标：※ 运用合适的语言与患者进行有效沟通、健康教育；主动发现病情变化并向医生提出合理建议**

答案：

(1) 与患者沟通应保持沉着冷静，语速平缓，内容清晰，可以询问患者呼吸是否费力，呼吸机可以帮助他更好的呼吸；患者可以尝试佩戴面罩，如果感觉不适应或觉得憋闷可以改用鼻罩；给患者固定面罩时告知面罩过松会导致漏气，因此需固定得紧一点，询问患者的面部感受，并告诉患者脸上贴了减压敷料可以预防皮肤压伤；指导患者保持用鼻子吸气，顺着呼吸机的送气同步吸气，有规律的深、慢呼吸，尽量闭上嘴巴，避免气流吹到胃部；如患者有痰或者想吐，可以按呼叫器告诉护士；护士会一直陪伴患者。

(2) 运用 SBAR 结构化沟通模式汇报病情，实现最短时间内重要信息的交流，在紧急情况下使用 SBAR 模式进行沟通能保证信息准确的传递，规避交接、沟通过程中重要信息的遗漏，保证患者安全、减少医疗差错。

第一场景：

Situation（现状）：患者呼吸困难，精神萎靡。

Background（背景）：既往慢性支气管炎病史 23 年，半月前因天气变化出现咳嗽、咳痰、气喘，以“AECOPD”入院，入科查血气分析：pH 7.337，PCO_2 65mmHg，PO_2 75mmHg，BE 6mmol/L，HCO_3^- 34.8mmol/L，SpO_2 93%，Lac 0.58mmol/L。

Assessment（评估）：患者目前 HR 106 次 /min，BP 154/82mmHg，RR 42 次 /min，SpO_2 87%，高流量吸氧，流速 50L/min，氧浓度 40% 。

Recommendation（建议）：是否需要复查血气。

第二场景：

Situation（现状）：患者仍呼吸困难，精神萎靡。

Background（背景）：入科后给予高流量吸氧，流速 50L/min，氧浓度 40%。

Assessment（评估）：复查动脉血气 pH 7.265，PaO_2 68mmHg，$PaCO_2$ 74.1mmHg，BE 3mmol/L，HCO_3^- 33.6mmol/L，TCO_2 36mmol/L，SpO_2 89%，Lac 0.65mmol/L。

Recommendation（建议）：血气分析提示二氧化碳潴留，是否需要无创呼吸机辅助通气。

附件 12-3-4　医学模拟教学课程质量及教学质量评价表

组别：第____组　授课题目：____________　授课时间：________　学员：________

评价指标		指标内涵	分值	得分
课程质量	教学对象	教学对象明确，层次清晰	10	
	教学主题	教学主题定位准确，难度适宜，符合教学对象的层次	10	
	教学目标	教学目标设定具体、明确、量化、可达到	10	
	场景设定	场景布置合理，组织有序，可操作性强	10	
	课程内容	课程内容面向全体教学对象，难易适中	10	
		课程内容与时间安排恰当，重点、难点分布恰当	10	
教学质量	复盘	问题设计与学习目标相呼应，注重发现问题、解决问题的能力	10	
	教学效果	采用有效的方式、方法对课堂教学及学习效果进行评价	10	
	教姿教态	着装典雅庄重，精神饱满，教态自然大方	10	
	综合评价（与教案的吻合度）	课堂演示总体评价：现场授课的内容、重点、时间安排在本节课教案计划内进行	10	
总分			100	
专家建议：				

第四节　血栓高风险患者抗凝药物皮下注射的护理

第一部分：案例概况（Overview）

案例主题（Title）				
案例主题	血栓高风险患者抗凝药物皮下注射的护理			
授课对象、场景布置及辅助人员（Roles & Guidelines）				
授课对象及人数	学员学科：护理	学员层级：N1 层级（入职 1 年内护士）		学员人数：6 人
教学地点	☑模拟实训室	□原位模拟	□其他____	
授课导师	导师：1 人			
辅助人员	☑标准化病人：1 人，☑助演：1 人			
	□模拟工程师：__人，□其他人员：1 人			
模拟时间分配（合计 40 分钟，不含场景布置和复原）	场景布置	30 分钟	课前介绍（Prebriefing）	10 分钟
	情境运行	10 分钟	复盘（Debriefing）	20 分钟
	场景复原	10 分钟		
案例简介（Summary）				
案例简介	本案例背景为一脑梗患者皮下注射抗凝剂后出现皮肤瘀斑，学员通过评估做出正确的处理并正确执行操作。通过模拟本案例，学员能识别使用抗凝剂的适应证，实施正确的抗凝剂皮下注射操作技术。			
教学目标（Learning Objectives）（※ 标识为本案例的教学重点）				
知识目标（Knowledge）	※ 能够明确描述使用抗凝剂的适应证。			
技能目标（Skill）	※1. 能够实施正确的抗凝剂皮下注射操作技术； 2. 能够正确处理皮下出血。			
情感目标（Attitude）	1. 通过宣教，让患者掌握用药有关知识，建立信任的护患关系； 2. 展示护患沟通，提高人文关怀及患者满意度。			
供给导师信息（Information for Faculty & Education & Simulation Theory/Framework）				

1. 案例信息

林某，男性，76 岁，住院号 123456，身高 168cm，体重 85kg，因 15 天前无明显诱因出现言语不清，伴左侧肢体无力，以“脑梗死”收住神经内科。入院后经溶栓、改善脑血管循环、支持等积极治疗，患者现生命体征平稳，神志清楚，能简单对话表达主诉，左上肢肌力 1 级，左下肢肌力 2 级，右侧肢体肌力正常。Caprini 评分：年龄 ≥ 75 岁，评分 3 分；卧床的内科患者，评分 1 分；体重指数 ≥ $30kg/m^2$，评分 1 分；脑卒中，评分 5 分；总分 10 分，属于极高危，有静脉血栓的风险。

长期医嘱：依诺肝素钠注射液 0.4ml，4 000IU 皮下注射每天一次。

患者已行依诺肝素钠注射 4 天，现患者右腹有一 5cm × 6cm 瘀斑。学员通过评估患者全身及局部情况，查看 Caprini 评分、检验结果，识别使用该药物的适应证，正确实施抗凝剂皮下操作注射技术。

2. 教学策略（Instructional Strategy）

混合式（Simulation-Based Blended Learning，SBBL）为主多种教学策略为辅的创新性模拟教学设计，整合：

1）以问题为导向的教学方法 / 策略；

2）案例教学方法 / 策略；

3）音视频辅助复盘的教学方法 / 策略（AV-assisted Debriefing）；

4）以效果为导向的教学策略（Outcome-Based Education，OBE）。

续表

供给导师信息(Information for Faculty & Education & Simulation Theory/Framework)
3. 教学组织形式(Instructional Organization Forms) 小组形式开展模拟课堂教学和沉浸式学习,线上与线下教学。 4. 教学方法(Instructional Methods) 混合式教学法、启发式教学法、互动式教学法、以问题为导向教学法、案例教学法、循证教学法、沉浸式教学法、鼓励性教学法、音视频辅助复盘的教学方法、线上+线下学习。 5. 教学工具(Instructional Aids) 采用多媒体、皮下注射模具、摄影机、板书、核查表。 6. 核查工具/方法(Checklist Tools/Methods) (1)工具:核查表(Checklist)、音视频辅助设备。 (2)方法:团队复盘(Team Debriefing)。
首次供给学员信息(Learner Information Needed Prior to Scenario)
患者林某,男性,76岁,身高168cm,体重85kg,因15天前无明显诱因出现言语不清,伴左侧肢体无力,以"脑梗死"收入住神经内科,入院后经溶栓、改善脑血管循环、支持等积极治疗,患者现生命体征平稳,神志清楚,能简单对话表达主诉,左上肢肌力1级,左下肢肌力2级,右侧肢体肌力正常。Caprini总分10分。长期医嘱为:依诺肝素钠注射液0.4ml,4 000IU皮下注射、每天一次。你作为责任护士,请执行该医嘱。
模拟教学前学员应具备的知识和技能(Participant Requirements & Pilot Test)
1. 知识:掌握抗凝剂使用适应证及禁忌证,掌握皮下出血处理流程; 2. 技能:掌握传统皮下注射操作技术,掌握抗凝剂皮下注射操作技术。

第二部分:病例信息(Case Information)

初始病例信息(Initial Brief Description of Case)			
患者姓名:林某	年龄:76岁	性别:☑男 □女 □其他	体重:85kg
代诉:言语不清,伴左侧肢体无力15天。			
现病史: 患者15天前无明显诱因出现言语不清,伴左侧肢体无力,诊断为脑梗死,收入神经内科。 入院后经溶栓、改善脑血管循环、支持等积极治疗,患者现生命体征平稳,神志清楚,能简单对话表达主诉。查体:左上肢肌力1级,左下肢肌力2级,右侧肢体肌力正常。Caprini评分:年龄≥75岁,评分3分;卧床的内科患者,评分1分;体重指数≥30kg/m^2,评分1分;脑卒中,评分5分,总分10分,属于极高危,有静脉血栓的风险。 既往史:患者有高血压病史10年,规律服用降压药,血压控制良好,无过敏史。			

补充病例信息(Supplementary Information & Significant Lab and Diagnostic Findings)
血浆凝血酶原时间(PT)9.8s,活化部分凝血酶时间(APTT)22.2s,国际标准化比值(INR)1.12,凝血时间15.2s,血浆纤维蛋白原测定(Fbg)2.72g/L,血小板(Plt)167×10^9/L,D-二聚体3.5mg/L。

第三部分:模拟设备要求/场景布置要求(Equipment & Scene Layout)

A. 模拟患者(Fidelity/Modality & Simulated Patient Type)
□高仿真模拟人/器
☑标准化病人
□任务训练器
☑混合(Hybrid)模式

续表

B. 设备 / 物品清单（Props）				
序号	名称	品规或相应要求	数量	其他要求
1	皮下注射模具	无	1 套	
2	床头卡	注明床号、姓名、性别、年龄、住院号	1 份	
3	手腕带	注明床号、姓名、性别、年龄、住院号	1 条	
4	治疗车	备医疗及生活垃圾桶、锐器盒	1 辆	
5	治疗盘	无	1 个	
6	弯盘	无	1 个	
7	预灌式皮下注射抗凝剂	依诺肝素钠注射液 0.4mL：4 000IU	1 支	
8	0.5% 碘伏	无	1 瓶	
9	无菌棉签	无	1 包	
10	手消液	无	1 瓶	
11	腹部皮下注射定位卡	无	1 份	
12	医嘱单	无	1 份	
13	注射单	无	1 份	
14	笔	蓝黑笔 1 支、记号笔 1 支	2 支	
15	摄影机	无	1 台	视频辅助复盘评估

C. 模拟药品和液体清单（Medications and Fluids）

预灌式注射抗凝剂（依诺肝素钠注射液 0.4ml：4 000IU）

D. 模拟人化妆及场地布置（Simulated Patient Makeup & Simulation Location & Setting/Environment）

1. 标准化病人：男性病人（穿好病号服），平卧在床，佩戴手腕带（床号、姓名、性别、年龄、住院号），左侧肢体偏瘫（左上肢肌力 1 级，左下肢肌力 2 级），右腹壁有一 5cm×6cm 瘀斑。
2. 助演（标准化家属）：患者女儿。

E. 初始监护状态（Initial Monitoring State）

☐ 初始状态患者已经接监护

☑ 初始状态患者未接监护

F. 患者（模拟人）初始设定（Initial State Setting）

T：36.5℃	HR：86 次 /min	RR：22 次 /min	SpO_2：98%
NIBP：140/85mmHg	IBP：无	CVP：无	
神志：清楚	瞳孔及对光反射：双侧瞳孔等大等圆，对光反射灵敏		
其他（如气道、心肺听诊等）：正常			

第四部分：标准化病人和助演分工及职能（Standardized Patient & Confederate & Observer）

标准化病人和助演分工及职能（Standardized Patient & Confederate & Observer）	
角色（Roles）	职能（Functions）
标准化病人	表达主诉，不同场景给予相应面部表情或肢体活动。标准化病人脚本详见附件 12-4-1。
助演	1. 标准化家属：患者女儿。 2. 回答学员问题，配合学员操作，与学员进行沟通，如果模拟开始往不期望的方向发展，应尽量通过对话等提示，引导学员回到预设的路线。台词详见附件 12-4-1。

第五部分：课堂设计（Class Design）

课前介绍（Prebriefing）

1. 模拟课程简介

（1）案例主题：血栓高风险患者抗凝药物皮下注射的护理。

（2）教学目标：

知识目标	※1. 能够正确识别使用抗凝剂的适应证。
技能目标	※1. 能够实施正确的抗凝剂皮下注射操作技术； 2. 能够正确处理皮下出血。
情感目标	1. 通过宣教，让患者掌握用药有关知识，建立信任的护患关系； 2. 展示护患沟通，提高人文关怀及患者满意度。

（3）模拟教学介绍：

模拟教学的开展给学员提供了逼真、无风险、可重复练习的应用情境，以提高学员评判性思维。通过模拟仿真的方式给大家提供一个安全的环境，给大家去学习反思，把所学的知识和技能更好地运用在患者身上，帮助大家提高临床胜任力。大家不要紧张，在演练的过程中不可避免会发生错误，当发生错误时不必惊慌，可继续进行下一步，对出现的错误我们可以在模拟结束后进行反思、总结。

（4）时间分配：场景布置 30 分钟、课前简介 10 分钟、情境运行 10 分钟、复盘 20 分钟、场景复原 10 分钟。

（5）虚拟协议：

本次模拟教学选取一名学员进行操作，其余学员观摩。虽然是模拟仿真，操作学员在进行护理操作过程中要保持职业操守品质，规范操作，进行皮下注射有创操作时在皮下注射模具上实施。在整个模拟培训过程中，观摩学员保持纪律，不要随意发表意见打断操作学员，以免影响他们的思考、判断，失去了我们此次教学的意义。模拟过程中学员如有任何疑问及时沟通，老师会提供一定的帮助。在整个模拟过程中会全程视频录制，以帮助复盘评估，视频仅用于本次模拟教学，结束后将当场当面删除视频。

2. 模拟案例简介

（1）案例介绍：

患者林某，男性，76 岁，身高 168cm，体重 85kg，因 15 天前无明显诱因出现言语不清，伴左侧肢体无力，诊断为“脑梗死”，入住神经内科。入院后经溶栓、改善脑血管循环、支持等积极治疗，患者现生命体征平稳，神志清楚，能简单对话表达主诉，左上肢肌力 1 级，左下肢肌力 2 级，右侧肢体肌力正常。Caprini 总分 10 分。长期医嘱为依诺肝素钠注射液（0.4ml：4 000IU）皮下注射，每日一次。你作为责任护士，请执行该医嘱。

（2）角色：

导师 1 名、标准化病人 1 名、助演（标准化家属）1 名、摄影师 1 名、操作学员 1 名、观摩学员 5 名。

（3）分工：

1）导师：模拟开始前，给学生进行模拟前简介；模拟开始时，观察学员情绪，探究学员反应；如果模拟开始往不期望的方向发展，引导学生回到合适的路线。

2）标准化病人：表达主诉，不同场景给予相应面部表情或肢体活动。

3）助演（标准化家属）：回答学员问题，配合学员操作，与学员进行沟通，如果模拟开始往不期望的方向发展，应尽量通过对话等提示，引导学员回到合适的路线。

续表

4)摄影师:全程录像,动态聚焦。 5)学员(请小组成员协商角色分配):操作学员进行护理操作,过程中要保持职业操守品质,规范操作;观摩学员保持纪律,不要随意发表意见打断操作学员。 3. 模拟环境简介 熟悉环境、仪器、设备及物品的摆放和使用,介绍皮下注射模具的功能及使用时机,告知模拟教学应急预案,如遇到突发事件如何处理。

情境运行(Scenario & Case Running)			
运行剧本(Progression Outline)			
阶段/生命体征	患者状态	预期学员行为	线索/提示
1. 初始阶段 HR:86 次/min BP:140/85mmHg RR:22 次/min SpO_2:98% T:36.5℃	意识清醒,配合,左侧肢体偏瘫,右腹壁有一 5cm×6cm 瘀斑。	1. 手卫生; 2. 自我介绍; 3. 身份核查; 4. 解释用药目的及必要性; 5. 评估患者身体及局部情况、有无其他部位出血倾向,判断 Caprini 评分的危险程度; 6. 查看患者检验结果; 7. 记录瘀斑的部位、大小; 8. 注意保护患者隐私。	1. 线索 (1)学员未观察到腹壁皮肤瘀斑时家属提示:"昨天打针的地方都瘀了。" (2)如果学员未进行操作前评估或评估不全时,家属会询问:"还能打这个针吗?" 2. 触发进入下阶段事件 评估完皮肤情况,选择注射部位。
2. 阶段名称 HR:86 次/min BP:140/85mmHg RR:22 次/min SpO_2:98% T:36.5℃	面部表情紧张,蹙眉。	1. 选择最佳注射部位并解释原因; 2. 使用皮下注射定位卡进行轮换(避开瘀斑位置); 3. 指导家属协助患者摆放屈膝仰卧位; 4. 再次核对患者身份; 5. 手卫生及皮肤消毒; 6. 针尖朝下,将针筒内空气轻弹至药液上方; 7. 左手拇指、示指相距 5~6cm,提捏皮肤成一皱褶,右手持注射器以执笔姿势,于皱褶最高点垂直进针; 8. 注射前不抽回血; 9. 持续匀速注射 10s,注射后停留 10s,再快速拔针。	1. 线索 (1)如果学员选择腹壁注射时,家属询问:"为什么每次都是打肚子?" (2)如果学员选择上臂注射时,家属会询问:"前几天都是打肚子,打手臂和打肚子有区别吗?" (3)如果学员未摆放正确体位,患者紧张表达:"昨天那个护士打的我好痛。" 2. 触发事件 注射完毕,拔针后。
3. 阶段名称 HR:86 次/min BP:140/85mmHg RR:22 次/min SpO_2:98% T:36.5℃	注射部位无出血及渗液。	1. 注射完毕无需按压并解释; 2. 再次进行注射部位的评估; 3. 再次核对患者身份; 4. 正确宣教注射后的注意事项; 5. 正确处理瘀斑; 6. 手卫生、记录。	1. 线索 (1)根据学员打完后是否按压,家属询问:"打完之后为什么要按压/不按压?" (2)如果学员未正确宣教注射后的注意事项,家属询问:"我怕又像昨天一样紫了,今天打针的地方可以拿热毛巾敷一下吗?" (3)如果学员未正确处理瘀斑,家属询问:"昨天瘀的地方要不要处理一下?" 2. 触发事件 处理皮下出血,健康宣教,案例结束。

复盘方案(Debriefing)
1. 复盘策略(Debriefing Strategy) (1)支持结构化复盘(Structured and Supported Debriefing, SSD) (2)音视频支持复盘(Video-Audio assisted Debriefing) (3)引导反思(Guided Reflection) (4)指导反馈(Directive Feedback) 2. 复盘组织形式(Debriefing Organization Forms) 小组(Small Group)形式 3. 复盘地点(Debriefing Location) 讨论室(Discussion Room) 4. 复盘导师(Debriefer) 促进者(Facilitator) 5. 复盘方法(Debriefing Technique) (1)收集 - 分析 - 总结(Gather-Analyze-Summarize, GAS) (2)音视频支持复盘法(Video-Audio assisted Debriefing Method) (3)情境回顾法(After action review Method) (4)同伴复盘法(Pear-Assisted Debriefing Method) (5)团队复盘法(Team Debriefing Method) (6)混合复盘法(Blended Debriefing Method) (7)主张 - 探寻法(Advocacy-Inquiry Method) (8)优点 - 不足法(Plus-Delta Method) (9)形成性反馈法(Formative Feedback Method) (10)总结性反馈法(Summative Feedback Method) 6. 复盘工具(Debriefing Tools) (1)音视频辅助设备 (2)主张 - 探寻(Advocacy-Inquiry, AI) (3)核查清单(Checklist) (4)优点 - 不足(Plus-Delta, +/Δ) (5)记录板(Whiteboard)

复盘设计(Debriefing Designing & Implementation)				
阶段	目的	行为	问题提纲	注释
收集	积极地听取参与者的意见，了解他们对自己行为的看法。	1. 需要团队领导叙述。 2. 需要团队澄清或补充信息。	1. 所有人：大家感觉怎么样？ 2. 操作学员：你能告诉我们发生了什么事吗？ 3. 观摩学员：有其他补充吗？	1. 时间保证：5 分钟，占复盘时间 25%。 (1)分配足够的时间进行信息收集； (2)建构并开展收集阶段，明确支持结构化复盘策略。 2. 方法保证： (1)采用开放式问题及鼓励性教学法： 1)征求学员最初的反应 / 情绪； 2)确认“分析”阶段待讨论的问题； 3)提升学习兴趣、热情和积极性。 (2)采用“情境回顾法”及“记录板”： 1)对案例及学习目标有共同的理解； 2)在进入“分析”阶段之前，总结学员在收集阶段所共有的关注点(如：存疑之处等)； 3)板书形式，边引导边归纳，记录如上所共有的关注点。

续表

阶段	目的	行为	问题提纲	注释
分析	促进学生反思并分析他们的行为。	1. 检查事件的准确记录。 2. 报告观察正确和不正确的步骤。 3. 利用咨询来阐明思考的过程。 4. 在必要的地方刺激反射并提供重定向。 5. 利用基于证据的指南作为临床查询/关注的基准。	1. 你在案例当中观察患者皮肤情况如何？你是如何向患者及家属解释使用该药的必要性及判断患者有无使用该药的禁忌证的？ 2. 抗凝剂皮下注射有多处部位可以选择，你在案例当中如何选择最终注射部位？ 3. 在注射时，你们认为抗凝剂皮下注射与传统的皮下注射有哪些区别？ 4. 你发现患者腹部有瘀斑时，你是怎么处理的？ 5. 回忆操作学员的表现，大家认为还有需要补充的内容吗？	1. 时间保证：10分钟，占复盘时间50%。 (1)分配足够的时间来执行分析阶段； (2)保证课堂收益，突出教学重点。 2. 方法保证： (1)采用“引导反思”“同伴、团队及混合复盘法”及“核查清单”： 1)将学员的个人观点与观察相结合； 2)以学员对具体而准确的某一行为、互动或先前评论作为探究的基础。 (2)采用“主张 - 探寻、形成性反馈法”及“记录板、优点 - 不足”： 1)引导学员分享积极的行为、想法； 2)引导学员对需要改进的方面/领域进行自我发现； 3)选择学员模拟过程中的表现或观察到的差距，进行引导并同时总结学员的共识之处； 4)板书形式，边引导边归纳，记录学员“表现差距”(Performance Gap)。 (3)采用“指导反馈”“音视频支持复盘法”： 1)为学员需要进行的改变或改进提供建议； 2)提供建议变更/改进的理论依据和/或事实； 3)反馈集中在全体学员(而不是个人)、表现差距(Performance Gap)、学习目标及场景与临床真实存在的差距(Gap)，并给予建议、解决其差距(Closed Performance Gap)。
总结	便于识别和审查所吸取的经验教训。	1. 验证所有必要的覆盖。 2. 教学/汇报点。 3. 总结讨论/结束。 4. 会议/听取任何意见。 5. 保证足够的时间来执行总结阶段。	1. 你们认为在整个情景模拟教学培训中，哪些地方做的好，哪些地方还需要改进？ 2. 你觉得哪些比较好的地方可以运用到今后的临床实践中？ 3. 对于这次情景模拟教学培训，你们最大的收获是什么？ 4. 总结一下今天学习重点是……	1. 时间保证：5分钟，占复盘时间25%。 (1)保证时间用来执行总结阶段； (2)强化课堂收益及重要性。 2. 方法保证： (1)采用“引导反思”“记录板”“优点 - 不足”： 根据板书中“优点 - 不足”的板图形式已呈现的学员表现差距，让学员从中来总结模拟过程中的主要收益【学习目标、表现差距及场景与临床真实存在的差距(Gap)要点】。 (2)采用“总结性反馈法” 1)学员总结应用这些关键信息(要点和策略)来改变其未来的临床实践(如时间不足，由导师总结关键的信息)； 2)提升临床实践诊疗自信心，提升临床胜任力。
备注： 1. 此次医学模拟课堂教学复盘以“支持结构化复盘”为主要的复盘策略，辅以“引导反思”和“指导反馈”等复盘策略。 2. 整合“主张 - 探寻法”等多种复盘方法和多种复盘工具，保证教学重点，解决教学难点。 3. 结合实际模拟情境，整合多种“基于证据的复盘”(Evidence-Based Debriefing)策略及方法，综合高效执行混合复盘，以实现并提升学员自信心和临床胜任力。				

相关问题(Supplementary Questions)

从标准化家属的角度，请谈一下你的感受？

第六部分：本次授课使用的教材及参考资料（References，Evidence-Based Practice Guidelines，Protocols，or Algorithms）

教材
李小寒，尚少梅．基础护理学.6 版．北京：人民卫生出版社，2017.
参考资料
1. 李燕，莫伟，葛静萍．抗凝剂皮下注射护理规范专家共识．介入放射学杂志，2019，28（8）：709-716. 2. 中华医学会骨科学分会．中国骨科大手术静脉血栓栓塞症预防指南．中华骨科杂志，2016，（2）：65-71. 3. Caprini 血栓风险因素评估量表。
拓展资料
无。

第七部分：教学评估方案（Evaluations & Recommendations）

学习效果核查方案（Outcome-Based Learning Verification Program & Post Simulation Exercises）
1. 核查表（Checklist），见附件 12-4-3。 2. 学习效果评价表（自评）。 3. 教学效果评价表，见附件 12-4-4。

第八部分：案例权属及审修（Ownership & Revision & Validation & Peer Review）

案例权属（Ownership）	
编写日期	2021 年 6 月
案例作者	冯丽琴　范银萍　胡国芳
作者单位	深圳市宝安区人民医院
联系邮箱	402860264@qq.com
审核修订（Revision & Validation & Peer Review）	
案例审核	徐爱京　刘小娥
审稿校正	郑妍　尤嘉怡

附件 12-4-1　标准化病人和助演脚本 / 台词

第一场景

标准化家属（助演）：昨天打针的地方都瘀了。（学员未观察到腹壁皮肤瘀斑时询问）

标准化家属（助演）：还能打这个针吗？（如果学员未查看患者检验结果及 Caprini 评分时询问）

第二场景

标准化家属（助演）：为什么每次都是打肚子？（如果学员选择腹壁注射时家属询问）

标准化家属（助演）：前几天都是打肚子，打手臂和打肚子有区别吗？（如果学员选择上臂注射时，家属会询问）

标准化病人：昨天那个护士打的我好痛！（如果学员未摆放正确体位）

第三场景

标准化家属（助演）：打完之后为什么要按压 / 不按压？（根据学员打完后是否按压，家属询问）

标准化家属（助演）：我怕又像昨天一样紫了，今天打针的地方可以拿热毛巾敷一下吗？（如果学员未

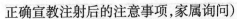

正确宣教注射后的注意事项，家属询问）

标准化家属（助演）：昨天瘀的地方要不要处理一下？（如果学员未指导正确处理瘀斑，家属询问）

附件 12-4-2　教学目标答案

1. 使用抗凝剂的适应证（本案例应评估的要点）

(1) 结合患者的病情，同时查看患者 Caprini 评分。

(2) 评估瘀斑的大小。

(3) 评估患者检验结果：凝血功能、血小板、D- 二聚体是否异常。

(4) 询问并评估患者有无腹痛、牙龈、呼吸道、消化道、眼睑球结膜等出血症状。

2. 抗凝剂皮下注射与传统皮下注射的区别

项目	传统皮下注射	抗凝剂皮下注射
注射部位	根据注射目的选择部位：常选用上臂三角肌下缘、两侧腹壁、后背、大腿前侧和外侧。	首选腹壁，也可选双侧大腿前外侧上 1/3、双侧臀部外上侧、上臂外侧中 1/3。
注射体位	取舒适体位并暴露注射部位。	腹壁注射时，患者取屈膝仰卧位，嘱患者放松腹部。 上臂外侧注射时，患者取平卧位或坐位，坐位注射时上臂外展 90°，患者肩部放松。
注射部位轮换	对长期注射者，建立轮流交替注射部位计划，经常更换注射部位，以促进药物的充分吸收。抗凝剂腹部皮下注射定位卡应用于抗凝剂的注射。 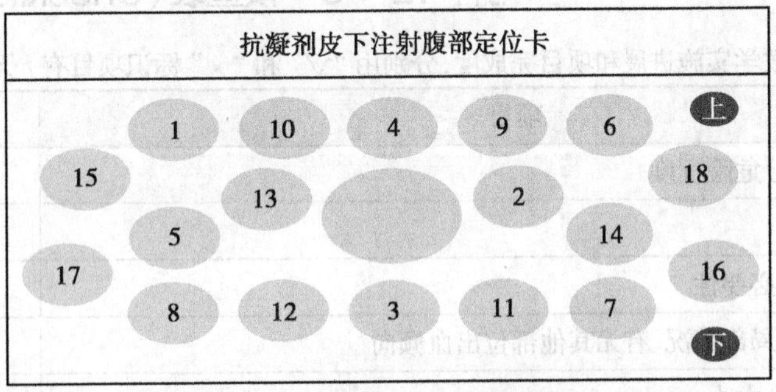 图 12-4-1　抗凝剂皮下注射腹部定位卡	
注射前是否排气	注射前需排尽注射器内空气。	预灌式抗凝针剂注射前不需排出注射器内气泡，针尖朝下，将针筒内空气轻弹至药液上方。
注射角度注射前是否抽回血	一手绷紧局部皮肤，一手持注射器，以示指固定针栓，针头斜面向上，与皮肤呈 30°~40° 角，将针梗的 1/2~2/3 快速刺入皮下。松开绷紧皮肤的手抽动活塞，检查有无回血。对过于消瘦者，可捏起局部组织，适当减小穿刺角度，进针角度不宜超过 45°。	注射时左手拇指、示指相距 5~6cm，提捏皮肤成一皱褶，将针头垂直刺入皮肤而不应成角度，在整个注射过程中，用拇指和示指将皮肤捏起，并将针头全部扎入皮肤皱褶内注射。注射前不需抽回血。
注射速度与拔针	“二快一慢加匀速”（进针快、拔针快，推药速度缓慢均匀）减轻患者疼痛。 拔针后压迫穿刺点至不出血为止。	注射时持续匀速注射 10s，注射后停留 10s，再快速拔针。 拔针后无须按压。如有穿刺处出血或渗液，以穿刺点为中心，垂直向下按压 3~5min。

3. 抗凝剂皮下注射的最佳部位选择

(1) 考虑患者意愿同时结合专业判断做出最佳注射部位选择。

(2) 抗凝剂皮下注射优先选择部位依次为腹壁＞上臂＞大腿＞臀部。

注射部位	定位	优点	缺点
腹壁	上起自左右肋缘下1cm,下至耻骨联合上1cm,左右至脐周10cm,避开脐周2cm以内	注射面积大、药物吸收快、不受运动影响;药液外渗风险小;注射时痛感相对较轻;便于操作	儿童(腹壁区域皮下组织较薄)及妊娠28周至临产前48小时患者需谨慎选择
上臂	上臂外侧中1/3	发生肌内注射风险较低	需患者配合良好,受运动影响。
大腿	双侧大腿前外侧上1/3	皮下组织较厚,痛觉敏感度较低,远离大血管和神经	受衣物和运动影响
臀部	过臀裂顶点水平线与过髂嵴最高点垂直平分线相交而成的外上方1/4区域	特殊人群部位选择,如儿童	捏皮较为困难,且不便于自我注射患者操作

4. 皮下出血的正确处理

(1)首先询问患者是何时发现瘀斑,评估瘀斑的大小:瘀点(＜2mm)、紫癜(3~5mm)、瘀斑(＞5mm)、血肿(深部出血伴或不伴有皮肤隆起);

(2)采用记号笔标记皮下出血范围,严密观察并记录;

(3)可用于治疗皮下瘀斑的药物有硫酸镁湿敷贴、水胶体敷料、云南白药、多磺酸粘多糖乳膏等;

(4)查看患者的检验结果,询问有无其他部位出血症状;

(5)对患者进行健康宣教,注射后为避免皮下出血或硬结,注射后禁忌热敷理疗,或用力在注射处按揉。

附件 12-4-3　核查表(Checklist)

为评价模拟教学实施进展和项目完成度,分别用“√”和“×”标识项目有/无操作或者是执行/未执行。

项目	是(有执行)	否(未执行)
判断Caprini评分危险程度		
查看检验结果		
解释用药目的及必要性		
评估患者身体及局部情况、有无其他部位出血倾向		
记录瘀斑的部位、大小		
选择最佳注射部位并解释		
使用皮下注射定位卡进行部位轮换		
指导家属协助患者摆放屈膝仰卧位		
针尖朝下,将针筒内空气轻弹至药液上方		
左手拇指、示指相距5~6cm,提捏皮肤成一皱褶,右手持注射器以执笔姿势,于皱褶最高点垂直进针		
注射前不抽回血		
持续匀速注射10s,注射后停留10s,再快速拔针		
注射完毕无须按压并解释		
正确宣教注射后的注意事项		
正确处理瘀斑		
沟通能力		
爱伤观念		

附件 12-4-4　医学模拟教学课程质量及教学质量评价表

组别：第____组　授课题目：______________　授课时间：________　学员：________

评价指标		指标内涵	分值	得分
课程质量	教学对象	教学对象明确，层次清晰	10	
	教学主题	教学主题定位准确，难度适宜，符合教学对象的层次	10	
	教学目标	教学目标设定具体、明确、量化、可达到	10	
	场景设定	场景布置合理，组织有序，可操作性强	10	
	课程内容	课程内容面向全体教学对象，难易适中	10	
		课程内容与时间安排恰当，重点、难点分布恰当	10	
教学质量	复盘	问题设计与学习目标相呼应，注重发现问题、解决问题的能力	10	
	教学效果	采用有效的方式、方法对课堂教学及学习效果进行评价	10	
	教姿教态	着装典雅庄重，精神饱满，教态自然大方	10	
	综合评价（与教案的吻合度）	课堂演示总体评价： 现场授课的内容、重点、时间安排在本节课教案计划内进行	10	
总分			100	
专家建议：				

中英文对照

英文	中文
Apgar	阿普加
ALB	清蛋白
ALT	谷丙转氨酶
APTT	活化部分凝血活酶时间
AST	谷草转氨酶
BE	碱剩余
BEecf	细胞外液剩余碱
BP	血压
BUN	血尿素氮
CK	肌酸激酶
CK-MB	肌酸激酶同工酶
CO_2P	二氧化碳结合力
Cr	血清肌酐
CRP	C 反应蛋白
CRT	毛细血管充盈时间
CT	计算机断层扫描
CVP	中心静脉压
ECG	心电图
FiO_2	吸入氧浓度
GGT	谷氨酰转移酶
Hb	血红蛋白
HCO_3-std	标准碳酸氢根
HCT	血细胞比容
HR	心率
IBP	有创血压
ICU	重症监护室
Lac	乳酸
$PaCO_2$	动脉血二氧化碳分压

续表

英文	中文
N	中性粒细胞
NIBP	无创血压测量
NIV	无创呼吸机辅助通气
PaO_2	动脉血氧分压
PCO_2	二氧化碳分压
PCT	降钙素原
Peak	气道峰压
$PetCO_2$	呼气末二氧化碳分压
Plt	血小板
PT	凝血酶原时间
PTE	肺血栓栓塞症
RBC	红细胞
RR	呼吸频率
RSI	快速诱导插管
rTMS	重复经颅磁刺激
SaO_2	动脉血氧饱和度
SBAR	标准化沟通模式
SP	标准化病人
SpO_2	血氧饱和度
TCO_2	二氧化碳总量
Ti	吸气时间
URIC	尿酸
WBC	白细胞